心脏起搏技术

（第2版）

主　编　华　伟

人民卫生出版社
·北京·

图书在版编目（CIP）数据

心脏起搏技术/华伟主编. —2 版. —北京：人
民卫生出版社，2020.11（2025.4 重印）
　ISBN 978-7-117-30386-6

　Ⅰ.①心…　Ⅱ.①华…　Ⅲ.①心脏起搏器　Ⅳ.
①R318.11

　中国版本图书馆 CIP 数据核字（2020）第 158353 号

人卫智网　www.ipmph.com	医学教育、学术、考试、健康，
	购书智慧智能综合服务平台
人卫官网　www.pmph.com	人卫官方资讯发布平台

心脏起搏技术
Xinzang Qibo Jishu
第 2 版

主　　编：华　伟
出版发行：人民卫生出版社（中继线 010-59780011）
地　　址：北京市朝阳区潘家园南里 19 号
邮　　编：100021
E - mail：pmph @ pmph. com
购书热线：010-59787592　010-59787584　010-65264830
印　　刷：北京盛通印刷股份有限公司
经　　销：新华书店
开　　本：787×1092　1/16　印张：35
字　　数：874 千字
版　　次：2011 年 12 月第 1 版　　2020 年 11 月第 2 版
印　　次：2025 年 4 月第 2 次印刷
标准书号：ISBN 978-7-117-30386-6
定　　价：248.00 元

打击盗版举报电话：010-59787491　E-mail：WQ @ pmph. com
质量问题联系电话：010-59787234　E-mail：zhiliang @ pmph. com

编者名单

丁立刚　国家心血管病中心 中国医学科学院阜外医院

王　莉　国家心血管病中心 中国医学科学院阜外医院

王玉堂　中国人民解放军总医院第一医学中心

王景峰　中山大学附属第二医院

牛红霞　国家心血管病中心 中国医学科学院阜外医院

方　全　中国医学科学院北京协和医院

方丕华　国家心血管病中心 中国医学科学院阜外医院

史浩颖　上海交通大学医学院附属第一人民医院

任晓庆　国家心血管病中心 中国医学科学院阜外医院

华　伟　国家心血管病中心 中国医学科学院阜外医院

刘兴斌　四川大学华西医院

刘志敏　国家心血管病中心 中国医学科学院阜外医院

刘俊鹏　北京医院

闫丽荣　国家心血管病中心 中国医学科学院阜外医院

汤宝鹏　新疆医科大学第一附属医院

许　静　天津市胸科医院

许轶洲　杭州市第一人民医院

严　激　安徽省立医院

芦颜美　新疆医科大学第一附属医院

李小梅　清华大学附属北京清华长庚医院

杨杰孚　北京医院

杨绳文　国家心血管病中心 中国医学科学院阜外医院

吴冬燕　天津市胸科医院

吴立群　上海交通大学医学院附属瑞金医院

何　浪　浙江绿城心血管病医院

佟佳宾　北京医院

邹建刚　南京医科大学第一附属医院

汪菁峰　复旦大学附属中山医院

沈法荣　浙江绿城心血管病医院

张　澍　国家心血管病中心 中国医学科学院阜外医院

陈　浩　北京医院
陈太波　中国医学科学院北京协和医院
陈若菡　国家心血管病中心　中国医学科学院阜外医院
陈柯萍　国家心血管病中心　中国医学科学院阜外医院
陈康玉　安徽省立医院
国建萍　中国人民解放军总医院第一医学中心
金　汉　北京大学第一医院
周　菁　北京大学第一医院
胡　凯　安徽省立医院
胡奕然　国家心血管病中心　中国医学科学院阜外医院
侯小锋　南京医科大学第一附属医院
侯翠红　国家心血管病中心　中国医学科学院阜外医院
逄坤静　国家心血管病中心　中国医学科学院阜外医院
袁沃亮　中山大学附属第二医院
耿仁义　中国人民解放军总医院第一医学中心
顾　敏　国家心血管病中心　中国医学科学院阜外医院
徐　伟　南京大学医学院附属鼓楼医院
徐原宁　四川大学华西医院
浦介麟　国家心血管病中心　中国医学科学院阜外医院
黄伟剑　温州医科大学附属第一医院
梁义秀　复旦大学附属中山医院
宿燕岗　复旦大学附属中山医院
蔡　迟　国家心血管病中心　中国医学科学院阜外医院
戴　研　国家心血管病中心　中国医学科学院阜外医院

主编简介

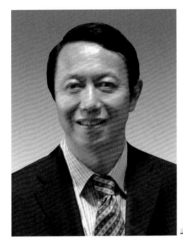

华　伟
主任医师、教授(二级)、博士生导师,政府特殊津贴专家

　　1985年毕业于上海医科大学医学系,获医学学士。同年至中国医学科学院阜外医院心内科工作。先后在中国协和医科大学攻读医学硕士和博士学位。1994年至1996年赴澳大利亚墨尔本皇家医院心内科深造,进行临床心脏起搏与电生理专科训练。此后,曾在美国梅奥(Mayo Clinic)心脏中心等访问学习。目前担任中国医学科学院阜外医院心律失常中心副主任。

　　担任中华医学会心电生理和起搏分会候任主任委员,心力衰竭器械治疗专家委员会主任委员。卫生健康委员会心血管介入技术管理专家组成员,卫生部高级职称评审委员会委员。此外还担任亚太心律学会(APHRS)学术委员会主席,美国心律学会资深会员(Fellow of HRS),欧洲心脏病学会资深会员(Fellow of ESC)等。

　　作为课题负责人,承担国家"十五"攻关课题(ICD的应用和心脏性猝死预防研究),第一次获得我国心脏性猝死的流行病学数据,研究结果被列为2007年我国十大医学新闻之首,并于2009年发表在美国权威心血管病杂志 *Journal of American College of Cardiology*(JACC)上。获国家科技进步奖二等奖1项,中华医学科技进步奖二等奖3项,卫生部科技进步奖三等奖1项,北京市科技进步奖二等奖1项等。

　　此外,作为负责人还承担国家"十三五"支撑课题1项,首都科技发展基金重点项目1项,国家"973"课题子课题1项,并承担国际合作研究项目多项。担任《中华心律失常学杂志》副主编,《欧洲心脏病学杂志》(中文版)副主编,《中华医学百科全书心血管病分册》执行主编,《医学参考报》心律频道副主编及 *Journal of Interventional Cardiac Electrophysiology*、*Journal of Geriatric Cardiology*、《中国心脏起搏与电生理杂志》等 8 个杂志的编委。以第一作者发表论文 200 余篇,包括美国 *JACC*、*JACC EP*、*Circulation Arrhythmia and Electrophysiology*、*EUROPACE*、*Heart* 等杂志,并多次在国际会议上交流,主编或参编专著 10 余部。

在心内科临床工作 30 余年,以心律失常诊断和治疗为专业特长。在多年的临床实践中,已为 10 000 余例患者植入了心脏起搏器、植入型心律转复除颤器(ICD)和心脏再同步治疗(CRT),成为目前国内植入起搏器、ICD 和 CRT 最多的专家,并帮助全国上百家医院开展 ICD 和 CRT 治疗。作为术者在国内创造多个第一例,如第一例左室四级电极导线 CRT、第一例核磁兼容 ICD、第一例全皮下 ICD(S-ICD)、第一例心肌收缩力调节器(CCM)等。并作为主要撰稿人参与我国心脏起搏器、ICD 和 CRT 等指南的制定,为 ICD 和 CRT 技术在我国的推广应用做出了重要贡献。

前　言

　　心脏起搏技术是心律失常介入治疗领域革命性的成果。从最早通过心外膜方式植入首例人工心脏起搏器,到如今经静脉方式植入硬币大小的无导线起搏器,这项技术的成熟腾飞仅经历了短短60余年的历程。受益于科学技术的飞速发展,心脏起搏器已不再仅仅是单纯通过发放电脉冲起搏心脏治疗心动过缓的植入型电子装置,还发展到能够预防心脏性猝死的植入型心律转复除颤器(ICD)和治疗慢性心力衰竭(心衰)的心脏再同步治疗(CRT)。与此同时,心脏起搏临床研究也不断深入,打破了传统右心室心尖部位的起搏方式,以追求更加符合生理状态的希氏-浦肯野系统(希浦系统)起搏,这见证着心脏电生理医生不懈努力探索的勇气和不断提高心脏起搏技术的决心。

　　自20世纪70年代国内开展植入型心脏起搏器工作,我国心脏起搏历经老一辈的学习、引进和推广,虽起步较晚,但取得了长足的进步。在过去40多年里,无论从起搏适应证的发展,牵头多中心临床研究,还是植入技术,都越来越趋近于国际先进水平,部分技术如左束支起搏技术甚至达到国际领先水平。欣喜之余仍需清醒认识到与发达国家之间的差距。目前,国内起搏器植入量仅为59台/百万人,而美国为700台/百万人。我国每年死于心脏性猝死的人数高达54万,而相应ICD的植入量仅5 000多例,且大部分是二级预防植入。人口老龄化的加剧推动着我国心衰患病率的持续升高,而国内心血管医师对CRT获益的认识仍然不足,更遑论推广CRT植入技术。因此,更为广泛地普及心脏起搏治疗知识、推动心脏起搏植入技术的发展是我在心脏起搏领域30余年坚持的初衷。

　　本书为《临床实用心脏起搏技术》的修订版。原版自2012年出版以来,颇受读者好评,特别是青年心脏电生理医师的喜爱。由于近年来心脏起搏技术的快速更迭和不断创新,原版内容已无法满足现今对心脏起搏技术感兴趣的医学同道。考虑再三,决定对原版进行修订,同时更名为《心脏起搏技术》。全书分为3个部分共44个章节,由国内50多位理论造诣较高和实践经验丰富的起搏与心电生理专家及工作在临床、科研第一线的博士生共同完成。本书内容包括各种心脏起搏技术的基本原理,系统性地通过3个板块(起搏器植入技术、植入型心律转复除颤技术和心脏再同步治疗技术)介绍了各种心脏起搏技术的适应证、植入技术要点、并发症及处理和循证依据等。除了原版传统心脏起搏植入技术外,突出强调了最新植入技术,如希浦系统起搏技术、无导线起搏技术、可穿戴式除颤技术等。本书修订秉承第 1 版的实用原则,坚持基础理论、临床操作规范与实践经验并重。文中所提供的病例资料、图片和影像资料大部分为作者在临床一线工作中收集的珍贵教学素材,以飨读者。本书可作为心脏起搏专科医生的学习教材,还可供广大有心脏起搏相关兴趣的内外科医生、研究生和进修生阅读。

　　本书在修订改版的过程中得到张澍、黄德嘉、黄从新等教授的关心和支持,各位编委的大力支持和帮助,以及林娜、胡奕然、牛红霞、顾敏和蔡迟等同仁校稿的辛勤付出,在此一并致谢! 为了进一步提高本书的质量,恳请各位专家和读者不吝赐教,提出宝贵意见,以便再版时进一步完善。

华　伟

2020 年 8 月

第1版前言

　　自1958年世界第一台人工心脏起搏器成功植入以来,起搏器作为心动过缓最有效的治疗方法,已挽救了无数患者的生命。国内起搏器自70年代开始应用,植入总量逐年增长,特别是近5年发展较快,植入量由2005年的18 000台增至2009年的50 000余台,植入医院达800余家。起搏器的适应证也不断拓宽。目前起搏器系统不再仅限于缓慢性心律失常的治疗以及心脏再同步治疗(CRT)心力衰竭,应用植入式心脏转复除颤器(ICD)治疗快速性室性心律失常也成为相应疾病的一线治疗方法。随着起搏器、ICD和CRT的新功能不断涌现,自动化和人工智能程度逐步提高,同时伴随循证医学证据的不断积累,临床适应证和治疗观念进一步更新。

　　自1987年师从陈新、孙瑞龙教授进入心脏起搏领域以来,已从业20多年,经历了我国起搏事业的发展,深感与发达国家的差距,以及远远不能满足临床的需求。目前国内起搏器植入量仅为31/百万人,而美国为700/百万人。我国每年死于心脏性猝死的患者达54.4万,而每年我国ICD的植入量仅2 000台左右。因此我希望能更广泛地普及心脏起搏治疗知识,有更多的人投入心脏起搏事业中来,并能在总结既往知识和经验的基础上编写一本贴近临床、全面、系统介绍有关起搏器、ICD和CRT知识的参考书籍,以服务于我国快速发展的人工心脏起搏事业。现在"华夏英才基金"的大力支持下以及国内起搏领域专家们的帮助下得以实现。

　　本书分为3部分共37章,由30多位理论造诣较深和实践经验丰富的起搏与电生理学专家和工作在临床、科研第一线的博士生共同撰写,本书从临床实践出发,阐述基本概念,介绍新观点、新知识和新应用,分为起搏器、ICD、CRT三部分撰写。详细阐述了基础知识、适应证、植入技术、并发症及处理、程控和随访、故障识别与处理等;并结合临床需要详述了心脏起搏治疗血流动力学、发生器及电极导线、起搏器的计时周期、起搏系统影像学及电磁干扰等。本书编写中始终贯彻临床和实用的原则,既重视基础理论、基本知识的阐述,又紧密贴近临床实践,悉心解答临床工作中可能遇到的问题和需要注意的细节,有利于读者循序渐进,系统掌握起搏器、ICD及CRT相关知识和手术操作,规范随访和故障的识别及处理。而且文中使用大量作者在临床工作中获取的图片、影像等资料,既可作为初学者入门引路,也可供有一定经验的医生和专家随手备查,将在提高起搏器和 ICD/CRT 应用水平方面助一臂之力。由于本人的学识和经验非常有限,错误之处在所难免,恳请广大读者批评指正。

本书在编写过程中得到了陈新、王方正等老一辈电生理和起搏专家的关心和鼓励,也得到了张澍、黄德嘉等国内电生理和起搏领域著名专家和同仁的鼎力支持和帮助,在编辑出版过程中得到了人民卫生出版社李向东编辑,以及阜外心血管病医院林娜、丁立刚、戴研、许轶洲等同仁的帮助。本书在"华夏英才基金"的大力支持下得以顺利出版,在此一并表示衷心的感谢。

华 伟

2011 年 12 月

目　录

第一部分　心脏起搏技术

第二部分　植入型心律转复除颤技术

第三部分　心脏再同步治疗技术

第一部分

心脏起搏技术

第1章

心脏起搏技术基础知识

一、起搏技术发展简史及我国应用现状

1761年,Morgagni首次描述了由脉搏过缓导致的晕厥,当时误认为是癫痫的一种发作形式。之后,Adams和Stokes分别在1827年和1846年进一步详细报道了房室传导阻滞的症状和体征,并被后人命名为阿-斯综合征。对于这一病症,当时并无有效的治疗方法,三度房室传导阻滞患者在诊断后1年内死亡率高达50%。人们渴望能出现一种医学技术,使心脏停搏或极度缓慢的心率恢复正常。经过百年探索,1958年,这一梦想终于成真。1958年10月,瑞典胸外科医生Ake Senning植入了世界上第一台全植入型人工心脏起搏器。同年,Furman在X线透视下将第一根静脉导线放入右心室流出道,开创了经静脉植入心内膜起搏导线的先例。在随后的50多年里,起搏技术突飞猛进,日新月异。由最初固率型起搏器到按需型起搏器,进而开发出频率适应性起搏器。1995年,首例带有起搏阈值自动夺获功能的起搏器问世,标志着起搏器自动化新时代的到来。目前起搏治疗适应证已由最初"症状性心动过缓"的治疗,扩展到颈动脉窦过敏综合征、心力衰竭和快速性心律失常等疾病的治疗。至今,起搏技术已经挽救了数以百万患者的生命,成为现代医学发展史上的丰碑。

永久性心脏起搏器的应用在我国已有40余年的历史,随着我国经济的快速发展以及人民群众对健康水平要求的不断提高,心脏起搏器在我国的应用越来越普遍,心脏起搏器的适应证不断拓宽,心脏再同步治疗除颤器(CRT-D)、植入型心律转复除颤器(ICD)等以往高端心脏植入器械在我国也得到了广泛应用。特别需要指出的是,我国学者在希氏-浦肯野系统(希浦系统)起搏,特别是左束支起搏领域走在了世界的前列,发表了大量原创性文章,获得了国际声誉。

随着我国经济水平提升和起搏技术的进步,我国心脏器械治疗领域获得了长足的发展。中国医学科学院阜外医院华伟教授代表国家卫生健康委员会心律失常介入质控中心(质控中心)公布了2018年中国大陆地区心律失常介入治疗注册数据。根据质控中心上报数据,起搏器植入量从2010年的38 768例增长至2018年的82 779例,当前起搏器主要适应证有病态窦房结综合征、房室传导阻滞、心房颤动(房颤)伴缓慢心室率。双腔起搏器占比为75%;其中MRI兼容起搏器占比为18%。MRI兼容起搏器占比逐年提高,双腔中MRI兼容比例更高。此外我国希浦系统起搏发展迅速,2017年和2018年开展希浦系统起搏的医院及例数明显增加。希浦系统起搏数量由2017年的1 100例增加到2018年的3 500例,而且这一数字还在迅猛增长。ICD在我国的应用情况也经历了一个逐步增加到快速发展的过程,

但总的应用数量仍非常有限。1996 年国内植入第一例经静脉 ICD 系统,1996—2001 年共植入 ICD 208 例,2002—2005 年共植入 618 例。经过 20 余年的发展,ICD 应用也不断改善,根据质控中心上报数据,2018 年 ICD 植入量为 4 471 例。单双腔 ICD 占比为 2 739∶1 732,而 ICD 在一级预防中的应用也得到进一步加强,2018 年一级预防使用比例占 52%。1999 年国内开始应用双心室起搏器治疗充血性心力衰竭,由于三腔双心室起搏器植入技术复杂,起搏器价格较高,因此,植入数量仍十分有限,但近几年应用数量增幅较大。根据质控中心上报数据,CRT 植入量由 2010 年 1 573 例提升至 2018 年 4 432 例,CRT-D 比例持续提升占总数的 61%(图 1-1～图 1-4)。

2011 年 *Pacing and Clinical Electrophysiology* 发表了由世界心律学会(World Society of Arrhythmias,WSA)进行的 2009 年度全球心脏起搏和 ICD 应用调查结果。受调查国家中美国仍然是世界上起搏器植入最多的国家(225 567 例)和 ICD 植入国(133 262 例),所有国家起搏器植入数量较 2005 年都有明显增加。我国有 783 个中心参与了调查,2009 年共植入起搏器 40 728 例。其中男性占 52%,女性占 48%,男性平均年龄 69 岁,女性平均年龄 67 岁。与 2005 年相比,双腔起搏模式由 51% 增加到 58%,单腔起搏模式则由 49% 降低到 42%。ICD

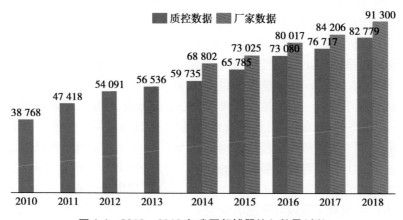

图 1-1　2010—2018 年我国起搏器植入数量(例)

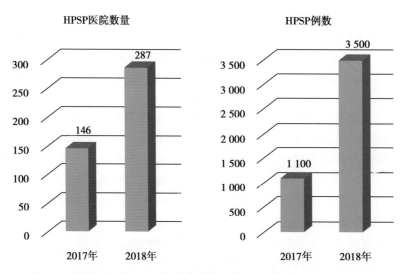

图 1-2　2017—2018 年我国希浦系统起搏(HPSP)的医院及植入数量

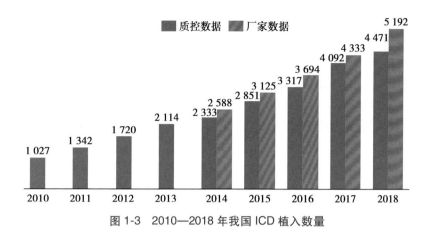

图 1-3　2010—2018 年我国 ICD 植入数量

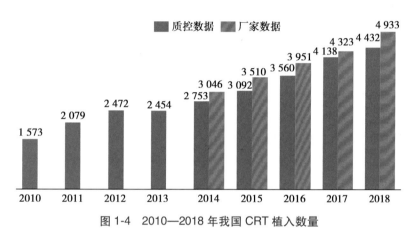

图 1-4　2010—2018 年我国 CRT 植入数量

植入量明显增加,由 2005 年的 186 例增加到 2009 年的 1 316 例,其中 CRT-D 占 36% 而我国的器械植入与美国相比仍有巨大差距(表 1-1)。总之,我国永久性起搏器、希浦系统起搏、ICD 和 CRT 的应用已经步入一个快速发展期,这将使更多的心律失常患者接受器械治疗,从而极大地改善这些患者的生活质量和预期寿命。

表 1-1　中国和美国 2005 年、2009 年、2018 年器械植入情况比较(例/百万人)

年份	中国		美国	
	起搏器	ICD	起搏器	ICD
2005 年	13	<1	752	401
2009 年	31	1	767	434
2018 年	59	3.2	—	—

注:ICD=植入型心律转复除颤器。

二、起搏器概述

整个心脏起搏系统包括脉冲发生器(pulse generator)和导线(lead)两大组成部分。作为起搏系统的主体,脉冲发生器属于精密的电子仪器。物理特性要求小、轻、薄、功能多、寿命长、安全、可靠。其能源主要采用化学电池,以往曾应用锌-汞电池,缺点是化学反应中产生氢气,不能密封,具有腐蚀性,而且寿命短。目前起搏器几乎均应用锂系列电池,其特点是能量密度高、可靠、体积小、寿命长。其中以锂-碘电池应用最广。电路基本上由电容器充放电实施,释放的是矩形脉冲,一般采用脉宽为 0.5~0.6ms,脉宽太宽则耗电量大,影响起搏器寿命;脉宽太窄则起搏器阈值要升高,影响安全性。脉冲释放有定时电路控制,表现为脉冲的重复周期(起搏周期),指一次脉冲释放到下一次脉冲释放的时间间隔;重整后脉冲的释放间隔(逸搏周期),指周期被重整后,从重整时相至下一次脉冲释放的时间间隔。具有感知功能的起搏器由一套感知电路控制,以电极-导线为天线接收心电和/或其他信号,输至感知电路,调节脉冲的释放时机。电池和电路必须严密封装在外壳中,使体液不能渗入起搏器,起搏器内容物不能漏出机外。现多采用钛壳封装,钛的组织相容性好,不受体液腐蚀,压制外形容易,封闭也容易。

起搏器有各种不同的工作方式和功能内容,用完备、全面的文字描述显得复杂、烦琐。设置起搏器编码的目的在于,用简单的字码注释起搏器具有某些功能设计和工作方式。为了统一对起搏器性能的识别,1974 年正式通过并开始使用起搏器编码,但编码仅有 3 位。随着起搏技术的不断发展和改进,起搏器功能不断完善,程控、频率应答起搏器、遥测起搏器及抗心动过速起搏器相继问世,3 位编码不能很好地描述日益复杂的起搏器的工作性能。此后对编码进行了补充、修订,以使编码更加简明、易懂。1985 年北美心脏起搏与电生理学会(NASPE)和英国心脏起搏与电生理工作组(BPEG)共同编制了本编码,又称 NBG 编码(表1-2)。另外,起搏器制造厂家用 S 代表单心腔(心房或心室)。

表 1-2 NBG 编码

Ⅰ	Ⅱ	Ⅲ	Ⅳ	Ⅴ
起搏心腔	感知心腔	感知后反应	程控功能/频率应答	抗快速心律失常功能
V=心室	V=心室	T=触发	P=程控频率和/或输出	P=抗心动过速起搏
A=心房	A=心房	I=抑制	M=多项参数程控	S=电击
D=双腔	D=双腔	D=T+I	C=通讯	D=P+S
O=无	O=无	O=无	R=频率适应	O=无
			O=无	

根据起搏器编码可以了解起搏器功能和类型。编码表中Ⅰ～Ⅲ为起搏器的基本功能,Ⅳ增加了频率适应功能 R,指起搏器根据感知反映某种生理参数的信号(例如机械振动、呼吸、心室起搏的 QT 间期、中心静脉血液温度等)而主动调节起搏频率。Ⅴ增加了抗快速心律失常的两种工作方式,起搏方式(P)和电击方式(S)。如 DDDRD 意为房室全能型起搏器,具有频率应答功能,兼有抗心动过速起搏及电复律-除颤功能。

作为人工心脏起搏系统的重要组成部分——起搏导线技术也得到长足发展。起搏导线的分类方法有数种:根据植入部位分为心外膜与心内膜起搏导线;根据起搏电极极性分为单极和双极导线;根据导线固定方式分为主动固定导线和被动固定导线;以及目前应用较多的激素释放导线和频率适应性起搏导线等。

三、基础电生理知识

可兴奋组织的特性之一是可以产生和传播跨膜动作电位（图1-5）。静息膜电位大约-90mV，当其上升到-70～-60mV的阈电位时触发动作电位。此时细胞膜上的Na^+通道开放，Na^+瞬时大量进入细胞内，形成动作电位0相，跨膜电位也由-90mV升高到+20mV左右。每开放一个Na^+通道约有104个Na^+进入细胞内。细胞膜Na^+通道的数量是每平方微米5～10个。0相除了Na^+通道开放外，K^+、Ca^{2+}、Cl^-通道暂时失活。钠通道开放小于1ms，而其他通道特别是K^+通道开放则达数百毫秒之多。动作电位上升支有一短暂的超极化期，此时跨膜电位为正值。由于短暂的K^+外流（I_{to}），超射电位会很快消失（1相）；然后进入平台期（2相），此时Ca^{2+}和Na^+被触发进入细胞内，而K^+由细胞内向外流。平台期时，心肌处于绝对不应期，对任何强度的刺激都无反应。此时静膜电位保持在0mV左右，这是由于Ca^{2+}和Na^+内流被以不同速度外流的K^+所平衡（慢速、快速和超速，I_{KS}、I_{KR}和I_{KUR}）。这些钾电流具有延迟整流的特性。经过持续数百毫秒的平台期，心肌细胞开始复极过程，外向电流超过内向电流，重新恢复静息膜电位，此时对电刺激恢复反应性，可以再次形成动作电位（3相）。复极阶段K^+持续外流，而Ca^{2+}和Na^+内流失活，形成细胞内的负电位。在此阶段，具有足够强度的电刺激可以诱发动作电位。膜电位完全复极之后，细胞进入舒张期并且完全恢复兴奋性（4相）。

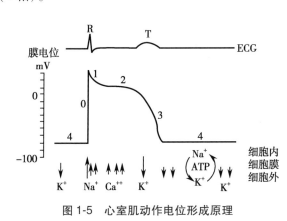

图1-5 心室肌动作电位形成原理

细胞膜对电刺激的反应性是一个主动过程，引起的反应超过了细胞膜的简单的被动电导过程。缝隙连接为细胞间传导动作电位提供了低电阻连接。刺激部位诱发的动作电位引起附近肌细胞膜除极，达到阈电位后触发Na^+内流，产生新的动作电位。因此动作电位不仅被动传播，而且在细胞每一节段主动的再生。不过动作电位从刺激部位向外传播，也依赖于肌细胞的某些被动的"电缆"特性，包括肌纤维传导轴向和纤维间连接的几何形状。例如，除极波沿肌纤维长轴传导速度是沿横轴传导速度的3～5倍。心肌纤维化时细胞内胶原基质增加，使细胞间传导衰减，这种各向异性的传导特性在心肌纤维化时可能被进一步放大。心脏传导系统障碍患者更常存在这种纤维化。此外，条样心肌（相同直径的心肌组织相连模式，而不是狭长心肌组织和更宽大的心肌组织相连）传导特性更好。因此，当心肌纤维化或梗死这些病理因素影响心肌组织结构时，其传导性和兴奋性发生明显改变。

四、人工起搏基础知识

人工起搏电刺激可以兴奋心肌组织，在刺激电极表面和与其接触的心肌组织间产生电场。虽然起搏刺激可以作用于身体任何部位，但组织反应仅产生于可兴奋细胞。人工起搏刺激脉冲必须有足够的电压和时限，才能使可兴奋组织产生反应，在刺激部位产生连续的动作电位并扩布到周围组织。心肌刺激信号的产生有赖于完整的电脉冲源（脉冲发生器），电信号源和刺激电极间的导体（电极导线），传导脉冲的电极导线，以及一定区域的可兴奋心肌组织。心肌刺激的基本概念如下：

1. 刺激阈值 心脏起搏时，与心肌接触的电极发放极化电学脉冲，产生有足够电流密度的电场，诱发心肌动作电位的传导扩布。电极阳极端或阴极端发放的刺激脉冲特性有一些差别。不同脉冲源，如恒压和恒流脉冲发生器，两者发放的刺激特性也不尽相同。能够引起心肌可靠除极的最小刺激强度和时间称为刺激阈值（stimulation threshold）。刺激阈值是一个基本概念，在永久性起搏器和起搏电极程控和故障处理中起到关键作用。

2. 强度-时限关系 刺激脉冲若要夺获心肌，刺激强度必须超过一个临界值（电压或电流），同时有足够的刺激时间。在临床实践中，多应用电压（伏，V）和脉宽（毫秒，ms）表示。刺激强度和时限相互影响，夺获心房或心室的最小刺激强度决定于刺激脉冲的时限。心内膜起搏时，刺激强度与时限间呈指数关系，刺激脉冲时限<0.25ms 时强度-时限呈一快速上升曲线，而当刺激脉冲时限>1.0ms 时则呈相对平滑的曲线（图1-6）。强度-时限曲线可以理解为一个双曲线，在短时限区间，刺激时限较小的变化会引起刺激强度阈值明显改变；而在长时限区间，刺激强度阈值仅有较小的变化。鉴于刺激强度-时限的这种指数关系，整个刺激强度-时限曲线可以相对准确地被描述为曲线上两点：基强度（rheobase）和时值（chronaxie）。刺激脉冲源为恒压方式时，基强度定义为在无限长的脉宽时能夺获心肌的最低电压。从临床出发，基本电压值常常定义为脉宽 2.0ms 时的刺激电压阈值，因为脉宽>2.0ms 时很少能测量到起搏阈值。不过有一种例外情况，就是远场刺激时，如经皮肤或者经食管起搏时，基本电压值是在非常宽的脉冲时限值获得的（经皮起搏时为40ms）。基本脉冲时值定义为两倍基强度电压时的脉宽阈值。应用基强度和时值点，Lapicque 创建了下面这一数学公式，可以用于恒流脉冲源的强度-时限曲线：

$$I = I_r(1 + t_C/t) \tag{1-1}$$

式中，I 是在脉冲时限为 t 时的电流阈值，I_r 电流基强度，t_C 是脉冲时值。

刺激电压、电流和脉冲时限与刺激能量间关系可由下列公式表示：

$$E = V2/Rt \tag{1-2}$$

式中，E 为刺激能量，V 为刺激电压，R 为总的起搏阻抗，t 为脉冲时限。

脉冲时值在临床起搏应用中十分重要，因为这一数值大致为强度-时限曲线中最小的能量阈值。当脉宽大于时值时，刺激电压阈值仅有相对较小的降低。而且，增加脉宽导致刺激能量的浪费，但并未明显增加安全范围。脉宽小于时值时，电压阈值和能量都陡然增高。从图1-6 可以发现，脉宽常常接近最小刺激能量值。依据能量公式（1-2），起搏刺激能量增加与脉宽直接相关，需要注意的是，能量增加与电压的平方成正比。因此刺激电压增加 1 倍，导致刺激能量增加 4 倍。

理解刺激强度-时限的关系对于合理程控刺激电压和脉宽是十分重要的。现代脉冲发生器应用两种主要方法评估刺激阈值：保持恒定脉宽自动降低刺激电压，在恒定电压下自动降低脉宽。为了保证合适的安全范围，当刺激阈值由降低刺激电压获得时，刺激电压一般程控为阈值的两倍。与之相似，脉冲发生器刺激阈值由减小脉宽获得时，脉宽常程控为阈值的 3 倍以上。应当认识到，强度-时限曲线这种双曲线形态对于解释阈值测试的结果具有重要

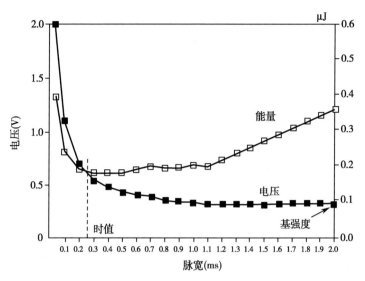

图 1-6　恒压刺激时强度-时限曲线示意图

意义。虽然这些方法提供了相对安全的界限,但当脉宽阈值是 0.15ms 或更低时,阈值脉宽的 3 倍(>0.3ms)可能不会提供足够的刺激安全范围(表 1-3)。

表 1-3　起搏输出的理想程控值

参数	理想范围	注意点
电压	1.5~2.5V	当输出电压>2.5V 时,起搏器寿命明显缩短;输出电压<1.5V 时,寿命无明显增加
脉宽	0.4~0.6ms	脉宽 0.4~0.6ms 时,能量阈值符合强度-脉宽曲线的最低点
安全度	电压 2:1 脉宽 3:1	最理想的安全度程控时必须考虑强度-时限曲线

　　多种因素可以影响阈值的强度-时限曲线,包括测量方法、电极导线特性、与电极接触的心肌组织的活力(组织缺血或纤维化导致起搏阈值的增加)、电极与可兴奋心肌的距离,以及导线植入时间的长短。逐渐降低刺激电压直到心肌失夺获测量得到的刺激阈值,通常比逐渐增加刺激电压直到心肌夺获测量到的刺激阈值要低 0.1~0.2V,这一现象称 Wedensky 效应。当需要准确测量刺激阈值时,一定要考虑到这一因素。Wedensky 效应在短脉冲时限时更为明显,可能达到临床显著性差异。在实验条件下,当起搏频率保持固定不变时,Wedensky 效应最小。这提示,当刺激电压分别增加或降低以夺获或失夺获心肌时,心率不同是导致 Wedensky 效应的可能原因。起搏阈值与到最近的可兴奋细胞距离的平方成反比,超过 0.5mm 的距离就可使起搏阈值发生明显增高,引起阈值增高性输出阻滞(电压刺激阈值高于起搏器的输出值),称为微脱位或微移位。

　　3. 恒压和恒流刺激时的强度-时限曲线　恒压和恒流刺激时的强度-时限曲线形态有多种不同之处。例如,脉宽>1.5ms 时,恒压刺激的强度-时限曲线常常较为平坦,而恒流刺激时,相同的脉宽,曲线可能会呈缓慢下降趋势。在短脉冲时限恒流刺激时的强度-时限曲线较恒压刺激时上升更加陡峭。脉宽<0.5ms 时,与恒压刺激相比,恒流刺激脉宽微小的变化,可能导致刺激安全范围的明显降低。由于强度-时限曲线形态的上述差异,恒流刺激的强度-

时限曲线的时值明显大于恒压刺激的强度-时限曲线的时值。因为效率最高的电刺激脉宽是在时值点(称为阈值能量),恒压脉冲发生器较恒流脉冲发生器能够设置输出更窄的脉宽,而安全范围两者相同。事实上,目前所有的永久性起搏器都使用恒压脉冲发生器。相反,大部分临时起搏器应用恒流发生器。

    4. 时间依赖性刺激阈值变化   心肌刺激阈值在导线植入后会发生较大变化。心内膜导线在植入最初24h内起搏阈值急剧增加,在随后数天会继续增高,一般在1周时达到峰值。然后数周刺激阈值逐渐降低。术后6周时,刺激阈值达到一个相对稳定值,此时阈值明显高于植入时,但低于急性期峰值。不同患者的阈值变化幅度差异较大,这与导线直径、形态、化学构成和表面结构相关。电极-心肌接触的稳定性和导线的柔韧性也影响刺激阈值从急性到慢性期的变化。此外,某些导线植入后可能显示出超急性期的阈值演变。例如,主动固定螺旋导线植入后即刻刺激阈值升高,在随后的20~30min内刺激阈值又会逐渐降低。这种短暂的高阻抗可能与心肌-电极接触面急性损伤有关,而被动固定导线因为相对无创,一般不会出现这种情况。临床上,超急性期可能表现为心内电图的损伤电流改变。不论是损伤电流还是刺激阈值,在出现急性到慢性阈值变化之前,一般在植入最初数分钟内都迅速下降(图1-7)。因此比较不同设计的导线刺激阈值变化,需要考虑到不同导线的固定机制对刺激阈值的影响。起搏导线附加类固醇激素涂层(或者环绕导线的类固醇激素涂层环)明显降低这种演化进程,产生更为稳定的刺激阈值。其他一些影响导线与心肌组织成熟的因素也与刺激阈值变化有关,比如导线头端大小、导线与心肌接触面的稳定性,以及导线对心肌的压力等。总之,导线与心肌接触越稳定,对导线头端与心肌接触面的损伤越小,随时间推移起搏阈值增加越少。

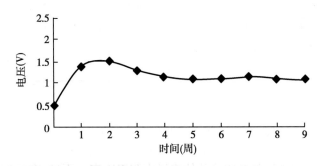

图1-7   起搏导线植入后2个月内刺激阈值的典型变化

    充分理解下述因素有助于合理程控永久性起搏器。第一要理解强度-脉宽曲线。第二对于具体患者程控的安全范围必须基于起搏依赖的程度,也就是说失去有效起搏后患者出现症状的可能性。如果患者为高度起搏依赖,则必须程控更高的起搏安全范围。例如,相比窦房结功能障碍的患者,三度房室传导阻滞又无可靠的室性逸搏心律的患者,失去心室夺获后可能会出现严重后果。另一方面,房室传导阻滞的患者,对心房起搏的依赖程度远低于对心室起搏的依赖。因此,对于此类患者,程控心室刺激的安全范围要高于心房刺激的安全范围。第三,要理解刺激电压和时限对脉冲发生器电池寿命的影响。程控刺激电压高于2.8V,电池电流流失会明显增加。第四,要考虑到患者总的代谢状况和药物应用史。例如,患者服用抗心律失常药物会增加起搏阈值。与之相似,如果患者合并肾衰竭,出现钾离子浓度变化或酸碱平衡紊乱,可能会出现一过性的起搏阈值增加。对于此类患者程控的安全阈值要高于其他患者。

起搏阈值与刺激导线头端表面积大小成相反的改变。对于球形导线来说,导线头端表面积越小,起搏阈值越低,这与导线头端产生的电场强度有关。对于恒压脉冲来说,导线头端面积越小,其电场强度和电流密度就越大。随着导线周围无兴奋性纤维帽的生长,起搏阈值也逐渐成熟稳定。纤维帽有效增加电极表面积,因此会降低纤维帽和相邻正常心肌组织间的电场强度。

既往很多学者研究了纤维帽形成过程中的细胞变化。永久性起搏导线植入后最初的组织反应是急性细胞膜损伤。之后很快出现心肌水肿和电极表面血小板和纤维蛋白的覆盖。然后趋化因子释放,典型炎症反应发生,表现为多形核粒细胞和单核细胞的浸润。急性多形核粒细胞反应发生后,巨噬细胞侵入与刺激电极表面接触的心肌。释放到细胞外的蛋白水解酶和游离的有毒氧自由基加速电极周围的组织损伤。急性炎症反应过后,更多的巨噬细胞和成纤维细胞聚集在心肌组织。心肌组织中的成纤维细胞开始产生胶原纤维,这导致电极周围纤维帽的形成。

鉴于上述问题,不同学者研究了多种药物对电极-心肌纤维帽成熟过程的作用。业已证明,非甾类抗炎药对起搏阈值改善甚小。与之相反,皮质激素,不管是全身应用还是局部应用,都可以明显影响起搏阈值的演变。Stokes等证实,在犬模型中,应用注入泵从圆形导线头端释放地塞米松磷酸钠可以明显降低心房和心室导线急性到慢性期起搏阈值的升高。临床研究也已经证实这一发现,设计了可以在刺激导线头端储存地塞米松并缓慢释放的导线。研究证实这种导线从植入开始到随访数年后起搏阈值一直稳定。另一种设计是环绕主动固定导线头端的激素环。不论导线何种设计,激素释放电极证明都可以降低长期起搏阈值。

5. **刺激强度-间期关系**　电刺激的偶联间期和刺激频率也明显影响起搏阈值。在长期前刺激间期,夺获心室的刺激强度一直保持稳定,但在更短的期前刺激间期,刺激强度则呈指数级增加。原因是短间期期前刺激进入了心室肌的相对不应期。如前所述,在心肌动作电位的复极阶段发放电刺激,如果刺激强度足够大,可以产生能够扩布的动作电位。而在动作电位平台期,发放任何强度的刺激都不能诱发动作电位。此外,电极阳极和阴极的刺激阈值也有所不同。舒张晚期阴极刺激阈值低于阳极刺激阈值。不过,在相对短的期前偶联间期,阳极刺激阈值可能低于阴极刺激阈值。在相对不应期,阳极阈值可能在陡然上升前有一个下降(dip)。双极起搏时,刺激阈值总体来说由阴极决定。不过,在短期前偶联间期,双极刺激阈值可能由阳极来决定。如果刺激强度超过阳极和阴极阈值,双极起搏可能导致电极-心肌接触面刺激(阳极和阴极共同刺激)。

6. **起搏频率对心肌刺激的影响**　起搏频率也对起搏阈值产生重要影响,在非常快的起搏频率时起搏阈值会增加。在更短的刺激周长,心房和心室肌动作电位幅度降低,相对不应期成比例地缩短。在快速起搏频率时,强度-间期曲线左移。不过,当起搏频率>250次/min时,发放的刺激可能落在心肌的相对不应期,引起起搏阈值进一步增加。在非常快的起搏频率时,强度-时限曲线向右上移,这对抗心动过速起搏功能有重要提示意义。因此,在较低起搏频率下有足够安全范围的刺激电压,可能在更快的起搏频率时就不够。基于这一原因,具有抗心动过速起搏的装置,在快速起搏时会自动增加起搏电压。认识到这种频率依赖性的起搏阈值,ICD特别在抗心动过速起搏时提供了较抗心动过缓起搏时更高的刺激强度。

7. 药物和代谢对刺激阈值的影响　刺激阈值在 24h 内也不尽相同,通常睡眠时增加而清醒时会降低。刺激阈值随自主神经张力和循环儿茶酚胺浓度平行起伏,因此在运动时阈值会降低。刺激阈值与循环皮质激素水平呈反向变化,刺激阈值可能在进食、高血糖、代谢性酸中毒或碱中毒时增高。刺激阈值在急性病毒感染时也可能明显增加,特别是儿童患者。血清离子浓度同样影响刺激阈值,典型代表就是高钾血症时刺激阈值升高。

药物对刺激阈值也会产生影响。如前所述,乙酰胆碱降低阈值,注入异丙肾上腺素可以使某些传出阻滞的患者重新夺获。相反,β 受体阻滞剂增加起搏阈值。口服或者注射皮质激素可以明显降低起搏阈值,有时可以用于某些导线植入时起搏阈值急性增加的患者。增加起搏阈值的药物如 I 类抗心律失常药,包括奎尼丁、普罗帕酮、氟卡尼(氟卡胺)、恩卡尼(恩卡胺)。目前还不清楚 III 类抗心律失常药物胺碘酮是否也有相同的影响。实际上,所有的抗心律失常药都可能影响起搏阈值,虽然仅在血清浓度较高时才会有临床意义。

有时随时间推移,起搏阈值会逐渐增加,这一临床综合征称为传出阻滞。尽管导线位置合适,但传出阻滞似乎仍会发生,如果出现则需要重新植入起搏电极导线。对于出现传出阻滞的患者,心房阈值变化趋向于与心室阈值变化同步。治疗传出阻滞的最好办法是植入激素涂层的心室导线,业已证实在传出阻滞综合征患者会降低阈值(图 1-8)。

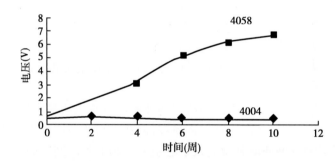

图 1-8　具有传出阻滞史患者右心室心尖部起搏时刺激阈值演变过程(脉宽为 0.5ms)
植入主动固定导线(4058)后刺激阈值进行性增加。同一患者植入激素涂层导线(4004),刺激阈值保持较低的数值。传出阻滞并不经常发生,但应用普通导线(非激素导线)时常常复发。

8. 起搏阻抗　阻抗是电流环路中对抗电流流动的所有因素的总称。阻抗与电阻并不完全相同。电流环路中电压(U)、电流(I)和电阻(R)间的关系可以被欧姆定律来描述:$U = IR$。对于遵从欧姆定律的电路来说,阻抗和电阻相等。如果电压恒定,电流与电阻成反比($I = U/R$)。对于起搏系统来说,阻抗取决于多个组成部分间复杂的相互作用。恒压脉冲发生器的前缘电压(leading-edge)是固定的。因此电阻越低,电流就越大;相反,电阻越大,电流就越低。因为植入型脉冲发生器是由充入固定电量的锂碘电池提供能量,因此起搏阻抗是决定电池寿命的重要因素。

起搏总阻抗由三种阻抗组成:导线导体阻抗(电阻)、电流由导线流入心肌的电阻(导线电阻)和导线-组织界面的极化阻抗。因此,起搏总阻抗 $Z_{total} = Zc Ze Zp$,Zc 是导体电阻,Ze 是导线电阻,Zp 是极化阻抗。导体电阻导致电流通过电极导线时电压降低。因此总阻抗中这部分电阻使部分电能未能有效利用,对心肌刺激未产生作用。理想的起搏导线应该有非常低的导体电阻(Zc)和相对高的电极电阻(Ze),以使电流最小化,从而最大限度地延长电池寿命。电极电阻与电极导线半径相关,导线半径越小,电极电阻越大。半径小的电极导线使电流减小,效率提高。此外,倘若电极阻抗越大,较小半径的起搏导线将提供增加的电流密度,降低刺激阈值。由于这些特性,新型除颤导线应用了更细的导线以增加导线电阻,允许总的起搏电阻超过 1 000 Ω。与总阻抗 500 Ω 的标准起搏导线相比,1 000 Ω 的导线将降低每次起搏脉冲电流消耗的 50%,延长植入型脉冲发生器的使用寿命。常规应用这种导线将允许植入器械体积更小,而电池寿命更长。对导线大小也有最低限制,这与保持每一个心动和呼吸周期电极与心内膜稳定的接触有关。例如,导线头端非常小的起搏导线,一小部分(<5%)患者会出现起搏阈值相对较高,这可能与透视难以觉察的电极与心内膜的"微移位"有关。

第三种起搏电阻是极化电阻,受电刺激的影响,与带电离子从心肌向阴极移动有关。当电流作用于心肌,在细胞外液,阴极端吸引带电阳离子,排斥带电阴离子。阴极端很快包绕一层水合的 Na^+ 和 H_3O^+。远离阴极,第二层由带负电离子(Cl^-、HPO_4^{2-} 和 OH^-)组成。因此,阴极诱发心肌内形成两层带有相反电荷的离子。最初,带电离子的运动导致心肌内电流的流动。因为阴极端包绕两层带电离子,内层为阳离子,外层为阴离子,形成功能性电容器,阻碍了电荷的进一步运动。因为极化作用妨碍了心肌带电离子的运动,使夺获刺激电压增加。因此极化电阻降低了起搏脉冲刺激心肌的效力,浪费了电流。极化电阻直接与脉宽有关,可以通过采用相对较短的脉宽使之最小化。极化作用与电极表面积呈负相关。为了使极化电阻最小化(Z_p),但使电极电阻(Ze)最大化,通过应用多孔涂层的方法,使电极表面积做大,而电极半径做小。应用药用炭、铂涂层,或者氧化铱可以使极化作用对电流的浪费作用最小化,并且减少后电位,后者可以干扰感知。

起搏阻抗的演变特征常常表现为在植入术后 1~2 周经历一次下降。然后起搏阻抗升高到稳定值,平均高于刚植入的约 15%。测量起搏电阻对于评估导线的完整性至关重要;阻抗降低常提示导线绝缘层衰竭,而阻抗增高常提示导线断裂或者导线近端与脉冲发生器连接处的固定螺丝松动。必须强调,导线阻抗测量方法明显影响阻抗值。例如,如果在脉冲起始测量起搏阻抗,阻抗数值反映了 Zc 和 Ze,但没有 Zp。与之相反,在接近脉冲中点测量能够更准确地反映总的起搏阻抗。实际临床工作中,多次测量阻抗时应当保持测量方法的一致。

9. 双极和单极刺激　单极起搏这一名称其实是误称,不论双极还是单极构型都需要阳极和阴极端构成一个完整的电流回路。因为不论单极还是双极起搏都应用一根电极导线与心肌接触(常为阴极),两者不同之处在于另一电极(通常为阳极)的位置。对于单极起搏,阳极端位于心外的脉冲发生器。而双极刺激的阳极端位于心内的起搏导线,或者与心内膜接触,或者游离于心腔。双极起搏阻抗稍高于单极起搏阻抗,因为前者需要两根导线。不过,虽然单极刺激阈值略低于双极起搏阈值,但数值差距十分微小,没有临床意义。

双极和单极电极导线临床上的重要区别在于感知,双极电极导线优势明显,但也增加了导线直径,降低了导线的柔韧性。如果刺激强度较高,单极刺激有时会出现胸部肌肉刺激,而双极起搏却避免了这种情况发生。双极起搏特别适用于儿童患者或者同时植入 ICD 的患者,因为单极刺激更可能被 ICD 不适当感知。不过,单极起搏会增加体表心电图起搏刺激信号幅度,特别是使用遥测心电图追踪时,这对评估起搏器功能可能更为有用。多种频率应答感受器需要电极为双极起搏电极,特别是使用经胸阻抗来评估每分通气量。

双极电极导线在某些具有自动阈值夺获功能的起搏器中使用,双极中的环状电极可以确定是否夺获。尽管双极导线具有很多优势,但单极导线要较设计相似的双极电极拥有更好的可靠性。

10. 感知功能　正确感知心内电图是对永久性起搏器的基本要求。除了对适当的心房和心室心内电图做出反应外,永久性起搏系统必须能够将这些信号与其他一些干扰电信号进行区分,如远场心脏事件、舒张期电位、肌电信号和起搏刺激信号。

（1）心内电图:心内电信号由心肌电流运动引起。心腔内电极位于静息心肌组织外,心内带负电荷,与之相反,心腔内电极处带正电。尽管如此,在心肌静息期所有心肌细胞的电位梯度相同,使起搏导线正极与负极之间不存在电位差,因而在静息期没有电信号传到感知线路,感知线路也记录不到电位。在心肌除极时,自主除极波导致复杂而精细的单个心肌细胞跨膜离子运动,引起心房和心室除极细胞的瀑布状电活动。这种包含几百万个细胞的整个心脏的除极波反映了起搏系统的正极与负极之间电位的显著差异。除极波的形态及电压取决于电偶的位置和除极细胞的数目。除极波阵面移向静息心肌处的电极,相比除极区,此处电极变为带正电荷。在心内电图上表现为正向转折。除极波经过记录电极时,与静息心肌区相比,此处心肌细胞外突然转变为带负电荷,心内电图表现为锐利的负向转折。负向转折的峰点称作类本位曲折,代表心肌激动波恰好经过记录电极的时刻。类本位曲折之前和继后的正向和负向转折代表记录电极附近心肌的激动波。在临床实践中,心内电图的类本位曲折常为双相波,很少看到以正向波或负向波为主的情况。因为心室比心房拥有更多的心肌,因此正常心室心内电图电压常常远高于正常心房心内电图。

心内电图特点:已经证明,心室心内电图频率与心房心内电图频率相似。应用傅立叶转换,可以将电信号的频谱表示为一系列不同频率和电压的正弦波。研究证实,对心室心内电图进行傅立叶转换发现,R 波频率最为集中的区域常常为 10～30Hz。低通滤波低于10Hz 可以削弱远场 R 波和 T 波的感知,对 30Hz 以上的频率进行滤波会明显降低心内电图的电压。因此,通过对心内电图进行高通滤波,许多不想要的成分可以被过滤掉。相反,骨骼肌动作电位频谱为 10～200Hz,与自身 P 波和 R 波有相当多的重叠。虽然骨骼肌电信号中的高频成分可以通过滤波去除,但不适当感知骨骼肌肌电信号仍然是单极感知的潜在问题。

心内电信号若要被植入体内的脉冲发生器的感知放大器感知到,信号必须有足够的电压(波峰到波谷绝对值)。此外,心内电图的类本位曲折必须要有足够的斜率。心内电图的峰值斜率(dV/dt,又称 slew rate)对于适当感知至关重要。大部分脉冲发生器的感知放大器有一个中央频率(放大器最敏感的频率),30～40Hz,高于这一频段的频率会衰减,因此被感知的概率很小。低于这一频段的心内电图成分也会被衰减,滤波器的输出与波形的斜率成一定比率。总之,心内电图的斜率越大,频率越高。因此,低斜率的缓慢和较宽的信号可能不会被感知,即使信号的电压绝对值很大。临床中,心内电图的斜率和电压仅部分成比例。鉴于此,心内电图的斜率和电压都应当常规测量。

（2）单极和双极感知:单极和双极导线都是感知的两个电极间的动作电位差值,电极间距对心内电图的特性具有重要影响。双极导线的两个电极都位于心腔内,两者间距不会超过 3cm。而单极导线的一极位于心内,另一极与脉冲发生器接触,两者距离 30～50cm。因为所有电极都参与心内电信号的感知,因此双极电极模式受心外信号的影响最小。而单极导线可能感知到起源于接近脉冲发生器囊袋的电信号,同时也感知心内电信号。单极感知的这一特性使之容易受到源于骨骼肌肌电信号(肌电位)的干扰。与胸肌收缩有关的肌电位可以被单极起搏器感知,导致起搏输出被抑制或触发。双极感知相对来说不受肌电位干扰,具有明显的临床优势。双极感知也很少被环境中的电磁信号所干扰。微波炉、电灼术、金属探测器、电热疗法信号等都更容易被单极电极感知,而双极电极则较少。

双极电图实际上是两个电极间瞬时电压差。因此,双极心内电图可以通过阴极记录的单极电压绝对值(对地)减去阳极电压绝对值(对地)。因为双极模式代表阴极信号减去阳极信号,因此,净得的心内电图与任何单一电极电图都有很大不同。例如,如果除极波方向垂直于双极电极的长轴,每一个电极都恰好同时被激动。因为每一电极的单极电图都相似并在同一时刻记录到,两者的瞬时电压差将很小。此时,双极心内电图将被明显衰减。如果除极波平行于双极电极的长轴,一个电极先于另一电极激动,则双极电图可能产生较任一单极信号更高的电压。从上面的例子可以知道,双极感知对除极波的方向要比单极感知更为敏感。双极电图较单极电图更易受呼吸对电极方向的时相影响。鉴于这些考虑,电极植入时测量的心内电图,要根据将来应用的感知模式(双极或单极)来记录。

双极和单极对电压感知的另一重要区别是对远场信号的感知。由于心室肌质量明显大于心房肌,心房电图常常记录到一个远场R波。对于单极心房导线,远场R波电压可能等于或大于心房电压。相反,双极心房电图常记录到一个远大于远场R波的心房电位。程控双腔起搏器的心室后心房不应期可以有效减少对远场R波的不适当感知。尽管如此,远场R波感知仍然是拥有抗房性心动过速功能起搏器(AAI)的一个问题,许多患者都需要应用长的不应期。AAI起搏器需要应用短心房不应期来感知非常快速的心房率,以终止房性快速性心律失常。因为单极导线可能不适当感知远场R波和肌电位,AAI起搏系统需要应用双极导线。

(3) 心内电图时间相关的变化:经静脉植入导线之后即刻会出现ST段改变,一般是由心肌损伤电流引起。损伤电流是由导线头端对心肌细胞膜的压迫导致。心房和心室导线都可以感知到损伤电流,这是导线植入后的急性期心电图改变,如果缺失提示导线位置不佳,与心内膜接触不良。缺乏损伤电流也可能是由于导线植入部位心肌发生纤维化。不论是主动固定导线还是被动导线都可以出现损伤电流。经过几分钟或数小时,损伤电流常常回归等电位线。

心内电图的电压也经历时间改变。导线植入后数天内心内电图电压会陡然下降,随后6~8周又逐渐增加。被动固定导线的长期R波幅度是急性期值的85%。斜率的变化更为明显,慢性期斜率常常是急性期斜率的50%~60%。长期随访发现,应用激素涂层导线可以最大限度地减少心内电图急性期变化。

主动固定导线与被动固定导线的心内电图演变过程有所不同,主动导线植入后电压和斜率立即出现明显降低。20~30min后,心内电图电压出现特征性增高。心内电图超急性期的变化主要是由于主动导线头端螺旋在心肌内延展损伤引起的。认识到这种现象后就会避免不必要的重新调整导线位置。总之,主动和被动固定导线都有相似的心内电压的慢性期变化。

(4) 感知阻抗:导线感知心内电图,然后经起搏导线传输到脉冲发生器的感知放大器。源于心肌的电信号传输到电极近端引起电压下降,这取决于信号源阻抗(source impedance)。信号源阻抗由导线和心肌间的电阻、导体电阻和极化阻抗组成。电极阻抗与电极表面积成反比。极化阻抗也与电极表面积成反比。因此表面积较大的电极使信号源阻抗最小化,有利于改善感知。

电极阻抗(信号源阻抗)和感知放大器阻抗(输入阻抗)不匹配时,脉冲发生器感知到的心内电图也会被衰减。输入阻抗与信号源阻抗比越大,心内电图衰减越小,反映心肌真正的电压和信号形态越准确。因此,低信号源阻抗和高输入阻抗匹配时心肌实际电压和脉冲发生器感知到的信号下降将会最小化。目前起搏导线的信号源阻抗一般400~1 500Ω。现有脉冲发生器的感知放大器输入阻抗>25 000Ω。临床上导线绝缘层破裂或导体断裂引起的阻抗失匹配(太低的输入阻抗和信号源阻抗比)会导致感知失灵。双极导线导体间绝缘层破裂导致放大器分流和输入阻抗降低。此种情况下心内电图电压可能发生衰减,失去适当感知。导线导体断裂导致信号源阻抗明显增加,引起相似的阻抗失匹配和感知失灵。

11. 自动阈值夺获功能　为了保证心室夺获,同时程控最低的安全范围,一些起搏器厂商开发出不同的算法,自动感知心室是否夺获,调整起搏输出。雅培(原圣犹达)公司的自动夺获功能通过感知心室夺获事件,允许起搏器自动调整刺激脉冲电压幅度。这类起搏器需要使用远端电极为低极化阻抗的双极导线。心室是否夺获取决于环状导线是否感知到诱发反应(evoked response, ER)。起搏器自动发放 5 对心室脉冲,起搏电压 4.5V,最小脉宽0.5ms 或者程控其他数值。第一对脉冲测试 ER 值,然后在第一对脉冲后 100ms 内(心肌生理不应期内)发放第二脉冲测试极化电压。如果 ER 电压>2.5mV,测试的电极极化电压<4.0mV,ER 与 ER 感知灵敏度之比大于 1.8:1,起搏器自动确定这一感知安全度可以接受,自动夺获功能即推荐这一数值。自动夺获功能应用头端电极进行单极起搏,确定每一搏是否夺获。如果心室刺激后没有跟随一次可感知的 ER,就会发放第二次测试脉冲,电压高于上次电压 0.25V(称为自动脉冲电压,APA)。如果刺激脉冲后仍没有感知到心室夺获,在80~100ms 内发放一次 4.5mV 的备用脉冲。如果两次连续的 APA 脉冲未诱发 ER,将会重新测试阈值以确定是否需要调整 APA。特别需要指出,脉冲要在上次 APA 基础上增加0.25V。如果确认没有夺获,增加 0.125V 后重新发放 APA,直到两个连续的心室夺获事件发生。需要强调的是,所有未夺获的脉冲后都跟随一个备用脉冲发放。感知 ER 时需要鉴别融合波和心室夺获。在 DDD(R)模式,精确定时自身传导时间可以导致错误感知失夺获时间。为了鉴别融合波和真正的失夺获,在寻找自身传导时连续发现两次失夺获事件后,AV 间期将延长 100ms。如果延长 AV 间期后自身传导确实存在,就会取消备用脉冲。另一方面,如果由于失夺获事件发生,需要发放随后的备用脉冲或增加 APA,AV/PV 延迟将会缩短 50/25ms。这一顺序可以导致 AV 间期不规则,使心内电图解释混淆。不过,理解自动夺获功能的知识有助于认识这一正常功能。

12. 自动感知功能　因为最常见的起搏器功能异常原因多与感知相关,一些起搏器厂商开发出能够测定 P 波和 R 波幅度后自动调整感知灵敏度设置的功能,以确保合适的感知安全度。研究发现,基于单次 P 波测量程控的 100%的感知安全范围,仅能为 72%的患者提供可靠的心房感知。美敦力公司开发的感知确保(sensing assurance)功能可以自动测量 P波和 R 波幅度,并将之分为低、中和高挡。这一功能试图重新程控心房感知灵敏度,保证心房 P 波幅度为程控的感知灵敏度的 4.0~5.6 倍。例如,如果将心房感知灵敏度程控为0.5mV,而测量的心房 P 波幅度为 0.5~2.0mV,则感知安全范围归类为低级(1.0~4.0 倍);如果 P 波幅度为 2.0~2.8mV,则归为中级(4.0~5.6 倍),如果>2.8mV,则归为高级(>5.6

倍）。心室感知安全范围应当保持在 2.8~4.0 倍。

（华伟　丁立刚）

参 考 文 献

［1］ MOND HG, PROCLEMER A. The 11th world survey of cardiac pacing and implantable cardioverter-defibrilla-tors: calendar year 2009—a World Society of Arrhythmia's project. Pacing Clin Electrophysiol, 2011, 34(8): 1013-1027.

［2］ HODGKIN AL, HUXLEY AF. A quantitative description of membrane current and its application to conduction and excitation in nerve. J Physiol, 1952, 117(4): 500-544.

［3］ IRNICH W. The fundamental law of electrostimulation and its application to defibrillation. Pacing Clin Electro-physiol, 1990, 13(11 Pt 1): 1433-1447.

［4］ SYLVéN JC, HELLERSTEDT M, LEVANDER-LINDGREN M. Pacing threshold interval with decreasing and increasing output. Pacing Clin Electrophysiol, 1982, 5(5): 646-649.

［5］ IRNICH W. The chronaxie time and its practical importance. Pacing Clin Electrophysiol, 1980, 3(3): 292-301.

［6］ LUCERI RM, FURMAN S, HURZELER P, et al. Threshold behavior of electrodes in long-term ventricular pa-cing. Am J Cardiol, 1977, 40(2): 184-188.

［7］ KERTES P, MOND H, SLOMAN G, et al. Comparison of lead complications with polyurethane tined, silicone rubber tined, and wedge tip leads: clinical experience with 822 ventricular endocardial lads. Pacing Clin Elec-trophysiol, 1983, 6(5 Pt 1): 957-962.

［8］ DE BUITLEIR M, KOU WH, SCHMALTZ S, et al. Acute changes in pacing threshold and R- or P-wave ampli-tude during permanent pacemaker implantation. Am J Cardiol, 1990, 65(15): 999-1003.

［9］ FURMAN S, PARKER B, ESCHER DJ. Decreasing electrode size and increasing efficiency of cardiac stimula-tion. J Surg Res, 1971, 11(3): 105-110.

［10］ GUARDA F, GALLONI M, ASSONE F, et al. Histological reactions of porous tip endocardial electrodes im-planted in sheep. Int J Artif Organs, 1982, 5(4): 267-273.

［11］ BEYERSDORF F, SCHNEIDER M, KREUZER J, et al. Studies of the tissue reaction induced by transvenous pacemaker electrodes. I. Microscopic examination of the extent of connective tissue around the electrode tip in the human right ventricle. Pacing Clin Electrophysiol, 1988, 11(11 Pt 2): 1753-1759.

［12］ NAGATOMO Y, OGAWA T, KUMAGAE H, et al. Pacing failure due to markedly increased stimulation threshold 2 years after implantation: successful management with oral prednisolone: a case report. Pacing Clin Electrophysiol, 1989, 12(7 Pt 1): 1034-1037.

［13］ GETTES LS, SHABETAI R, DOWNS TA, et al. Effect of changes in potassium and calcium concentrations on diastolic threshold and strength-interval relationships of the human heart. Ann N Y Acad Sci, 1969, 167(2): 693-705.

［14］ KING DH, GILLETTE PC, SHANNON C, et al. Steroid-eluting endocardial pacing lead for treatment of exit block. Am Heart J, 1983, 106(6): 1438-1440.

［15］ AMUNDSON DC, MCARTHUR W, MOSHARRAFA M. The porous endocardial electrode. Pacing Clin Elec-trophysiol, 1979, 2(1): 40-50.

［16］ PLATIA EV, BRINKER JA. Time course of transvenous pacemaker stimulation impedance, capture thresh-old, and electrogram amplitude. Pacing Clin Electrophysiol, 1986, 9(5): 620-625.

［17］ FURMAN S, HURZELER P, DECAPRIO V. The ventricular endocardial electrogram and pacemaker sensing. J Thorac Cardiovasc Surg, 1977, 73(2): 258-266.

[18] PARSONNET V, MYERS GH, KRESH YM. Characteristics of intracardiac electrograms Ⅱ: Atrial endocardial electrograms. Pacing Clin Electrophysiol, 1980, 3(4):406-417.

[19] LI Y, CHEN K, DAI Y, et al. Left bundle branch pacing for symptomatic bradycardia: Implant success rate, safety, and pacing characteristics. Heart Rhythm, 2019, 16(12):1758-1765.

[20] GU M, HU Y, HUA W, et al. Visualization of tricuspid valve annulus for implantation of His bundle pacing in patients with symptomatic bradycardia. J Cardiovasc Electrophysiol, 2019, 30(10):2164-2169.

第2章

心脏起搏治疗血流动力学

一、正常心脏的血流动力学

心脏的基本功能是射血,心排血量是心率与每搏量的乘积。影响心排血量及每搏量主要有前负荷、后负荷、心率和心肌收缩力。这四个因素相互作用,并通过神经体液的调节完成射血功能满足机体代谢需要。

1. **前负荷** 是心肌纤维在收缩前遇到的负荷,即左心室舒张末期容积。前负荷受总血容量、体位、静脉张力、肌肉活动对静脉的压力、静脉回心血量及动脉系统对心室充盈作用的影响。Frank-Starling 曲线表明在一定生理范围内,在心肌收缩功能正常条件下,左心室舒张末期容积和心排血量呈正比关系(图 2-1)。

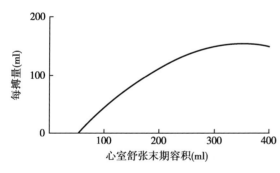

图 2-1 Frank-Starling 定律

2. **后负荷** 是心肌开始收缩后遇到的负荷,主要决定于总的外周血管阻力,受动脉系统血管顺应性、血液黏稠度、血管内容积等因素影响。后负荷与每搏量呈反比关系。

3. **心肌收缩力** 是心肌纤维在不受前、后负荷影响的条件下所固有的收缩特性,受神经体液药物等因素影响。在前负荷不变时,心肌收缩力与心排血量成正比关系,在后负荷恒定时,心肌收缩力可表现为每搏量的增加或减少。

4. **心率** 取决于窦房结自身发放冲动的频率。当机体代谢需求增加时,如运动、缺氧、体温高等,机体首先表现心率加快,以提高心排血量。

二、起搏方式对血流动力学影响

AAI 起搏模式为心房按需起搏,其主要血流动力学效应在于 AAI 不仅能提供房室顺序收缩功能,而且能保持正常的心室除极顺序,在没有房室传导障碍的情况下,使血流动力学效应达到最佳。心房收缩对心排血量主要表现为两方面,一是协助血液从体循环或肺循环注入心室;二是增强房室瓣关闭的功能,有效防止心室收缩开始时血液回流入心房。因此,心房收缩加速心室充盈,提高了心脏前负荷,改善心功能。

VVI 起搏模式为心室按需起搏,由于无心房感知功能,心房仍由窦房结或是心房异位节律点的激动控制,心室由起搏脉冲控制,这样形成了心房、心室收缩的分离,心房生理功能消失,对心脏血流动力学不利。所以,这种模式仅用于持续心房颤动(房颤)或者心房静止而需要行起搏治疗的患者。

DDD 起搏模式包括房室顺序收缩心室抑制型起搏方式(DVI),心房同步心室按需起搏方式(VDD 或 VAD)和房室全能型起搏(DDD)。这种模式使房室顺序起搏,保持了心房有效的"辅助泵"作用,避免因心脏异常收缩而引发房内压力增高、左心室射血分数(LVEF)降低;同时由于心房起搏可降低患者心房肌的有效不应期,并使因心房率突然变化所致的心房不应期的不均匀性得到改善,而且持续心房起搏还能保持正常的房室传导顺序,避免 VVI 起搏的室房逆传,有效预防起搏后房颤的发生。

澳大利亚儿科医生在先天性完全房室阻滞患儿应用无创的测量方法,比较分析了 VVIR 模式和 DDD/VDD 下心排序量,结果分别是(5.2±1.4)L/min 和(6.6±1.8)L/min($P<0.001$)。CTOPP(Canadian trial of physiologic pacing)试验比较了心动过缓患者 VVI/VVIR 起搏与生理性起搏(DDD/DDDR 或 AAI/AAIR)对预防房颤的作用,结果发现房颤的发生率在不同的起搏组有显著差异。慢性房颤发生率在生理性起搏组和心室起搏组分别为 2.9% 和 3.8%。MOST 试验将 2010 例病态窦房结综合征(SSS)患者随机分为 VVIR 和 DDDR 组,平均随访2.7 年,一级终点(非致死性脑卒中,各种原因死亡)两组无差异,但心衰住院率在 DDDR 组较 VVIR 组减少(10.3% vs 12.3%,$P=0.021$)。生理性起搏还能保持正常的心室激动顺序:在正常窦性心律时,心室激动沿希氏-浦肯野系统(希浦系统)迅速传导,几乎均匀、同步扩布到左右心室。最早收缩激动点源于室间隔上部偏左侧,沿室间隔下传到心尖部,后向左右心室的外方、游离壁扩布,几乎同时终止于两侧心室的基底部。如果患者的心室收缩不同步,心室收缩变形的推进速度明显减缓,同时也减低了心室收缩的协调性,使心室收缩性大大降低。Won 等回顾分析了 186 例 SSS 而无房室传导阻滞患者,其中 73 例植入 AAI(R),113 例植入了 DDD(R),平均随访(69.6±49.7)个月,完成随访 170 例,结果显示一级终点事件(心血管事件死亡或其他事件死亡)两组差异无统计学意义,而二级重点事件(栓塞发生率或心衰入院率)AAI(R)组显著低于 DDD(R)。其研究结果与较前 Nielsen 和 Masumoto 研究结果相似。血浆脑钠肽(BNP)水平常被认为是心室功能不良的特异性指标,右心室心尖部起搏时增宽的 QRS 波说明双心室同步性差,导致左右心室收缩不协调,心功能受到影响。Lin 等通过对 116 例缓慢性心律失常起搏治疗患者血浆 BNP 浓度的观察,在植入 3.5 年后,DDDR起搏患者(大于 80% 心室起搏比例)较 AAIR 患者血浆 N 末端脑钠肽前体(NT-proBNP)浓度明显升高[(503±111)pg/ml vs (194±42)pg/ml]。可见,对于 SSS 伴正常房室传导患者,AAI起搏为优。近期 Nilsen 等对 1 415 例 SSS 对比了 AAIR 与 DDDR 起搏的临床注册研究结果,显示两组死亡事件无差别,但 AAIR 房颤事件发生率高于 DDDR,且有 2 倍的 AAIR 患者需升级为 DDDR。

三、起搏部位对血流动力学影响

正常的心室激动顺序是保持心室舒缩功能的必要条件。心室电激动顺序和心室收缩同步性均是影响心功能的重要因素。传统起搏部位是右心室心尖部(RVA),但动物实验及临床系列研究表明长期的 RVA 起搏可以引起心肌组织学的改变,心肌纤维排列不整齐和左心室不对称肥厚等。因为 RVA 起搏时电脉冲由心尖部向室间隔逆行传导,而左心室大部分是经由心肌传导,除极速度慢,形成左心室内和左右心室间除极不同步;室间隔、心尖部与左心室后壁呈反常运动,使整个心脏收缩丧失协调性,并使心室顺应性降低。另外,单腔 VVI 起搏时,由于生理性房室顺序活动消失,心房收缩可发生于心室的各个时期,当心房收缩发生在心室的收缩期时,心房失去辅助泵作用,这种室内激动-收缩顺序异常使心室收缩期延长,左心室射血期缩短,动脉压下降,使每搏量下降,左心室舒张末压增高,左心房压升高,对血流动力学和心功能产生不良影响,患者表现低血压、胸闷、心悸、眩晕、头胀等临床症状,称为"起搏器综合征"。由于右心室心尖部起搏致左心室非生理性激动,生理性起搏一直在探索中。随着主动导线的问世,右心室选择部位起搏应用于临床,包括直接希氏束、右心室间隔部和近几年开展的左束支区域起搏(图 2-2)。2000 年 Deshmukh 等第一次报道了 12 例窄QRS、慢性房颤的扩张型心肌病,经房室结消融后行永久希氏束起搏,急性期阈值(2.46±0.9)V/0.5ms,随访时间(23.4±8.3)个月,11 例持续希氏束起搏,心脏超声显示左心室射血分数(LVEF)升高及舒张末期内径减低。随后一系列关于希氏束对比右心室心尖部起搏的血流动力学研究均显示了希氏束起搏保留了左心室收缩功能及机械同步性,提高了心肌的收缩和舒张功能。虽然希氏束是理想起搏部位,但由于有限的植入工具使得植入导线比较复杂,及后期起搏阈值高、感知不良等,限制了其在临床的应用。由于希氏束是左右心室电扩布的起始部,靠近希氏束区域起搏必然符合心室内的生理传导顺序。近年来我国学者黄伟剑等提出了左束支起搏,即经间隔左侧传导系统起搏,系列研究已显示左束支起搏具有夺获阈值低,可操作性强,跨越阻滞、安全可靠等优势,越来越被更多术者接受。但左束支起搏区域相比希氏束起搏不是完全生理性,存在左右心室间的电不同步,表现为起搏后呈右束支形态。因此,希氏束远端或左束支近端起搏兼具希氏束起搏和左束支区域起搏的优点,是未来希浦系统起搏位点的发展方向。无论是临床研究还是动物实验,与心尖部起搏相比,右心室间隔(RVS)近希氏束部位起搏能基本保持左、右心室间正常的电激动顺序和同步收缩,平均动脉压、心排血量及+左心室收缩期压力最大上升速率(dp/dtmax)明显高于心尖部起搏,肺毛细血管压明显低于心尖部起搏,提高左心室收缩功能,获得急性和长期的血流动力学效果,且组织学改变不明显。但是 RVS 起搏的这种优越性只体现在无室内传导阻滞的患者,

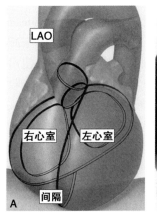
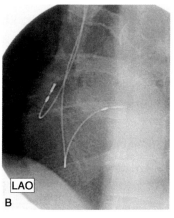
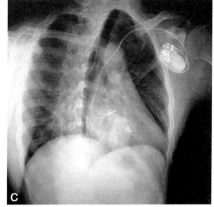

图 2-2 右心室间隔部起搏解剖示意图(A)、X 线表现(B)和右斜位显示左束支区域起搏(C)
LAO:左前斜体位(40°)。

因为完全性单侧束支阻滞和多束支阻滞所引起的双室激动顺序差异会抵消 RVS 起搏所带来的近生理起搏效应。华伟等曾对 10 例房颤伴长间歇或缓慢心室率患者行抑制型按需心室起搏模式不同部位起搏对血流动力学研究观察,10 例患者均在术中比较右心室心尖部和 RVS 起搏时的 LVEF、左心室短轴缩短率和每搏量,并各自与术前进行比较,结果显示术中 RVS 的血流动力学参数明显优于 RVA 起搏;与术前相比,术中 RVS 起搏时 LVEF 和每搏量未显示显著差异,而 RVA 起搏时两参数明显降低。在系列研究中无论是超声心动图组织多普勒的参数还是反射性核素心肌灌注研究均显示 RVS 起搏有效避免了心室重构,改善了血流动力学和心功能。

四、AV 间期对血流动力学影响

通过多普勒超声观察发现,随着 AV 间期的延长,心房收缩逐步提前,发生两种改变:①心房收缩充盈峰 A 峰提前,逐渐与心室早期舒张充盈峰 E 峰相重叠,E 峰的速度时间积分值(E_i)降低,E_i/A_i 比值减少;②二尖瓣关闭明显提前,而二尖瓣开放时间虽略提前但变化不大,因此心室舒张充盈时间明显缩短。研究发现 AV 间期的变化也与每搏量高度相关。

AV 间期除了与心脏的收缩舒张功能高度相关外,适当延长 AV 间期还可使室上性激动经正常希浦系统纤维激动心室,以免心室正常的激动顺序遭到破坏后引起的左、右心室收缩不同步,室间隔运动异常,心功能受损以及长期心室起搏可能引起的心肌组织学改变。因此,优化 AV 间期是获得最佳血流动力学的关键,尤其对合并有心功能不全者,在一定心率范围内双腔起搏优化 AV 间期可以改善心功能,提高生活质量。心室收缩前适时的心房收缩可使心排血量增加 10%~20%。当左心房收缩正好始于左心室充盈后期,二尖瓣因左心室舒张压渐升高而上浮关闭时,结束在左心室等容收缩开始,二尖瓣"被迫"关闭之时的 AV 间期为最优化。一般研究认为 AV 间期 100~200ms 较为合适,但由于受基础病变、心率变化、心功能、不同起搏方式影响,最佳 AV 间期因不同情况而定,所以超声心动图是临床普遍优化 AV 间期的方法。

不同的 AV 间期可引起二尖瓣血流频谱的变化(图 2-3)。一项研究表明在超声监测下优化 AV 间期获得最大心排血量的 AV 间期是 168.9ms±15.6ms。寿锡凌等对房室阻滞患者采用 Swan-Gans 导管对比研究术中 DDD 和 VDD 不同起搏方式下不同 AV 间期的急性血流动力学效应,DDD 右心耳起搏优化 AV 间期(149ms±15ms)比 VDD 起搏 AV 间期(114ms±12ms)延长了 38ms±12ms,差异有统计学意义,表现为平均肺动脉压和肺毛细血管楔压减低,心排血量增加。其机制可能是 DDD 右心耳起搏时改变了心房固有的电传导顺序,使房间传导时间延长,进而影响心房电机械活动,左心房收缩运动推迟。为保证左心房室同步收缩,须使左心室收缩也相应延迟,因此,DDD 起搏优化 AV 间期的选择较 VDD 有所延长。该研究者同时研究了心功能 Ⅱ~Ⅲ级(NYHA 分级)伴有房室传导阻滞植入 DDD 的患者,通过 Swan-Gans 导管和超声心动图对比术中不同 AV 间期对心脏急性血流动力学效应及收缩、舒张功能的影响。以任意次序分别将 AV 间期程控为 100ms 渐增至 250ms,结果心力衰竭组心功能参数左心室舒张末期内径、心排血量、每搏量随 AV 间期的延长相应增高,达峰值后又逐渐降低,AV 间期分别在 131ms±12ms、140ms±17ms、136ms±10ms 起搏时,左心室收缩功能、舒张功能、右心室舒张功能各参数较基线及 250ms 显著改善。这项研究结果说明过短或过长的 AVD 对心力衰竭患者均不利,过短会使心室充盈不良,心排血量下降;过长则心房收

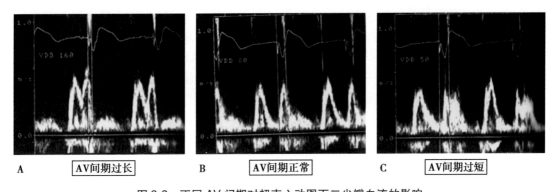

| A | AV间期过长 | B | AV间期正常 | C | AV间期过短 |

图 2-3　不同 AV 间期对超声心动图下二尖瓣血流的影响

A. AV 间期过长,二尖瓣血流 E 峰与 A 峰融合,可引起舒张期 MI;B. 合适的 AV 间期时,二尖瓣血流 E 峰与 A 峰分开,心室充盈充分;C. AV 间期过短,二尖瓣血流可见 A 峰被切尾,心室充盈不足。

缩血液流入心室产生的房室压差可使房室瓣过早关闭,造成心室充盈减少。在房室瓣关闭时,因没有心室收缩参与,造成二尖瓣关闭不全,形成反流,心排血量下降。

五、频率适应性起搏对血流动力学影响

心功能取决于心排血量,而后者为心率与每搏量的乘积。每搏量取决于心肌收缩力,但增加有限。所以,运动时心排血量的增加主要来自心率的增加。当窦房结变时功能不全时,患者的心率不能随运动而增加,出现运动耐量减低等一系列临床表现。普通起搏器只能提供基础频率支持,不能根据患者新陈代谢及活动量的变化提供更高的频率支持。频率反应性起搏是通过传感器感受体内生理、生化及物理参数的变化随时自动调整起搏频率使之符合生理需要。传感器包括感知体动、每分通气量、QT 间期变化的单传感器,及体动+每分通气量、体动+QT 间期的复合传感器和感知血流动力学变化的心内膜加速度峰值传感器(PEA)及闭环刺激传感器(CLS)。

超声心动图研究结果表明静息状态下非频率适应和频率适应时的心律和心排血量无明显差异,而运动高峰时频率适应性起搏比非频率适应起搏时的心律和心排血量分别增加14%和17%,说明频率适应起搏能按照机体需氧量情况而自动增减其起搏频率。在心肌收缩性好的患者较非频率适应性起搏更能适应运动的需要,有助于改进患者的生活质量。研究发现,对于有变时功能不全的患者,DDDR 和 DDD 相比还可提高心肺运动功能,使 24h 心率变异正常。LIFE 研究结果表明在变时功能不全的患者应用体动+每分通气量双感知频率适应性起搏器比体动单感知起搏器明显提高患者的运动能力。

六、起搏治疗对基础心脏病血流动力学影响

1. **起搏治疗肥厚梗阻性心肌病的血流动力学异常**　肥厚梗阻性心肌病(hypertrophic obstructive cardiomyopathy,HOCM)是一种以左心室壁及室间隔非对称性肥厚引起的以左心室流出道梗阻为特征的心肌病。最典型特征是在收缩期肥厚的室间隔突入左心室流出道及二尖瓣前叶前向运动贴近室间隔而造成主动脉瓣下左心室流出道的梗阻,二尖瓣前叶与肥厚的室间隔贴靠发生持续时间不仅与左心室流出道压差大小和左心室射血时间延长的程度

相关,而且与二尖瓣反流程度及左心室在梗阻时的射血量有关。HOCM 主要表现为舒张功能受损,导致充盈障碍,使患者在运动时因左心房压及肺毛细血管压力上升而出现呼吸困难的症状;约 2/3 患者有非典型心绞痛,可能是肥厚的心肌需氧量增加、冠状动脉供血不足所致;约 1/3 患者在活动后有先兆晕厥或晕厥,这是由于左心室流出道梗阻引起脑供血不足所致。另外,肥厚心肌供血不足造成心肌细胞除极不均匀,易产生心室颤动,与猝死的发生有关。

目前 HOCM 的治疗包括药物治疗和非药物治疗,后者包括外科手术治疗、经冠状动脉化学消融和植入双腔起搏器。药物治疗主要是 β 受体阻滞剂和非二氢吡啶类钙离子拮抗剂,药物治疗的临床有效率为 40%~60%。虽然外科手术治疗及经皮冠状动脉化学消融治疗均有一定的疗效,但存在与手术相关的死亡与术后发生完全性房室阻滞需植入永久起搏器等问题,所以心脏起搏治疗对某些患者能显著改善症状,被列为 IIb 适应证。双腔起搏治疗 HOCM 与房室同步、AV 间及起搏频率有关,尤其以 AV 间期最为关键,有效的 AV 间期必须短于自身 PR 间期,这样可保证心室起搏,从而改变心室的收缩顺序,使心室心尖部及室间隔首先收缩。Galve 等对 50 例患者进行了 10 年的观察研究,在植入起搏器后 3 个月、1 年及 10 年的压差分别为 55mmHg±37mmHg,41mmHg±26mmHg,28mmHg±24mmHg(基线压差 86mmHg±29mmHg);6min 步行试验分别为 334m±106m,348m±78m(基线为 281m±112m)。侯翠红等随访 2002 年 1 月~2006 年 12 月在中国医学科学院阜外医院确诊并接受治疗的 48 例 HOCM 患者,其中 19 例行双腔起搏(PM)治疗,29 例行经皮冠状动脉化学消融(PTMSA)治疗,平均随访时间 3.9 年±2.3 年和 3.6 年±1.2 年,结果 PM 组和 PTSMA 组左心室流出道压差降低百分比率、胸闷胸痛症状缓解率分别为 58%±29% 和 71%±12%,93.7% 和 75%($P=0.05$),可见起搏对于 HOCM 患者具有一定疗效,尤其对合并缓慢性心律失常的患者更应建议 PM 治疗。目前双室起搏治疗 HOCM 在部分病例显示较好的治疗效果,但缺乏大规模的临床试验研究。

2. 心力衰竭伴室间(内)传导阻滞和激动延迟的血流动力学异常　心力衰竭是由于心脏结构和功能异常发生的临床综合征,主要表现为静息或活动时出现疲劳、乏力、呼吸困难及水肿等。20 世纪后期认识到交感神经系统(SNS)和肾素血管紧张素醛固酮系统(RASS)在慢性心力衰竭的发生发展中起到了至关重要作用。大量循证医学证据表明,足量应用血管紧张素转换酶抑制剂(或受体拮抗剂)、β 受体阻滞剂及醛固酮受体拮抗剂能有效拮抗 SNS、RASS 及神经体液因子过度激活,阻断了心力衰竭的恶性循环链,改善心力衰竭患者预后,降低病死率。但部分慢性心力衰竭患者尽管给予充分的药物治疗心功能仍未见改善,其原因可能为长期心力衰竭致心肌细胞凋亡,为纤维组织替代,甚至累及心脏传导系统。电传导在纤维组织中的传导速度远慢于正常心肌纤维,这样导致各种心脏传导系统阻滞发生,造成心脏失同步,降低心脏工作效率。传导阻滞包括室间(内)、房间(内)或房室传导阻滞。心室激动延迟在心力衰竭的心电-机械失同步化中最为重要。大量临床观察认为 QRS 时限是心力衰竭患者预后不良的独立危险因素。

由于左束支从室间隔发出,正常心脏左心室面比右侧略早激动 5~10ms 或基本同步,左右心室同步球形收缩将血液主动向主动脉和肺动脉排出。当左束支阻滞时,右心室和室间隔收缩基本同步,丧失了室间隔对左心室射血的支持作用,使原本有严重病变的左心室失去了协调的球形收缩,进一步使心功能下降,在超声心动图可见到代表左心房收缩的 A 峰和代表左心室舒张期快速充盈的 E 峰融合在一起,表明左心室充盈时间短,充盈减少。在左束支阻滞时,乳头肌收缩延迟,二尖瓣关闭的质量和效率下降,产生不同程度的二尖瓣反流。二尖瓣反流产生无效射血,增加左心房和肺静脉压力,引起肺淤血,导致呼吸困难和活动耐力下降等临床表现。

在正常传导的心脏存在生理性房室延迟以确保心房在心室舒张晚期收缩,提供20%~30%的心排血量。当房室传导阻滞时,心房收缩丧失了对心室充盈的辅助泵作用,充盈量减少,降低了心室前负荷。另外,正常传导的心脏舒张末期心房收缩后随即心室收缩时,心室内压力迅速升高超过心房,二尖瓣受压力作用关闭,防止血液向左心房内反流。当房室传导阻滞时,左心房收缩后开始舒张,心房压力下降,而这时冲动尚未传到左心室,左心室处于舒张晚期,压力的上升程度不足以有效关闭二尖瓣,二尖瓣反流,影响心功能。

3. 心脏再同步治疗慢性心力衰竭的机制　心脏再同步治疗(CRT)指心房同步的双心室起搏治疗心力衰竭。主要是通过双心室起搏纠正心室间或心室内的不同步,增加心室排空和心室充盈,及优化房室传导,增加心室充盈时间,减少二尖瓣反流,提高LVEF。置于左心室的导线可以按照设置提前激动左心室最为延迟收缩的部位,通常为左心室侧壁或后壁,使室间隔和左心室游离壁同步球形收缩,恢复室间隔对左心室收缩的支持作用,左心室压力上升速率加快,缩短左心室等容收缩时间,相应的增加了左心室的充盈时间,左心室充盈的增加相应增加了前负荷,提高心肌收缩力。通过程控AV间期或PV间期优化房室传导,提高心房收缩对心排血量的作用,减少因为房室延迟造成的舒张期二尖瓣反流,增加前向射血和有效射血分数。长期慢性心力衰竭由于电机械不同步诱导改变心肌能量代谢、基因表达和蛋白合成,这些变化引起收缩和非收缩细胞重新分布、纤维化和细胞凋亡,促进了心肌重塑进程。已公布的一些大型临床试验认为CRT治疗可提高运动耐量、LVEF及降低左心室舒张末期内径和收缩末期内径,部分逆转了左心室重构。慢性心力衰竭心脏失同步化使额外的能量消耗在心室内分流和无效射血中,降低了心肌工作效率。CRT通过提高各个心腔协调工作的效率,减少室间隔反常运动和心室内分流,减少二尖瓣反流,提高能量利用。另外CRT提高心脏功能并不是通过降低心率及心脏负荷,而是在提高心脏功能的同时不增加心肌耗氧量,甚至中等程度降低心肌耗氧量。慢性心力衰竭会导致神经内分泌紊乱,也可引起自主神经系统失去平衡,交感神经兴奋而迷走神经张力下降。临床数据表明长期心脏同步化治疗会增加BNP等神经激素,并能重建自主神经平衡。

（侯翠红　浦介麟）

参 考 文 献

[1] HAUSER J,MICHEL-BEHNKE I,ZERVAN K,et al. Noninvasive measurement of atrial contribution to the cardiac output in children and adolescents with congenital complete atrioventricular block treated with dual-chamber pacemakers. Am J Cardiol,2011,107(1):92-95.

[2] CONNOLLY SJ,KERR CR,GENT M,et al. Effects of physiologic pacing versus ventricular pacing on the risk of stroke and death due to cardiovascular causes. Canadian Trial of Physiologic Pacing Investigators. N Engl J Med,2000,342(19):1385-1391.

[3] LAMAS GA,LEE KL,SWEENEY MO,et al. Ventricular pacing or dual-chamber pacing for sinus-node dysfunction. N Engl J Med,2002,346(24):1854-1862.

[4] KIM WH,JOUNG B,SHIM J,et al. Long-term outcome of single-chamber atrial pacing compared with dual-chamber pacing in patients with sinus-node dysfunction and intact atrioventricular node conduction. Yonsei Med J,2010,51(6):832-837.

［5］ NILSEN JC,KISTENSEN L,ANDERSEN HR,et al. Arandomized comparison of atrial and dual-chamber pacing in 177 consecutive patients with sick sinus syndrome:echocardiographic and clinical outcome. J Am Coll Cardiol,2003,42:614-632.

［6］ MASUMOTO H,UEDA Y,KATO R,et al. Long-term clinical performance of AAI pacing in patients with sick sinus syndrome:a comparison with dual-chamber pacing. Europace,2004,6(5):444-450.

［7］ LIN JM,LAI LP,TSAI CT,et al. Interventricular mechanical dyssynchrony determines abnormal heightening of plasma N-terminal probrain natriuretic peptide level in symptomatic bradyarrhythmia patients with chronic dual-chamber vs. single-chamber atrial pacing. Cardiology,2008,110(3):167-173.

［8］ NIELSEN JC,THOMSEN PE,HøJBERG S,et al. A comparison of single-lead atrial pacing with dual-chamber pacing in sick sinus syndrome. Eur Heart J,2011,32(6):686-696.

［9］ 郭诗东,华伟,张澍,等. 右心室间隔部起搏的血流动力学研究. 中国介入心脏病学杂志,2005,13(2):81-83.

［10］ SUN P,ZHAO Q,WANG ZB,et al. Echocardiography for determining the optimal atrioventricular interval in patients with dual chamber pacemakers. Clin Cardiol,2009,32(8):439-441.

［11］ 寿锡凌,吉海鸣,陈新义,等. 不同起搏方式房室延迟优化的对比研究. 心电学杂志,2005,24(4):195-197.

［12］ 张技革,杨浣宜,李建蓉,等. 运动负荷超声心动图评价起搏器频率适应者的心功能. 中国超声医学杂志,2004,20(5):352-354.

［13］ FERRO A,DUILIO C,SANTOMAURO M,et al. Walk test at increased levels of heart rate in patients with dual-chamber pacemaker and with normal or depressed left ventricular function. Eur Heart J,2003,24(23):2123-2132.

［14］ EPPERLEIN S,KREFT A,SIEGERT V,et al. ［DDD versus DDDR pacemaker stimulation:comparison of cardiopulmonary performance,incidence of atrial arrhythmias and quality of life］. Z Kardiol,1996,85(4):226-236.

［15］ GALVE E,SAMBOLA A,SALDAñA G,et al. Late benefits of dual-chamber pacing in obstructive hypertrophic cardiomyopathy:a 10-year follow-up study. Heart,2010,96(5):352-356.

［16］ 侯翠红,楚建民,浦介麟,等. 双腔起搏与经皮化学消融治疗肥厚梗阻性心肌病远期疗效观察. 中华心律失常杂志,2009,13(6):412-415.

［17］ ALBERTI L,PIERAGNOLI P,RICCIARDI G,et al. Hemodynamics of His Bundle pacing. J Electrocardiol,2017,50(1):161-165.

第3章

临时心脏起搏

心脏起搏器是一种医用电子仪器,它通过发放一定形式的电脉冲,刺激心脏使之激动和收缩,即模拟正常心脏的冲动形成和传导。施行临时起搏治疗时应用的是非永久性起搏导管,脉冲发生器放置于体外,达到治疗或诊断目的后即可撤除。临时心脏起搏可采用不同的电刺激途径,包括经静脉起搏、经皮起搏、经胸起搏、经食管起搏和外科术后心外膜起搏等。根据需要的缓急程度,临时心脏起搏可分为紧急临时心脏起搏和择期临时心脏起搏。前者主要应用于因突发心动过缓所致脑供血不足、晕厥等情况,如急性心肌梗死后突发完全性房室传导阻滞及心肌病、病毒性心肌炎、洋地黄中毒时发生的药物难以控制的症状性心动过缓。这种情况要求在最短时间内恢复正常的心率以保证重要器官的供血,因而需要心脏起搏迅速、准确。择期临时心脏起搏则主要是预防性或保护性起搏,故时间上较从容。

临时起搏导线主要有漂浮导管、普通起搏导线两种类型。其中,漂浮导管床旁临时起搏技术最早由 Schnitzler 等于 1973 年报道,20 世纪 80 年代 Lang 等对漂浮导管床旁临时起搏进行了系列研究,认为该起搏法操作时间短,导线脱位率及严重心律失常的发生率均低,是临床实践中实用、安全、有效的临时起搏方法。

一、经静脉临时心脏起搏

经静脉临时心脏起搏是临床上常用的临时起搏方法,具有设备简单、操作方便和效果可靠的特点。一般县级以上医院均具备经静脉临时心脏起搏的条件,能迅速有效地挽救患者的生命。

（一）适应证

心脏起搏的目的就是恢复有效的心脏搏动。大多数情况下心脏起搏的适应证是明确的,但有时也会存在争议。做出急诊临时起搏的决定时,需要了解患者有无血流动力学障碍、心律失常的病因、房室传导系统的状况及心律失常的类型等。总的说来,适应证可大概分为心动过缓和心动过速两种情况。

1. 心动过缓 目的是临时紧急的心率支持。

（1）有心肌梗死

1）有症状的窦房结功能障碍引起的心动过缓或停搏（窦性停搏、慢快综合征、窦性心动过缓）。

2）有症状的二度和三度房室传导阻滞。

3）心房颤动（房颤）伴缓慢心室率或过长的 R-R 间歇。

（2）无心肌梗死

1）窦房结功能障碍伴有晕厥或类似晕厥发作症状，心动过缓引起血流动力学障碍。

2）莫氏Ⅱ型二度和三度房室传导阻滞。

3）新出现室内三分支阻滞包括右束支传导阻滞（RBBB）伴电轴左偏，双分支阻滞或交替束支传导阻滞。

（3）外伤患者伴低血压和对药物治疗无反应的心动过缓。

（4）预防性起搏：心导管检查，开胸心脏手术之后，抗快速心律失常药物试验期间防止致命的心动过缓。

（5）已植入的心脏起搏器功能失常或行常规更换而对起搏器依赖的患者。

（6）不明原因的心脏骤停。

2. 心动过速　目的：①抗心动过速治疗过程中预防心动过缓；②经起搏器终止心动过速。

（1）室上性心律失常。

（2）室性心律失常。

（3）预防性起搏：心导管检查、开胸心脏手术后（如临时心房快速起搏预防术后房颤）。

（二）禁忌证

经静脉心脏起搏没有绝对的禁忌证。严重低温所致心动过缓患者常常不需要心脏起搏，因为在经心脏起搏时偶尔会导致心室颤动（室颤）。由于在这种情况下室颤难以复律，所以严重低温伴心动过缓的患者行心脏起搏时一定要小心，建议首先迅速给患者保暖升温，如患者情况无改善再考虑起搏治疗。

（三）器械准备

1. 体外脉冲发生器　体外脉冲发生器的型号很多，但一般都有相同的基本特征。按临床需要的情况分单腔（心房或心室，大多为心室）和房室顺序双腔起搏。所有起搏器都带双重保护电源开关（on/off），防止脉冲发生器意外地关掉。通常都带有基本的参数调节按键或旋钮，包括起搏频率、起搏输出及感知灵敏度（图 3-1）。起搏模式包括固定频率（非同步模式）和按需（同步模式）起搏。固定频率模式时，不论患者的自身心律如何，脉冲发生器按设置频率固定地发放电脉冲，并且不感知患者的自身心搏。在按需起搏模式时，起搏器能感知患者的自身心搏，仅在患者自身心率慢于起搏器设定频率时才发放电脉冲。双腔临时起搏器还有起搏模式选择、高限频率、房室延迟设置等。所有临时起搏器面板上通常还有 2 个指示灯，分别用来显示起搏和感知功能。

2. 起搏导线　临时起搏导线亦有不同的大小、规格和品牌。一般都是 3~5F 规格，长约 100cm。普通电极硬度较大，如用力过猛可造成心脏内膜损伤或穿孔，尤其在急性心肌梗死时操作要格外谨慎，避免穿孔的危险，需要在 X 线透视条件下完成，但该导线操纵性好，起搏参数稳定。除普通双极起搏导线外，尚有球囊

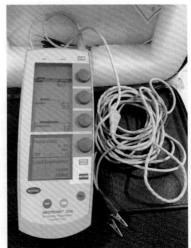

图 3-1　常见的体外脉冲发生器

漂浮起搏导管。漂浮导管柔软,顶端装有球囊。导管插入时依靠球囊漂浮,可不用 X 线定位,特别适用于急症,因此在急诊室或床旁应用较为方便,但遇有三尖瓣大量反流时应用受限,难以到位。插入导管时,先送到右心房后再将球囊充气,充气后的起搏导管可以顺血流漂入右心室进行起搏。在插入前应该检查气囊是否漏气,先将气囊充气,然后将气囊放入无菌生理盐水中,如果有漏气,就会在水面出现气泡。充气的球囊可以帮助导管漂浮到心室,但在心脏停搏时不起作用。临时经静脉起搏线一般都是双极起搏导线(图 3-2)。负极位于起搏导管的顶端,正极位于起搏导管离顶端 1~2cm 处。当放置合适时,2 个电极都将位于右心室内,从而在 2 个电极之间形成一个电刺激场。

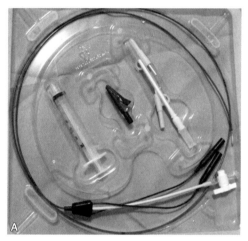 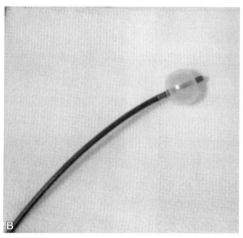

图 3-2 起搏导线
A. 临时起搏漂浮导管;B. 导线顶端充气球囊。

3. **心电图机** 安装临时起搏器时,可同步采集心电图记录心脏自身电活动。

4. **穿刺鞘管** 穿刺静脉需要一套穿刺鞘管,帮助起搏导线顺利通过皮肤、皮下组织及血管壁。有些起搏导线附带有相应的穿刺鞘管,而另外一些起搏导线则需要术者自行准备,穿刺鞘管应比导线大一号。

5. **其他术前准备的物品** 已消毒切开缝合包、静脉扩张鞘、静脉穿刺针、引导钢丝、生理盐水、肝素钠稀释液、注射器等。术前建立静脉通路,行心电监测,并备好急救物品和设备。

(四) 患者准备
术前向患者介绍手术的必要性和手术过程,使患者放松并配合治疗,消除患者的恐惧。

二、植入路径与植入方法

(一) 静脉路径选择

1. **颈内静脉** 分为前路、中路、后路穿刺法。一般选择中路法,不易损伤颈动脉及胸膜腔。即在颈动脉三角顶点穿刺,针轴与皮肤呈 30° 角,针尖指向同侧乳头(也可指向骶尾),一般刺入 2~3cm 即入颈内静脉。由于右侧胸膜顶稍低于左侧,右颈内静脉较直且距上腔静脉较近,穿刺时还可避免误伤胸导管,故多选择右侧颈内静脉穿刺,临床漂浮导管植入时多选用此穿刺法,容易固定,且无须患者肢体制动,避免了因穿刺股静脉使下肢制动的缺陷,进而可减少肺栓塞的潜在风险。

2. **锁骨下静脉** 使患者平躺,穿刺点为锁骨中内 1/3 锁骨下缘 1cm 处,穿刺针与皮肤成 15°~25°,进针方向指向胸骨上凹处。锁骨下静脉较粗大,导线容易顺利抵达心脏,并容易固定,可减少导线脱位的发生率。但实际操作中应根据患者体型适当调整位置,体型偏瘦者可稍靠外侧,偏胖者可稍靠内侧。锁骨下静脉与其他深静脉比较,有容易固定、不影响头部活动、不易感染等优点。但操作时应注意避免气胸或血气胸。此外,若预期患者需要植入永久起搏器,则应尽量避免行锁骨下穿刺。

3. **股静脉** 在腹股沟韧带下方内侧,用左手示指触及股动脉搏动最明显部位并固定。右手持注射器,在股动脉内侧 0.5~1cm 处,30°~45°刺入股静脉。经股静脉途径在无 X 线透视监测情况下成功率不高而且速度慢。术后多需下肢制动防止导线脱位,并需预防下肢静脉血栓及肺栓塞风险。

(二) 起搏导线放置

1. **床旁漂浮导管** 穿刺颈内静脉或锁骨下静脉成功后即可准备送入起搏导管。体外检查心脏起搏漂浮导管气囊无漏气后,将导管经鞘管送入心脏。进入深度约 15cm 后,将 1.5ml 空气注入气囊,继续送入导管并密切观察心电监护仪或体表心电图。当导管送入 30~45cm,如出现宽大 QRS 波即可判断导管进入右心室。此时放出气囊气体,观察 Ⅱ 导联。若 QRS 主波向上,则提示为右心室流出道起搏,可在心室起搏状态下,边退边旋转电极导管。心电监测 Ⅱ 导联 QRS 主波向下时,再送入导管 0.5~1.0cm,此时心电图呈类左束支传导阻滞图形,电轴左偏,Ⅱ 导联呈 rS 型,提示导管基本到达右心室心尖部。据 Laczika 等报道,应用漂浮导管起搏,从静脉穿刺成功到心室起搏成功平均仅需要 2min,从导管送入至稳定心室起搏平均时间仅为 30s。因此,床旁应用漂浮导管可快速、安全、有效地完成临时起搏器植入。

在漂浮导管送入过程中若出现阻力,不可过分用力以免导管远端对心脏造成损伤或穿孔;若漂浮导管送入过程中出现房性早搏(房早)而非室性早搏(室早),表示导管仍位于心房侧,此时应撤退导管调整后再次送入。

对漂浮导管的位置进行细微调整使其到达右心室心尖部后,即可稳定导管,将漂浮导管尾端与临时起搏器连接,选择按需起搏模式,设置起搏频率、输出能量和感知灵敏度。如能完全起搏,并且无明显室早,感知良好,给予固定。理想的情况是起搏导管顶部位于右心室心尖部的肌小梁内,但在心室的其他部位或流出道内也能成功起搏。

2. **普通导线** 操作时可根据心脏大小及穿刺点部位沿静脉-心房-心尖部的距离,适当塑形导线头端弯成 C 形,缓慢送入,动作要轻柔,只要送入过程中无明显阻力,在预设长度下大部分可到达右心室心尖部(图 3-3)。若

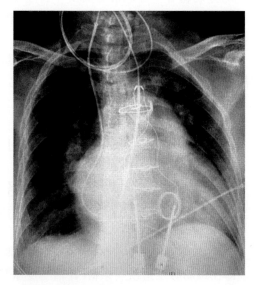

图 3-3 临时起搏导线放置于右心室心尖部后的 X 线影像

在预设长度下未见心室起搏信号,则退出 5cm 左右再适当调整方向送入,或者拔出导线重新塑形后送入。

以上过程如在非 X 线下无法顺利完成时,应在导管室内在 X 线引导下完成,切不可盲目、过分用力,对于部分高危患者(如急性心肌梗死、高度房室传导阻滞等患者,有发生室颤、心脏骤停等风险时)应在严密监护下操作。

导线到位并稳定后,固定穿刺部位,局部无菌包扎。将导线尾端正负极接头与临时心脏起搏器脉冲发生器正负极相连接,测试并调试起搏器参数,起搏频率根据临床需要进行调整。

当患者处于危急状态以致没有足够时间按上述方法操作时,如心脏停搏或完全性心脏阻滞伴极缓的心室逸搏心律,可将起搏导线与脉冲发生器相连,将输出功率设置为最大,选择非同步起搏模式,然后盲法插入起搏导线,希望起搏导线能进入右心室并起搏。在此紧急情况下颈内静脉为最佳植入路径。植入过程中,可采用反复旋转、推送、回撤等手法,并严密观察临床反应,尽早达到起搏急救的目的。

三、起搏阈值测试

起搏阈值就是起搏心脏所需的最小输出电流,理想的阈值为<1.0mA。如果起搏阈值理想,说明起搏导线与心肌接触良好。测试起搏阈值时,先设置为按需起搏模式,输出电流 5~7mA 及起搏频率高于自身心率,然后逐渐降低输出电流,直到不能起搏心脏为止。为保证起搏安全稳定,常将输出电流设置为起搏阈值的至少 2 倍,通常>5mA。

四、感知功能测试

当患者有自身心律时可以测试感知功能。常用的测试方法:在患者有自身心率情况下,将脉冲发生器的感知灵敏度调整至最大(即敏感性最低时)观察感知情况,看感知指示灯是否随自身心搏而闪烁。如不闪烁,说明未感知自身心率,需将感知数值逐渐调低,直至出现感知指示灯闪烁,即说明脉冲发生器已感知患者的自身心搏。根据情况,将脉冲发生器的感知灵敏度进行调整,保证感知的稳定性。一般感知灵敏度设置在 2~5mV,感知灵敏度过高或过低都不利于临时起搏器正常工作。

五、临时起搏器术后处理

当测试参数满意后,调整适当的输出参数,将起搏导线缝合固定在皮肤上。起搏导线多出部分应与穿刺鞘管仪器盘起来,并用无菌方法将其固定,表面覆盖无菌纱布,然后用贴膜予以固定。最后重新检测起搏器的功能,拍摄 X 线胸片(最好为卧位床旁片,避免身体体位变动引起电极移位),记录 12 导联心电图。

术后注意预防感染,注意观察局部有无渗出或红肿热痛等征象。穿刺入口处应每天更换敷料,加强局部护理可使感染率明显降低。为安全起见,预防性使用抗生素。穿刺入口处的起搏导管应尽可能固定不动。据报道,临时起搏器的植入时间应不超过 14d。拔除起搏导线的切口用安尔碘消毒后覆盖无菌敷料。

经股静脉途径植入临时起搏器需下肢制动,或有发生静脉血栓等危险的患者应常规给予低分子肝素皮下注射。术后持续监测和定期描记起搏器心电图,同时监测血压,观察起搏器的起搏与感知功能是否正常,检查起搏器脉冲发生器与导线连接是否固定,观察电池是否耗竭并及时进行更换。

导线植入的长度要适中,术后患者要控制活动,取平卧或左侧卧位,尽量减少穿刺部位的活动,避免导线脱位。若发生导线脱位,及时调整导线位置后可再次成功起搏。

六、并 发 症

临时心脏起搏的并发症常见,多数与永久起搏器并发症相似,但很少引起死亡或其他严重后果。并发症的发生与术者的技术水平、起搏导线放置保留的时间长短及术后起搏系统护理状况等密切相关。

1. **导线移位** 为临时起搏最常见的并发症。由于临时起搏导线顶端呈柱状,没有主动或被动固定装置,不易固定嵌入肌小梁,故临时起搏导管不如永久性导管稳定。紧急起搏时导线放置到位的随机性较强,导线稳定性难以掌握。但对于起搏依赖的患者要求操作尽量保持安全,起搏导线稳定可靠。导线移位心电图表现为不起搏或间歇不起搏,X线显示导线移位。如果患者自身心率慢,则会出现头晕,甚至晕厥。处理策略是多需要重新调整导线位置。

2. **心律失常** 心腔内放置任何导线均可能诱发心律失常。室性心动过速(室速)和室早是经静脉临时起搏的常见心律失常,尤其在心肌缺血、心肌梗死、低氧、给予儿茶酚胺类药物以及进行冠状动脉造影时发病率增加,甚至有可能发生室颤。所以在操作时要严密观察心律失常情况,及时处理。

3. **心肌穿孔** 常见于股静脉途径起搏和导管质地较硬情况。若患者心脏大、心肌薄、急性心肌梗死期,导线头端过分顶压或心内刺激部位不正确,位置太高等,可发生心肌穿孔,并且容易被临床忽视。临床常表现为患者心前区疼痛,膈肌、骨骼肌收缩,起搏中断或间歇性起搏,阈值升高,感知不良,起搏心电图由左束支变为右束支传导阻滞图形。体格检查心前区可闻及心包摩擦音,超声心动图可见心包积液,X线显示导线头端伸出心影之外。这些均可成为心肌穿孔的临床证据。将导线头端后撤至右心室腔重新调整导线位置,上述症状可消失,一般不会发生心脏压塞及其他严重后果。球囊漂浮导管因质地柔软较少发生心肌穿孔,过多的肢体活动也可能增加穿孔发生率。

4. **导线断裂** 因塑料导线质地硬,柔韧性差,如放置时间长和体位活动,可能发生导线不完全性断裂,导致间歇性起搏或不起搏,需重新置换导线。

5. **导线在心腔内打结** 因推送不慎,或未看清导线位置盲目推送,可使导线在心房或心室打结。一旦打结,应将导线轻送轻抽,试着将结松开,实在不能松开,只好将导线抽出,用死结打紧,把导线抽至无法通过的静脉处,切开静脉,松开死结,抽出导线。

6. **穿刺并发症** 此类并发症与术者的经验有关,常见的并发症如下。

(1) 血栓形成:临时起搏时血栓形成实际发生率高于临床统计,约有30%的患者可形成无症状的血栓,一部分患者可能会产生肺栓塞。目前多需预防性抗凝治疗。

(2) 皮下血肿:静脉穿刺时可能误穿毗邻的动脉,局部压迫不当,可发生皮下出血造成血肿,甚至动静脉瘘形成。

(3) 气胸:常见于锁骨下静脉和颈内静脉穿刺时进针过深,伤及肺尖部,形成气胸。少量气胸一般可吸收,需严密观察而不必特殊处理。如果气胸在 X 线片上压缩肺的面积大于30%,则需胸腔穿刺,必要时闭式引流。

(4) 血胸:锁骨下或颈内静脉穿刺不当可伤及动脉致血胸,同时刺破肺脏可致血气胸,必要时需作外科紧急处理。

(5) 气栓:此类并发症少见。发生在颈内静脉或锁骨下静脉插入导管时,因吸气时胸腔为负压不慎从静脉入口处吸入空气所致。重者可形成肺栓塞,一般注意操作规程即可避免。

7. 感染　由于穿刺的因素和导线经皮外露与体外起搏器相连,如局部处理不妥或导管放置时间过长,可发生感染。局部感染和静脉炎的发病率为3%~5%,常见于股静脉穿刺处,全身感染少见。一般程度轻,应用抗生素或拔除心内导管后感染即可控制。因此,临时起搏导线一般留置时间最好不超过 1 周。一旦发生感染,起搏导线应尽快拔除并做细菌培养,针对病原菌选用抗生素治疗。如仍需临时起搏,可在给予抗生素治疗同时,从另外的静脉途径插入新的临时起搏导线。

总之,临时起搏技术设备简便、操作简单、起效快、创伤小、成功率高,有利于危重患者的抢救。若使用球囊临时起搏导管,操作方法正确,床旁临时起搏几乎可取代 X 线指导下的临时起搏植入。

(方丕华　牛红霞)

参 考 文 献

[1] LANG R,DAVID D,KLEIN HO,et al. The use of the balloon-tipped floating catheter in temporary transvenous cardiac pacing. Pacing Clin Electrophysiol,1981,4(5):491-496.

[2] LACZIKA K,THALHAMMER F,LOCKER G,et al. Safe and efficient emergency transvenous ventricular pacing via the right supraclavicular route. Anesth Analg,2000,90(4):784-789.

[3] 郭应军,王国军,刘八一. 球囊漂浮电极与普通电极床旁心脏临时起搏对比观察. 中国心脏起搏与心电生理杂志,2008,22(3):263-265.

[4] 李学斌,李鼎,郭继鸿,等. 应用球囊漂浮电极导管心脏临时起搏的临床观察. 中华心律失常学杂志,2003,7(1):33-36.

[5] PONIKOWSKI P,VOORS AA,ANKER SD,et al. 2016 ESC Guidelines for the diagnosis and treatment of acute and chronic heart failure:The Task Force for the diagnosis and treatment of acute and chronic heart failure of the European Society of Cardiology(ESC)Developed with the special contribution of the Heart Failure Association(HFA)of the ESC. Eur Heart J,2016,37(27):2129-2200.

[6] NG A,LAU JK,CHOW V,et al. Outcomes of 4838 patients requiring temporary transvenous cardiac pacing:A statewide cohort study. Int J Cardiol,2018,271:98-104.

[7] BORIANI G,DIEMBERGER I. A closer look into the complexity of our practice:Outcome research for transvenous temporary cardiac pacing. Int J Cardiol,2018,271:117-118.

[8] METKUS TS,SCHULMAN SP,MARINE JE,et al. Complications and outcomes of temporary? transvenous pacing:an analysis of >360,000 patients from the national inpatient sample. Chest,2019,155(4):749-757.

[9] TJONG F,DE RUIJTER UW,BEURSKENS N,et al. A comprehensive scoping review on transvenous temporary pacing therapy. Neth Heart J,2019,27(10):462-473.

［10］ LIU M,HAN X. Bedside temporary transvenous cardiac pacemaker placement. Am J Emerg Med,2019,pii：S0735-6757(19)30804-6.

［11］ PéREZ-RIERA AR,BARBOSA-BARROS R,BAUEB-SOLER F,et al. Unusual ventricular activation produced by temporary transvenous cardiac pacing：electrovectorcardiographic findings. Arch Cardiol Mex,2020,90(1):16-20.

第4章
起搏治疗适应证与
起搏方式的选择

　　心脏起搏疗法问世已有50多年的历史,其间经历了从非生理起搏到逐渐生理性起搏的发展过程。随着对心律失常机制的认识加深以及起搏工程技术的进步,心脏起搏治疗适应证也在不断发展。除了对明确的窦房结功能障碍和房室阻滞有肯定的治疗效果外,一些非心动过缓病症如慢性心力衰竭、肥厚梗阻性心肌病(HOCM)、长QT综合征等也列入临床起搏治疗适应证范围。

　　2003年中华医学会心电生理和起搏分会(CSPE)制订并公布了我国植入型心脏起搏器治疗建议。随着心脏起搏技术的不断改进,国外大规模临床试验等循证医学证据的不断积累,以及对缓慢性心律失常自然病程认识的不断深化,有必要对2003年公布的植入型心脏起搏治疗建议进行更新和修订。鉴于此,参照美国心脏病学会(ACC)/美国心脏协会(AHA)/美国心律学会(HRS)于2008年5月正式发布心脏节律异常的装置治疗指南,CSPE结合我国植入型心脏起搏器工作现状,于2010年8月发布了我国的《植入性心脏起搏治疗——目前认识和建议》。随着我国对临床诊疗规范化的要求,各级医生应了解和熟悉起搏治疗的适应证,严格掌握适应证。但在医疗实践中,医生应将患者作为一个整体考虑,除了心律失常外,患者的一般情况、共存的疾病、心理状况和经济情况等均需由他(她)的医生逐一考虑,最终决定是否植入起搏器。

　　植入型心脏起搏器治疗的适应证主要是"症状性心动过缓"(symptomatic bradycardia)。"症状性心动过缓"是指直接由于心率过于缓慢,导致心排血量下降,重要脏器及组织尤其大脑供血不足而产生的一系列症状,如一过性晕厥、近似晕厥、头晕和黑矇等;长期的心动过缓也可引起全身性症状,如疲乏、运动耐量下降以及加重充血性心力衰竭等。植入型心脏起搏器治疗的适应证按其需要程度分为以下3类。

　　Ⅰ类适应证:根据病情状况,有明确证据或专家们一致认为起搏治疗对患者有益、有用或有效。相当于绝对适应证。

　　Ⅱ类适应证:根据病情状况,起搏治疗给患者带来的益处和效果证据不足或专家们的意见有分歧。Ⅱ类适应证中有进一步根据证据/观点的倾向性分为Ⅱa(倾向于支持)和Ⅱb类(意见有分歧)两个亚类。相当于相对适应证。

　　Ⅲ类适应证:根据病情状况,专家们一致认为起搏治疗无效,甚至某些情况下对患者有害,因此不需要/不应该植入心脏起搏器。即非适应证。

　　支持当前建议的证据又根据证据的来源情况分为A、B、C3个等级。级别A指数据来源于多个随机临床试验或荟萃分析;级别B指数据来源于一个随机临床试验或非随机研究;级别C指专家一致意见和/或小规模研究、回顾性研究和登记注册研究。

一、永久起搏器适应证

（一）窦房结功能障碍

病态窦房结综合征（sick sinus syndrome，SSS）是指窦房结和心房冲动形成和传导异常的综合征，包括不明原因的持续性窦性心动过缓和变时性功能不良，阵发性或持续性窦性停搏伴有房性、房室交界性或室性逸搏心律和慢快综合征，后者可表现为快速心律失常和心动过缓交替出现，因此药物治疗心动过速可加重心动过缓而使治疗矛盾。在我国 SSS 是起搏治疗最常见的一种适应证，植入起搏器对患者的生活质量肯定能带来好处，也能使部分患者的生存时间延长。在考虑是否应行起搏治疗时，应仔细评估上述心律失常与症状的关系，包括使用动态心电图或事件记录器进行多次间断心电监测。心脏电生理检查可通过测得一些参数，如窦房结恢复时间等来评估窦房结功能，但因其敏感性和特异性较差，临床意义不大，目前已较少应用。SSS 也可表现为窦房结变时性功能不良，对运动或应激无反应或反应低下。频率适应性起搏器可使这类患者在体力活动或情绪应激时心脏的频率提高以至适应生理的需求。对于运动员和长期有较大运动量的年轻人来说，平时的心率就比较慢，可能在 40~50 次/min，静息和睡眠时由于迷走神经增强，心率更慢，但窦房结功能正常，也无症状，一般不考虑起搏治疗。

大量临床试验证实，起搏治疗并不延长患者的寿命，起搏治疗的核心意义在于改善临床症状（如晕厥、乏力等）。因此，有无心动过缓相应的临床症状是决定起搏器治疗的关键。因此，有无心动过缓相应的临床症状是决定起搏器治疗的关键。临床试验也证实，无症状的窦性心动过缓患者并不能从起搏治疗中获益。SSS 究竟植入何种起搏系统效果最好，目前研究结论尚不明确。研究结果提示，右心室心尖部起搏引起心室不同步，对心室的结构和功能产生不利影响，与心房颤动（房颤）和心力衰竭发生率增加有关。因此，对于房室传导正常的窦房结功能障碍患者，采用一些减少不必要的右心室起搏的方法，有利于减少房颤和心力衰竭发病率。而最近一项研究显示，对于射血分数正常的心动过缓者（包括窦房结功能障碍），双心室起搏可以保护患者免于出现左心室重构和收缩功能受损（图 4-1）。

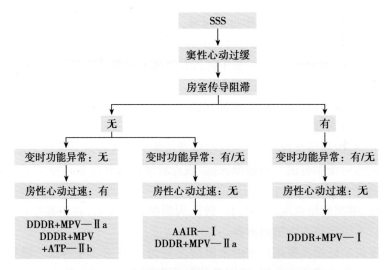

图 4-1 病态窦房结综合征（SSS）患者起搏方式选择
MPV：最小化心室起搏；ATP：抗心动过速起搏。

永久性起搏治疗的建议

Ⅰ类适应证

1. 窦房结功能障碍表现为症状性心动过缓,包括频繁的有症状的窦性停搏(证据水平:C)。

2. 因窦房结变时性不良而引起症状者(证据水平:C)。

3. 由于某些疾病必须使用某些类型和剂量的药物治疗,而这些药物又可引起或加重窦性心动过缓并产生症状者(证据水平:C)。

4. 患者持续存在无症状的窦性心动过缓(心率40~50次/min),但记录到间歇的症状性窦性停搏或窦房传导阻滞。

5. 快慢综合征快速心律失常终止后的长间歇,通常认为停搏>3s即可引起晕厥。症状与记录到的心动过缓相关,建议植入永久起搏器。

6. 对于间歇性房室传导阻滞永久起搏器植入指征与持续性房室阻滞患者相同,无论有无症状。

Ⅱ类适应证

Ⅱa类

1. 自发或药物诱发的窦房结功能不良,心率<40次/min,虽有心动过缓症状,但未证实症状与所发生的心动过缓有关(证据水平:C)。

2. 不明原因晕厥,若合并窦房结功能不良或经电生理检查发现有窦房结功能不良(证据水平:C)。

Ⅱb类:临床症状可能与心动过缓相关,可以植入永久性起搏器。

Ⅲ类适应证:可逆原因导致的心动过缓,或患者无临床症状,不建议植入永久起搏器。

治疗必须用药导致的有症状的窦房结功能异常者应该植入永久性心脏起搏器。在清醒时心率<40次/min,有心动过缓的相关症状下,建议植入永久性心脏起搏器;无心动过缓的相关症状,不建议植入永久性心脏起搏器。无症状者不应植入起搏器。对有不能解释的晕厥患者,临床上或电生理检查发现显著的窦房结功能异常,应考虑植入永久性心脏起搏器。

对于窦房结功能不全患者而言,双腔起搏优于单腔右心室起搏。

(二)　成人获得性房室传导阻滞

房室传导阻滞分为一度、二度和三度(完全性)房室传导阻滞。高度房室传导阻滞是指连续3个以上P波被阻滞的严重二度阻滞。在发生房颤的情况下,如果出现过长的间歇(例如大于5s)则应考虑存在高度房室传导阻滞。按解剖学分类,阻滞位置可以在希氏束上、希氏束内和希氏束下。依阻滞的严重程度,患者可以从没有症状到因过缓的心室率而出现晕厥,甚至出现继发于心动过缓的室性心动过速(室速)。与SSS患者不同,起搏治疗对于房室传导阻滞的患者预后改善更为重要。起搏治疗在部分无症状房室传导阻滞患者中也是必要的。对于二度Ⅱ型及三度房室传导阻滞的患者,起搏治疗可以明显预防晕厥的发作,同时提高患者的生存率。对于二度Ⅰ型房室传导阻滞的患者,起搏治疗指征目前存在争议,除非患者有明确房室传导阻滞相关的临床症状,或经电生理正式传导阻滞的部位位于希氏束或希氏束以下,获得性房室传导阻滞永久起搏治疗的建议见图4-2。

Ⅰ类适应证:二度Ⅱ型及三度房室传导阻滞,无论有无临床症状,均应植入永久性起搏器。

Ⅱ类适应证

Ⅱa类:二度Ⅰ型房室阻滞患者有明确的临床症状,明确传导阻滞部位位于希氏束及其以下水平,考虑植入永久起搏器。

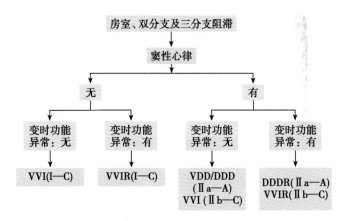

图 4-2 获得性房室传导阻滞永久起搏治疗建议

Ⅲ类适应证:可逆原因导致的房室传导阻滞,不建议植入永久起搏器。

对于上述患者起搏模式的选择,指南推荐,如果房室传导阻滞患者合并窦房结功能障碍,首选的起搏模式为DDDR,其次为DDD和频率适应性心室起搏(VVIR);如果患者窦房结功能正常,首选的起搏模式为DDD,其次为心房心室双感知的心室起搏(VDD)和VVIR;对于合并房颤得患者,则首选VVIR起搏,可以有效缓解患者胸闷、气短症状,改善活动耐量,提高生活治疗。

(三) 慢性双分支和三分支传导阻滞

双分支传导阻滞系指完全性右束支传导阻滞伴有左前或左后分支传导阻滞,或是完全性左束支传导阻滞;交替性束支阻滞(也称双束支传导阻滞)是指心电图分别记录有右束支和左束支传导障碍的证据;三分支传导阻滞是指心电图记录到3个分支均有传导阻滞的证据,如交替性束支传导阻滞或双分支阻滞合并一度房室传导阻滞。这类患者出现症状或进展为三度房室传导阻滞时发生猝死机会较大。

慢性双分支和三分支传导阻滞永久性起搏治疗建议

Ⅰ类适应证

1. 双分支或三分支传导阻滞伴有高度房室传导阻滞或间歇性三度房室传导阻滞(证据水平:B)。

2. 双分支或三分支传导阻滞伴有二度Ⅱ型房室传导阻滞(证据水平:B)。

3. 交替性束支传导阻滞(证据水平:C)。

Ⅱ类适应证

Ⅱa类

1. 虽未证实晕厥由房室传导阻滞引起,但可排除由于其他原因(尤其是室速)引起的晕厥(证据水平:B)。

2. 虽无临床症状,但电生理检查发现HV间期≥100ms(证据水平:B)。

3. 电生理检查时,由心房起搏诱发的希氏束以下非生理性传导阻滞(证据水平:B)。

Ⅱb类:神经肌源性疾病(肌发育不良、克兰费尔特综合征等)伴发的任何程度的分支传导阻滞,无论是否有症状,因为传导阻滞随时会加重(证据水平:C)。

Ⅲ类适应证

1. 分支阻滞无症状或不伴有房室阻滞(证据水平:B)。

2. 分支阻滞伴有一度房室阻滞,但无临床症状(证据水平:B)。

(四) 心肌梗死急性期后永久性起搏建议

急性心肌梗死后房室传导阻滞通常在 2~7d 内自行恢复。前壁心肌梗死的患者通常会出现新发的束支阻滞和一过性的房室传导阻滞,永久起搏器植入并不能改善急性心肌梗死患者的预后,因此指南建议如下:

Ⅰ类适应证:少数急性心肌梗死患者,房室传导阻滞转为永久性,可以按照上述房室传导阻滞起搏器植入指征进行治疗。

Ⅱ类适应证:无。

Ⅲ类适应证:急性心肌梗死患者出现高度或三度房室传导阻滞,不推荐永久起搏器治疗。

(五) 儿童和先天性心脏病患者的起搏治疗

儿童的永久性心脏起搏主要适应证基本类似成年人,包括下面几种情况。

Ⅰ类适应证

1. 高度和完全性房室传导阻滞患儿,无论有无症状,存在以下任何一种情况时,均应进行永久起搏治疗:心室功能不全、QT 间期延长、复杂性室性期前收缩、宽 QRS 逸搏心律、心室率<50 次/min,心室停搏>基础节律周期长度的 3 倍。

2. 先天性心脏病外科术后发生二度或完全性房室传导阻滞,持续>10d 的患者,应进行永久性起搏治疗。

3. SSS 患儿(包括慢快综合征),症状与心动过缓相关时,则应进行永久起搏治疗。

Ⅱa 类适应证:先天性心脏病术后,发生与短暂性完全性房室阻滞相关的持续无症状性双分支阻滞(伴或不伴 PR 间期延长)的患者,应考虑进行永久起搏治疗。

Ⅱb 类:

1. 发生高度和完全性房室传导阻滞的无症状患者,无上述危险情况时,也可考虑起搏。

2. 静息心率<40 次/min 或心脏停搏持续 3s 以上但无症状的患者,行永久性起搏可能有效。

(六) 颈动脉窦过敏综合征及神经介导性晕厥

颈动脉窦过敏综合征是指对颈动脉窦刺激的过度神经反射导致心动过缓和/或血压下降,从而引起晕厥。老年人多见,常伴有器质性心脏病。这种抑制心脏型的占 60% 左右,一旦诊断明确,起搏有预防作用。

神经介导性晕厥指各种临床情况下触发神经反射而导致的自限性体循环低血压发作,其特征为心动过缓和血压下降。其中血管迷走性晕厥是最常见的一种临床类型。对该综合征的心脏起搏治疗尚存较大争议。若严格以倾斜试验结果为依据,提示患者的症状主要是心脏抑制所致,则心脏起搏治疗可能对改善症状有益。

颈动脉窦过敏综合征及神经介导性晕厥起搏治疗建议

Ⅰ类适应证:心脏抑制型颈动脉窦综合征患者,无征兆的晕厥反复发作,建议进行起搏器治疗。

Ⅱ类适应证

Ⅱb 类:对于直立倾斜试验诱发的,心脏抑制型血管迷走性晕厥,患者晕厥反复发作,且年龄>40 岁,在其他治疗失败后,可进行起搏治疗。

Ⅲ类适应证

1. 没有症状的颈动脉窦高敏感性。

2. 血管迷走性晕厥,非心脏抑制型,不推荐起搏治疗。

(七) 肥厚梗阻性心肌病

心脏起搏治疗肥厚梗阻性心肌病(HOCM)基于以下机制:起搏点位于右心室心尖部,植入双腔起搏器使用短 AV 间期改变了左心室激动顺序,室间隔激动和收缩延迟,在收缩期可以增加左心室流出道内径,减少二尖瓣前向运动,左心室流出道梗阻随之减轻。但由于几个随机研究的结果仍存在争议,目前尚缺乏有力的前瞻性研究证明心脏起搏可以改变这个病症的进程、改善生活质量或提高生存率。伴有猝死高危因素的 HOCM 患者,应首先行猝死的危险分层,以决定是否植入 ICD 进行猝死的一级预防。

HOCM 患者起搏治疗建议

Ⅰ类适应证:HOCM 合并符合窦房结功能不良和/或房室阻滞中的Ⅰ类适应证的各种情况(证据水平:C)。

Ⅱ类适应证

Ⅱa 类:无。

Ⅱb 类:药物难以控制的症状性 HOCM,在静息或应激情况下有明显流出道梗阻者(证据水平:A)。

Ⅲ类适应证

1. 无症状或经药物治疗症状可以控制(证据水平:C)。

2. 虽有症状但无与左心室流出道梗阻相关的证据(证据水平:C)。

(八) 起搏治疗预防和终止心律失常

随着经导管射频消融治疗阵发性室上性心动过速(室上速)临床应用日益成熟,抗心动过速起搏目前已无临床实用价值,但其部分功能应用在植入型心律转复除颤器(ICD)中。由于房颤的产生机制并不完全清楚,临床上预防和治疗效果并不肯定。

自动检测和起搏终止心动过速的永久起搏器植入建议

Ⅱa 类适应证:反复发作,可被快速起搏终止的症状性室上速,经导管消融和/或药物治疗失败或不能耐受药物治疗者(证据水平:C)。

(九) 起搏治疗长 QT 综合征

长 QT 综合征患者的危险是合并快速室性心律失常,主要是尖端扭转型室速(TdP)。某些患者由于并存的窦房结功能不良,心率缓慢,对于这些患者可采用起搏治疗。起搏治疗不仅能提高心率,减少心动过缓依赖性心律失常,同时也使患者耐受较大剂量的 β 受体阻滞剂。若 TdP 发作与患者心动过缓有关,起搏治疗肯定会对患者带来好处。但唯一能肯定预防猝死的方法是植入 ICD。

起搏治疗心动过速的建议

Ⅰ类适应证:长间歇依赖性持续性室速,可合并或无长 QT 间期,起搏治疗证明有效(证据水平:C)。

Ⅱ类适应证

Ⅱa 类:先天性长 QT 综合征高危患者(证据水平:C)。

Ⅱb 类:合并窦房结功能不良的反复发作的房颤患者,症状明显,药物治疗困难(证据水平:B)。

Ⅲ类适应证

1. 频发或复杂的室性异位激动,不伴持续性室速,无长 QT 综合征(证据水平:C)。

2. 可逆性尖端扭转型室速(证据水平:A)。

(十) 外科术后缓慢性心律失常的起搏适应证

心脏外科手术、介入治疗动脉瓣膜置换术及心脏移植后发生缓慢性心律失常比较常见,其中部分患者可以在术后数天内消失。如果缓慢性心律失常持续存在则应进行相应的起搏器治疗,指南推荐如下:

Ⅰ 类适应证

1. 心脏外科或介入治疗动脉瓣膜置换术后,发生高度或三度房室传导阻滞,临床观察时间可以延长至 7d,如 7d 后上述心律失常仍未恢复则建议植入永久起搏器。部分患者逸搏心律慢,恢复的可能性小,临床检测时间可以适当缩短。

2. 心脏外科或心脏移植术后,病态窦房结综合征患者临床监测时间可以从 5d 延长至数周,然后再决定是否行永久起搏器治疗。

Ⅱa 类适应证:心脏移植术后晚期,心脏变时功能不良影响生活时,可以考虑心脏起搏治疗。

二、抗心动过缓起搏方式的选择

常用的抗心动过缓起搏方式有单腔、双腔和频率适应性起搏。

(一) 单腔起搏

将一根导线放置在心房或心室,连接单腔脉冲发射器(SSI)后形成 AAI 或 VVI 起搏方式。

1. VVI 方式　是最基本的心脏起搏方式,优点是简单、方便、可靠、经济。工作方式为心室起搏、心室感知,感知自身心室活动后抑制心室脉冲的发放,又称 R 波抑制型心室起搏或心室按需型起搏。在 VVI(R)模式下,心房信号不被感知(图 4-3)。

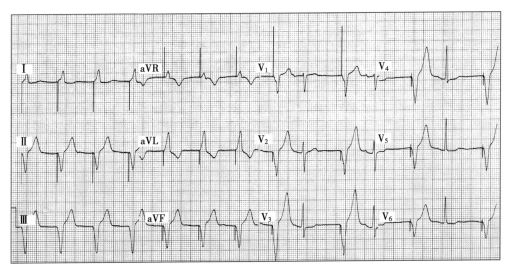

图 4-3　VVI 起搏方式

适应证:慢心室率的持续性房颤或心房静止。

优点:①只用单根导线,植入简单;②价格便宜。

缺点:主要是房室电-机械活动不同步,可能会出现起搏器综合征并促发快速房性心律失常。

2. **AAI 方式**　此方式的工作方式为心房起搏、心房感知,感知自身心房活动后抑制心房脉冲的发放。在 AAI(R)方式下,心室信号不被感知(图 4-4)。

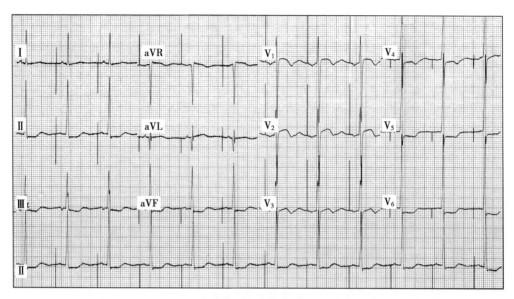

图 4-4　AAI 起搏方式

适应证:SSS 而房室传导功能正常,心房应激功能正常者。

禁忌证:存在房室传导阻滞或潜在房室传导阻滞;频发或持续房颤、心房扑动(房扑)、室上速;心房静止,心房应激性低下,起搏阈值>1.5V;心房内电信号(A 波)幅度过低(<2.5mV)。

3. **其他单腔起搏方式**

(1) AOO、VOO 方式:为异步起搏方式,又称固定频率起搏。心房、心室只有起搏而无感知功能。起搏器以固定频率(异步)定期发放脉冲刺激心房(AOO)或心室(VOO),脉冲的发放与自身心率快慢无关。固定频率起搏方式早已不作为单独的起搏器存在。它是 AAI 或 VVI 起搏器磁铁试验时出现的起搏方式,电池耗竭时也会出现此种起搏方式(图 4-5)。这种起搏方式亦可暂时用于评估起搏器的起搏功能(如在自身心率快于起搏器设定频率时评价起搏器能否夺获心房或心室)、预防电磁干扰造成的感知异常(如外科手术使用电刀时)以及偶尔可用于竞争性起搏心室以终止某些室性心动过速。

(2) AAT、VVT 方式:为心房、心室触发型起搏方式,心房、心室均具有起搏和感知功能,但感知自身心房、心室电活动后的反应方式为触发(T)心房、心室脉冲的发放(而非抑制)。通常在感知自身 P 波或 QRS 波后 20ms 发放刺激脉冲,后者落入心房、心室自主除极电活动的有效不应期内,不能夺获心房、心室,从而避免与自身心律竞争。如起搏间期内未感知到自身 P 波或 R 波,则在起搏间期末发放脉冲起搏心房或心室。弊端为耗电,也不作为单独的起搏器存在,可用于诊断。因起搏信号能标记每一个感知事件,故可用来评估判断感知不良或感知过度。

(二)双腔起搏

脉冲发射器具有两个插孔,将心房、心室导线放置在右心房和右心室后,分别与脉冲发

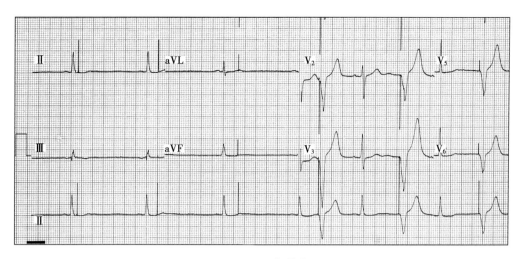

图 4-5 VOO 起搏方式

生器的两个插孔相连。另外,也可采用具有心房感知及心室起搏/感知功能的单一导线（VDD）方式进行起搏。

1. **DDD 方式** 又称房室全能型起搏,具有房室双腔顺序起搏,心房心室双重感知、触发和抑制双重反应的生理性起搏方式。心房、心室脉冲的发放都能被心室感知事件抑制,如果在特定的时间周期内不出现自身的房室活动,脉冲发生器就会适时发放脉冲分别激动心房和心室。如果起搏的心房激动在规定的房室延迟时间之内下传激动了心室,产生自身 QRS 波,则此 QRS 波抑制起搏器发放 V 脉冲,表现为 AAI 的起搏方式。如果起搏的心房激动在规定的房室延迟时间内不能下传激动心室,则起搏器按时释放 V 脉冲,表现为 DVI 的起搏方式。如果在心房逸搏间期终止之前出现自身心房激动（P 波）,而这 P 波不能在规定的房室延迟时间内下传激动心室,则起搏器发放刺激心室的 V 脉冲,表现为 VDD 的工作方式。故 DDD 型方式实际上包括了 AAI、VAT、VDD、DVI 各种功能,根据自身心律的不同,可以呈现不同的起搏方式（图 4-6、图 4-7）。

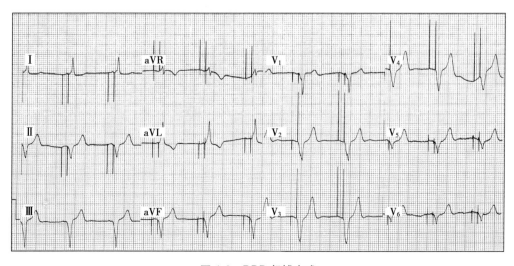

图 4-6 DDD 起搏方式

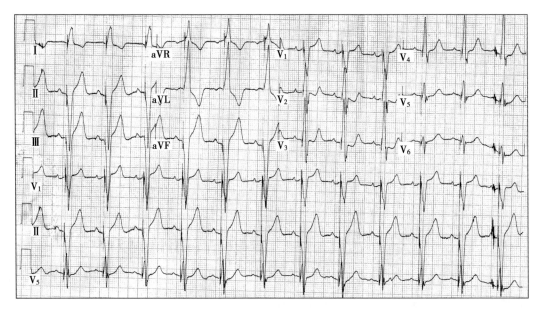

图 4-7　VAT 起搏方式

适应证:SSS 和/或房室传导阻滞者。

禁忌证:存在持续性房颤和心房静止者。

优点:能最大限度地保持房室同步,符合生理。

缺点:价格贵,使用寿命短于 SSI,手术相对复杂,心脏内导线多。

2. VDD 方式　又称心房同步心室抑制型起搏器。心房、心室均具有感知功能,但只有心室具有起搏功能。特点:P 波感知后可被心室起搏跟踪,QRS 波感知后能引起心室起搏抑制。在整个 VDD 系统中,P 波的正确感知是其工作的关键。由于 VDD 型工作方式并不起搏心房,只要求心房电极能感知 P 波,故有单导线的 VDD 起搏器设计形式,一根导线上顶端是心室电极,可起搏与感知心室 QRS 波,离顶端电极近侧 13~15cm 处有一对电极只用于感知心房激动。

优点:只需放置单根特殊电极导线,植入简单、方便。

缺点:①心房感知的敏感性和特异性问题(感知圈在右心房内,与右心房壁不能始终保持紧密接触),可能出现心房感知不良;②不能进行心房起搏。

3. DDI 方式　心房、心室均具有感知和起搏功能,QRS 波感知后引起心室、心房起搏抑制,P 波感知后抑制心房起搏(与 DDD 相似),但不触发 AV 间期,即不出现心室跟踪。如果患者有正常的 AV 传导,基本类似 AAI;如果患者存在房室传导阻滞,则在心房起搏时房室可同步,而在心房感知时房室则不能同步。心室脉冲是根据基础起搏频率间期(VV 间期)发放的,因此导致自身心房活动后房室延迟时间长短不一。该起搏方式的特点为心房起搏时房室能同步,而心房感知时房室不能同步。

它不作为一个单独的起搏方式而仅作为 DDD(R)发生模式转换后的工作方式。由于无心室跟踪功能,因此可避免室上速导致的过快心室跟踪。目前所应用的 DDD 起搏器均具有自动模式转换功能,当发生室上速时,可自动转变成无心房跟踪的模式,如 DDI(R)或 VVI(R),一旦室上速终止,又能自动转成 DDD 或 DDDR 模式。

4. DVI 方式　心房、心室都具有起搏功能，但只有心室具有感知功能。由于心房脉冲与自主 P 波无关，故此模式可能触发房性心律失常。房室可顺序起搏，但因心房无感知功能，故不出现心房激动后心室跟踪现象。基本不用作永久起搏方式，只作为 DDD 起搏器可程控的一种模式。

5. VDI 方式　心房、心室都具有感知功能，但只有心室具有起搏功能；基本同 VVI，但其心房感知功能可用于诊断（如统计房性心动过速事件等）。基本不作为永久起搏模式，只作为 DDD 起搏器可程控的一种模式。

（三）频率适应性起搏

频率适应性起搏（rate adaptive pacemaker）是指起搏频率能随人体的代谢活动而自动改变，以满足人体活动时的需求。在植入起搏器的患者中，有 50% 以上对运动、情绪改变等不能做出正常的心率反应，即患者的心率不能随机体的代谢活动的增加而增加，这种情况叫作心脏变时功能不全，而频率适应性起搏器主要用于这类患者。

频率适应性不是一种基本起搏方式，而是需与单腔、双腔起搏方式结合在一起，分别为 VVIR、AAIR、DDDR 方式。适用 VVI 而伴心脏变时功能不良者可用 VVIR 方式，适用 AAI 而伴心脏变时功能不良者可用 AAIR 方式。适用 DDD 而伴有心脏变时功能不良者可用 DDDR 方式。

虽然频率适应性起搏的主要适应证是心脏变时性功能不良患者，但大多数学者认为，DDDR 适合于所有需要 DDD 起搏治疗者，而 VVIR（AAIR）起搏适合于任何需 VVI（AAI）治疗者。这是因为：①虽然在植入起搏器时患者无明显的变时性功能不全，但在起搏器的随访任何时期部分患者可能会发展为心脏变时功能不全；②患者在植入起搏器后可能会发生阵发性房颤/房扑合并房室传导阻滞而需要频率支持；③患者如合并高血压、冠心病、心力衰竭及快速性心律失常需要服用 β 受体阻滞剂或抗心律失常药物，这些药物可诱发或加重心脏变时功能不全。

对于老年人是否需要频率适应性起搏的必要性问题意见不完全统一。传统观念认为，老年人心率缓慢是正常老化的生理现象，这符合老年人代谢降低的特点，因此频率支持不如年轻人重要。然而，明尼苏达大学运动生理研究室对 57 位年龄>65 岁及年龄<65 岁的正常人平均 43h 心率分布的研究结果表明，老年人同样需要频率支持，即在适合起搏治疗的患者，不论是老年人还是年轻人均需要频率适应性起搏。

对于冠心病心绞痛的患者一般认为不适合植入频率适应性起搏器，因为心率加快会增加心肌耗氧量，从而诱发或加重心绞痛。然而 Van Campen 等在 18 例冠心病心绞痛患者进行运动平板试验及心肌核素显像，比较 VVI 与 VVIR 起搏方式对心绞痛及运动耐量等的影响，结果显示：VVIR 组平均运动时间增加 28%，两组心绞痛发作次数、硝酸甘油消耗量无显著差异。此外，VVI 组与 VVIR 组心肌核素显像也无明显区别。此结果表明，冠心病心绞痛患者同样可以植入频率适应性起搏器。

对于心力衰竭患者，尤其是心脏收缩功能明显不全时，由于每搏量明显降低，当活动时心排血量的增加在一定范围内主要依赖于心率的加快，因此，频率的支持对于维持适当的心排血量尤其重要。

总之，对于符合起搏治疗适应证的患者，不论当时有无变时功能不全，如条件允许，应尽量安装频率适应性起搏器。多年来的临床实践已证明,频率适应性起搏不论对患者还是医生都有明显的益处:①提高患者的运动耐量,从而改善生活质量;②改善心力衰竭患者的心功能;③对于临床医生而言,频率适应性起搏使得医生用药更方便、安全及有效。因为起搏器患者可能合并有快速性心律失常(如房颤及房扑伴快心室率,室性心律失常等)、高血压、冠心病、心力衰竭等需要用抗心律失常药物、β受体阻滞剂以及洋地黄等,这些药物可能使患者的心率更慢,并诱发或加重心脏变时性功能障碍。如果植入的是频率适应性起搏器,则无须担心这些药物对心脏变时功能的影响。

（刘志敏 张澍）

参 考 文 献

[1] 张澍,华伟,黄德嘉,等. 植入式心脏起搏器治疗——目前认识和建议(2010年修订版). 中华心律失常学杂志,2010,14(4):245-259.

[2] 陈新. 临床心律失常学——电生理和治疗. 2版. 北京:人民卫生出版社,2009.

[3] KUSUMOTO FM,GOLDSCHLAGER N. Cardiac pacing. N Engl J Med,1996,334(2):89-97.

[4] KAY R,ESTIOKO M,WIENER I. Primary sick sinus syndrome as an indication for chronic pacemaker therapy in young adults:incidence,clinical features,and long-term evaluation. Am Heart J,1982,103(3):338-342.

[5] RASMUSSEN K. Chronic sinus node disease:natural course and indications for pacing. Eur Heart J,1981,2(6):455-459.

[6] LINDE-EDELSTAM CM,JUHLIN-DANNFELT A,NORDLANDER R,et al. The hemodynamic importance of atrial systole:a function of the kinetic energy of blood flow?. Pacing Clin Electrophysiol,1992,15(11 Pt 1):1740-1749.

[7] SHAW DB,HOLMAN RR,GOWERS JI. Survival in sinoatrial disorder (sick-sinus syndrome). Br Med J,1980,280(6208):139-141.

[8] KOPLAN BA,STEVENSON WG,EPSTEIN LM,et al. Development and validation of a simple risk score to predict the need for permanent pacing after cardiac valve surgery. J Am Coll Cardiol,2003,41(5):795-801.

[9] BRIGNOLE M,MENOZZI C,GIANFRANCHI L,et al. Neurally mediated syncope detected by carotid sinus massage and head-up tilt test in sick sinus syndrome. Am J Cardiol,1991,68(10):1032-1036.

[10] BRIGNOLE M,MENOZZI C,LOLLI G,et al. Long-term outcome of paced and nonpaced patients with severe carotid sinus syndrome. Am J Cardiol,1992,69(12):1039-1043.

[11] COL JJ,WEINBERG SL. The incidence and mortality of intraventricular conduction defects in acute myocardial infarction. Am J Cardiol,1972,29(3):344-350.

[12] 2013 ESC Guidelines on cardiac pacing and cardiac resynchronization therapy. Eur Heart J,2013,34(29):2281-2329.

[13] SUTTON R,DE JONG J,STEWART JM,et al. Pacing in vasovagal syncope:Physiology,pacemaker sensors,and recent clinical trials-Precise patient selection and measurable benefit. Heart Rhythm,2020,pii:S1547-5271(20)30084-9.

[14] ABRICH VA,LE RJ,MULPURU SK,et al. Clinical outcomes of various management strategies for symptomatic bradycardia. Clin Med Res,2020:pii:cmr. 2019. 1507.

[15] KUSUMOTO FM,SCHOENFELD MH,BARRETT C,et al. 2018 ACC/AHA/HRS Guideline on the evalua-

tion and management of patients with bradycardia and cardiac conduction delay：a report of the American College of Cardiology/American Heart Association Task Force on Clinical Practice Guidelines and the Heart Rhythm Society. Circulation，2019，140（8）：e382-e482.

［16］ OKEN K，SCHOENFELD MH，KUSUMOTO F. Evaluation and treatment of patients with bradycardia and cardiac conduction delay：recommendations for permanent pacing. JAMA Cardiol，2019，4（7）：708-709.

第5章

频率适应性起搏

一、概　述

频率适应性起搏器(rate adaptive pacemaker)是指起搏频率能随人体的代谢活动而自动改变,以满足人体活动时的需求。在植入起搏器的患者中,大约50%以上的患者对运动、情绪改变等不能做出正常的心率反应,即患者心率不能随机体代谢活动的增加而增加,这种情况叫作心脏变时性功能不全(chronotropic incompetence),而频率适应性起搏器主要适用于这类患者。第一台频率适应性起搏器于1986年由美敦力(Medtronic)公司生产并应用于临床,以后其他公司的传感器陆续上市,并广泛应用于临床。至今,这类起搏器的临床应用已30余年,目前频率适应功能已成为起搏器的基本配置。

（一）　频率适应性起搏的临床重要性

心血管系统的主要功能是将氧气及营养物质输送到全身各器官,同时排除组织代谢所产生的废物。要完成这一重要功能,心脏必须确保足够的心排血量,而心排血量的多少取决于心率及每搏量,即心排血量=心率×每搏量。正常人安静时心排血量5~6L/min,而运动时心排血量可增加达20L/min以上,为安静时的3~4倍。活动时,为保证足够的心排血量,心率及每搏量均需增加,而前者更为重要,尤其是在次极量或极量运动时,心排血量的增加主要取决于心率增加的程度。由此可见,对于存在心脏变时性功能不全的患者,频率适应性起搏对改善患者运动耐量及生活质量具有何等的重要性。

频率适应性单腔起搏器(VVIR)的极量运动试验结果表明,该起搏方式与传统的VVI起搏比较,运动中起搏频率增加了69%,运动时间延长了32%。对于严重心脏变时性功能不全而植入双腔起搏器的患者,运动时DDDR起搏的心排血量比DDD明显增加,患者的生活质量也明显优于DDD及VVIR起搏。

此外,间歇性发作的房性心律失常,如房颤及房扑可产生不适宜的心室反应,使之不能产生适当的频率调整。另外,对于心脏收缩功能低下如心力衰竭患者及心脏收缩储备能力降低者如老年人,其活动时心排血量的增加更依赖于心率的快慢。这些患者如果植入无频率适应的起搏器,其心排血量、运动耐量及生活质量等都会受到不同程度的影响。

（二）　心脏变时性功能不全的诊断标准及表现形式

1. **诊断标准**　用氧消耗量的方法诊断变时性功能不全比较可靠,但需要特殊设备,临床使用不太方便。目前临床上仍然常用Bruce运动平板试验来判断有无心脏变时性功能不全,即次极量运动时最快心率小于预测值的80%则认为患者存在变时性功能不全。如果运动时最大心率<120 次/min，为轻度变时功能不全；运动时最快心率<100 次/min，为严重心脏变时性功能不全。此方法主要是用来诊断冠心病，对评价心脏变时性功能不全存在不足：其一，植入起搏器的患者以老年人为主，这些患者中的多数合并有器质性心脏病，因此，不能或不宜做次极量运动；其二，运动试验检测冠心病的终点或评判标准为是否有心肌缺血，而评判心脏变时性功能不全的观察指标为心率增加的程度及由此而导致心排血量的改变情况。但由于此方法比较简单，容易被临床医师接受，所以应用比较广泛。

2. **表现形式**　心脏变时功能正常者，在极量或次极量运动时，心率的反应为开始时有相对快速的上升，在稳定活动状态时有一比较稳定而合适的最大心率，在活动结束后缓慢恢复到基线。而心脏变时性功能不全者，通常有四种表现形式（图 5-1）。

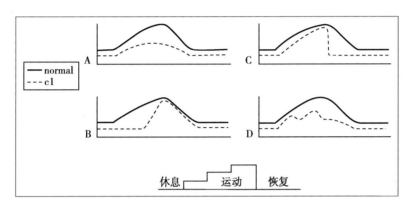

图 5-1　心脏变时性功能不全患者活动时心率变化模式

实线为正常窦房结功能（normal）；虚线为变时性功能不全者（c1）在极量运动过程中，最大心率明显低于相应年龄的预测值，且运动的初始及恢复阶段心率反应显著降低（A）。运动中最大心率与预测值相近，但运动的初始阶段心率的反应明显下降或延迟（B）。运动的初始反应及最大心率值接近正常，但是在运动结束后，心率迅速下降，并可出现长间歇（C）。运动中心率变化波动很大，无规律，呈忽快忽慢的趋势，但最快心率明显低于正常值（D）。心脏变时性功能不全具有动态演变的特点，同一患者在不同的时间可表现以上多种方式。

二、频率适应性反应的原理及应用

实现起搏频率适应性变化有两个关键部分因素，一是传感器，二是内设算法。一个理想的传感器具有：能准确地对体力或非体力活动，如情绪变化、脑力活动、体位改变做出反应；心率上升或下降的速度应与正常生理性的变化接近；反应的程度恰到好处，与生理需求相适应；性能稳定可靠，不受干扰，操作简便，生物兼容性好，耗能少。而内设算法则是将所感知的信号转换成频率合适的起搏脉冲。根据传感器及内设算法的不同，目前有十余种类型，但临床上应用较多的是体动传感器（包括压电晶体和加速度传感器）、每分通气量传感器、QT间期传感器及感知心肌阻抗的传感器。此外，根据反馈的不同，将频率适应性反应分为开环刺激系统（open-loop systems，OLS）和闭环刺激系统（closed-loop systems，CLS）。闭环刺激系统存在负反馈机制：当起搏频率上升到一定水平后，通过环路负反馈机制调控传感器感知的信号，从而使起搏心率与代谢需求相适应，更加符合生理。

（一）体动传感器

通过安置在起搏器机壳内面的压电晶体感知患者运动时产生的振动，使压电晶体的构形发生改变。这些机械变化再转化为电信号。这些电信号经起搏器内设法处理后,以脉冲形式发出。当由机械能转化为电信号达到一定强度时,即活动感知阈值时,起搏器输出频率便发生改变。通常情况,人体活动强度越大,振动引起压电晶体的构形改变越大,由机械能转化为电信号也越多,更多的起搏脉冲发放导致较快的起搏频率。

1. 可程控参数

（1）下限及上限传感器频率(lower rate and upper sensor rate):下限传感器频率是指在无窦性心率或体力活动时的最低起搏频率,可程控范围通常在 70~90 次/min,每档 10 次。上限传感器频率是指在极量运动时的最快起搏频率,可程控范围通常在 100~170 次/min。临床上可根据患者的具体病情选择,如年龄、体力活动状况、心功能及有无合并症等。

（2）活动感知阈值(activity threshold):活动感知阈值是指能够引起起搏频率适应性改变的最小活动强度(图 5-2),共设 4 挡。低挡(low):此挡最敏感,传感器可感知到身体绝大多数体力活动,包括轻微的体力活动。中/低挡(medium/low):传感器只能感知到人体有限的体力活动,主要是对轻到中等强度的体力活动才做出频率适应性反应。中/高挡(medium/high):传感器只能感知到人体中到强的体力活动。高挡(high):此挡最不敏感,只能感知到极量或很强的体力活动,即只有当活动强度很大时起搏器才出现相应的频率适应性反应。从以上可以看出,挡次越高越不敏感。临床上根据患者的具体情况选择感知阈值挡次。大多数患者可放在中/低挡(图 5-2)。

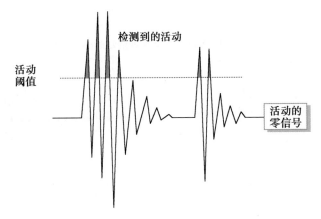

图 5-2　感知活动阈值

（3）频率适应性斜率(rate response curve):频率适应性斜率是以患者活动量的增加为横坐标,起搏频率为纵坐标绘成的曲线。起搏器根据频率适应性斜率和感知上限及下限频率建立患者在某一活动范围内比较稳定的起搏频率。一共有 10 挡,由于儿童患者比老年人需要更高的频率支持,所以,同样的挡次,儿童的起搏频率明显快于老年人。对于同样强度的活动量,如果设置的挡次越高,则起搏频率越快。一般而言,如无明显心功能障碍或心脏贮备功能良好的患者,可程控在相对较低的挡次。反之,心功能不全、心脏储备能力不足或平时活动较少的患者,通常需要程控在较高挡次。大多数患者频率适应性斜率可设置在 7 挡。

（4）运动加速时间(activity accelerating time)及减速时间(activity decelerating time):运动加速时间是指活动开始后起搏频率上升到所设定的上限频率所需的时间。有 15s、30s 及 60s 三个挡。运动减速时间,指活动停止后起搏频率下降到运动前或下限频率所需要的时间,有 2.5min、5min 及 10min 三个挡次。一般情况,将运动加速时间设置在 30s,运动减速时间设置在 5min。

2. 临床应用　此类体动传感器比较简单,术后程控简易,主要调节感知阈值及频率适应性斜率。长期使用性能比较稳定,并且频率适应性反应与人体活动的相关性比较好,因此,临床应用很广泛。此类传感器的主要优缺点如下。

（1）优点:①临床使用方便简单,可同任何标准导线连接。②体动感知无明显增加起搏器电能的消耗。③长期使用稳定性好。④频率适应速度快。⑤术后程控简易。

（2）缺点:①对非生理性的体内外振动有反应。如拍击起搏器、在颠簸的路上行走或车内颠簸可使起搏器频率加快。患者在睡眠时翻身时挤压起搏器,亦能激活压电晶体传感器,导致起搏频率增加。②上下楼梯的影响:由于下楼产生的颠簸比上楼要强,因此,下楼时传感器的起搏频率比上楼时要快。

（二）加速度传感器

1. 原理　加速度传感器被安放在起搏器的电路板上,不与起搏器机壳接触,对运动的反应与起搏器同胸大肌的接触没有关系,所感知的运动指标是身体前后向、左右向、上下向及侧向等不同方向的加速度变化,此改变所产生的应力使传感器受压变弯曲,这些机械变化再转化为电信号,经起搏器内设法处理后,以脉冲形式发出。当由机械能转化为电信号达到一定强度时,即活动感知阈值时,起搏器输出频率便发生改变。通常情况,机体活动强度越大,加速度受压弯曲的程度也越大,由机械能转化为电信号也越多,活动计数相应增加,从而,更多的起搏脉冲发放导致较快的起搏频率。

与压电晶体传感器不同的是,加速度计对于直接作用于起搏器机壳振动,如按压起搏器等无感知。此外,传感器对超过活动阈值的感知信号的频率和幅度都有记录。这样能更好地决定患者在整个活动中的运动负荷而产生相应的起搏频率。

2. 主要程控参数　与压电晶体传感器相似,但更符合生理要求,如感知频率除下限及上限频率外,还有日间活动频率(activities of daily living rate,ADL)即患者在白天一般活动时所能达到的中度起搏心率。起搏器对以上的感知频率均可自动调整。当开启起搏器的"频率轨迹优化功能"(rate profile optimization)时,起搏器每天自动收集患者日间活动频率及极量活动频率,并与患者希望达到的目标频率比较,如果两者比较接近,起搏传感器不调整输出频率。如果传感器记录到的患者实际频率明显低于理想的目标频率,则起搏传感器自动增加输出频率。如传感器记录到患者的实际频率高于患者的目标频率时,起搏器自动降低输出频率。以上频率调整的目的是最大限度地满足每一位患者的实际需要。

加速度传感器的起搏器多采用双斜率的频率适应性反应,即对每一患者的日间活动频率及上限频率的斜率可单独程控,这更生理性。每一斜率曲线有 5 个挡次,挡次越高,起搏输出频率越快,对于同样强度的活动量,如果设置的挡次越高,则起搏频率越快。一般而言,如无明显心功能障碍或心脏贮备功能良好的患者,可程控在相对较低的挡次。反之,心功能不全、心脏储备能力不足或平时活动较少的患者,通常需要程控在较高挡次。

此类起搏器由于采用加速度计感知患者身体活动,除频率适应性反应与人体活动的相关性比较好外,抗外界非生理性干扰能力明显提高。

3. 临床应用

（1）主要优点:①频率适应性反应速度快。②与加速度传感器的感知频率比较,此类起搏器增加了日间活动频率,这样更能满足患者白天活动的生理需求。③对非生理性刺激的反应性明显降低,这些非生理性刺激包括拍击起搏器、在颠簸的路上行走或车内颠簸,在睡眠时翻身时挤压起搏器等。④由于使用双斜率频率适应性,因此对日间活动频率范围及上限频率范围可独立调控,这就使得频率适应性反应更加生理性。⑤长期使用稳定性好。

(2) 主要缺点:①对调节非运动性代谢的增加不敏感,如思维及情感活动。②对运动后的频率反应不如每分通气量传感器。

无导线起搏器是近些年新的起搏技术,因其植入于搏动的心脏里,加速度计一直是在感知着运动,因此在传统频率应答算法的基础上做了调整。Micra 无导线起搏器应用新技术方法,将心搏运动设定为低速率值而排除。这个设定值用来为每个患者建立一个独特的基线,滤过静息时心脏自身搏动来确认患者运动时高级别的运动。此外,因为 Micra 无导线起搏器植入右心室后,所固定的位置及角度均不相同,为适应这些位置,Micra 无导线起搏器设计一个三个轴向的加速度计,区别于传统起搏器的一个轴向加速度计。这意味着,医师可以选择最能区分心脏自身运动和患者运动的轴向量。

(三) 分钟通气量传感器

1. 原理　每分通气量传感器通过测量导线顶端电极与脉冲发生器之间的经胸阻抗,测得潮气量和呼吸频率,然后计算出每分通气量,并与安静状态的基础值相比较,能更好地说明患者的代谢需求,经脉冲发生器的内设算法自动调节起搏输出频率。每分通气量传感器需要特殊的双极导线。

2. 临床应用　此类传感器的最大优点为起搏频率的改变与活动量变化的相关性比较好,因此在临床上应用比较广泛。但与体动传感器比较,这类传感器对运动反应的起始频率上升比较慢,比窦房结慢 30s。此外,还受其他因素,如讲话及非运动或代谢性增加引起呼吸频率加快的影响。

(四) QT 间期传感器

1. 原理　根据人体活动或情绪改变时,QT 间期与体内代谢活动相适应性缩短或延长这一生理特点研制而成。通过测定 QT 间期的变化,可以反映出人体在运动、情绪改变及思维活动时交感神经的兴奋程度。

2. 临床应用　此类频率适应性起搏的特点是起搏频率的增减与代谢活动的相关性比较好,长期使用性能比较稳定。但不足之处为频率适应性反应比较慢;需要心室完全起搏,这对房室结功能良好的患者不利,因为增加心室起搏的比例不但增加耗电量,而且增加心衰及房颤的发生率。此外,影响 QT 间期的药物,如胺碘酮等将影响起搏器频率适应性效果。心肌缺血对 QT 间期有一定的影响。高血钙时 QT 间期缩短,而低血钙时 QT 间期延长,这些都将影响起搏器频率适应性效果。

(五) 心肌阻抗传感器

此类传感器多结合闭环刺激系统(CLS),模拟了正常人体调节原理(图 5-3):当运动、情绪变化或思维活动时,交感神经兴奋,心肌收缩力增加,但由于窦房结变时性功能障碍,心率不能相应加快。此时,起搏器的感知器则模拟正常窦房结功能,增加起搏频率从而满足人体代谢的需要(图 5-4)。由于其调节过程是双向性的,即活动或情绪改变引起起搏频率的增加,而增加的起搏频率导致的心排血量及血压的增高又对中枢交感神经系统起到负反馈的调节作用。因而,此类起搏器称为闭环式频率适应性起搏器。不同于加速度及分钟通气量传感器,这类传感器是单向性的,即当活动时触发起搏频率加快,但增加的起搏频率对人体无负反馈的调节作用,因此,又称开环式频率适应性起搏。近年来临床使用的新型闭环式频

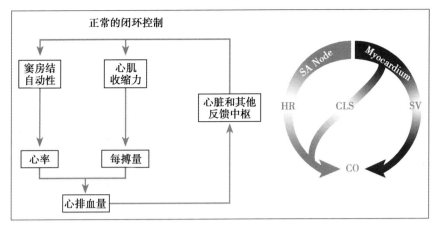

图 5-3 人体正常的闭环式调节过程
CLS:闭环刺激;HR:心率;CO:心排血量;SV:每搏量;SANode:窦房结;Myocardium:心肌。

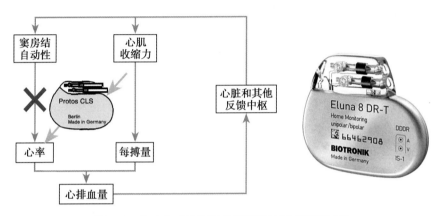

图 5-4 心脏变时性障碍者起搏器的闭环调节过程

率适应性起搏器,如百多力公司(Biotronic)Inos 及 Protos 起搏器即模拟了上述正常人体调节原理,目前比较新的起搏器有 Eluna 8 或 Evia 系列。

1. 原理 Inos 及 Protos 闭环式频率适应性起搏的工作原理为心室导线连续采集每一心动周期心肌阻抗的变化,绘成阻抗曲线(图 5-5)。心脏收缩时,心肌收缩力逐渐增加,心肌阻抗随心肌收缩力的增加而成比例增加。因为心肌收缩力与心肌阻抗正相关,而与心腔内的血容量呈负相关。在收缩晚期,心肌收缩力及阻抗均达到最大值,而此时心腔内的血容量最少。起搏器将每一心动周期心肌阻抗的变化绘成阻抗曲线后,与安静时记录到的阻抗曲线比较,根据两者的差来调节起搏频率。差值越大,起

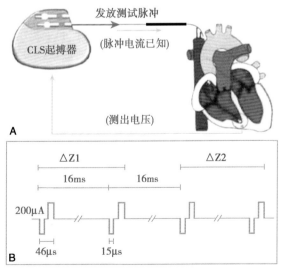

图 5-5 测定心肌阻抗的示意图

搏频率增加的幅度越大。如安静时记录到的当前阻抗与休息时记录到的阻抗曲线相同,则起搏器不改变输出频率。一般活动时,心肌收缩力及阻抗增加的幅度较小,因此起搏频率的增加不大。当剧烈活动时,由于心肌收缩力明显增加,因而心肌阻抗变化很大,当起搏感知器感知到这一变化后,其起搏频率的幅度也相应增大。

2. 特点

(1) 能感知情绪变化、思维活动等自主神经功能改变:目前临床上常用的加速度或每分通气量等传感器只能感知体力活动的改变。Protos 起搏器的感知器,不仅能感知体力活动,而且还能感知脑力活动。因而,此类感知器更符合生理要求,其功能更接近窦房结。这类起搏器适用于各类需植入起搏器的患者,尤其是活动少、长期卧床、老年人以及从事脑力劳动的患者。

(2) 程控简单:一般只需设置下限及上限频率。而加速度或每分通气量等传感器通常需要程控多种参数,除下限及上限频率外,其他参数包括活动感知阈值、频率适应性斜率、加速度时间及减速度时间等。而每一项还包括不同的内容。如感知阈值有不同档次(低档、中/低档、中/高档及高档),必须根据不同的患者随时调整。

(3) 不需要特殊导线:任何公司生产的心室起搏导线均可使用。而每分通气量传感器需要双极起搏导线。

(4) β 受体阻滞剂等心肌抑制药物对起搏器频率适应性反应无明显影响:由于此类感知器通过测定心肌阻抗来调节起搏频率,而心肌阻抗与心肌收缩力正相关,当使用 β 受体阻滞剂等心肌抑制药物时心肌收缩力下降,理论上将影响起搏器输出频率。但实际上,感知器是根据阻抗变化差值来调整起搏频率的,而不是根据心肌阻抗绝对值的大小。由于 β 受体阻滞剂对安静及活动时心肌收缩力均有抑制作用,因而,心肌阻抗的绝对值相应降低,这样两者间的差值与用药前比较变化并不大。所以,长期使用 β 受体阻滞剂等心肌抑制药物并不会明显影响起搏器频率适应性反应。

(5) 心脏器质性病变对起搏器频率适应性反应的影响:当植入起搏器的患者发生急性心肌梗死时,由于坏死的心肌收缩力下降,导线测定到的心肌阻抗也相应下降。因此,虽然由于疼痛等引起交感神经兴奋及情绪改变,但起搏频率并不相应加快。当心力衰竭或扩张型心肌病患者植入了此类起搏器,由于心肌收缩力明显减弱,心肌阻抗也小,但只要患者有活动或思维、情绪等变化,交感神经兴奋能够引起心肌收缩力增加,与安静时比较,阻抗明显增加,起搏器便能发挥相应的频率适应性改变功能。反之,如果病情很重,患者绝对卧床,当交感神经兴奋时心肌收缩力无明显增加,此时,起搏器频率适应性反应也明显减弱。

(6) 独特的抗血管迷走性晕厥效果:现代起搏器通常具有抗血管迷走性晕厥的功能。首先是识别晕厥前期自主心率骤降,当自主心率突然下降超过一定数值(如 20~50 次/min),并持续一定的时间,起搏器认为患者即将发生晕厥,此时立即发放高频率干预性起搏,从而预防了晕厥的发生。通常此类起搏器对心脏抑制性晕厥效果较好,而对血管抑制性及混合性晕厥效果较差。大多数血管迷走性晕厥患者属于血管性及混合性晕厥。而感知心肌阻抗的频率适应性起搏器,抗血管迷走性晕厥的机制不同。这类起搏器对血管迷走性晕厥的识别不是通过频率骤降,而是发生在交感神经兴奋频率加快时。当交感神经兴奋,心率增快,同时心肌收缩力加强,心肌阻抗突然升高,起搏器感知这一变化后立即加快起搏频率,从而阻止了晕厥的发生。由于高频率干预性起搏发放在频率骤降前的交感神经兴奋期,因此对各种类型神经介导性晕厥的干预效果均较好。

3. 临床效果

（1）国家老年医学中心/北京医院心内科曾在 2004—2008 年共植入 92 例带有闭环功能的百多力公司 Protos DDDR/VVIR 起搏器。本研究显示 CLS 感受器模式在情绪变化或精神压力下,对于心率的反应性优于加速度感受器模式,两种模式对于运动时心率变化均有良好的反应性。

（2）相关研究均显示,闭环刺激频率适应性起搏器对血管迷走性晕厥的预防作用十分确切。

（六）复合传感器

目前,临床上常用的大多数单传感器均存在不足,最常用的是感知体动及感知每分通气量的传感器,都不够理想。理想的传感器应是:反应速度快、反应的相称性高、敏感性及特异性强。因而,近年来常将两种不同功能的传感器组合在一起,以弥补相互之不足。如体动传感器反应速度快,但反应的相关性较低,反之,每分通气量传感器的反应速度慢,但相关性好,两者正好取长补短。

下面以体动传感器与分钟通气量传感器组合(图 5-6)为例来说明这类传感器的特点:

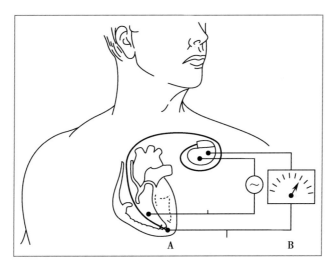

图 5-6　组合传感器
A. 体动压电晶体传感器;B. 每分通气量传感器。

频率适应性起搏传感器将体动压电晶体传感器与每分通气量传感器相结合。这两种传感器结合的最大优势为体动传感器在活动初始阶段的快速起搏频率弥补了后者的不足,而每分通气量传感器在运动达一定时间及强度后,其起搏频率与机体代谢相关性好以及运动后起搏频率下降缓慢,此优点克服了体动传感器在这方面的不足。

三、频率适应性起搏的适应证及应用

目前频率适应性起搏的主要适应证为心脏变时性功能不全的患者。《2018ACC/AHA/HRS 心动过缓和心脏传导延迟患者评估和管理指南》明确提出对于症状性变时功能不全的窦房结功能障碍患者推荐频率适应性起搏(推荐级别Ⅱa)。指南同样提到,关于变时性功能不全是一种对生理需求(如体力活动)不适当的迟钝性心率反应,即在尽力情况下仍不能达到年龄相对的目标心率,以至于不足以满足生理需求,不能应用简单的年龄相关公式进行定义,推荐通过动态心率监测以及运动平板试验进行评估,变时功能不全的诊断需要仔细的个体化临床评估,同时强调其他因素例如性别、合并症等的重要性。

除窦房结变时性功能障碍外,适合频率适应性起搏情况还包括:①心房静止;②房颤伴缓慢心室率或心房扑动(房扑)伴心室率缓慢者;③间歇性发作的房性心律失常,如房颤及房扑合并不适宜的心室反应者。

临床实践中,尽管没有严格规范是否植入带有频率适应功能的起搏器,但是大多数情况都会选择带有频率适应功能的起搏器,无论是 DDDR 还是 VVIR。这是因为对于有起搏适应证的患者,即使目前没有变时性功能不良,日后很可能出现,尤其是长期使用抗心律失常药物的情况下。

起搏器植入术前应根据患者的年龄、职业、日常生活特点、基础疾病及所使用药物等因素进行个体化的选择传感器类型。目前推荐使用双传感器,最常用者为体动+每分通气量或体动+心内阻抗传感器。术后的程控及随访,需要医师、工程人员、患者之间有效沟通、紧密合作,才能个体化调整频率应答参数,从而真正发挥频率适应性起搏的功能。一项随机对照研究显示,DDDR 组与 DDD 组进行比较,没有任何获益。无论是在 6 个月随访中的总运动时间,还是为期 1 年随访中的具体活动量表或次要生活质量终点,均无显著差异。然而,DDDR 组右心室起搏比例高(>90%),频率适应性起搏的潜在获益可能被高比例右心室起搏所抵消。因此,在临床程控中,应谨慎开始 R 功能,并尽可能频率适应性起搏个体化。另外,随着自动化调整功能的发展,未来程控频率应答功能会趋于智能化、简单化。

对于老年人是否需要起搏器频率支持,即频率适应性起搏的必要性问题意见不完全统一,传统观念认为,老年人心率缓慢是正常老化的生理现象,这符合老年人代谢降低的特点,因此,起搏频率支持不如年轻人重要。然而,明尼苏达大学运动生理研究室对 57 例年龄>65 岁及年龄<65 岁的正常人平均 43h 心率分布的结果显示,大多数人心率分布在较低的范围,大约只有 10% 的时间心率>100 次/min。而两组健康人的心率分布是非常相似的,尤其是心率在<130 次/min,年轻组与年老组差异无统计学意义。此研究说明,老年人同样需要频率支持,即在适合起搏治疗的患者,不论是老年人还是年轻人均需要频率适应性起搏。

对于冠心病心绞痛的患者仍存在较大争议,一般认为不适合植入频率适应性起搏器,因为心率增快会增加心肌氧耗量,从而诱发或加重心绞痛。然而一项纳入 18 例冠心病心绞痛患者进行运动平板试验及心肌核素显像,比较 VVI 与 VVIR 起搏方式对心绞痛及运动耐量等的影响,结果显示,VVIR 组平均运动时间增加 28%,两组心绞痛发作次数、硝酸甘油消耗量差异无统计学意义。此外,VVI 组与 VVIR 组心肌核素显像也无明显区别。此结果表明,冠心病心绞痛患者同样可以植入频率适应性起搏器。

对于心力衰竭患者,尤其是心脏收缩功能明显不全时,由于每搏量明显降低,当活动时心排血量的增加在一定范围内主要依赖于心率的增快,因此,频率的支持对于维持适当的心排血量有一定作用。然而,过多的右心室起搏,同样会增加心力衰竭风险。未来随着生理性起搏技术的发展,结合频率适应性功能及个体化参数设置,存在广阔的探索空间。

四、小　结

频率适应性起搏作为一种理想的生理性起搏器在临床上广泛应用已有 30 多年的历史。

它通过匹配的传感器,感知人体活动及代谢变化,从而改变起搏频率,使起搏器的输出频率尽可能模拟正常窦房结的功能。多年来临床实践已证实,频率适应性起搏无论是对于患者,还是医师都能带来明显的益处:①提高患者的运动耐量,从而改善生活质量。②改善心力衰竭患者的心功能。充血性心力衰竭合并心动过缓植入起搏器的患者,由于每搏量的降低,心排血量的维持主要依赖一定范围内心率的增加,尤其在运动时心率的增加对维持适当的心排血量尤为重要。③对于临床医师而言,频率适应性起搏使得医师用药更加方便、安全。因为起搏器患者可能合并有快速心律失常(如房颤及房扑伴快速心室率、室性心律失常等)、高血压、冠心病、心力衰竭等需要使用抗心律失常药物、β 受体阻滞剂以及洋地黄类等,这些药物可能使得患者的心率更慢,并诱发或加重心脏变时功能障碍。如果植入的是频率适应性起搏器,则基本无须担心这些药物对心脏变时功能的影响。

频率适应性起搏器的主要适应证是窦房结变时性功能不良和慢性房颤合并显著缓慢的心室率。而在临床实践中,是否植入带有频率适应性功能的起搏器目前尚无严格的规范。很多学者认为频率适应性双腔起搏(DDDR)或频率适应性单腔起搏(VVIR)适合所有需要双腔(DDD)单腔(VVI)起搏的患者。因为有起搏指征的患者中,有较高比例的患者即使目前没有变时性功能不良,日后也可能发生窦房结功能障碍,并且部分患者需要长期口服抗心律失常药物包括 β 受体阻滞剂等,可诱发和加重变时性功能不良。

起搏器频率适应性反应的决定因素是传感器。感知心肌阻抗的闭环式频率适用性传感器不仅能够对体力活动做出相适应的频率应答反应,而且还能够感知情绪变化、思维活动等自主神经功能改变。此外此类起搏器具有比较独特的抗血管迷走性晕厥作用。因此,此类频率适应性起搏器具有良好的应用前景,目前在我国也已经得到了广泛的应用。

(刘俊鹏　陈浩　杨杰孚)

参 考 文 献

[1] PASSMAN R,BANTHIA S,GALVEZ D,et al. The effects of rate-adaptive atrial pacing versus ventricular backup pacing on exercise capacity in patients with left ventricular dysfunction. Pacing Clin Electrophysiol,2009,32(1):1-6.

[2] COENEN M,MALINOWSKI K,SPITZER W,et al. Closed loop stimulation and accelerometer-based rate adaptation:results of the PROVIDE study. Europace,2008,10(3):327-333.

[3] BARANCHUK A,HEALEY JS,THORPE KE,et al. The effect of atrial-based pacing on exercise capacity as measured by the 6-minute walk test:a substudy of the Canadian Trial of Physiological Pacing(CTOPP). Heart Rhythm,2007,4(8):1024-1028.

[4] VAN HEMEL NM,HOLWERDA KJ,SLEGERS PC,et al. The contribution of rate adaptive pacing with single or dual sensors to health-related quality of life. Europace,2007,9(4):233-238.

[5] TSE HF,SIU CW,LEE KL,et al. The incremental benefit of rate-adaptive pacing on exercise performance during cardiac resynchronization therapy. J Am Coll Cardiol,2005,46(12):2292-2297.

[6] CRON TA,POUSKOULAS CD,KELLER DI,et al. Rate response of a closed-loop stimulation pacing system to changing preload and afterload conditions. Pacing Clin Electrophysiol,2003,26(7 Pt 1):1504-1510.

[7] SCHUSTER P,FAERESTRAND S,OHM OJ,et al. Proportionality of rate response to metabolic workload provided by a rate adaptive pacemaker with automatic rate profile optimization. Europace,2005,7(1):54-59.

[8] COOK L,HAMILTON D,BUSSE E,et al. Impact of adaptive rate pacing controlled by a right ventricular impedance sensor on cardiac output in response to exercise. Pacing Clin Electrophysiol,2003,26(1P2):244-247.

［9］ CHRIST T,SCHIER M,BRATTSTRöM A,et al. Rate-adaptive pacing using intracardiac impedance shows no evidence for positive feedback during dobutamine stress test. Europace,2002,4(3):311-315.

［10］ PALMISANO P,ZACCARIA M,LUZZI G,et al. Closed-loop cardiac pacing vs. conventional dual-chamber pacing with specialized sensing and pacing algorithms for syncope prevention in patients with refractory vasovagal syncope:results of a long-term follow-up. Europace,2012,14(7):1038-1043.

［11］ LLOYD M,REYNOLDS D,SHELDON T,et al. Rate adaptive pacing in an intracardiac pacemaker. Heart Rhythm,2017,14(2):200-205.

［12］ LAMAS GA,KNIGHT JD,SWEENEY MO,et al. Impact of rate-modulated pacing on quality of life and exercise capacity—evidence from the Advanced Elements of Pacing Randomized Controlled Trial (ADEPT). Heart Rhythm,2007,4(9):1125-1132.

［13］ 陈柯萍,杨杰孚,张嘉莹,等.闭环式频率适应性起搏器对情绪刺激的反应.中华心律失常学杂志, 2008,12(5):361-363.

［14］ 佟佳宾,杨杰孚,邹彤,等.两种不同类型起搏器传感器对情绪刺激频率适应性反应的比较.中国心血管杂志,2009,14(1):43-45.

［15］ LINDOVSKá M,KAMENíK L,POLLOCK B,et al. Clinical observations with Closed Loop Stimulation pacemakers in a large patient cohort:the CYLOS routine documentation registry (RECORD). Europace,2012,14 (11):1587-1595.

［16］ ZWEERINK A,VAN DER LINGEN A,HANDOKO ML,et al. Chronotropic incompetence in chronic heart failure. Circ Heart Fail,2018,11(8):e004969.

［17］ KÄLLNER N,NISHIMURA M,BIRGERSDOTTER-GREEN U,et al. Predictors of rate-adaptive pacing in patients implanted with implantable cardioverter-defibrillator and subsequent differential clinical outcomes. J Interv Card Electrophysiol,2019,55(1):83-91.

［18］ SEROVA M,ANDREEV D,GIVERTS I,et al. A new algorithm for optimization of rate-adaptive pacing improves exercise tolerance in patients with HFpEF. Pacing Clin Electrophysiol,2020,43(2):223-233.

第6章

脉冲发生器及导线

一、脉冲发生器

用脉冲发生器发放人工脉冲电流刺激心脏,使其产生有效收缩的方法称为人工心脏起搏。目前应用的起搏器虽然体积较小,但并不是简单的电刺激器。它具有复杂的计时周期、自动转换起搏方式、超速抑制起搏、存储信息、诊断、程控遥测等功能,是可在体内连续工作8~10年的微处理器。

(一)人工心脏起搏系统的组成

人工心脏起搏系统由四部分组成:①起搏器(脉冲发生器及电池);②导线系统(导线)(图6-1);③心内膜/导线界面;④程控仪。本章只介绍脉冲发生器及导线部分。

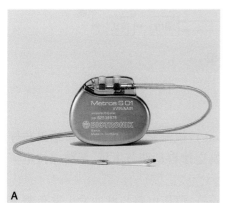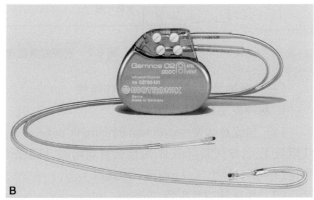

图 6-1 单腔起搏器系统(A)和双腔人工心脏起搏系统(B)

(二)脉冲发生器的结构

1. **脉冲发生器外壳** 脉冲发生器亦称为起搏器。外壳多由钛合金铸制,钛合金与组织相容性好,植入体内基本不会发生异物反应,不受液体腐蚀,压铸容易,密封严实,导电性能良好。

2. **脉冲发生器电路** 起搏器的控制电子线路是脉冲发生器的心脏,用 CMOS 技术将这样一个多功能程控起搏系统集成在一个 $16mm^2$ 硅片(silicon chip)上,其中约 5 000 多个晶体管(transistors)和开关(gates)。由于这些线路采用了微电子技术,控制电子线路越来越多,起搏器的功能越来越复杂,使起搏器增加了程控、遥测等有实用价值的内容。由于电子线路的不断研制改进,起搏器的类型和新的功能不断问世。在单腔感知起搏器之后,又研制成功了频率应答起搏器、双腔起搏器、三腔起搏器等。频率应答起搏器必须能够感知生理、生化或物理参数变化,根据这些指标变化调整起搏频率以满足身体代谢需要。起搏控制系统可根据感知心脏事件信号与计时有关的另一些特性来调节起搏频率,进行起搏模式转换或超速抑制起搏等。还可实时监测起搏阈值、感知阈值,根据所测结果自动调节输出电压,感知灵敏度,能够合理地感知心内自身信号,避免竞争心律发生,自动降低能耗,延长起搏器的使用寿命。这些新功能还可为临床提供有价值的诊断资料,内含一套信息处理系统,具有存储、记忆及诊断功能,能够记录起搏与患者自身心律间的关系、心律失常的发生等。图 6-2 示双腔起搏器电路图。

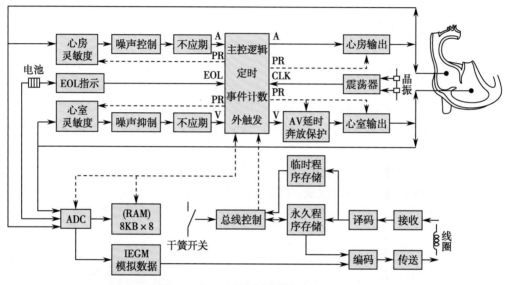

图 6-2　双腔起搏器电路图

(三) 脉冲发生器的线路及工作特性

1. 脉冲发生器的线路特性

(1) 恒流脉冲发生器(constant-current pulse generators):恒流脉冲发生器能量输出与导线阻抗无关,导线阻抗增加,电压会自动增加,可根据欧姆定律自动调节电压,始终保持电流恒定($U=IR$;$U=$电压;$I=$电流;$R=$阻抗)。

(2) 恒压脉冲发生器(constant-voltage pulse generators):恒压电路与脉冲发生器负载无关,在脉冲发生器负载改变情况下输出电压在一定范围内始终维持恒定。

(3) 恒流恒压脉冲发生器(constant-current and constant-voltage pulse generators):设计恒流恒压脉冲发生器的目的是使两者优势互补,通过控制电路最大电流来延长起搏器的使用寿命。电路在较低阻抗时有恒流电源特性,电压随着阻抗增加而增加,直到电压供应受到限制为止。在受限情况下,电路具有恒压电源特性。在阻抗较高时(使用小面积导线时)脉冲构形类似恒压脉冲发生器。

2. 输出放大器(output amplifier)

(1) 起搏脉冲波形:起搏电脉冲多为矩形波(图 6-3),矩形波对心肌的有效阈值较低,损害性较小,便于控制和定量。

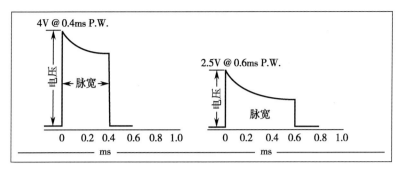

图 6-3 起搏脉冲波形

（2）起搏电脉冲输出的极性：电脉冲刺激心脏起搏时，正脉冲的阈值比副脉冲要高得多。因此在人工起搏时将有效导线接负极（即负极植入心内膜），参照导线接正极。

（3）输出电路充电周期：起搏器设计有一快速充电线路，在起搏脉冲释放后再释放一次脉冲使输出重叠于心肌。这种线路设计确保了输出脉冲快速地叠加作用，脉冲输出之后很快恢复感知功能。输出线路的主要目的是通过导线系统输出电信号到心肌组织。脉冲有一确定的能量，并能按照起搏控制器确定的时间发放，脉冲能量通过程控器调节电压及脉宽。一旦程控参数确定后，输出放大器线路按照指令发放电压和电流。经过导线传向心肌使心肌除极。起搏输出放大器根据输出的方式分为两类：恒压和恒流脉冲发生器。

3. 感知线路 起搏器除定时发放电脉冲外，还要对心电信号进行持续监测，心脏激动产生的 P 波或 QRS 波电信号经导线反馈至起搏器感知电路内，起搏器感知后重新调整脉冲发放的周期。感知电路不但能对 R 波或 P 波有较好的感知作用，还必须排除对 T 波、肌电位与脉冲后电位的误感知，能衰减或防止外界电磁场干扰的影响，确保脉冲发生器的正常工作。脉冲发生器内的感知放大器是检测心内信号的关键部件，感知放大器接收传入的心内信号后，这些信号指令起搏治疗控制系统，起搏治疗控制器能够利用这些信息来控制下一次脉冲的发放。多程控感知放大器能够对极性和感知阈（感知度）进行程控。感知放大器至少由四种主要成分构成：①连接感知导线的输入网络；②感知信号放大作用，即前-后放大器（frond end amplifier）；③频谱滤波器；④可程控的感知阈。每一种功能都具有重要作用。

（四）诊断系统

这一系统可以说是计算机技术用于临床心电图分析的一个好例证。它可存储患者的心律失常发作、起搏工作信息、导线工作状态、起搏阈值及心内信号变化情况、标出起搏及感知事件、自动计算起搏器的活动周期等，以用来分析患者心电图和起搏心电图，起搏器增加了这些作用对于分析复杂心电图十分有利。

（五）遥测系统

遥测系统提供脉冲发生器与程控器之间的双相信息交换。通过程控仪将需要调整的参数写入起搏器内，起搏器可根据这些指令改变其工作方式和方法。程控仪可从起搏器内遥测出其存储的信息，如诊断资料、起搏数量直方图、心率趋势图、心内电图、导线阻抗图、心内信号幅度及感知阈等，以供医务人员分析之用。

（六）保护线路

随着科学技术的发展，地球的环境日益复杂，干扰起搏器正常工作的因素也随之增加。现在家用电器设备不断增加，如理疗、保健器具、娱乐用品及通信工具都已经进入我们的日常生活,这些设备多可产生电磁波、低频震荡现象,这些电磁波有些也会影响起搏器的功能。因此起搏系统与环境的关系相当密切,但并非时刻都处于危险状态之中。为安全起见,起搏器在设计时,对起搏线路不断改进,防护功能不断加强,内部配有精密的线路,以保证起搏系统能够安全工作。脉冲发生器的线路易受外力损害的影响。于是在设计脉冲发生器时必须使其能对外界的损害有一定保护作用。这些外来的损害主要有2种:电除颤和电凝器。电除颤如果能量过高时可直接或经过起搏导线损害起搏器,为了保护脉冲发生器免受高电能损害,最好通过一个二极管释放电流,这个二极管只向一个方向导电,而不向相反方向导电。二极管放在脉冲导线与起搏器外壳连接处,遇有高电流时二极管可避免向起搏器线路内导电,二极管能够消散高电流,使高电流离开脉冲发生器。在正常工作期间,二极管不影响起搏器线路的正常工作。虽然这一技术对脉冲发生器起到了很好的保护作用,但在除颤时还是受到一些限制,足够能量的电压可能导致脉冲发生器的不可逆损害,除颤时除颤电极应远离起搏器。此外,高电压通过导线进入心肌可能引起心肌烧伤或直接受电击。为了防止起搏器在某些情况下对患者产生危害或导致恶性心律失常,在起搏器的线路内设有如下几种保护作用:①当出现较强的干扰时,起搏器将自动转换为固定方式起搏,以防电磁干扰时出现输出脉冲抑制现象。②起搏器内滤波电路具有鉴别和阻减来自电磁干扰及心内某些无须被感知的信号,只让含有P波和R波的基本频率成分信号通过,以消除误感知。③起搏器内设有独立的奔放保护电路,当出现故障时限制起搏频率不得超过设定值,一般为130~150次/min。④除颤保护装置可保护起搏器的电路,使其可承受高达400μJ的电击能量,使起搏器在除颤过程中不会导致损坏。⑤输入解码及其控制电路可检测来自程控器的密码数据,确定它是来自相匹配的程控器,并消除无关电信号引起的参数改变。

(七) 资料存储功能

目前临床上所用的起搏器均有资料存储功能。存储功能主要利用可读写存储器(RAM)作为芯片,因为RAM能够按照任何顺序存、读和写出数据资料。RAM能同时记录和组织许多不同的资料。存储于RAM的数据经汇集可分为三个主要范畴:直方图、趋势图和模拟数据。

1. **直方图** 起搏器可自动搜集心房、心室频率事件、高频发作事件、AV传导等,并以直方图的形式表现出来。

2. **趋势图** 另一种存储诊断资料的方法是趋势图(图6-4),24h心率变化趋势能被存储,如每10s存储一次。这种方式存储占据空间较大,但趋势图资料比较实用。

3. **模拟数据** 第三种诊断资料存储方法为模拟数据,如用于心内电图的模拟数据,将心内信号以数据方式存储起来,需要时可通过程控仪在屏幕上转换为心电图图形显示出来。因这些资料存储需要大量空间,因此存储数量较小,只能存极短时间的心电图。

现在的脉冲发生器可提供较多的程控功能和诊断资料存储功能。这些功能确实对临床工作者带来极大方便,可为医师提供有诊断价值的资料,帮助医师分析起搏

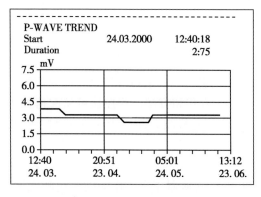

图6-4 P波幅度变化趋势图

心电图,找出起搏故障。随着电子科学技术的进步,未来的起搏器在其他功能方面还会有所发展,存储量可能更大,更有利于临床的应用。起搏器的辅助电路无疑对于完善起搏器的功能起到了极大作用。目前功能完备的起搏器已有较多辅助电路,如滤波、高频限制、能量补偿、除颤保护、电压倍增、程序控制、双腔起搏逻辑、存储、记忆、遥测等。辅助电路增加了起搏及感知功能的可靠性,利于医师对患者的监控和随访。

二、脉冲发生器的电源

(一) 起搏器电源发展

电化学能源技术和电路一样在脉冲发生器中起着重要作用。在起搏器的发展过程中曾经用过许多种能源。世界上生产的第一台体外起搏器为发条驱动式能源,而在 1958 年研制出第一台体内植入型起搏器,采用充电式镍镉电池为能源,但仅工作了 20 余小时。因这种电池需通过人体对其充电,不适用于临床应用而被淘汰。嗣后又改为锌汞电池,这种电池产生刺激心脏的脉冲电压为 4~80V。虽然这些电池显示出了很多问题,如自放电及产生气体等,但它对第一批起搏器的植入起到了不可埋没的作用。此后相继研制出核电池、生物化学电池及其他种类的固态与非水电解质的电化学电池。但自从 1972 年发明锂电池以来其他电池均被淘汰,锂电池成为起搏器的主要能源。1972—1976 年,至少设计了 5 种锂系列电池,并被应用到起搏器中。从 20 世纪 80 年代早期以来锂碘电池(lithium-iodine battery)已成为起搏器的唯一实用的能源。

(二) 电池的必备条件

1. 电池的几个概念

(1) 电池的重量能量密度:电池能量与电池重量的比率。

(2) 电池的容积能量密度:电池能量与电池体积的比率。

(3) 氧化反应:任何一个能增加原子、离子或另一些成分的正电荷,减少负电荷的过程。

(4) 还原反应:任何一个能减少原子、离子或另一些成分的正电荷,增加负电荷的过程。

(5) 阴离子:负电荷离子,能够吸附正电荷离子,受负电荷离子排斥。

(6) 阳离子:正电荷离子,能够吸附负电荷离子,受正电荷离子排斥。

2. 起搏器对电池的具体要求

电池寿命长、体积小、要有足够的开路电压,电池宜密封,不得外漏,安全可靠,电池构形要有一定的可塑性,电池自身放电应当极小,电池能量接近耗尽时应能予以预测,变换电压应准确可靠等,具体要求如下。

(1) 对输出电压、电流的要求:起搏器的输出电流要求在 10~100mA。起搏器脉冲幅度一般要求为 1~10V 时电流为 5~19mA,脉冲宽度为 0.25~2.0ms,频率为 30~150 次/min。在典型情况下起搏器电压为 5.0V,电流为 10mA,脉宽为 0.5ms,起搏频率为 70 次/min,则平均连续能量消耗约为 30μA。

(2) 体积小,容量大:作为起搏器的能源要具有较高的能量密度,电池的容积是指其电荷的总量,即库仑总量,通常用 Ah(安时)来表示。库仑容量和平均开路电压的乘积是电池传送能量的理论值。

(3) 电池自身放电率极小:电池自身放电是指起搏器在未工作期间电池自身的耗电量。电池自身的耗电量必须很小,否则在起搏器存放或植入后过程中,将会以较快的形式放电,使电池很快耗竭,缩短起搏器的使用寿命。锂电池自身放电量每年约为 1%。

三、心脏起搏系统的导线

心脏起搏导线是起搏器的重要组成部分,基本功能是作为刺激导线将脉冲发生器的电脉冲传到心肌,再将心脏激动的电信号回传至感知放大器中,控制脉冲的发放,起搏系统通过导线完成了起搏和感知功能。虽然心脏起搏导线的结构远没有起搏器那么复杂,但它作为起搏器与心脏之间连接的桥梁,在心脏起搏中起着十分重要的作用。目前的人工心脏起搏系统尚无法离开导线而进行起搏或感知,也许随着起搏技术的发展能够对心脏进行遥测起搏或感知。所以,它的结构与质量的好坏,不仅影响起搏和感知功能,而且对降低起搏能耗,延长起搏器的寿命也起到了重要作用。

近年来起搏器研制进展很快,而导线的研究相对较为缓慢,人们的注意力多集中在起搏器的功能、体积、外观及使用寿命方面,导线的研究未得到应有的重视。嗣后认识到导线的重要性,心内膜导线随着起搏器的发展也得到不断改进。如改进导线的形状、缩小起搏面积、表面形状,以及选用一些高惰性材料,如铂、碳等制造导线,大大降低了起搏阈值,特别是分形镀复导线(fractally-coated lead)和激素释放导线(steroid-eluting lead)的成功应用,又使起搏电能的消耗进一步降低,为实现低能量起搏迈出了重要一步。现在的导线有被动固定的楔形、翼状、叉状(fine)、J型心耳导线、心房心室主动固定螺旋导线(screw-in 导线)、J型心室流出道导线、冠状静脉窦导线。现在所用的导线面积减小至 $6\sim12mm^2$,阻抗为 $500\sim1\,000\Omega$,随着导线面积减小,局部电流密度明显增加,起搏阈值降低,虽然面积减小,但并未影响感知功能。导线材料和结构的改进既保障了良好的起搏及感知功能,又明显延长了起搏器的使用寿命。

(一) 起搏导线的编码

起搏系统的统一编码对起搏器功能的识别、起搏方式的选择以及科研和学术交流、生产都是非常重要的。由北美心脏起搏电生理学会(NASPE)和英国起搏电生理学组(BPEG)共同制定的 5 位起搏器编码(NASPE/BPEG code)经过数次修订、补充,多年来已为国际心脏起搏学术界所认同和应用。1993 年又制订了 NASPE/BPEG 除颤器编码。虽然起搏器编码已应用多年,但对起搏导线的选用、生产制造、学术交流及对导线的质量评定都很不便。

1996 年 5 月 14 日北美心脏起搏电生理学会理事会通过了第一个心脏起搏导线编码(NASPE/BPEG pacemaker lead code,NBL 编码)。该委员会决定通过一年后再重新审议。现将该起搏器导线编码介绍如下,作为我国起搏工作者的参考。

NBL 编码是一个为学术会交流、记录、书写及标记所用的由四位字母组成的通用编码,四位英文字母排列中的第Ⅰ位代表导线结构,第Ⅱ位代表导线固定机制,第Ⅲ位代表绝缘材料,第Ⅳ位代表有无药物释放功能(表 6-1)。

表 6-1 起搏导线编码(NBL 编码)

Ⅰ	Ⅱ	Ⅲ	Ⅳ
导线结构	固定机制	绝缘材料	药物释放
U=单极	A=主动	P=聚氨酯	S=激素
B=双极	P=被动	S=硅胶	N=非激素
M=多极	O=无	D=P+S	O=无

注:UPSO=单极被动固定导线,硅胶绝缘层,无抗炎药物释放;BAPS=双极主动固定导线,聚氨酯绝缘层及有激素释放。

NASPE 在制定编码时,充分考虑到在选用字母时不与以前的 NBG 及 NBD 编码相冲突。像 NBG 及 NBD 编码一样,优先考虑临床应用的特点,因此未将连接器(connecter)种类包括在此编码内。此外,已考虑到将会出现心脏多部位起搏,也将导线的起搏部位包括在内。

（二）起搏导线的结构及性能

导线的组成:导线系统由五种部分组成,即导体(图6-5)、绝缘层、与脉冲发生器相接的连接器、固定装置和药物装置。导线起到了和心内膜直接接触的作用。

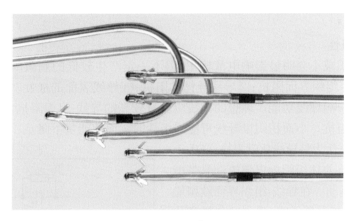

图6-5 心内膜导线

导线阻抗和极化效应:缩小导线面积可使刺激阈值降低,而高阻抗导线因极化作用会使能量损失。起搏导线系统由三种阻抗所组成。

1. **导线阻抗** 代表着电压与电流的比率,这是一种纯阻抗,它包括连接器、导线和传导体,这部分阻抗一般在 10~50Ω。导线刺激时的驱动阻抗(driving impedance)不同于导线在体外的原始阻抗(source impedance)。在刺激时,叠加于起搏器上的阻抗由起搏导线和导线与身体组织阻抗构成。这些阻抗在脉冲发放时不升高,不成线性关系。

2. **身体组织阻抗** 分为两部分,即导线与心肌组织接触的界面和导线周围形成的纤维化。对于单极导线来说,因阴极和阳极之间是由人体组织所组成,人体组织是由水和电解质组成,其阻抗较低。

3. **极化阻抗** 极化作用形成的阻抗是非常重要的,在金属导体中的电流是由于电子的流动所产生,极化效应并不明显。而在人体中电流流动则依赖于带电荷的分子或离子能转换,因而伴有强烈的电化学反应。极化是由于导线-组织界面对抗电流在流动过程中带电粒子的极性排列形成电容效应。脉冲发生器放电时,在起搏导线-心脏组织界面布满了对抗电荷,这些电荷(charges)堆积起到一个电容作用。导线-心肌组织界面的极化阻抗是放电时产生的化学反应,在脉冲快速发放初期效应基本为 0,随后上升,通常在 14ms 时达到高峰,持续时间 200~300ms,嗣后这些聚集的离子通过溶解而消散,极化阻抗下降。电阻(RF)包括两部分:体液的电阻部分以及导线与可兴奋组织之间的纤维层的电阻部分。电阻 Rm、Rz 及 RE 分别为细胞膜的电阻、细胞外体液的电阻及刺激导线与无关导线之间其余生物组织的电阻。脉冲发生器发出的电压为 Ub,加到可兴奋细胞上的电压为 Ug。在脉冲放电时,电容 Co、CH 与 Cm 被 Ub 通过电阻充电,当 Ub 断开后,电容上的电荷则反方向的放电。电化学极化效应与多种因素有关,如导线面积(随着导线面积减小极化增加)、刺激类型、导线极性、导线在心内膜成熟程度、组织化学、导线材料、电流幅度及脉宽。极化阻抗占系统阻抗的

15%～30%,例如,在较大面积导线,如电流为 10mA,脉宽 1ms,极化阻抗可占总阻抗的 15%～35%;又如,同样电流 10mA,脉宽 1ms,在小面积导线极化阻抗可为总阻抗的 70%。

电流影响阻抗,电流低时极化阻抗较大,随着总阻抗的增加电流渐渐减小。脉宽对极化影响也较重要,因极化作用随脉宽增加而加大,极化效应在脉宽 0.25ms 时相当大。当然,脉冲发放期间的阻抗变化表明电压和电流不能维持恒定的线性关系。由于这些原因,尤其是脉宽不同时,用电压测量的阈值不能与用电流测量的阈值进行比较。另外,导线系统阻抗也明显不同,一个标准的 5.0V 脉冲发生器释放到一个导线系统是 15mA,释放到另外一个导线系统可能是 5.0mA。

(三) 导线极性

导线阴极面积减小会明显影响电流输出,但不一定产生较低的刺激阈值。阻抗与三种因素有关:①导线-组织界面阻抗;②导线导体的阻抗;③导线表面的极性。后两个因素在消耗刺激能量后会影响导线功能。理想的导线应具有较高的导线-组织阻抗,较低的导线导体阻抗和导线极性阻抗。小面积阴极导线可能因极性问题而使能量下降。

极性这一术语认为是导线化学阻抗,产生于导线-组织界面。在身体组织内电流流动是带电荷的分子或离子运动。在导线-组织界面欧姆能(ohmic energy)转变为离子能,强烈的化学变化开始。极性是由于在这一表面负电荷离子的增加,一种电容效应。金属导体内的电流流动是以欧姆计算,阻抗的变化发生在电流刺激时。恒压脉冲发生器电流刺激结束时,电容为零;在刺激期间电容增加;在刺激之后,电容开始放电,嗣后离子消散回到电中性,电容逐渐下降。离子在心肌的集聚提高了后电位,在脉冲发放后可被记录到。电化学极性的影响随着导线面积减小而增加。极性阻抗和导线使用的时间、导线材料、导线结构、电流的释放(随着电流增加而增加)、脉宽、组织化学和刺激极性有关。极性阻抗可达到总阻抗的 30%～40%,但在平滑表面和小面积的导线可超过 70%。图 6-6 示导线的极化过程。

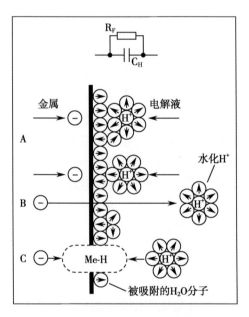

图 6-6　导线的极化过程示意图
A.电荷的容性重新分布;B.电化学反应;
C.表面氧化还原反应。

金属代表导线的顶端,与其相接触的界面为心肌内膜组织。脉冲发生器发放电流后,流动电子暂时堆积到导线的顶端,形成导线顶端阴极放电,此时吸引了周围液体中众多阳离子,同时排斥了周围液体中的阴离子,阴离子远离导线顶端过程形成了电流。

(四) 导线材料

起搏阈值是电流通过导线时产生的过电压的函数,也是导线材料的活性函数。电化学极化作用在很大程度依赖于导线材料的选择。惰性越强(活性越低)的材料,过电压越低,极化反应也越小。适用做导线材料的物质要求其与组织相容性好,不被人体组织所排斥,并且抗蚀性要大、退化性要小,多年滞留于体内不变性,能长期胜任起搏和感知功能。因目前所用起搏器的寿命较长,一般脉冲发生器在体内能够工作 8～10 年,根据理论推算自动阈值夺获型起搏器在体内工作时间可能长达 12～15 年,因此,导线应能够胜任长期在体内工作的需要。电化学极化作用在很大程度上依赖导线材料的选择,并在阴极和阳极有很大的差异。另一方面导线材料的自蚀性和退化作用可能增加远期并发症,如导线的断裂、绝缘层破损等。用来制作导线的材料要求较为严格,它对于导线在体内的长期使用极为重要,其性能必须稳定,在体内不易产生反应,老化作用较慢,故此导线材料需要满足下列要求:①电化学性质为中性;②无毒性;③有电解质降解功能;④较低的电阻抗;⑤导线材料与组织、体液有很好的相容性;⑥极化作用小;⑦具有很好的抗腐蚀性;⑧良好的机械性能,可满足长期在体内工作的需要。

根据上述起搏导线的要求,目前可选用制作导线的材料主要有下列几种。

1. 铂铱合金　金属铂是相当稳定的,不易产生异物反应,对电子的消耗较少,并易于将电子释放到心肌组织界面。在铂材料中加入 10% 的铱而形成的铂铱合金。这种材料制成的导线机械性能较好,强度比单纯的铂质材料高,化学性能相对稳定,极化反应小,而被临床广泛的采用。将铂粉镀在铂制导线头的表面可制成低极化的多孔导线。

2. Elgiloy　Elgiloy 是由钴、铁、铬、镍、钼、锰等多种成分合成的金属,具有很好的抗腐蚀作用,其慢性极化反应比玻璃导线和氧化钛导线高,但在电荷阈值上三者并无明显差异。Elgiloy 材料适用于做导线的阴极,但不能做双极导线的阳极。

虽然以上两种制作导线的材料优点较多,但仍具有局限性,缺点主要表现在感知性能上。这种导线电容较大,而感知滤波器的输入阻抗相对较低,使导线与感知放大器组成的感知输入系统的高频性能变差。当然这些问题是可以解决的,如对导线的金属表面进行最佳化处理,可使电容变小,导线感知性能会得到很大改善。其方法是将导线制成多片粗糙表面结构的多孔导线,这种导线要比平滑金属表面导线性能优越。层状导线的出现给起搏系统的改进提供了技术上的前提条件,可选用碳化物和氮化物镀覆导线。用化学计量法可以通过改变成分结构来调节镀覆导线或用来生产粗糙化部分,另外,铂和铱的片状镀覆方法可使导线提高两个等级。

3. 碳　碳也是制造低阈值、低极化导线的良好材料。普通碳机械性能差,不耐磨损,不宜用来制作导线。透明碳是一种高纯化的高温分解碳,具有较好的机械强度,并与组织相容性较好。其缺点是极化作用造成的电能损耗较大。为了克服这些缺点,在碳表面通过氧化钠过程制成低极化的微孔导线。这种碳导线与铂铱合金导线相比,活性较低,仅有较弱的组织反应,其原因是通过糖和氨基酸的氧化减少了氧的释放,而铂导线通过氧的释放刺激接触组织的生长。

近几年研制出的活化碳导线、热分解碳导线和玻璃碳导线长期刺激阈值低于光滑面的铂铱合金导线,其中活化碳导线由于通过糖和氨基酸的氧化而减少了氧的释放,因而导线/心肌组织界面处极化反应减弱。而玻璃碳导线在低极化和低刺激阈值方面又优越于其他碳导线。新近报道,一种新型带有微孔的碳导线已用于临床,它的刺激阈值及与组织相容性较一般碳导线更为优越。这种导线顶端由膜样的活性多孔碳覆盖。膜的作用是减少导线极性和防止孔面吸收分子物质。这种膜样导线与多孔碳和另一些多孔物质相比,它与微粒子亲和性低于另一些物质。活性炭做成的覆膜与组织相融性较好,只在导线周围有较少量的纤维组织形成。此外,在导线头内加入类固醇激素更有助于减少其周围纤维化,减轻炎性反应。

4. 钛合金　钛合金及氧合钛也被用来制作导线材料,可做阴极也可做阳极,但更多用来做阳极材料。做阴极时易产生氧化外膜而具有较好的耐腐蚀性。但随着时间的推移,最终导致导线与心肌组织接触的界面破坏。由 90% 钛、6% 的铝和 4% 的钒合金表面镀钛制成的多孔类固醇激素导线,经动物实验证实其刺激阈值较低,有可能与类固醇激素有关,而导线材料本身不一定具有降低起搏阈值作用。

（五）导线面积

研究结果表明,导线面积直接影响着起搏与感知的效果。在起搏方面,导线面积较大时,阻抗较低,但电流通过大面积导线头部时流失较多,起搏阈值将会增高,小导线头部可使导线与血流间的分流电流减少,节约能源。在 20 世纪 60 年代生产的经静脉植入心内膜导线面积约 $100mm^2$,如此大的导线面积接触心内膜,产生了很低的起搏阻抗,一般起搏阻抗大约为 250Ω,因为电流与阻抗呈现相反关系,大量的电流经这种导线流失,故起搏阈值明显较高。到 20 世纪 70 年代中期,导线面积做了改进,减小到 $25\sim50mm^2$,由于阴极面积缩小,电流密度提高,阈值随之降低,电源寿命随之延长。现在所用的导线面积一般为 $5\sim8mm^2$,阻抗 $500\sim1\,000\Omega$。实验表明较小的导线面积电流密度较大,使起搏阈值减低,导线头部的面积与起搏阈值成反比,导线头部面积越大,起搏阈值越高,研究对比导线头部面积为 $47mm^2$ 和 $8mm^2$ 的两种导线,如以起搏电压为 5.0V,脉宽 0.5ms,起搏频率为 70 次/min 计算,则两者起搏功耗分别为 $46\mu J$ 和 $30\mu J$,即小面导线节省功耗 1/3。当然过小的导线面积增加导线阻抗,由于脉冲发生器仅有固定的电压,如此高的导线阻抗将明显减少流向心脏的电流。因此,科研人员普遍认为小于 $4mm^2$ 的导线应慎用,如此小的导线面积在物理学上会受到一定限制。因为这一方面的技术受到限制,另一原因是它可能导致较高的阻抗,不一定有利于起搏和感知。但随着科学技术的发展,这一局限将会被打破。

感知信号阻抗是由导线、导线头部与心脏界面的阻抗所组成,过小的导线面积将会影响导线的感知功能。另一方面导线面积与感知成正比,导线面积较大,阻抗较低有利于感知。大面积导线感知性能较好。过小的导线产生高感知阻抗使心内信号明显减弱,影响感知功能。为了增大导线面积,采用了覆膜技术,导线头部做成重叠的山峰形状,多层微粒铱镀覆层,多层微粒结构使导线面积增加 1 000 倍,因而在导线和心肌的界面处形成大电容时,使后电位几乎不复存在,保证了刺激和感知信号能量的最佳传递,而利于感知功能。

（六）导线头部的表面结构及形状

要想降低起搏阈值,减少电流损失,除减小导线面积之外,还需要寻找合适的材料和设计理想的导线形状。导线头部面积减小可降低刺激阈值,但因其极化作用增加会使能量损失,为此要使导线头部面积小而极化性又低,就必须在导线头部的形状设计和材料上加以改进。此外导线的形状也是一个保证导线与心肌组织接触的重要因素。

1. 导线的形状对起搏系统的影响 早期的导线多为球形导线,易产生导线脱位及过感知现象,过去生产的导线阴极面积较大且形状也较光滑,这样就会影响起搏阈值,已不再使用。此后对导线的形状不断进行研究和改进,现在所用的导线形状较多,如翼状、叉状、螺旋导线等。这些导线面积减小可产生高电流密度区,小面积导线可使接触的心肌有效除极,而且在导线植入后也不易移位。此外,主动固定螺旋导线,是在导线头端附加螺旋,其目的是便于导线在心腔内的固定,而不是考虑能量的保存。

2. 导线头部结构对起搏功能的影响 理想导线必须在满足降低有效起搏阈值的能量需求的同时,又提高导线的感知性能,减小导线头部面积可使起搏阈值大大降低,但小导线头不仅存在感知问题,还因增加极化反应而影响起搏功能。要想解决这一矛盾现象,就必须改进导线头部结构。近年来在导线头部结构方面的研究也取得了突破性进展,研究的目的是增加导线与心内膜有效接触面积,降低导线极化作用。

(七) 类固醇激素导线

导线植入后,与组织界面发生炎性水肿反应,促使吞噬细胞释放许多炎症介质到导线表面上及周围组织中,杀死心肌细胞引起微小的坏死,以后引起胶原沉积、成纤维细胞增殖乃至纤维膜形成。纤维化是阻碍起搏的屏障,导致起搏阈值升高。纤维膜以及其他非应激组织增加导线宏观面积,同时其内的炎症介质缓慢持续释放造成细胞毒性反应,均使细胞跨膜阈值增加。导线对于组织的刺激反应取决于两方面的因素:导线材料和导线对心内膜的刺激。导线的材料如锌对于组织刺激反应较大,可引起强烈的电化学反应;与之相比,碳导线则反应较小,仅产生少量的组织被膜。但是完全依赖改进导线材料来降低慢性起搏阈值并未达到预期的效果,人们先后研究过许多药物如抗凝剂肝素、非甾类抗炎药物布洛芬等,均未获得满意结果。以后改用糖皮质激素类,临床实践中证实,通过稳定吞噬细胞膜,减少或阻抗释放炎症介质,从而抑制了炎症反应。在早期,由于水肿使组织界面蛋白含量较高,地塞米松对蛋白质更具有亲和力,药物活性高,明显优越于泼尼松,因此被广泛应用于激素导线中。实验表明地塞米松可改变细胞膜的通透性,从而使心肌细胞的兴奋性增加,导致阈值降低。为避免激素较多的全身不良反应,可通过特制装置将其精确、微量地释放到导线-组织界面处,通过药物来阻止炎性反应,以获得长期的慢性低阈值。类固醇激素导线的主要优点:①减轻导线组织界面炎性反应,起搏阈值降低;②降低感知阻抗,有极好的 R 波检测及良好的慢性感知功能;③降低极化电位,使起搏能耗降低。

为了达到长期降低起搏阈值的目的,1983 年 3 月 21 日美敦力公司生产出第一根 4003型激素导线。这是一种可长期释放激素装置的导线,即在导线头内装入少量激素,使其缓慢而长时间地释放到导线心肌组织界面。这种导线产生的目的是通过激素释放,减少导线周围组织炎性水肿,降低能量刺激,延长起搏使用寿命。

类固醇洗脱导线经临床试用效果很好,降低起搏阈值有两种解释:①导线植入初期炎症被抑制后不再进一步发生纤维化,使刺激阈值保持低水平;②另一种解释是在导线头部周围形成的纤维被膜明显比不含激素的导线要少得多,纤维被膜的厚度与起搏阈值有很好的相关性。一个较薄的被膜使导线与组织接触界面较小,电流密度较高,所以阈值较低。较少的被膜不但可维持较低的起搏阈值,并可作为一个屏障防止激素尽快流失,而较厚的被膜则影响起搏阈值。这种导线含有的激素可在体内缓慢释放,最少持续 5 年。有研究表明,植入动物体内的激素导线 7 年后取出,测得导线硅胶栓剂中仍含 80% 的激素。因此理论上这种导线低阈值可维持终身。Klein 等在 1990 年报道了 38 例类固醇激素导线的临床应用情况,激素导线与其他 3 种普通导线(导线尖端为碳、Elgiloy 或钛镀导线)进行了比较,其结果如下。

起搏阈值:在导线植入后分别在 1~3d、6 周、6 个月测定起搏阈值。在植入时测定的起搏阈值 4 种导线无明显不同,可是在 6 周和 6 个月后,激素导线起搏阈值明显低于其他 3 种普通导线。6 个月后的起搏阈值,脉宽为 0.5ms 时测定,激素导线平均为 0.5V,而碳导线和Elgiloy 及肽镀导线分别为 1.0V、1.1V 和 1.1V。激素导线与其他 3 种导线相比,差异非常显著。

导线阻抗:激素导线与其他 3 种导线相比,无论在植入早期还是在 6 个月后其阻抗明显低于其他 3 种导线,并且差异极显著。

导线内的激素至少可缓慢释放 2 年,这些导线在体内可较好地工作,激素导线在体内长

期应用效果明显优于一般普通导线
（图 6-7）。

非激素导线植入后 2d 起搏阈值
开始升高，而激素导线植入后基本处
于平稳状态，阈值升高并不明显，与非
激素导线相比，差异非常显著。

（八）导线外鞘绝缘层

起搏导线内有导线，由多股螺旋
合金丝制成，有一空心可容纳导引钢
丝，外鞘为绝缘层包裹，这种绝缘层必
须长期与血液接触，应有较好的耐生
物老化、抗腐蚀和与血液的相容性。
此外，导线在体内必须有较好地耐弯
曲作用，因每天心脏收缩约 10 万次，
导线也必须在体内弯曲相应的次数，

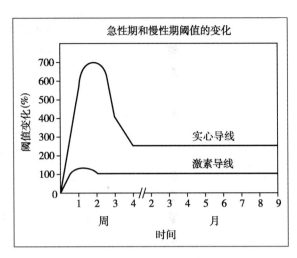

图 6-7　美敦力公司 4003 激素导线与非激素导线
植入后起搏阈值的变化情况

导线材料及绝缘层质量欠佳可导致损伤，造成导线断裂或绝缘层破损。绝缘层材料要求也
非常严格，植入体内要保证对人体不能有任何损害，因而对材料的选择极其严格。

1. 导线绝缘层材料的要求　①对生物体不会引起任何急性和慢性感染性反应、生物化
学反应；②绝缘层在体内不能出现渗漏、剥蚀、腐蚀及机械擦伤；③表面光滑不产生血栓；
④无毒性、不致癌、不产生变态反应。

2. 导线的绝缘层材料

（1）聚乙烯（polyethylene）：聚乙烯是最早用作导线绝缘层材料的物质，作为导线绝缘
层其主要优点是表面平滑结实，可赋予导管以附加的刚性和弹性阻尼效应，提高了心内膜导
线的机械稳定性，其缺点是不透明，连接困难，硬度较大，在体内可发生晚期断裂。

（2）硅胶（silicone rubber）：在 20 世纪 60 年代初，硅胶作为起搏导线的绝缘层较为盛
行，有很好的生物相容性、透明度和柔软性。经过塑造和模压，可以使其有不同强度和形状。
但它可在早期被损坏，如术中易被手术刀、缝针以及结扎线所损坏，因对灰尘、滑石粉有很好
亲和力，易被污染。另一方面，它的摩擦系数较高，不利于两根导线同时植入，缺乏必要的强
度和支撑力。不过最近通过抛光技术和外加高润滑物质使其摩擦系数明显下降。1970 年后
经过技术处理的硅橡胶再次用来制作较细的导线。

（3）聚氨酯（polyurethane）：1978 年用于制造导线的绝缘体，植入体内可从体液中吸收
大量的水分子，有利于将弹性膜和拉强度减小，使延伸率增加，导管变得更柔软和易伸长。
干燥的聚氨酯摩擦系数很大，在血液中的聚氯酯则完全不同，表面系数变小，显得十分滑润。
因此这种导线具有直径小、质地柔韧、表面光滑、不易移位、耐腐蚀、操作时不易损伤等特点，
是一种极好的导线绝缘层材料。可是在 1983 年后，屡有报道对其长期的完整性和绝缘性质
提出质疑，主要问题是体内导线随着时间推移，出现分解和绝缘层的破损。

（4）碳化硅胶：碳化硅胶的主要优点是外表光滑，可以使导线做得更细，更容易经静脉
插入，这种硅胶抗牵拉性能较强，有一定强度和支撑力，同样是做导线绝缘层的较好材料。

（九）导线在起搏及感知中的作用

导线不仅要便于安装，延长在体内的使用时间，更重要的是导线的性能直接影响着起搏

和感知功能以及起搏系统的抗干扰能力。性能优良的导线不仅具有较低的起搏阈值,而且还具备可靠的感知能力。

心脏起搏系统的抗干扰能力与导线的选用以及起搏器感知的匹配亦存在显著的依赖关系。如果仅在脉冲发生器的电路设计上改进,而无良好的导线配合,则抗干扰效果仍是有限的。

1. 导线与起搏阈值　导线不仅传递脉冲发生器发放的脉冲,而且和起搏阈值或心脏起搏所需能量大小有着密切联系。在其他条件相同情况下,导线的面积和起搏阈值有着明显的线性关系。起搏导线面积越小,与心脏接触处的电流密度越高,则所需的起搏阈值较低。可见心脏起搏需要的能量与刺激心肌的电流密度有关。例如,导线面积为 $47mm^2$ 和 $8mm^2$ 的两种导线相比,在急性期后者比前者起搏阈值减少100%,在慢性期减少30%。上述两种导线在脉宽为 0.5ms,起搏频率 70 次/min 时,前者功耗为 46W,后者为 30W,可节省功耗 1/3。

起搏阈值的变化与起搏阻抗有关,脉冲发生器与心脏组织间的阻抗由 4 种阻抗组成:①起搏器的输出阻抗;②导线阻抗;③导线与心肌组织界面阻抗;④被导线刺激的心肌阻抗。

在刺激初始时,负载的大部分阻抗是由心肌的组织阻抗引起的,导线电阻仅占 10%~15%,而新设计的导线阻抗可减少到负载的 2%。在刺激导线与心肌组织界面间阻抗(极化阻抗)依赖于脉宽,并受脉宽的支配。随着脉宽的增加,极化阻抗增加。组织阻抗直接影响起搏功耗,组织阻抗降低,起搏功耗将增加。在某种程度上,导线阻抗与其面积的大小成反比,因此从降低起搏阈值观点来看,导线面积越小则越有利。但在感知过程中,结论则是相反的。阳极面积越大,起搏阻抗越低。在单极起搏系统阳极面积较大,阳极面即为起搏器的外壳,要比双极导线的阳极面大得多。因此,就感知阻抗而言,在单极起搏系统阻抗小于双极起搏系统。于是,在单极起搏系统,在导体中电流阻抗较低,经过导体释放的电压较低。在恒压脉冲发生器,单极起搏系统比双极起搏系统有一个较低的电压阈值。可是现在的导线阴极极性较小、较低,起搏系统阻抗比大面积的阳极还小。所以双极导线阻抗比单极导线略高。现在的导线不管是阳极还是阴极,起搏阈值均较低,两者刺激阈值差别不大。

2. 导线与心内信号的感知　在按需型或同步型起搏器中,心内信号经导线反馈至感知放大器中,起搏导线和感知导线为一共用体,即同一根导线既有起搏作用,也有感知作用。在起搏系统的感知过程中,有些阻抗与起搏阻抗是相同的,但有些阻抗则不同于上述的阻抗,感知与起搏相同的阻抗,如输入阻抗和导线阻抗,而心肌阻抗和心肌界面阻抗在感知过程中则不同。在脉宽为 1.0ms 时,起搏脉冲刺激心肌组织的瞬间,界面阻抗仅为 300Ω,但在感知 QRS 波期间阻抗可高达 $2\,000\Omega$,感知阻抗总是高于起搏阻抗。

在起搏时要求较小的导线面积,因导线面积和电流密度有关,而在感知时则并不如此,界面阻抗与导线面积近似成反比,界面阻抗由导线面积与心肌之间形成的界面电容以及 P 或 R 波的频谱决定。导线面积减小后,界面电容相应减少,因而导线与心肌组织界面阻抗相应增加。当导线面积为 $8mm^2$ 时,感知阻抗达 $3\,000\Omega$ 以上,但这对感知是十分不利的,是感知失误的重要原因。除导线面积外,导线材料和 QRS 波也影响感知阻抗,Elgiloy 材料呈现的界面阻抗要比铂铱合金导线还要大,因此感知阻抗增加,QRS 波增宽时感知阻抗也增加。

感知阻抗对起搏器感知影响的程度,依赖于感知放大器输入阻抗与感知阻抗的比率。当比值增加时,感知阻抗对 R 波的衰竭将减少。大多数起搏器的输入阻抗为 $2\,000\Omega$ 或者更大。然而,导线导管与起搏器之间的任何部位漏电,如导线绝缘层的老化或破损,导线断裂造成导线与组织或体液、血液的接触,都相当于感知放大器的输入阻抗并连一个阻抗,其结果使感知阻抗进一步下降,而影响感知功能。例如,当导线接头与起搏器之间的漏泄路径的电阻为 $4\,000\Omega$,则总的输入阻抗由 $2\,000\Omega$ 减少到 $1\,800\Omega$。又如小面积的导线感知阻抗为 $2\,500\Omega$,它的 R 波将衰竭至 58%,相反大面积的导线感知阻抗是 $1\,000\Omega$,这时 R 波仅衰竭 36%。漏泄路径使感知放大器的输入阻抗减小,从而使心脏电信号的衰竭加剧。不仅如此,它还将导致心电信号的波形失真。当漏电严重时,由于波形的失真以及信号幅度的减小,被感知的波形特性远离感知放大器的通带,可能出现误感知。为此在导线断裂或绝缘层破损时可导致感知不良。

多年来,一致认为单极导线系统比双极导线感知心内信号更有利。这些看法是最初在心肌梗死或心外科手术时采用临时起搏研究的结果。由于单极导线的内距较大,监测的心脏面积较大,相反,双极导线因两极间距离较小,对心脏监测面积较小,感知心内区域是有限的。现在导线在感知方面明显不同于老导线,单极和双极导线的对比研究表明,心室电图的振幅和斜率是相类似的,不管感知方式如何,心室电图的振幅和斜率通常超过感知线路要求的标准范围。相反,心房电位可能有一个较低的振幅,特别在老年患者,有时可能影响感知。

3. 远场感知 双腔心房感知放大器(或心房起搏)可能出现对心室信号不适当的感知。虽然在心房电图中远隔的 R 波有一较小的振幅,因心房感知度设置较高,有时也难免将远隔的 R 波误认为是心房活动电位。一般来说,如心房导线靠近三尖瓣时,感知远隔的 R 波是有可能的。因为所有导线是感知阴阳两极间的电位差,双极导线两极更加靠近,与单极导线相比记录到远隔的 R 波信号机会更少,并且这一事实已通过临床实验证实。

交叉感知在单极系统比双极系统更常见,双极系统的交叉感知很少。交叉感知原因可能和存在于感知线路的残余电位以及与噪声有关。

4. 过感知 在体外的外界电磁信号经导线或直接进入起搏器感知系统。因为脉冲发生器为金属壳所包裹,电磁直接穿透是不常见的。多因导线作为天线而受到电位影响感知。理论上单极导线系统比双极系统更易受外界电磁影响,主要是由于它两极间距较大之故。

(十) 导线系统的种类及临床应用情况

1. 依据导线植入部位的分类 导线分类方法较多,根据导线植入位置可分为心外膜导线和心内膜导线,两种导线不但植入位置不同而且植入方法亦不同。经静脉植入的导线即为心内膜导线,心内膜导线是目前临床植入起搏器最常用的导线。该导线植入方法简单,无须开胸,手术创伤性小。

(1) 心外膜导线:心外膜导线有 2 种。一种是一对小型圆盘状或球拍状铂片,直径约 0.8cm,上有 2~4 个小孔供缝合固定用,连接在包裹的导线上。这种心外膜导线是早期植入起搏器使用的导线,目前心外膜导线主要用于心外科手术时,为给患者术后提供心率支持,在术中将导线缝合于心外膜上。另一种是心肌螺旋导线,它可旋进心肌内,固定的比较牢固,可用于习惯性导线脱位者。此外,它还可用于因血管畸形无法植入心内膜导线者或婴幼儿需要植入起搏器的患者。其缺点是需开胸植入,手术创伤较大,易在导线周围形成纤维化,使电阻升高,导致起搏阈值升高;但心外膜导线定位性能好,术后不易移位(图 6-8)。

(2) 心内膜导线(endocardial electrode):按固定位置分类,有心房和心室导线。这些导线都直接接触心内膜,所以又称心内膜导线。①心室导线:心室导线只能用于心室起搏,其形状较多,为了更好地固定于肌小梁,使其不易移位,各厂家设计出不同形状的导线,但现在使用的导线主要有伞状、翼状、叉状、锚状、靶状、螺旋导线等。最早使用的柱状导线,因其移位率较高,基本不再使用。②心房导线:心房导线不同于心室导线,根据导线结构及在房内固定部位不同将其分为两种,即心房主动固定螺旋导线和心耳导线(J型心耳导线),主动固定螺旋导线(screw-in)又分为J型或直型主动固定螺旋导线(图6-8)。主动固定导线的植入方法是将导线置于右心房心耳或房间隔处,待导线与房壁接触后将螺旋旋于房壁内。心耳导线植入是将导线放于右心房后,稍回撤导向丝,使导线自然弯曲成J型,缓慢上提导线钩入心耳内。

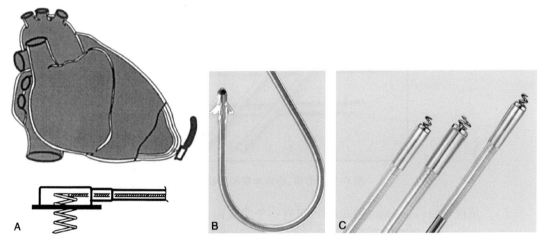

图6-8 心肌螺旋导线(A)、J型心房导线(B)和主动固定螺旋导线(C)

(3) VDD起搏的单根导线:VDD起搏的单根导线于1979年研制成功,双极VDD导线于20世纪80年代研制成功,单根VDD导线于80年代末应用于临床。单根VDD导线的结构是在一根导线上设有3个极,一个极位于导线顶端,用于心室起搏及心室感知,另2个极设于距心室导线13~16cm处,主要用于心房的感知,漂浮于右心房上部或右心房中,因心房除极时信号较小,要求心房导线感知灵敏度要高。过高的感知灵敏度易发生过感知,故此,将心房导线设为双极感知,其目的是为有较好的抗干扰性能。这种导线只用于窦房结功能正常的房室传导阻滞或束支传导阻滞的患者,植入方法简单,术后导线移位率低,并可达到心房感知心室起搏的作用(图6-9)。

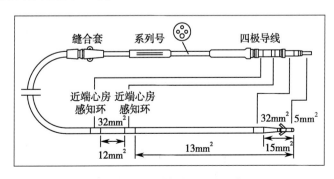

图6-9 VDD起搏的单导线示意图

2. 依据导线刺激方式的分类　所有的刺激都需要一个带有负电荷的阴极和一个带有正电荷的阳极完成电流回路。起搏器的电流回路也同样需要两个极,即阳极和阴极,因此,所有起搏器都需要两个极。但在起搏系统中这两个极可分别设于不同位置,如单极导线一个极位于导线的顶端(心腔),另一个极位于起搏器外壳,二者之间构成电流回路。双极导线的设计两个极均位于导线自身(心腔)用于起搏和感知。由此,依据导线刺激方式分可分为单极导线和双极导线(图 6-10)。

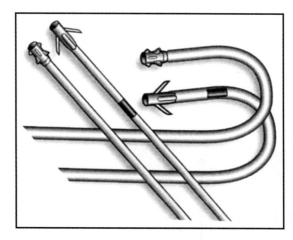

图 6-10　心房、心室单极和双极导线

（1）单极导线(unipolar electrode):只有一个阴极内置于心腔,它与脉冲发生器的负极输出端相连接,作为刺激导线。阳极位于起搏器的外壳,为无关导线,身体容积作为单极导线的电流回路,形成一个低电阻通道。脉冲发生器电压释放后均匀地分布于两极之间,为了降低起搏阈值,通常设计的阳极面积比阴极大 1 000 倍,这样流向小面积的电流较高,可使起搏阈值降低。单极导线在临床中较为常用,其优点:①导线较细,植入时可利用较细的头静脉即可将导线送入心腔,如植入双腔起搏器,可经一根血管进入两根单极导线,或经锁骨下静脉穿刺时,可经同一导入器(10.5F)送入两根导线,既节约材料又节省时间,创伤较小;②导线与起搏器连接处较简单,密封效果较好;③因阴极和阳极间距较大,磁场范围较大,起搏心电图上脉冲信号清楚易辨;④导线较细,柔韧性好,寿命较双极导线长。其不足之处是抗干扰能力较差。尤其在心房起搏用单极导线时,为使起搏器对 P 波能够感知,其感知度设置较高,在这种情况下常可见到肌电位干扰使起搏器输出功能受到抑制。而在双极导线则很少见到此种情况出现。

（2）双极导线(bipolar electrode):双极导线的两个极均位于一根导线上,阴极位于导线顶端,阳极距阴极仅为 1.0~2.5cm,环绕于导线上,长度 4.5~5.0mm。两个极分别与导线绝缘线相连,从导线尾端引出,直接连接于脉冲发生器,但脉冲发生器必须是双极导线脉冲发生器,脉冲发放后在阴极和导线远端的阳性形成电流回路(图 6-11)。这种导线阳极大于阴极。小的阴极增加了极化电阻,克服这些阻抗,就需较高的电压,所以双极导线的起搏阈值可能较单极导线起搏阈值要高。与单极导线相比,双极导线较粗、植入较困难,寿命较短,易折断。可是随着工程技术及医疗技术的进步,双极导线的直径与植入技术的难易程度基本接近单极导线。按照严格定义来说,所有的双极导线目前在心房起搏或临时起搏中应用较多,它具有如下特点:①双极起搏系统由于差分放大器的"同向抑制比"高,抗干扰能力强;

②因 2 个导线在心腔内距离很近,所以不易受电磁干扰;③如果 2 个极有一个损坏(断裂),可将起搏器程控为单极仍可使用;④起搏器脉冲发生器埋藏处不会出现胸大肌刺激。

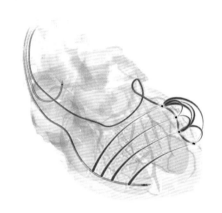

图 6-11　双极导线在心腔内形成电流回路

(3) 四极导线(quadripolar electrode):四极导线主要应用于心脏再同步治疗(CRT)左心室导线。四极导线的 4 个电极由远到近分别命名为:D1(远端电极)、M2、M3(中间两个电极)和 P4(近端电极),其中 D1 与 M2 距离为 20mm,M2 与 M3 距离为 10mm,M3 与 P4 距离为 17mm。它提供了 10 种起搏向量,分别为 D1-M2,D1-P4,D1-RV coil,M2-P4,M2-RV coil,M3-M2,M3-P4,M3-RV coil,P4-M2,P4-RVcoil。其中第一个电极代表阴极,第二个电极代表阳极。四极导线上的两个极同时发放脉冲,从而实现左心室多位点起搏,可以最大限度地提高心脏收缩的同步性。在传统双极导线的基础上,提供了更多的起搏向量选择。初步研究显示其在减少膈神经刺激、导线脱位等并发症方面发挥了独特作用,同时进一步提高了 CRT 的反应率,改善左心室功能。

3. 依据固定方式的分类　可分为主动固定导线和被动固定导线两大类。

(1) 被动固定导线:临床所用的心室导线绝大多数为被动性固定导线。这种导线在植入定位时对心肌创伤较小,植入心室后,主要依赖于心肌纤维包绕导线的顶端来固定导线,导线顶端较易嵌入肌小梁内。

(2) 主动固定导线:这种导线用于心房起搏较多,又可用于心室起搏(直型主动固定螺旋导线),在心室起搏中主要用于右心室流出道起搏。主动固定螺旋导线对心内膜创伤较大,导线端金属丝制成螺旋,螺旋长度 1.5~2.0mm,依靠导线内的螺旋拧入心肌固定于心内膜内。主动固定螺旋导线又分为两种,即 J 型主动固定螺旋导线和直型主动固定螺旋导线。

(十一) 导线的研究方向

就目前所用导线来看并不是完美无缺,在某些方面仍存在一些问题,尚不能令人满意,如导线的导体性能、绝缘性能及固定牢靠性等都有一些缺点。导线的研究目的应朝以下几个方面努力,如导线电学性能、起搏阈值及感知阈值的矛盾,导线的极化,导线的定位,导线及绝缘层强度,远期生物相容性及长期使用寿命等。新型起搏导线研制的目标是设法降低能量消耗,降低能量消耗不但要起搏导线的阈值降低,主要集中在降低导线-组织界面的刺激后极化上。低极化是可靠检测、自动输出适应起搏器引起反应的先决条件。

从起搏角度来讲,用心内导线进行的生理实验表明向细胞内注入带电粒子时,只需要 10~11As 的电量就足以触发一次动作电位。目前人工心脏起搏所需电量一般 10~16As,从刺激心脏除极角度差别来看,人工心脏起搏仍需解决如下技术问题:①使刺激所需能量最小,使起搏的使用寿命尽可能延长;②所检测到的心电信号幅度最大;③脉冲之后反冲电压最小,这是有效工作的前提。

1. 解决起搏和感知的矛盾现象　导线是起搏和感知的一个共同载体,但两者之间在阻抗要求上是相互矛盾的。对于起搏阈值来说,在一定程度上,导线面积越小阈值越低,但对感知来说,小面积的导线则不利于感知。在理论上认为表面积较大的导线应具有较好的感知特性。为了达到这些要求,研制出全孔状导线,使其表面积增大,理应提高感知特性,但是全孔状导线的感知特性却没有表面孔状导线好。就感知理论而论,如果导线表面是一个决定因素,那么只有外表面的表面积方能视为有效面积。孔状导线理论又延伸到微孔(microporous)概念,用来制作导线表面微孔的物质有钛、活性玻璃碳(active vitreous carbon)和高温分解碳(pyrolytic carbon)等。为了能够进一步提高导线的起搏及感知性能,在微孔导线上结合激素装置使用,使导线周围形成的纤维组织被膜明显减少,刺激阈值大大降低,而感知面积并不减少,具有较好的感知功能。但这些导线是否能长期保留于体内,起搏阈值永久保持较低水平,有待进一步验证。根据我们所用的激素导线,有2例三年后起搏阈值开始升高,由1.6V(脉宽0.5ms)升高至2.5V(脉宽0.5ms),这就说明这些导线虽然其性能明显提高,但激素在体内的时间不一定能保持10年以上,也未必能终身在体内使用。也许将来还会有更新型导线问世,使其阈值长期处于较低水平,感知性能较好,可使导线终身保留于体内,在更换起搏器时不必更换导线。

　　2. 解决导线在体内长期存留的安全性问题　导线植入体内需要应付长期的工作需要,尽管现在所用导线质量及性能较好,但还存在一些不尽如人意的地方,如导线断裂、绝缘层的分解、破损等。这些问题也会给患者带来再次手术的痛苦,如为完全依赖起搏器的患者可能因导线断裂而导致生命的危险。在导线螺线及外绝缘层的抗老化、抗磨损、抗牵拉等方面进行改进可能会减少这些并发症。

(蔡迟　耿仁义)

参 考 文 献

[1] 华伟. 现代起搏导线的进展. 起搏与心脏,1991,5(1):41-44.

[2] 朱中林,耿仁义. 心脏起搏器电极导线通用编码介绍. 中国心脏起搏与心电生理杂志,1997,11(2):12.

[3] 张萍,崔长琮. 低能量心脏起搏导线的回顾与进展. 中国心脏起搏与心电生理杂志,2001,15(2):119-120.

[4] 沈法荣,郑良荣. 现代心脏起搏治疗学. 上海:上海科学技术出版社,2004.

[5] 郭继鸿,王斌. 人工心脏起搏技术. 沈阳:辽宁科学技术出版社,2008.

[6] BERNSTEIN AD,PARSONNET V. The NASPE/BPEG pacemaker-lead code(NBL code). Pacing Clin Electrophysiol,1996,19(11 Pt 1):1535-1536.

[7] CROSSLEY GH. Cardiac pacing leads. Cardiol Clin,2000,18(1):95-112.

[8] DE VOOGT WG. Pacemaker leads:performance and progress. Am J Cardiol,1999,83(5B):187D-191D.

[9] KLEIN HH,STEINBERGER J,KNAKE W. Stimulation characteristics of a steroid-eluting electrode compared with three conventional electrodes. Pacing Clin Electrophysiol,1990,13(2):134-137.

[10] KUTYIFA V,ZIMA E,MOLNAR L,et al. Direct comparison of steroid and non-steroid eluting small surface pacing leads:randomized,multicenter clinical trial. Cardiol J,2013,20(4):431-438.

[11] VOLLMANN D,AHERN T,GERRITSE B,et al. Worldwide evaluation of a defibrillation lead with a small geometric electrode surface for high-impedance pacing. Am Heart J,2003,146(6):1066-1070.

[12] MOND HG,STOKES KB. The electrode-tissue interface:the revolutionary role of steroid elution. Pacing Clin Electrophysiol,1992,15(1):95-107.

[13] MUGICA J. Progress and development of cardiac pacing electrodes. Pacing Clin Electrophysiol,1990,13(12 Pt 1):1558.

[14] MOND H,STOKES K,HELLAND J,et al. The porous titanium steroid eluting electrode:a double blind study

assessing the stimulation threshold effects of steroid. Pacing Clin Electrophysiol,1988,11(2):214-219.

[15] NOWAK B,VOIGTLAENDER T,BECKER HJ. High rate of late dislodgements of an active fixation atrial lead. Pacing Clin Electrophysiol,1993,16(9):1785-1788.

[16] CABRERA BUENO F,ALZUETA RODRíGUEZ J,OLAGüE DE ROS J,et al. Improvement in hemodynamic response using a quadripolar LV lead. Pacing Clin Electrophysiol,2013,36(8):963-969.

第7章

经静脉起搏器植入技术

心脏起搏器的历史已有 60 余年,1958 年 Senning 成功植入了人体第一台永久起搏器,但当时埋植起搏器均采用开胸心外膜方法,手术创伤大。1965 年经静脉埋植技术的问世,使起搏器的植入技术发生巨大变化,手术操作大大简化;1979 年锁骨下静脉穿刺技术的开始应用,更有利于经静脉植入心脏起搏器,使其成功率和安全性得到充分的保证。近年随着除颤器和/或心脏再同步治疗起搏器(CRT-P)等临床应用的大幅度发展,腋静脉穿刺则更受到大家的重视。

一、人员和设备

植入永久起搏器是有创方法,对植入人员、场所及设备均有要求。

（一）植入人员

植入术者不仅要具备心内科知识、具有丰富的诊治各种心血管重症的经验,而且应熟悉人体心血管解剖学和 X 线影像学知识,并熟练掌握大血管的穿刺技术。手术不仅需要术者,还需要一组熟悉专业知识的技师和护士密切配合。配备固定的专门从事该项工作的技术队伍,对提高手术质量、减少并发症大有好处。

（二）手术间

由于植入起搏器为异物植入体内,导线与心腔内相通,手术必须保证严格消毒无菌,以杜绝感染的发生。目前我国大多数单位采用的是在导管室、手术室,少数在放射科。前者条件比较理想,而后者则比较差。无论植入地点选择在何处,术前应对植入场所严格消毒,所有工作人员应更换衣服,并戴好口罩和帽子。

（三）仪器和设备

1. **X 线机要求**　X 线机具备性能好,能从后前位和侧面观察心脏影像,带影像增强、电视屏幕、能照相等功能。尽量不应使用普通胃肠 X 线机。

2. **心电监测除颤仪**　心电监测应从患者进入手术间开始,直至术后离开;心电监测要求能够同步显示患者心电活动,必要时能立即进行电除颤,以保证患者手术安全。

3. **起搏分析仪**　起搏分析仪是植入起搏器必不可少的装置,用于手术时的阈值测试,指导医生选择最佳的导线固定部位,保证术后起搏器有效工作。国内有少数单位用体外临时起搏器代替起搏分析仪,这是不妥当的,难以精确测定起搏系统参数,如心脏阻抗、P/R 波振幅等。

4. **体外动态血压检测**　动态血压检测应从患者进入手术间开始,直至术后离开,以根据血压情况给予相应处理,保证患者手术安全。

5. 麻醉机等急救设备及急救药品植入起搏器时,心内插入导线是一项有创性操作,穿刺和恶性心律失常意外的发生率尽管很低,但不能放松警惕;尤其对心功能差、心脏大、心肌应激性高的患者,危险性更大,必须配备抢救仪器和药品。

6. **其他**　相关器材包括局麻药物、手术刀、止血钳、缝合线、静脉穿刺针、指引导丝、撕开鞘、测试延长线以及各种起搏系统附属零件。

二、麻　醉

经静脉插入心内膜导线植入起搏器一般均采用局麻,除非不能配合手术的年龄太小儿童和少数老年人,可采用静脉麻醉(需要有麻醉科医师在场,直至患者苏醒)。术前可给予少量镇静剂(如地西泮),特别是对于精神紧张的患者。术中用 0.5%~1% 利多卡因局部麻醉,注意用药不要过量,以免加重心动过缓。

三、植入技术

经静脉植入起搏器技术的要点:静脉选择,心腔内固定导线,测试参数,制作囊袋并埋植起搏器。

(一) 静脉选择

可供导线插入的静脉共有 10 条,左、右各 5 条。浅静脉为头静脉和颈外静脉,深静脉为锁骨下静脉、腋静脉和颈内静脉(图 7-1)。自 1979 年锁骨下静脉穿刺技术问世后,大多数情况下首选锁骨下静脉穿刺,近年随着除颤器、CRT-P 等临床应用的大幅度发展,更多医生推荐使用腋静脉穿刺技术。

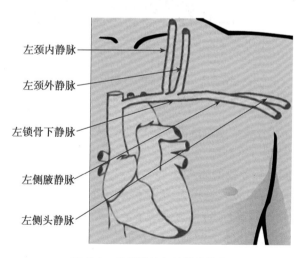

左颈内静脉
左颈外静脉
左锁骨下静脉
左侧腋静脉
左侧头静脉

图 7-1　起搏器植入的静脉选择

1. **锁骨下静脉穿刺**　经锁骨下静脉穿刺送入导线方法简单,迅速而可靠,尤其需要插入多条导线时,因此为多数医生首选。

锁骨下静脉是腋静脉的直接延续,锁骨下静脉与腋静脉的交汇处位于锁骨内侧 1/3 后方,并与颈内静脉会合后形成无名静脉。锁骨下静脉后上方有同名动脉伴行,前面由肌肉和皮肤覆盖,无重要结构。穿刺时患者取头低足高位,以提高静脉压,使血管扩张,利于针头刺入静脉,并可避免空气进入引起栓塞。可用布巾或袖筒垫于肩胛下,使肩胛骨展开,可抬高锁骨,容易通过锁骨下静脉。穿刺侧上肢保持内收位置,因上肢外展使穿刺针易进入动脉。穿刺部位在锁骨下第一肋骨下缘,相当于锁骨中点 1/2 处,过分靠内,导线在狭窄的锁骨和第一肋骨间隙通过受挤压甚重,造成“锁骨下静脉挤压综合征”,日后可能导致导线断裂。用 18 号穿刺针紧贴皮肤或与皮肤成30°角,针头方向指向胸骨上凹或喉结刺进皮肤(图7-2)。如患者身材高大、胸厚,则进针需深些偏后,如患者胸薄,尤其有肺气肿则进针浅平一些。当针刺入静脉,可见回血通畅地进入注射器,有轻微的压力释放放,如不慎穿入动脉可将穿刺针后撤,局部压迫数分钟,不会发生不良后果。疼痛或向上肢放射的感觉异常,说明穿刺针刺入臂丛神经附近,必须后撤,避免由于扩张管导入产生进一步损伤。针头不要刺入骨膜或锁骨,因可造成疼痛性骨膜炎或骨刺形成。空气吸入说明刺入胸膜腔,此时应后撤针头,重新穿刺,严密观察患者由于气胸所致的呼吸困难征象。总的来说,锁骨下静脉穿刺技术的安全程度是与医生对锁骨下静脉和周围组织,与患者胸壁大小,形状的解剖关系了解相平行的,进针途径应随患者胸壁大小、形状和锁骨位置的不同而变化。

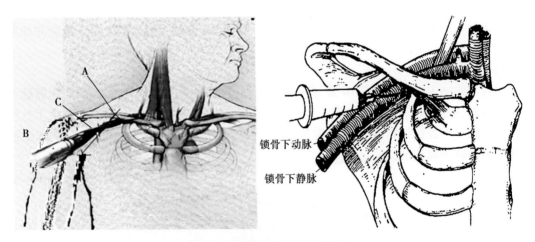

图 7-2　锁骨下静脉穿刺示意图
A.锁骨中点缘;B.胸壁和上臂形成的腋窝皱褶;C.A 和 B 点的连线中点,即最终穿刺进针点。

　　穿刺锁骨下静脉看到有暗红色血液沿穿刺针滴出时,说明穿刺成功,然后经穿刺针置入导引钢丝,将导引钢丝经锁骨下静脉、上腔静脉、右心房,送入下腔静脉以确认钢丝在静脉系统(图7-3),确认后才能进行导线的插入。

　　(1) 单根导线插入法:在 X 线透视下,沿导引钢丝送入带芯的扩张鞘管,注意扩张鞘进入上腔静脉时,始终沿钢丝轨迹行走;当扩张鞘完全进入锁骨下静脉后,嘱患者屏住呼吸,拔除管芯和导引钢丝,沿鞘管送入永久起搏导线至右心房,随后拔除扩张鞘管,向外拔出同时撕开鞘管即可(图7-4)。

　　(2) 两根导线插入法:与单导线法一样,穿刺锁骨下静脉后,送入扩张鞘管至锁骨下静脉,此后撤出管芯,保留钢丝,在套管内插入第一条导线;再次沿钢丝送入同样型号的扩张管于锁骨下静脉,此时再撤出管芯和导引钢丝,沿鞘管送入第二条导线,拔除鞘管后,将两条导线分别送入各自心腔(心房和心室)(图7-5)。

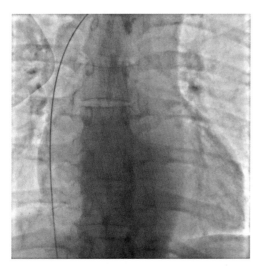

图 7-3　锁骨下静脉穿刺成功后,导引钢丝进入下腔静脉

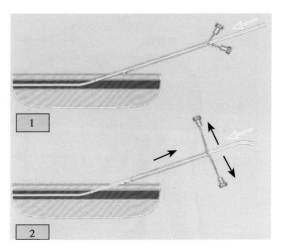

图 7-4　单根导线插入方法
1:插入导线;2:移去穿刺鞘管。

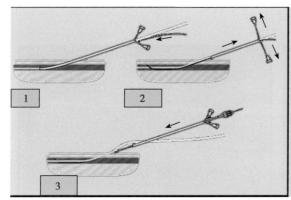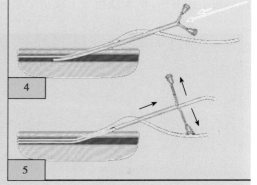

图 7-5　两根导线插入法
1:保留导丝;2:移去第一个穿刺鞘;3:插入带扩张器的第二个穿刺鞘;4:插入第二根导线;5:移去穿刺鞘。

　　锁骨下静脉穿刺是简单而安全的,但也可发生以下并发症:①损伤锁骨下动脉;②气胸;③损伤臂丛神经;④空气栓塞;⑤锁骨下骨刺形成;⑥血肿;⑦锁骨下静脉血栓形成。熟悉局部解剖,严格按照上面所属要点操作,必要时可在透视下穿刺,并确认钢丝进入下腔静脉,能够减少并发症的发生。

　　2. 腋静脉穿刺　腋静脉是锁骨下静脉向外的延续,在锁骨内侧称为锁骨下静脉,出锁骨称为腋静脉(图 7-6)。腋静脉全程均在锁骨下方的胸廓外经过,通常在大圆肌下缘处,由肱静脉内侧支延续而成,经腋下至第一肋外侧缘处移行于锁骨下静脉。根据其走行,以胸小肌上下缘为标志将其分为三段:大圆肌腱下缘至胸小肌下缘为第一段,长度 39.3mm±3.2mm;胸小肌上、下缘之间为第二段,长度 31.9mm±2.9mm;胸小肌上缘及第一肋外侧缘为第三段,长度 19.5mm±4.2mm。因腋静脉的第三段在胸廓外,穿刺不易造成气胸;且这一段动静脉之间有前斜角肌隔开,穿到动脉的机会减少,同时比较表浅,因此腋静脉第三段是理想的穿刺部位。

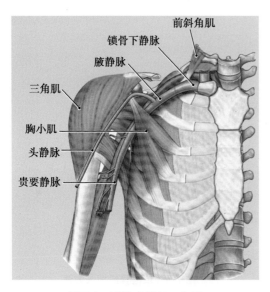

图 7-6　腋静脉解剖示意图

腋静脉穿刺盲穿的体表标志有两个，一个是 Niehalls 在 1987 年提出的体表标志，另一个是 Magney 在 1993 年提出的体表定位法，但总的来说方法复杂，不易掌握，使一些临床工作者信心不足而借用其他手段，如超声定位、X 线定位、静脉造影等。对于起搏器植入来说，整个操作都在导管室内，因此 X 线定位结合静脉造影是非常方便的选择。采用锁骨中线锁骨下 1cm 为穿刺点，与皮肤成 30°~45°夹角，针尖向后向内，X 线透视下指向锁骨与第 1 肋影像重叠处，针尖最远不超过第 1 肋内缘；边进针边回抽，可见回血通畅地进入注射器则置入钢丝。初学者可先进行造影，通过肘静脉推注造影剂，显示腋静脉走行，然后按上述方法，在 X 线指导下成功穿刺肘静脉(图 7-7)。

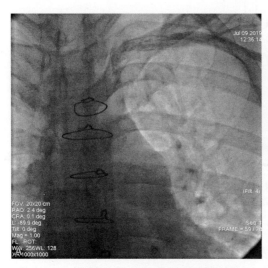
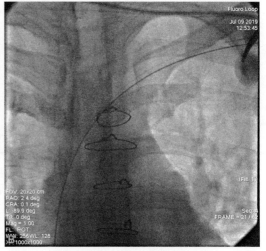

图 7-7　经肘静脉造影显示腋静脉(A)；穿刺成功，钢丝进入下腔静脉(B)

腋静脉穿刺的优点：①解剖位置相对固定，容易穿刺，成功率高；②若损伤腋动脉时，因无骨性组织遮挡，容易压迫止血，特别适用于血管脆性大的老年人；③穿刺针与胸前壁成一定角度，有肋骨的屏障作用，故穿刺进入胸腔的可能性甚低，不用担心误穿胸腔内脏器；④远离胸膜顶，穿刺时比较安全，不易造成气胸；⑤腋静脉穿刺时起搏电极通过锁骨与第一肋骨的间隙时距离大，不形成挤压。

3. 头静脉切开　头静脉沿着前臂桡侧向躯干部行走，穿入锁骨的胸骨部近端至胸大肌锁骨附着处，并延续至胸三角沟腋静脉末端。于三角肌和胸大肌之间的三角沟纵行切开皮肤 3~5cm，钝性分离皮下组织和肌肉筋膜，在两肌肉的夹缝内镶嵌着薄薄的一层脂肪组织，头静脉即在此内(图 7-8)。该处尚伴有一条小动脉和神经，局部应给予麻醉，小心分离，避免损伤神经以免日后留下神经痛。头静脉粗细变化较大,10%~15%的患者血管过细,不能插入导线,也有少部分患者血管很粗,可以插进两根导线。看到头静脉后,应尽量将其周围组织分离,使一段静脉游离开,分别用两根缝线轻轻提起,远心端结扎,近心端用眼科剪刀在静脉前壁剪一小口,然后用专用静脉切口撑开器将切口撑开,沿静脉腔送入导线(图7-9)。

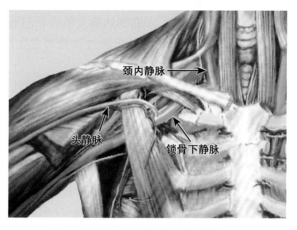

图 7-8　头静脉解剖示意图

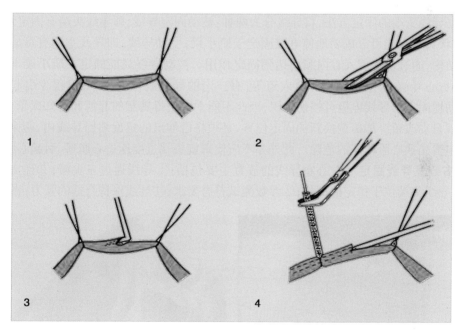

图 7-9　头静脉切开示意图
1:提起静脉;2:沿前壁剪开;3:撑开器撑开;4:送入导线。

头静脉属于浅静脉,几乎无并发症,如损伤血管,可迅即结扎而止血,且正常的静脉压和静脉瓣可防止空气进入血液循环。此外,头静脉切开可以避免锁骨下压迫现象的发生,因此,有些临床医生首选该路径。

4. **其他**　静脉在选择上面所述的锁骨下静脉、腋静脉穿刺和头静脉切开均不成功的情况下,还可考虑其他静脉,例如颈内静脉和颈外静脉。

(1) 颈外静脉:位于颈部浅筋膜内,在胸锁乳突肌浅表面向下后斜行,至该肌后缘距锁骨约 0.5cm 处进入深筋膜汇入锁骨下静脉。消瘦者术前低头侧位即可在皮肤表面显露颈外静脉的轮廓,预先用龙胆紫标记,在锁骨中点上 2~3cm 处作一个约 3cm 横切口,切开皮肤,分离浅筋膜,在颈阔肌下面即可找到静脉。颈外静脉壁薄,容易撕裂损伤,需小心分离。一般来说,颈外静脉较粗,直径可达 10mm,能容纳两条导线。

使用颈外静脉时,需穿越较长皮下隧道,才能到达胸大肌表面与脉冲发生器连接。操作过程中由于牵拉导线,可能发生导线移位;此外导线通过锁骨可发生皮肤坏死,由于损伤血管引起出血,以及周围组织损伤导致骨刺形成。

(2) 颈内静脉:颈内静脉深埋于胸锁乳突肌下的颈动脉鞘内,鞘的外侧是颈内静脉,鞘的内侧是颈总动脉,两者之间稍后方有迷走神经。颈内静脉可采用切开与穿刺两种方法,切开时皮肤切口与颈外静脉相同,但切口要延长至胸锁乳突肌,仔细分离周围组织,在胸锁乳突肌处寻找颈内静脉,暴露静脉前壁做一荷包缝合,用蚊式钳夹起静脉前壁剪一小口,插入导线,拉紧缝线,防止出血。导线进入右心室或右心房合适位置后即用缝线将导线固定在静脉上。如果血管损伤引起大出血,也可结扎静脉。颈内静脉穿刺技术较为简单,在颈动脉三角内扪及明显动脉搏动处,偏外侧进针,可先试用带麻醉药(10% 利多卡因)的注射针穿刺,既达到注射麻醉药又可探索静脉的两个目的,进针不要过深,2~3cm,穿到暗红色血液回流时说明在颈内静脉内。

(二) 心腔内固定导线

根据导线头端的固定方法,将导线分为两种:被动固定导线,即导线头端有固定装置(翼状头、叉状头等),能可靠成功地使电极固定于肌小梁;主动导线,即导线头端有可旋进旋出的螺旋结构,通过螺旋旋入心内膜而达到固定作用。被动导线只能固定在肌小梁丰富的部位,例如右心耳、右心室心尖部和流入道等,有一定的导线脱位发生率,但很少引起心肌穿孔。主动性固定的导线电极可损伤组织,因此不能立即获得满意的起搏和感知阈值,需等待5~10min 自动改善。如需调换新的固定位置,必须将已伸出的螺旋缩回导线内,否则有可能发生心包渗出或心脏压塞的危险。此外亦不应使螺旋头端过度压迫心肌壁,引起心脏穿孔。

1. 右心室导线固定 右心室导线的放置主要包括:①导线通过三尖瓣;②证实导线在右心室,导线头端位于稳定的部位;③参数测试符合要求;④导线保持合适的张力(图 7-10)。

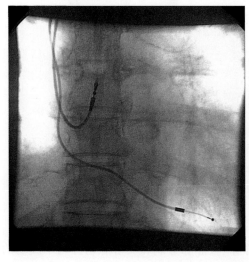
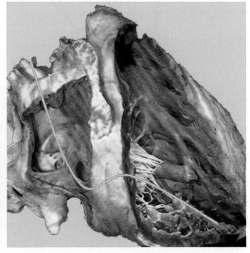

图 7-10 右心室心尖部植入导线

临床上导线通过三尖瓣进入右心室,可采用两种方法:

（1）弯钢丝技术:这是最常用的一种固定导线方法,将指引钢丝前端做一适当弯度(约30°),使导线尖端有一弧形弯曲。先用直指引钢丝从静脉进入右心房,改换弯钢丝,通过适当旋转推送,使导线越过三尖瓣进入肺动脉。此时撤去弯钢丝再换直指引钢丝,缓慢后撤导线到达右心室后即可将导线弹至右心室心尖部。

（2）直钢丝技术:当导线进入右心房后,抽出指引钢丝2~3cm,使导管前端恢复柔软弹性,导线头顶住右心房侧壁,施予导管体旋转力量,使之通过三尖瓣进入右心室,再将直指引钢丝送入2~3cm,恢复导管直硬状态,向左前下移动,嵌顿于右心室心尖部。给予导线适当张力,留在心房一定弯度,保持宽松状态,以免在心脏搏动或膈肌运动时牵拉导线移位。

如果心脏存在异常,例如右心房扩大、右心室扩张、心脏转位或三尖瓣下移畸形(Ebstein畸形)时,导线难以越过三尖瓣,导线头端不易于固定于右心室心尖部或达不到理想的起搏和感知阈值,此时采用主动导线固定,可寻到一个稳定的固定位置,除右心室心尖部,其他可选择的位置包括右心室流出道和中低间隔部位等(图7-11)。

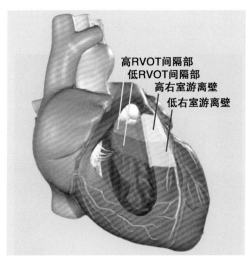
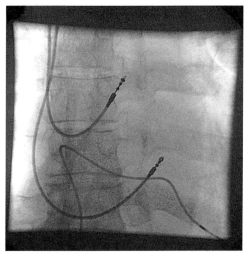

高RVOT间隔部
低RVOT间隔部
高右室游离壁
低右室游离壁

图7-11　右心室导线其他部位选择及植入后胸片
RVOT:右室流出道。

2. 右心房导线固定　右心房导线通常是在固定右心室导线之后进行,由于右心房壁平坦,肌小梁不发达,不易使导线固定,通常将被动导线放入右心耳(图7-12),或是采用螺旋导线直接拧入右心房间隔面的方法来固定心房导线。

（1）右心耳被动导线(J型导线)的固定:当心室导线到位后,心房导线在直指引钢丝导引下插入后,使之位于右心房中上位置,三尖瓣之上。在右前斜位透视下,证实右心室导线位于前方,右心房导线刚好位于右心室导线弧线之上,靠近三尖瓣。稍许抽出钢丝,使心房导线头端保持在L型状态下,轻轻向上提拉转动导线,即可钩住右心耳。如心房导线已与心耳壁接触,则随着心房收缩,导线亦同步上下移动,此时即可全部撤出指引钢丝,证明右心房导线已牢靠地固定于右心耳。将导线顺钟向和逆钟向扭动,此时仅见导线体扭动而导线头仍固定不变;在透视下让患者深呼吸和咳嗽时观察导线头端活动情况,深吸气时J型头变直,深呼气时J型头弧度增加。给予导线体合适的张力,维持一定松弛度,如导线张力太大,

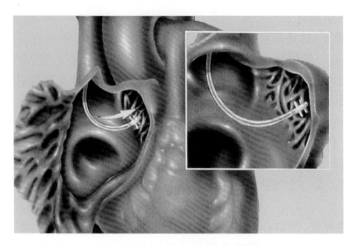

图 7-12　右心耳导线固定示意图

则在深吸气时,导线容易被拉出右心耳,而如导线张力太小,在呼气时则易于脱出右心耳。通过后前位和侧位观察心房导线摆动情况,确保后前位时导线左右摆动,侧位前后摆动即可(图 7-13)。

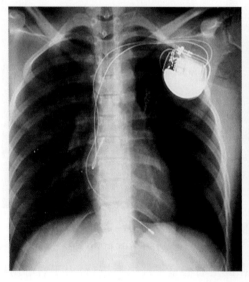
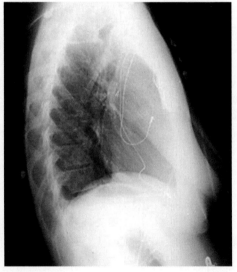

图 7-13　右心耳导线放置后胸片(后前位与侧位)

　　(2)心房导线的主动性固定:主动固定型心房导线 J 型头端用于固定于右心耳,无弯度的直型头端用于固定右心房侧壁或房间隔。一般穿刺送入导线时,先用直钢丝,待导线头端进入右心房后换成 J 型钢丝,当导线头到达右心耳时,用附在导线上的弹簧工具,顺钟向旋转连接器 10～12 圈,在透视下撤出导引钢丝并予以导线轻度牵拉,以保持其稳定性。给予导线的张力与被动性 J 型头端导线固定相同,避免给予导线太大的张力。如阈值过高时,可采用螺旋导线固定于右心房的前壁或侧壁或房间隔等部位。如果右心房侧壁被选用固定部位,则应给予 10V 电压的起搏,证明无膈神经刺激。通常急性起搏阈值较被动导线稍高,应在安置螺旋导线后 10～15min 测试。一般说来,心房的心内膜螺旋导线是安全和容易埋植的。

（三）测试参数

参数测试是埋植心脏起搏器的一个重要步骤,影响到术后起搏器的正常工作,借助起搏系统分析仪进行测试。当导线进入右心房和右心室相应部位后,即应进行阈值测试,在双极导线远端电极与阴极相连,近端电极与阳极相连(图 7-14);在单极导线电极头与阴极相连,另一电极夹皮下组织与阳极相连或起搏器囊袋的金属面与阳极连接。测试项目包括电压、电流、心肌阻抗、P 波和 R 波振幅。

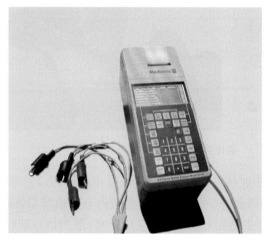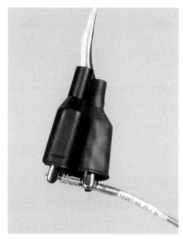

图 7-14　测试参数——起搏系统分析仪与双极导线连接示意图

手术时应力求寻找到电压输出阈值最小的部位,要求心房≤1.5V,心室≤1.0V,以免由于短期内阈值上升而致起搏失效。如起搏器埋植后 4 周以内发生起搏失效,排除了其他原因之后,应考虑起搏阈值升高所致,而这种升高还有回降之可能,如病情许可,可以观察一个短时期。心肌阻抗的正常值为 300~1 000Ω,高阻抗导线可达 1 000~2 000Ω。如果电阻太小,则考虑有短路;如太大,则是导线接触不良或导线断裂。感知功能对于同步起搏器极为重要,多数按需型起搏器可感知 2~3mV,最低的心内有效电压应当为脉冲发生器感知功能的 2 倍,所以临床实际感知电压,要求 R 波振幅≥5mV,P 波振幅≥2mV。导线的位置最好既能照顾起搏阈值,又要照顾到感知电压。因此,必须选择起搏阈值既低,P 波与 R 波振幅又高的心内膜部位安置电极。

为考验导线安置的牢靠性,参数测试后可让患者咳嗽、深呼吸,如导线头位置仍无移动,参数也无变化,说明嵌顿良好,否则应重新调整导线头位置,并再次测试阈值。

（四）制作囊袋和埋植起搏器

根据选择静脉的不同,囊袋的切口位置有一定差别。一般穿刺锁骨下静脉或腋静脉时,穿刺切口与囊袋制作为同一切口,头静脉切开时,静脉插管与囊袋制作可两个切口分开,不过单一切口也可完成。

不管切口如何,制作囊袋的方法是相似的。大多在锁骨下第一肋间作一约 5cm 横切口,分离皮下组织至胸大肌筋膜,用中、示指钝性剥离周围组织,做一与脉冲发生器大小合适的囊袋(图 7-15)。囊袋不宜过大或过小,囊袋过大有可能使脉冲发生器在内翻动牵拉导线而移动;囊袋过小,脉冲发生器对周围组织压迫紧,甚至磨破皮肤,使脉冲发生器外露。脉冲发生器应置于胸大肌筋膜面,避免过深过浅,过深容易渗血发生血肿,过浅如脉冲发生器埋于皮下脂肪组织,因压迫表面下皮肤,一方面可导致持续性疼痛,另外脉冲发生器在脂肪层可影响皮肤血运,甚至发生皮肤坏死。

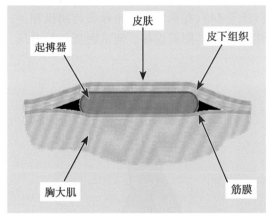
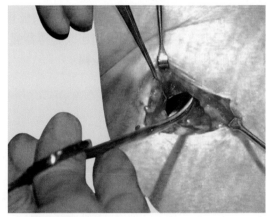

图 7-15　　制作起搏器囊袋

　　囊袋制作完成后,将脉冲发生器完全埋植于囊袋内,其上缘应在皮肤切口之下 2cm 左右,避免高于切口或与切口平行,影响伤口愈合。脉冲发生器囊袋内不必放置引流条,也不必囊腔内注入抗生素。逐层缝合切口,特别是皮下组织的缝合应严密(图 7-16),最后再缝合皮肤。术后用沙袋压迫 8~12h,抗生素预防感染 48h,24h 即可下床活动,不应过度限制患者手术同侧肩部运动,以免导致以后上臂活动受限和局部疼痛。

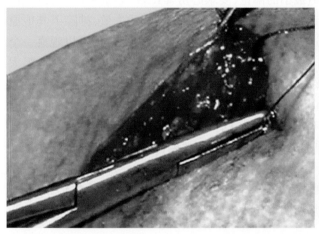
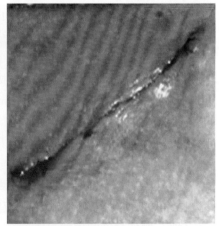

图 7-16　起搏器植入后缝合皮下组织

（戴　研）

参 考 文 献

［1］张澍. 实用心律失常学. 2 版. 北京:人民卫生出版社,2019.
［2］张澍. 心电生理及心脏起搏专科医师培训教程. 北京:人民卫生出版社,2009.
［3］耿仁义,朱中林,华伟. 实用心脏起搏技术. 北京:人民军医出版社,2004.

［4］ ELLENBOGEN KA,WOOD MA. Cardiac pacing and ICDs. 4th ed. Oxford:Blackwell Publishing Inc,2004.

［5］ BOGNOLO DA,VIJAYANAGAR R,ECKSTEIN PF,et al. Two leads in one introducer technique for A-V sequential implantations. Pacing Clin Electrophysiol,1982,5(2):217-218.

［6］ NICKALLS RW. A new percutaneous infraclavicular approach to the axillary vein. Anaesthesia,1987,42(2):151-154.

［7］ MAGNEY JE,STAPLIN DH,FLYNN DM,et al. A new approach to percutaneous subclavian venipuncture to avoid lead fracture or central venous catheter occlusion. Pacing Clin Electrophysiol, 1993, 16 (11): 2133-2142.

［8］ BAROLD SS,CAZEAU S,MUGICA J,et al. Permanent multisite cardiac pacing. Pacing Clin Electrophysiol, 1997,20(11):2725-2729.

［9］ LAU EW. First rib and venous anomalies-Anatomical challenges for transvenous implantation of cardiac electronic devices. Indian Pacing Electrophysiol J,2017,17(4):111-112.

［10］ HADJIS A,PROIETTI R,ESSEBAG V. Implantation of cardiac resynchronization therapy devices using three leads by cephalic vein dissection approach. Europace,2017,19(9):1514-1520.

［11］ AL-HADITHI AB,DO DH,BOYLE NG. Vein management for cardiac device implantation. Card Electrophysiol Clin,2018,10(4):561-571.

第8章

心室间隔部起搏技术

起搏导线经周围静脉植入右心室技术应用于临床已有半个多世纪。传统的起搏导线植入在右心室心尖部，因植入技术简单、导线易于固定、脱位率低而在临床上应用广泛。近来临床多项前瞻性和回顾性研究证实长期的右心室心尖部起搏改变了心室激动顺序，对心室结构和功能起到负面作用，主要表现在传统的右心室心尖部起搏造成类似左束支传导阻滞（LBBB）的临床结果，导致 QRS 波增宽以及"被动"的心室非同步，增加心房颤动（房颤）、心力衰竭（心衰）和死亡的风险。

主动固定导线的出现解决了右心室其他部位起搏技术难题。国内外近年先后进行了直接或旁希氏束、流出道间隔部、流入道间隔部、近心尖间隔部等部位的起搏研究，并取得了一定经验，并证明这一技术是安全、可行的。其中直接希氏束起搏作为最符合生理性起搏模式，目前在部分大的起搏中心进行了很多探索工作，但由于术中需希氏束解剖定位，而且希氏束的起搏阈值和感知阈值变异度较大，临床全面推广有一定难度。右心室间隔部起搏因为起搏导线距希氏-浦肯野系统（希浦系统）距离很近，此处起搏可使心室除极易夺获传导系统或夺获局部心肌同时向左右心室扩布，从而获得较心尖部起搏更为接近生理状态的心室激动顺序和双心室同步。先后有诸多小样本研究通过检测 QRS 时限，左右心室收缩同步性及左心室内收缩同步性，左心室收缩功能等证实右心室间隔部起搏较传统右心室心尖部起搏有更好的电机械同步性，对左心室血流动力学影响更小。此外长期随访发现右心室间隔部起搏组左心室收缩功能优于右心室心尖部起搏组，心衰、房颤发生率较右心室心尖部起搏组低。但同时也有少数研究显示，右心室间隔部起搏与右心室心尖部起搏对心脏血流动力学和心室收缩同步性指标的影响无显著差异，造成上述结果的重要原因在于这部分研究中，右心室间隔部起搏导线并未真正植入到右心室间隔部，而是在右心室流出道的前壁或游离壁。因此掌握右心室间隔部起搏的植入技巧和间隔部起搏的临床特征可以帮助右心室间隔部起搏技术的成功开展，减少长期右心室心尖部起搏对心功能带来的不利影响。右心室间隔部起搏技术需掌握的要点包括：①右心室的解剖特点；②右心室间隔部起搏植入术中技巧；③右心室间隔部起搏的心电图和影像学特点，以帮助术中判断导线是否到位。

一、右心室间隔部解剖

右心室间隔部分为流出道和流入道间隔部，流出道是右心室向左上延伸的部分，呈漏斗形又称动脉圆锥或称漏斗部。漏斗部的下方为室上嵴,它是右心室靠间隔侧一增厚的肌肉嵴,是右心室流入道和流出道的分界。漏斗部的上方为肺动脉瓣,前方为右心室游离壁,靠后为右心室间隔部(图 8-1)。X 线下右前斜位和左前斜位结合,右心室间隔部在右前斜位(RAO)流出道上下缘之间做平均线区分流出道高位和低位,三尖瓣的上下缘之间作平均线区分流入道高位和低位。根据左前斜位(LAO 30°~45°)导线的头端指向来区别间隔侧与游离壁,当导线头端指向脊柱时,通常为间隔部。通常建议主动导线植入于流出道低位间隔或流入道中高位室间隔处。

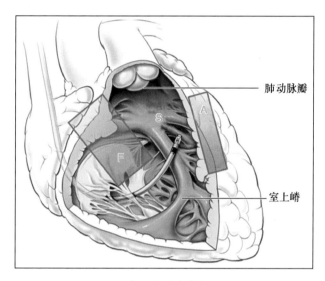

图 8-1　右心室流出道解剖图
S:间隔部;F:游离壁;A:前壁。

二、右心室间隔部起搏植入手术操作技巧

1. 手术操作

(1) 检查螺旋导线的传输性能:右心室间隔部起搏建议常规使用主动固定导线。主动固定导线使用前应常规检查螺旋导线的螺丝完全伸出和退回的旋转圈数。通常完全伸出为 5~6 圈,退回为 7~8 圈(在直引导钢丝植入导线的情况下)。通过上述步骤可以明确螺旋传输功能是否正常,了解植入固定时大概所需旋转圈数。

(2) 沿可撕裂鞘将带有直导丝的螺旋导线在后前位或右前斜 10° 送入右心室,撤除直导丝。

(3) 导引导丝的塑形:根据右心室的大小,将导引导丝头端 5~7cm 的部分塑型呈 L 型,成角 60°左右,远端 1cm 左右距离反向向后 120°成角。根据右心室大小决定导丝 L 型弧度内径及弯度大小(图 8-2)。

(4) 使用塑形好的导丝,通过旋转推送等手法将起搏导线送至右心室流出道近肺动脉瓣处。在右前斜位 30°透视下将导线缓慢后撤,后撤过程中通过旋转导丝尾部手柄,调整导线头端至所需要的位置,此时应在左前斜位 40°透视下观察导线头端是否指向脊柱。分别在上述两个 X 线投照体位证实导线头端到达拟固定部位,并尽可能使头端与心内膜呈垂直关系,使用专用的夹子或操作手柄顺时针旋转导线尾端,因存在心内膜面的阻力,圈数应比体

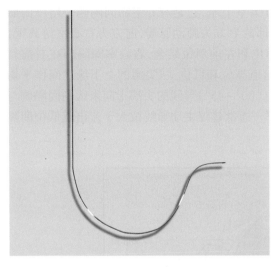

图 8-2　导引导丝的塑形

外多 1~2 圈。X 线下确认螺丝完全旋出后,退出导引钢丝,嘱患者深呼吸或咳嗽,观察导线位置是否牢固。

2. 操作要点

(1)导引钢丝塑形:右心室间隔部位置偏后,心室导线跨过三尖瓣以后向上沿流出道走行,导线头端需指向后方才能将导线定位于间隔部,否则部分患者会出现导线直接指向右心室前壁与间隔部移行处或游离壁。因此,将指引导丝头端 1cm 左右向后向下 120° 成角反折协助定位至关重要。但具体定位结果还须通过 X 线影像、心电图等综合判断。

(2)导线到位后应仔细调整导线张力,尽可能使导线头端与间隔部心内膜呈垂直关系。这是导线稳定固定并减少导线脱位至关重要的环节。

(3)螺旋导线旋出后即刻的阈值若超过 1V(2~3V),不要急于调整位置,5~10min 后重新测试,多数患者阈值能降至 1V 以下。因主动固定导线植入时存在对心内膜面的损伤,所以测试参数在导线植入后即刻测试可能存在起搏阈值较高或感知的 R 波较低的情况。在导线植入后 5~10min 测试可发现阈值降低和感知升高。

(4)避免反复多次在同一部位旋入、旋出,防止发生心肌穿孔。重视患者术中胸痛的主诉,可能是穿孔的预兆。有学者在体外直视下观察螺旋旋入心肌后的阻抗,发现当螺旋完全旋入与部分旋入,或没有旋入心肌相比,后者的阻抗数值明显比前者低,而导线过度拧旋入心肌后可见阻抗明显升高。另有学者观察到电极植入后的腔内电图的 ST 段明显升高(>10mV)时提示存在穿孔可能性,而 ST 段抬高过低(<5mV)提示有脱位的危险。

(5)导线固定完成后,应在 X 线透视下调整导线的张力,张力过高易影响三尖瓣后叶的关闭功能并增加导线穿孔的可能。张力过低易导致三尖瓣前叶或隔瓣击打导线致导线脱位。

三、右心室间隔部起搏的心电图和影像学特点

心脏彩超对于判断导线的位置最为准确,但起搏器植入术中使用不便。X 线影像和心电图对术中导线固定部位的判断有重要的参考价值。前后位(AP)和右前斜位(RAO)可以判断导线位置在流出道还是流入道,间隔部或游离壁的高位还是低位,左前斜位(LAO 40°~45°)则可判断导线位置在游离壁还是间隔部。Mond 指出 LAO 40° 时,心室导线走向与水平线夹角呈 0°~40° 时(即导线头端指向脊柱),导线位于右心室流出道间隔部;60°~100° 时,导线位于右心室流出道前壁;>100°,导线则位于右心室流出道游离壁(图 8-3)。

高位起搏心电图多呈左束支阻滞型,Ⅱ、Ⅲ、aVF 导联 QRS 波呈 R 波,aVL 多呈负相 R 波。心电图 Ⅰ 导联 QRS 波方向也有助于定位,70% 的右心室间隔部起搏心电图 Ⅰ 导联呈 QS 型,95% 以上的右心室游离壁起搏 Ⅰ 导联呈 R 型(图 8-4)。植入部位的准确度与术者对右心

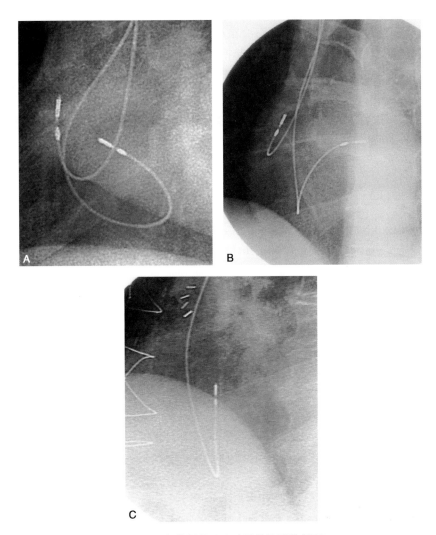

图 8-3　左前斜位 45°对导线位置的判断

A. 心室导线走向与水平线夹角大于 100°, 导线位于右心室游离壁; B. 心室导线走向与水平线夹角呈 0°~40°, 导线头端指向脊柱, 导线位于右心室间隔部; C. 心室导线走向与水平线夹角呈 60°~100°, 导线位于右心室间隔部。

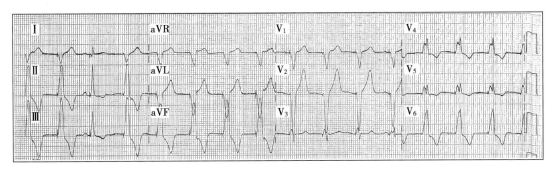

图 8-4　右心室流出道间隔部起搏心电图

室流出道间隔部起搏特征的判断经验有关。

　　心电图右心室间隔部起搏较传统右心室心尖部起搏的优势目前尚缺较大样本、中长期、多中心的研究资料。但右心室间隔部起搏对心室收缩同步性的优势已经得到证实。近年来精确定位间隔部起搏实现希浦系统起搏技术的开展，进一步拓展了生理性起搏概念。因此对于高度或三度房室传导阻滞患者，依赖心室起搏比例较高的患者，左心室功能受损的房室阻滞患者，可选择更符合生理的右心室间隔部起搏或希浦系统起搏，减少传统的右心室心尖部起搏对心功能带来的不利影响。

（徐　伟）

参 考 文 献

[1] NUNES MC,ABREU CD,RIBEIRO AL,et al. Effect of pacing-induced ventricular dyssynchrony on right ventricular function. Pacing Clin Electrophysiol,2011,34(2):155-162.

[2] MOND HG,VLAY SC. Pacing the right ventricular septum:time to abandon apical pacing. Pacing Clin Electrophysiol,2010,33(11):1293-1297.

[3] HILLOCK RJ,STEVENSON IH,MOND HG. The right ventricular outflow tract:a comparative study of septal,anterior wall,and free wall pacing. Pacing Clin Electrophysiol,2007,30(8):942-947.

[4] STAMBLER BS,ELLENBOGEN K,ZHANG X,et al. Right ventricular outflow versus apical pacing in pacemaker patients with congestive heart failure and atrial fibrillation. J Cardiovasc Electrophysiol,2003,14(11):1180-1186.

[5] KOLETTIS TM,KYRIAKIDES ZS,TSIAPRAS D,et al. Improved left ventricular relaxation during short-term right ventricular outflow tract compared to apical pacing. Chest,2000,117(1):60-64.

[6] Tse HF,Yu C,Wong KK,et al. Functional abnormalities in patients with permanent right ventricular pacing J Am Coll Cardiol,2002,40(8):1451-1458.

[7] BOURKE JP,HAWKINS T,KEAVEY P,et al. Evolution of ventricular function during permanent pacing from either right ventricular apex or outflow tract following AV-junctional ablation for atrial fibrillation. Europace,2002,4(3):219-228.

[8] DESHMUKH P,CASAVANT DA,ROMANYSHYN M,et al. Permanent,direct His-bundle pacing:a novel approach to cardiac pacing in patients with normal His-Purkinje activation. Circulation,2000,101(8):869-877.

[9] STAMBLER BS,ELLENBOGEN K,ZHANG X,et al. Right ventricular outflow versus apical pacing in pacemaker patients with congestive heart failure and atrial fibrillation. J Cardiovasc Electrophysiol,2003,14(11):1180-1186.

[10] MUTO C,OTTAVIANO L,CANCIELLO M,et al. Effect of pacing the right ventricular mid-septum tract in patients with permanent atrial fibrillation and low ejection fraction. J Cardiovasc Electrophysiol,2007,18(10):1032-1036.

[11] JACKSON T,CLARIDGE S,BEHAR J,et al. Differential effect with septal and apical RV pacing on ventricular activation in patients with left bundle branch block assessed by non-invasive electrical imaging and in silico modelling. J Interv Card Electrophysiol,2020,57(1):115-123.

[12] BANSAL R,PARAKH N,GUPTA A,et al. Incidence and predictors of pacemaker-induced cardiomyopathy with comparison between apical and non-apical right ventricular pacing sites. J Interv Card Electrophysiol,2019,56(1):63-70.

[13] SUZUKI T,FUJINO T,SHINOHARA M,et al. Right ventricular septal pacing using a thin lumenless pacing lead and delivery system with a deflectable catheter. Int Heart J,2018,59(6):1253-1260.

[14] SHENTHAR J,GEORGE J,BANAVALIKAR B,et al. What are the atrioventricular delays in right ventricular apical and septal pacing for optimal hemodynamics in patients with normal left ventricular function?. J Cardiovasc Electrophysiol,2020,31(1):323-329.

第9章

希氏-浦肯野系统起搏技术

自 1958 年开始植入了世界上第一台人永久工心脏起搏器以来，数以万计的患者得以获益。将导线植入右心室心尖部，稳定可靠，操作简单，但经过数十年的临床实践，人们发现心尖部起搏会导致部分患者出现起搏介导的心肌病。由此相继发展出现了间隔部起搏、双室起搏（BVP，包括左心室导线植入心外膜冠状静脉窦内以及左心室多位点起搏等），同时算法和器械不断更新，但从起搏位点来说都不是真正意义上的生理性起搏。

通过夺获希氏-浦肯野系统（希浦系统）的传导，能产生最生理性的心室激动顺序。早在20 世纪六七十年代，人们就在动物实验和电生理检查上初步尝试了希氏束起搏并成功夺获希氏束，但由于缺乏有效的固定工具，永久希氏束起搏的临床应用一直未能实现。直至 2000年 Deshmukh 等运用普通主动螺旋固定导线在塑性钢丝帮助下成功尝试了希氏束起搏及2004 年鞘导入的主动导线用于临床后，明显提高了永久性希氏束起搏的成功率，推动了生理性起搏的进展。希氏束起搏虽是公认的最生理的起搏方式，但由于其解剖特点，起搏阈值偏高，操作难度相对较大，即便经过植入方法的改良，其长期的安全性顾虑仍限制了希氏束起搏的发展，尤其对于希氏束以下或更远端病变的患者。由温州医学院第一附属医院原创的另一生理性起搏——经间隔左束支起搏（left bundle branch pacing，LBBP），正是对希氏束起搏不足的补充。不同于希氏束的细小，人左侧传导系统宽大、网状、交互，位于左心室内膜面下，且电激动可交叉传导，这些特征使得左束支更容易被夺获，能获得最佳的起搏参数，周边丰富的心肌组织，更保证导线参数长期随访的稳定性。

本章节从如下几点对希浦系统起搏（包括希氏束起搏及左束支起搏）植入技术简要阐述：①希浦系统解剖特点；②希浦系统起搏的定义与判断标准；③希浦系统起搏操作方法；④左束支起搏与左心室间隔起搏鉴别。

一、希浦系统的解剖与电生理特性

希氏束起于房室结远端，经中心纤维体从心房侧到心室侧，在室间隔膜部下方穿过，至左侧室间隔肌部，于左侧室间隔心内膜下形成左束支。希氏束近端位于右心房侧与左心室之间，远端位于右心室与左心室之间的膜部室间隔，主动脉根部下方。Kawashima 等将希氏束分为三种类型（图 9-1）：Ⅰ型，行走于间隔膜部，被一层薄的心肌纤维鞘覆盖（46.7%）；Ⅱ型，希氏束穿行于室间隔心肌内，形态、边界与周围心肌难以区分（32.4%）；Ⅲ型，希氏束裸露于心内膜（21.0%）。房侧和室侧希氏束均能进行永久性希氏束起搏，从希氏束近端到远端,HV 间期逐渐缩短。以上这些解剖特性解释了大部分患者(Ⅰ型和Ⅲ型)容易描记到大的希氏束波,且往往是可以获得选择性希氏束起搏,但房侧希氏束深部是中心纤维体,所以很难深拧,而室侧希氏束更接近心室和室间隔肌部,因此起搏能获得更低的阈值、更好的感知及避免交叉感知。另外有部分患者希氏束起搏操作相对困难可能跟希氏束位置比较深有关系。

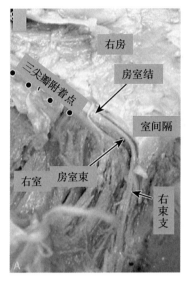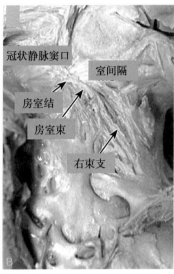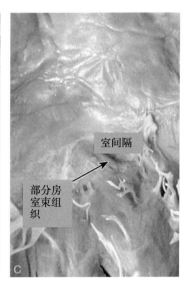

图 9-1　希氏束解剖变异示意图
A. 传导束走行示意图;B. 希氏束解剖图Ⅰ型,行走于间隔膜部,被一层薄的心肌纤维鞘覆盖;C. Ⅱ型,希氏束束穿行于室间隔心肌内,形态、边界与周围心肌难以区分;Ⅲ型:希氏束裸露于心内膜。

　　左束支起源于三尖瓣、无冠窦与右冠窦之间,在室间隔偏后部分分为左前分支、左后分支。左前分支长而细、变异大,跨过左心室流出道止于前乳头肌,左后分支为左束支的主要延续,短而粗,形态、长度较恒定,止于后乳头肌。此区域冠脉间隔支分布较少,因此左束支

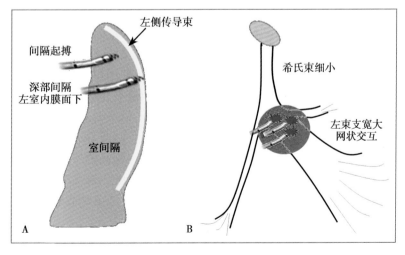

图 9-2　左束支解剖示意图
A. 左束支位于左心室内膜面下;B. 左束支起搏位置示意图。

起搏导线较易植入左后分支区域,且不易造成冠状动脉分支损伤(图 9-2)。浦肯野纤维网由心内膜下纤维和"壁内纤维"组成,前者公认存在,保证从心尖到基底部的收缩顺序,后者仅在羊、奶牛、猪等动物中发现,在人类中尚未发现,因此左束支起搏时导线需旋入间隔一定深度,直至左心室间隔内膜下才可能夺获心内膜下的浦肯野纤维网(图 9-2A)。相比较希氏束的细小,分布成片状、交互的左束支更容易被定位夺获,且周边丰富的心肌组织保障了电极参数的稳定性(图 9-2B)。

二、希浦系统起搏的定义

1. 希氏束起搏的定义　为规范希氏束起搏的临床运用,便于推广和进一步研究,2018年初国际希氏束工作专家组发表了《永久希氏束起搏的专家共识》(简称《共识》)。《共识》规范了希氏束起搏的类型:①选择性希氏束起搏(selective HBP):只夺获希氏束,无局部心肌进行融合;②非选择性希氏束起搏(non-selective HBP):同时夺获希氏束及局部心肌。需要注意的是,无论何种起搏类型,均是建立在传导束夺获的基础上。在判断选择或非选择性希氏束起搏是以心电学为标准,并不是解剖意义上的起搏位点,规范了以往容易引起混淆的希氏束旁起搏(para-His)的概念。共识中希氏束起搏定义较为复杂,主要通过下列标准判断:①QRS 波起搏形态与宽度;②His-QRS 与刺激-QRS 间期关系;③是否存在心肌夺获(体表是否有等电位线,腔内信号是否连续);④周边心肌和传导束夺获阈值差。

2. 左束支起搏的定义　左束支起搏导线经静脉,穿间隔至左心室内膜面下,除了单纯室间隔起搏的电学特征外,还具有左侧传导束夺获的特征。

(1) 起搏形态呈右束支阻滞图形:左束支起搏时,由于夺获左侧传导系统,左心室激动早于右心室,故起搏形态为右束支传导阻滞图形,且起始上升陡峭。但起搏具体形态还取决于导线位置,如左前分支或左后分支区域,是否合并远端传导系统疾病,起搏电压大小,是否选择性起搏,是否能逆传右束支,3830 导线环端(Ring)是否夺获等。故起搏 QRS 时限不能作为传导束是否夺获的判断标准。

(2) 左束支电极记录到左束支电位:自身为非左束支阻滞的患者,理论上应该都能记录到左束支电位,P-V 间期一般为 20~30ms。而左束支传导阻滞患者,左侧激动延迟,导致电位与心室激动重叠,无法被观察到,但可采用双电极法,通过希氏束起搏纠正完左恢复希氏束到左束支近端的传导,或当出现窄 QRS 波或来自左束支的早搏或逸搏时,可记录到左束支电位。需要注意的是,记录到电位仅提示导线接近传导束,但并非可低输出夺获传导束;如记录左束支损伤电流,则提示电极到位且能以较低输出夺获传导束。

(3) 起搏脉冲到左心室激动时间(stimulus to left ventricular activation time,Sti-LVAT):即起搏钉到 R 波顶峰的时间,简称达峰时间,通常测量 V_4~V_6 导联,反映左心室侧壁的除极时间。因电激动经传导束传导远快于心肌,如当达峰时间在增高输出过程中突然缩短(通常>10ms)且之后不再变短,提示夺获左束支被夺获;如在各种电压输出时,达峰时间保持最短且恒定,也可能提示传导束夺获,因部分患者最高输出时,仍是单纯心肌起搏。左束支起搏达峰时间与自身 LVAT 相近通常短于希氏束起搏的达峰时间。

(4) 选择性和非选择性左束支起搏:选择性左束支起搏仅夺获左束支,可见腔内起搏钉与 V 波之间存在分离,体表的起搏心电图为典型的右束支阻滞图形。当输出电压增高时出现非选择性左束支起搏,即同时夺获左束支和其周边的间隔内膜心肌,腔内起搏钉与 V 波之间没有分离,体表的起搏心电图呈不完全右束支阻滞图形。虽然选择性和非选择性左束支起搏体表和腔内心电图存在差异,但是其 R 波达峰时间是相同的,即前述的在不同输出电压时保持最短和恒定。

(5)左束支夺获的直接证据:左束支导线起搏时,当希氏束导线上观察到逆传的电位,或位于左束支导线远端的电极记录到左侧传导系统电位,且电位与脉冲间期及顺序符合经传导束传导的特征,为左束支起搏的直接证据,但这点临床上并非常规使用。

临床实践中,在满足导线定位及标准(1)基础上,结合标准(3)(4),可近乎 100% 判断左束支夺获与否;如符合上述标准越多,证据越充足。

三、希浦系统起搏操作技术

1. **常用器械准备**　目前使用的鞘导入的植入方法成功率较以往明显提升。近期对 26 项希氏束临床研究的荟萃分析显示,希氏束起搏的成功率由无传送鞘的 54.6% 提高到使用由鞘管导入主动固定导线(3830)的 92.1%。起搏常用导线、鞘管及设备见图 9-3。

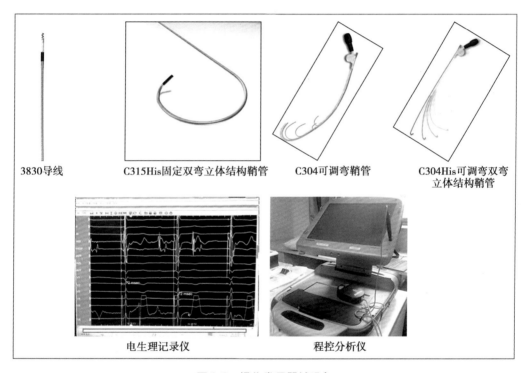

3830导线　　C315His固定双弯立体结构鞘管　　C304可调弯鞘管　　C304His可调弯双弯立体结构鞘管

电生理记录仪　　　　　　程控分析仪

图 9-3　操作常用器械设备

(1)导线:目前广泛使用的是 3830 导线,其头端导电螺旋 1.8mm,导线外径 4.2F,内无钢丝,需配合外鞘操作。

(2)鞘管:美敦力 C315 希氏束鞘是目前最常用的希氏束起搏鞘,为有两个固定弯度的立体结构,长 43cm,内径 5.5F,外径 7F。第一个弯度协助导线到达三尖瓣环上部,第二个弯度协助导线对准间隔。另一种鞘管是 C304(常规为 69cm,加长的 74cm),可调弯,但仅一个弯度,非立体结构,内径 5.7F,外径 8.4F,适用于解剖异常或者有难度的病例,如右心房右心室扩大,希氏束位置较低等。C304 希氏束鞘,国外已上市,具有可调弯+双弯的立体结构,更便于希浦系统起搏的操作。

（3）外鞘：建议 C315 希氏束鞘外套上普通的可撕开短外鞘，以便于操作 C315 希氏束鞘，防止折鞘和切鞘。

（4）多导电生理仪：记录 12 导联心电图和腔内心电图，将 3830 导线直接连接于电生理仪，在术中操作时为单极连接，一般不需要电生理标测导管定位，除非是困难病例或需要房室结消融时。（滤波设置详细）

（5）起搏分析仪：建议使用美敦力程控仪进行测试，其腔内也可记录电位。

2. 希氏束起搏标准操作步骤

（1）电位标测法：RAO 30°可显示房室沟及充分暴露右心房、右心室，有利于判断导线在房侧或室侧。当鞘管和导线在右心房里时，顺时针旋转移动鞘管以接近三尖瓣环；当鞘管和导线在右心室里时，小心逆时针旋转鞘管退回到三尖瓣环附近。导线头端稍出鞘（ring 端未出鞘），接触心肌标测寻找希氏束。

（2）起搏标测法：术中采用单极起搏，可使用高电压起搏，用 5V 以上起搏来寻找希氏束位点。其优点在于可连续记录起搏心电图，观察起搏形态变化。当发现起搏窄 QRS 波时，可迅速确定希氏束区域，再进行微调，提高效率，尤其适用于解剖异常或起搏依赖，无法标测到希氏束电位的患者及用于 LBBB 寻找可纠正的位点。

（3）导线固定：确定起始旋入的位置后适当推送导线，以确定导线头端在三尖瓣环上的贴靠是否稳定及鞘管的支撑力是否足够。在导线旋入过程中，边旋边观察导线头端的位置，调整鞘管的方向，可结合 RAO 30°和 LAO 35°体位以判断导线头端是否垂直。建议在间隔更深的部位起搏，解剖上约 1/3 患者希氏束走行在间隔较深的位置，为获得更理想及稳定的参数，可将导线头端固定到间隔深部，夺获希氏束远端。对于房室传导阻滞的患者，起搏位点越过阻滞点，除较好的阈值感知外，还能尽可能减少病变进展的影响。同时，可为消融房室结提供更大的安全空间，以免损伤起搏位点及远端。

（4）双导线法（dual-leads）：以第 1 根导线确定的希氏束大概位置为路标，第 2 根导线在周边区域寻找更佳的起搏位点，以提高希氏束起搏的植入效率和获得更好的起搏参数，将参数相对不满意的导线置于心房（患者需要植入心房导线时）或右心室间隔（患者需要右心室起搏备用时）。

（5）操作过程中的特殊征象

1）损伤电流（current of injury）：固定即刻会出现阈值升高，腔内见损伤电流，一般 10min 内阈值逐渐下降，损伤电流也逐渐消失，提示远期起搏阈值良好。

2）回弹试验（rebound test）：顺时针旋转数圈导线，然后松开导线，导线尾端会逆时针回弹相同圈数，提示导线固定良好。

3）张力调整（slack test）：调整导线张力后，腔内电位不变，参数稳定，阈值变化<0.5V，提示导线固定良好。

4）参数稳定测试：现有资料显示如果植入时阈值高（>3V/1ms），而且单极和双极起搏阈值之间存在较大差异，很可能提示后期随访时阈值会进一步恶化，甚至失用需要导线重置。若阈值稳定，单双极测试差异不大，无较大的波动，多次测试变化不大（固定后、ring 出鞘后、退鞘至心房后、撤鞘后），则说明导线固定良好。

（6）参数测试：单、双极均测试感知、阈值、阻抗。HV 传导测试：以稍高于阈值（0.5V）的输出，如 1:1 HV 传导>120～140 次/min，提示希氏束以下传导正常。测试阈值时注意起搏频率的影响,频率快可能伴随阈值升高;记录不同输出电压时的起搏形态,记录选择性和非选择性夺获的阈值。共识中提出在非起搏依赖的患者中希氏束夺获阈值应低于 2.5V/1ms,起搏依赖患者除了传导束阈值外,应有较低的内膜阈值作为自身备份。

（7）撤鞘和确认导线固定良好:需先把其他电极植入完成,然后将鞘管退到仅留导线足够切开固定的最小长度,让导线自然下垂,释放扭力。推荐使用配套的美敦力公司 6232 切开刀,在数字减影血管造影(DSA)影像下撤鞘。撤鞘后调整合适的导线张力,并再次测试阈值。

3. 左束支起搏标准操作步骤

（1）术前评估及准备:术前评估间隔厚度、是否存在瘢痕、心脏大小及三尖瓣反流情况。对左束支传导阻滞的患者,建议先植入心室起搏备用导线,连接临时起搏器,作为右束支损伤导致完全性房室传导阻滞的安全备份起搏。术中建议单极测定起搏阈值和阻抗,双极测定最终的 R 波感知。

（2）左束支起搏的初始定位:可预先确定希氏束位点,然后以此影像作为标记,植入左束支起搏导线。在右前斜位,将远端希氏束部位与心尖连线方向的 1~1.5cm 处的右心室面作为初始部位,如果起搏时 V$_1$ 导联呈 W 形,顿挫在 QRS 波底部,提示更高的成功率(图 9-4)。双电极法可用于复杂的病例,提高成功率或获得左束支夺获的直接证据。

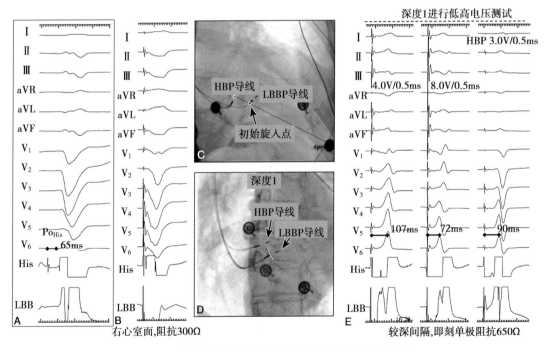

图 9-4　左束支起搏操作（右心室面定位与深部间隔起搏）

A. 自身心电图;B、C. 右心室面起搏形态 V$_1$ 导联呈 W 形及希氏束电极影像学定位;D、E. 在深度 1 进行低高电压测试,高电压达峰时间骤变短,提示左束支在高电压被夺获。

（3）深拧导线至间隔内:左前斜有助于判断导线方向及深度。逆时针旋转鞘,鞘方向垂直于间隔,同时具备足够的支撑力。旋入导线过程中操作应"先快后慢"。在初始阶段,建议单手或者双手快速旋转导线 3~4 圈/次,以突破间隔内膜,然后松开导线并再次重复快速旋转。在旋入过程中会发现:①起搏时 V$_1$ 导联上 QRS 波底部的顿挫会逐渐移至终末,直至出现终末部分的 R'波;②单极起搏阻抗增加;③影像上看到导线位置变化出现 Fulcrum 征,即导线植入间隔内的部分保持相对固定,不随心脏收缩而移动,而其未植入间隔内的部分则随心脏收缩而摆动,整个导线呈现支点运动或鞘内打造影剂确定大致深度(图 9-4、图 9-5);其他确定导线深度的方法还有术中或术后心脏超声、术后 CT。

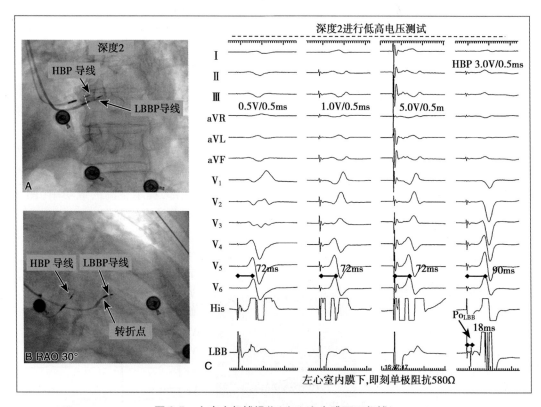

图 9-5 左束支起搏操作(左心室内膜面下起搏)

A、B. 导线影像学提示左束支导线深度;C. 在此深度不同电压测试,可见 0.5V/0.5ms 夺获传导束(选择性起搏),高电压达峰时间不变(非选择性起搏),希氏束纠正左束支传导阻滞,左束支导线可见电位。

如导线旋入困难,常见原因包括导线头端螺旋上有组织嵌顿、鞘管或导线螺旋变形、旋入位置有瘢痕或纤维化,以及鞘管支撑力不够等。去除螺旋上的嵌顿组织,替换新的鞘管或者导线以及重新定位植入可能有效。当导线拧入过深而出现穿孔至左心室腔时,仅回退导线是不可取的,应将导线完全旋回后重新更换植入部位。

(4)证实左束支夺获及撤鞘:当导线头端旋入间隔 6~8mm 时和/或起搏形态呈右束支传导阻滞图形时和/或出现右束支阻滞图形的室早时,此时导线旋入已接近左侧间隔内膜面,建议进行高低电压起搏,若高电压起搏能缩短达峰时间则提示导线已接近左侧传导系统。此刻应小心缓慢旋转导线,0.5~1 圈/次及仔细监测起搏形态和阻抗(单极即刻阻抗应>500Ω),避免导线穿孔至左心室腔内。当确定能以低输出夺获左束支时(通常<1.5V/0.5ms),停止旋入导线。

与希氏束起搏不同的是,不建议用回弹试验来判断电极固定良好,因会导致穿孔可能。将鞘管撤到心房同时送入导线保持一定张力。再次测定起搏参数确认导线稳定性。切鞘后调整合适的导线张力,避免导线穿孔或脱位(表 9-1)。

表 9-1　希氏束与左束支起搏的特征区别

特征	左束支起搏	希氏束起搏
是否过三尖瓣	过三尖瓣	两种均有
电极支点运动	有	无
回弹	无	有
导线深度	通常>7mm	通常<2mm
拧入前		
电位	常无	有
起搏形态	类似左束支阻滞形态,常为"W"形	与自身形态有关
固定后		
电位	有(左束支阻滞例外)	有
起搏形态	右束支阻滞形态	与自身形态有关
脉冲至达峰时间	恒定且短于希氏束起搏的达峰时间	≤自身希氏束电位至达峰
电位到 V 波起始	20~30ms	35~55ms 或更长
选择性起搏等电位线	短或难以观测	长

（5）潜在的并发症与预防

1）术中损伤右束支:较为常见,但大部分术后可恢复。当导线跨过三尖瓣进入心室时,始终保持导线头端在鞘管内操作,轻微逆时针旋转鞘管将导线固定在后下间隔可减少右束支损伤。另外,避免在有电位的间隔部位旋入导线,因为此电位很可能即是右束支电位。若在此处旋入则很有可能造成右束支的不可逆损伤。

2）导线脱位和间隔穿孔:术前超声心动图或心脏 MRI 评估间隔情况,如是否存在心室致密化不全、间隔薄或存在瘢痕等,避免导线植入上述部位。术中每个步骤都监测起搏形态和阻抗可预防术中出现脱位或穿孔。适当的调整导线张力可避免术后导线脱位(张力不够)或间隔穿孔(张力过多)。

3）潜在冠状动脉损伤可能:目前尚无因为左束支起搏导致冠状动脉损伤引起明确心肌梗死并发症的报道,因冠状动脉的间隔支在前间隔分布较多且较粗大,因此建议避免导线植入位置过前、过高损伤较大冠脉分支(标准位置损伤冠脉的可能性小;前室间沟有前降支及大分支分布;导线植入位置过前、过高,尤其是导线在间隔内斜扎至前间隔;注意术中监测)。

四、左束支起搏与左心室深部间隔起搏的鉴别

研究证实,左心室间隔起搏在电同步性及急性血流动力学上优于右心室心尖部及间隔部起搏。与文献报道的左心室间隔起搏相比,左束支起搏有如下特点:①定位更接近左心室内膜面;②更佳的左心室同步性;③具有传导束夺获的特征(图9-6、表9-2)。经间隔的左束支起搏定位左心室内膜面下,即使未夺获传导束,也将呈现左心室间隔起搏的优势,但其临床获益,需进一步的验证。

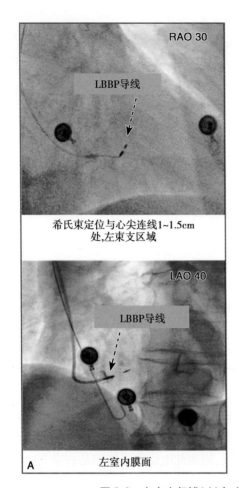
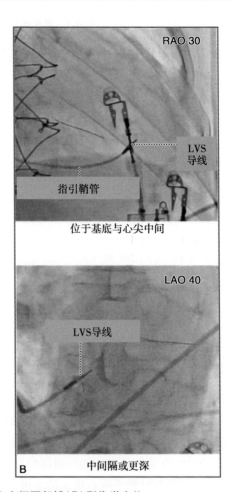

图 9-6 左束支起搏(A)与左心室间隔起搏(B)影像学定位
LBBP = 左束支起搏导线;LVS = 左心室。

表 9-2 左束支起搏与左心室间隔起搏特征区别

	左束支起搏	左心室间隔起搏
心肌夺获	近端左束支伴或不伴局部心肌	通常左心室间隔
单极起搏形态	RBBB 形态(选择器起搏见可典型 RBBB)	部分 RBBB 形态
电极位置	希氏束电位与心尖连线 1~1.5cm 处(左束支区域)	基底与心尖中间
导线深度	接近左心室内膜面下	室间隔深部
左束支电位	有	通常无
脉冲至达峰时间	最短且恒定	较长
dv/dt	快速	平缓
左束支夺获	有	无
左心室同步性	最佳	欠佳

注:RBBB = 右束支传导阻滞。

(黄伟剑)

参 考 文 献

[1] DESHMUKH P,CASAVANT DA,ROMANYSHYN M,et al. Permanent,direct His-bundle pacing:a novel approach to cardiac pacing in patients with normal His-Purkinje activation. Circulation,2000,101(8):869-877.

[2] ZANON F,BARACCA E,AGGIO S,et al. A feasible approach for direct His-bundle pacing using a new steerable catheter to facilitate precise lead placement. J Cardiovasc Electrophysiol,2006,17(1):29-33.

[3] SU L,WU S,WANG S,et al. Pacing parameters and success rates of permanent His-bundle pacing in patients with narrow QRS:a single-centre experience. Europace,2019,21(5):763-770.

[4] VIJAYARAMAN P,ELLENBOGEN KA. Approach to permanent His bundle pacing in challenging implants. Heart Rhythm,2018,15(9):1428-1431.

[5] HUANG W,CHEN X,SU L,et al. A beginner′s guide to permanent left bundle branch pacing. Heart Rhythm, 2019,16(12):1791-1796.

[6] VIJAYARAMAN P,CHUNG MK,DANDAMUDI G,et al. His bundle pacin. J Am Coll Cardiol,2018,72(8): 927-947.

[7] BARBA-PICHARDO R,MANOVEL SáNCHEZ A,FERNáNDEZ-GóMEZ JM,et al. Ventricular resynchronization therapy by direct His-bundle pacing using an internal cardioverter defibrillator. Europace,2013,15(1): 83-88.

[8] AJIJOLA OA,UPADHYAY GA,MACIAS C,et al. Permanent His-bundle pacing for cardiac resynchronization therapy:Initial feasibility study in lieu of left ventricular lead. Heart Rhythm,2017,14(9):1353-1361.

[9] LUSTGARTEN DL,CRESPO EM,ARKHIPOVA-JENKINS I,et al. His-bundle pacing versus biventricular pacing in cardiac resynchronization therapy patients:A crossover design comparison. Heart Rhythm,2015,12 (7):1548-1557.

[10] SHARMA PS,DANDAMUDI G,HERWEG B,et al. Permanent His-bundle pacing as an alternative to biventricular pacing for cardiac resynchronization therapy:A multicenter experience. Heart Rhythm,2018,15(3): 413-420.

[11] SU L,XU L,WU SJ,et al. Pacing and sensing optimization of permanent His-bundle pacing in cardiac resynchronization therapy/implantable cardioverter defibrillators patients:value of integrated bipolar configuration. Europace,2016,18(9):1399-1405.

[12] WU G,CAI Y,HUANG W,et al. Hisian pacing restores cardiac function. J Electrocardiol,2013,46(6):676- 678.

[13] HUANG W,SU L,WU S,et al. A novel pacing strategy with low and stable output:pacing the left bundle branch immediately beyond the conduction block. Can J Cardiol,2017,33(12):1736. e1-1736. e3.

[14] HUANG W,CHEN X,SU L,et al. A beginner′s guide to permanent left bundle branch pacing. Heart Rhythm,2019,16(12):1791-1796.

[15] CHEN X,WU S,SU L,et al. The characteristics of the electrocardiogram and the intracardiac electrogram in left bundle branch pacing. J Cardiovasc Electrophysiol,2019,30(7):1096-1101.

[16] KAWASHIMA T,SASAKI H. A macroscopic anatomical investigation of atrioventricular bundle locational variation relative to the membranous part of the ventricular septum in elderly human hearts. Surg Radiol Anat,2005,27(3):206-213.

[17] MATTSON AR,MATTSON E,MESICH ML,et al. Electrical parameters for physiological His-Purkinje pacing vary by implant location in an ex vivo canine model. Heart Rhythm,2019,16(3):443-450.

[18] SEDMERA D,GOURDIE RG. Why do we have Purkinje fibers deep in our heart? Physiol Res,2014,63 (Suppl 1):S9-18.

[19] VIJAYARAMAN P,SUBZPOSH FA,NAPERKOWSKI A,et al. Prospective evaluation of feasibility and elec-

trophysiologic and echocardiographic characteristics of left bundle branch area pacing. Heart Rhythm,2019, 16(12):1774-1782.

[20] VIJAYARAMAN P,DANDAMUDI G,ZANON F,et al. Permanent His bundle pacing:Recommendations from a Multicenter His Bundle Pacing Collaborative Working Group for standardization of definitions, implant measurements,and follow-up. Heart Rhythm,2018,15(3):460-468.

[21] ZANON F,ELLENBOGEN KA,DANDAMUDI G,et al. Permanent His-bundle pacing:a systematic literature review and meta-analysis. Europace,2018,20(11):1819-1826.

[22] HUANG W,SU L,WU S,et al. Benefits of permanent His bundle pacing combined with atrioventricular node ablation in atrial fibrillation patients with heart failure with both preserved and reduced left ventricular ejection fraction. J Am Heart Assoc,2017,6(4). pii:e005309. doi:10. 1161/JAHA. 116. 005309.

[23] HUANG W,SU L,WU S. Pacing treatment of atrial fibrillation patients with heart failure:His bundle pacing combined with atrioventricular node ablation. Card Electrophysiol Clin,2018,10(3):519-535.

[24] MAFI-RAD M,LUERMANS JG,BLAAUW Y,et al. Feasibility and acute hemodynamic effect of left ventricular septal pacing by transvenous approach through the interventricular septum. Circ Arrhythm Electrophysiol,2016,9(3):e003344.

第 10 章

无导线起搏器

自 1958 年问世以来,植入型心脏起搏器已成为缓慢性心律失常的一线治疗手段。然而传统起搏器导线相关的并发症一直困扰着临床医师,此外,静脉路径异常以及心脏再同步治疗时左心室瘢痕组织的存在、冠状静脉窦的解剖异常使经静脉植入导线存在一定的局限性。无导线起搏器是集脉冲发生器与起搏导线于一体的新型起搏器,以微缩胶囊的形式植入右心室,无须经静脉植入导线和制作囊袋,避免了传统起搏器的导线(导线脱位与损坏、血栓形成、三尖瓣反流以及导线系统感染等)及囊袋(感染、血肿等)相关的并发症。

一、无导线起搏器器械特点及植入过程

原圣犹达公司(雅培公司)研发的无导线心脏起搏器(leadless cardiac pacemaker,LCP,Nanostim 公司,图 10-1A)与美敦力公司研发的 Micra 经导管无导线起搏系统(Micra transcatheter pacing system,TPS,图 10-1B)是目前问世的两款微型无导线起搏器,均为单腔 VVIR 型起搏器,功能与传统的心室单腔起搏器相同,具有频率应答及自动阈值管理等功能。两款无导线起搏器在器械尺寸及固定方式有所不同。

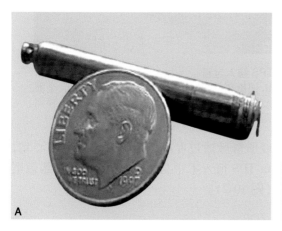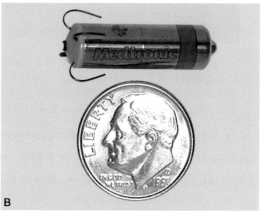

图 10-1　原圣犹达公司研发的无导线起搏器(A)与美敦力公司研发的无导线起搏器(B)

Nanostim LCP 长度为 42mm,直径 5.99mm,钛合金金属外壳,通过前端螺旋(长度为1.3mm)固定于心肌。而螺旋周围的三个尼龙钉齿则可以固定于肌小梁以巩固螺旋的固定

效果(图 10-1、图 10-2)。Nanostim LCP 以头端的激素涂层为阴极,器械外壳无涂层部分为阳极环,感知心室电活动并发放脉冲起搏心室,阴极与阳极之间的距离大于 10mm。Micra TPS 可兼容磁共振检查,长度为 25.9mm,直径 6.7mm,体积 0.88ml,含氟化碳的钡酸锂银电池,通过前端 4 个镍钛合金翼固定于心肌。与 Nanostim LCP 类似,Micra TPS 装置以器械头端的激素涂层电极为阴极,器械外壳上的氮化钛涂层部分为阳极环,阴极至阳极间距为 18mm(图 10-1)。

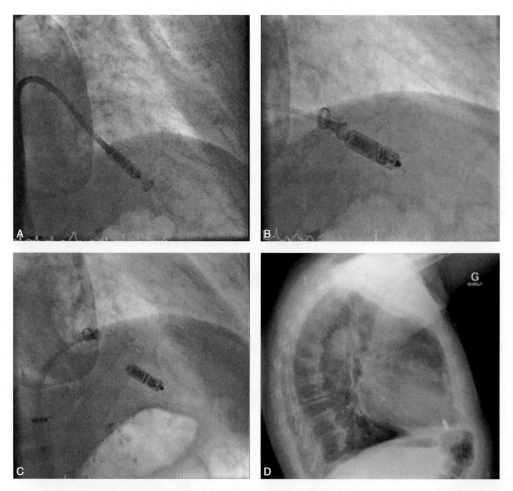

图 10-2　Micra TPS 植入过程

A. 经股静脉传送系统将 Micra 送至右心室心尖处;B. 回撤鞘管,Micra 通过头端的 4 个镍钛合金翼固定于心肌组织,进行 Tug 拖拽测试,确认至少 2 个翼固定牢靠;C. 切断系绳完全释放 Micra,移除传送系统;D. 侧位 X 线胸片示 Micra 在右心室心尖处。

无导线起搏器均在 X 线指导下经皮操作,经股静脉通过专用的递送系统置入右心室,Nanostim LCP 植入术中为 18F 可调节鞘管,Micra TPS 植入术中为 23F 可调节鞘管,器械尾端均有锚定装置,便于器械的递送、重置与取出(图 10-2)。

二、无导线起搏器的临床注册研究和真实世界研究

1. LEADLESS Ⅱ 研究　2015 年,在《新英格兰医学杂志》上发表了 LEADLESS Ⅱ 研究,该研究为前瞻性、非随机、多中心研究,使用了雅培公司的 Nanostim LCP 无导线起搏系统,纳

入 526 例患者,手术植入成功率 95.8%,随访 6 个月表现出良好的安全性和可靠性;90%的患者到达了主要疗效终点,93.3%的患者到达了主要安全性终点。器械相关并发症发生率为 6.5%,其中心脏穿孔或心包积液发生率为 1.6%,器械脱位或移位发生率为 1.5%。

2. **Mica 经导管起搏研究**　2016 年《新英格兰医学杂志》发表了 Micra 经导管起搏研究,该研究为前瞻性、非随机、多中心、上市前研究,纳入了全球 19 个国家 56 个中心 725 例患者,MicraTPS 手术成功率高达 99.2%。术后 6 个月的随访结果显示,主要有效性终点为 96%,安全性终点为 98.3%。器械相关并发症为 4.0%,其中心脏穿孔或心包积液发生率为 1.6%,无器械脱位或移位。不良事件发生率明显少于传统的永久性起搏器(4.0%对 7.4%; $HR=0.49$;95%CI 0.33～0.75; $P=0.001$)。随访一年,估测该无导线起搏器的寿命平均为 12.1 年。中国医学科学院阜外医院参与了此项研究,入选了 5 例患者,并随访长达 3 年,具有良好的安全性、稳定性及有效性。

3. **真实世界无导线起搏器的应用现状**

(1)上市后研究:一项来自真实世界的 Micra TPS 上市后研究,纳入了 20 个国家 96 个中心共 795 例患者,Micra TPS 手术成功率达 99.6%,术后 1 个月严重并发症发生率为 1.5%,远远低于注册研究,包括心脏积液、穿孔、移位和脓毒症等。另外一项 Micra TPS 对比研究显示,与临床注册研究相比,真实世界中 Micra TPS 手术严重并发症发生率显著降低,并发症风险降低 63%。

(2)无导线起搏器取出研究:无导线起搏器电池电量耗竭、器械发生故障(如起搏功能失效、感知不良等)时,如何将其取出是困扰临床医师的重要问题。一项关于 Nanostim LCP 的多中心临床研究显示无导线起搏器取出是安全可行的。该研究入选 3 个临床中心植入 Nanostim LCP 的 1 197 例患者,其中 16 例患者进行了 Nanostim LCP 取出术,总体成功率为 94%,其中植入术后 6 周内急性期取出术成功率为 100%(5/5 例),植入术后 6 周以上慢性期取出术成功率为 91%(10/11 例),慢性期患者的植入中位时间为 346d(88～1 188d),其中 63%的患者植入时间大于 6 个月;取出术后随访 30d,未见手术相关并发症。Nanostim LCP 取出原因主要为起搏阈值明显升高、器械升级、植入失败等(图 10-3)。一项关于 Micra 取出

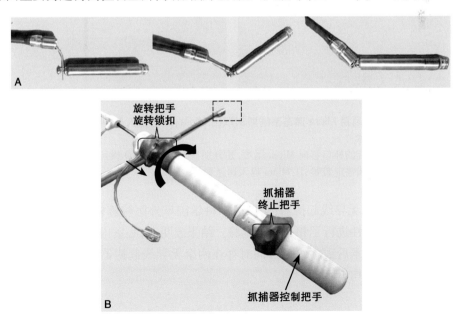

图 10-3　Nanostim LCP 取出导管(B),抓捕器锚定、对接和嵌入 Nanostim LCP 过程(A)

的全球经验报道显示急性期 Micra 取出术具有可行性和安全性。该研究纳入了全球行 Micra 取出术的患者共 40 例,取出成功率为 73%(29/40 例),手术平均时间为 63.1min±56min,Micra 植入术中取出 11 例,植入术后取出 18 例(Micra 在体内保留平均时间 46d),植入术中取出的常见原因为栓绳剪短后阈值明显升高,植入术后取出原因为阈值升高、需要器械升级、感染等。无取出术相关并发症(图 10-4、图 10-5)。

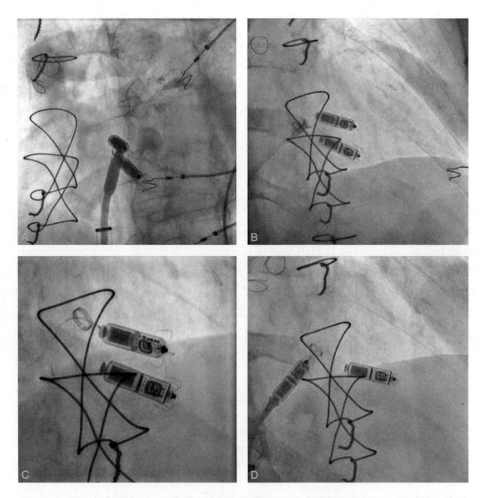

图 10-4　植入术中利用 Micra 递送系统即刻取出 Micra,成功植入新 Micra 后对植入失败的 Micra 进行取出术
A、B:Micra 递送系统的杯口移向 Micra 尾端,并分别在 LAO 和 RAO 投照位进行确认;C:抓捕器套入 Micra 尾端锚定装置;D:Micra 退入递送鞘管。

(3)体内植入多枚无导线起搏器:中国医学科学院阜外医院陈柯萍等就心腔内植入多枚无导线起搏器的可行性进行了相关动物实验。结果表明:右心室内植入两枚 Micra 无导线起搏器是安全、可行的,术后观察 6 个月同时存在两个无导线起搏器对左心室射血分数、左心室大小及心排血量等均无不良影响。

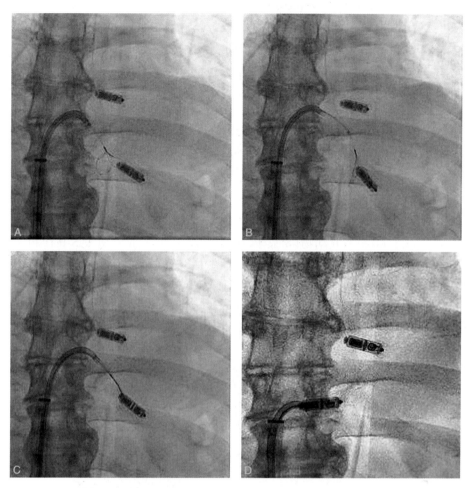

图 10-5 Micra 植入术后利用可调弯鞘和抓捕器取出 Micra,取出术在成功植入新 Micra 后进行

A. 可调弯鞘和多圈抓捕器移向 Micra;B. 抓捕器靠近 Micra 主体;C. 多体位投照确认抓捕器和 Micra 位置,抓捕器释放并捕获 Micra;D. 牵拉 Micra 移向可调弯鞘管,并退入递送鞘管。

三、无导线起搏器应用前景

1. **无导线起搏器的房室同步性**　目前的无导线起搏器均为单腔 VVIR 型起搏器,美敦力公司在原有的无导线起搏器 Micra 的基础上开发了 MARVEL 算法,通过 Micra 内的三轴加速度传感器感知到心房收缩,并提供类似 VDD 的起搏支持,达到房室同步的目的,具有 MARVEL 算法的 Micra 无导线起搏器称之为 Micra AV。MARVEL(The Micra Atrial TRacking Using A Ventricular AccELerometer)临床研究验证了 Micra AV 在患者体内的有效性和可靠性。该研究是一项前瞻性、非随机、多中心临床试验,入选了 9 个国家 12 个中心的 64 例患者,其中 33 例患者为永久房室传导阻滞患者,31 例患者存在房室传导。研究中对于已经植入 Micra 无导线起搏器的患者,通过程控仪升级 MARVEL 软件成为新的 Micra AV 起搏器,结果显示 64 例患者的累计房室同步比例为 87%,其中 83% 患者的房室同步比例超过了

70%。该研究证实,基于加速度传感器的心房感知是可行的,对于植入在右心室的单腔无导线起搏,Micra AV 可以显著改善 AVB 患者的房室同步性。

2. **无导线起搏器与 S-ICD 联合应用**　初期,Tjong 等在两只羊及一例双侧锁骨下静脉均闭塞的患者体内同时植入无导线起搏器 Nanostim 和全皮下心律转复除颤器(S-ICD),结果显示 S-ICD 可恰当识别心室颤动(室颤)事件,不受无导线起搏器干扰和影响,S-ICD 放电后无导线起搏器参数正常,无电重置及脱位等不良事件。此外,另外 2 例患者无导线起搏器术后接受了体外电除颤,除颤对 Nanostim 无不良影响;该研究初步证实了无导线起搏器与 S-ICD 联合使用是可行的、安全的(图 10-6)。但由于其样本量较少,有效性和安全性还有待于大规模临床试验进一步验证。波士顿科学公司研发的第四代 S-CID 系统,可实现无导线抗心动过速起搏器与 S-ICD 联合应用,当 S-ICD 识别室性心动过速(室速)/室颤事件后向无导线起搏器发出指令,无导线起搏器发放抗心动过速起搏(ATP)治疗。目前已经进行了临床前动物实验,纳入了 40 只实验动物(8 只羊,5 只猪,27 只犬),同时植入 S-ICD 和无导线起搏器,手术成功率 98%;99%(398/401)的测试事件中 S-ICD 可正确向无导线起搏器发放指令,且无导线起搏器可 100% 正确接受指令并发放 ATP 治疗;23 只动物术后观察 90d,观察期间无导线起搏器和 S-ICD 参数稳定。我们期待相关的临床试验来验证其有效性和安全性(图 10-7)。

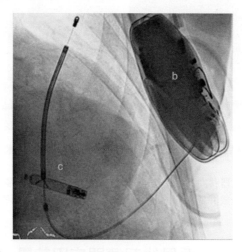

图 10-6　患者,男性,72 岁,双侧锁骨下静脉均闭塞,同时植入无导线起搏器和全皮下 ICD(S-ICD)
a. 除颤线圈;b. S-ICD 脉冲发生器;c. 无导线起搏器 Nanostim。

综上所述,无导线起搏技术避免了导线的静脉植入及囊袋相关并发症,操作简单、微创美观等诸多优势将推动其在临床上的广泛应用。同时,具有 VDD 功能的 Micra AV 起搏器为广大起搏器患者提供了更多的选择。此外,无导线起搏器与 S-ICD 联合应用已初步证实是安全可行的,超声介导的无导线起搏器还可与双腔起搏器和除颤器联合使用,植入左心室内的无导线起搏器可以感知右心室电极导线的起搏信号,进而触发左心室起搏,达到左右心室同步化治疗。无导线起搏系统与 S-ICD 及起搏器或除颤器结合将有广阔的应用前景。

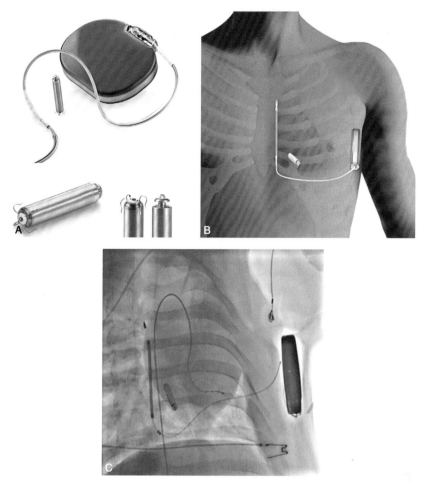

图 10-7 无导线抗心动过速起搏器和 S-ICD 联合应用示意图

A. 波士顿科学公司研发的无导线抗心动过速起搏器和 S-ICD；B. 人体植入无导线抗心动过速起搏器和 S-ICD 示意图；C. 实验动物犬，同时植入无导线抗心动过速起搏器和 S-ICD，以及左心室起搏标测导管（前后位）。

（闫丽荣 陈柯萍）

参 考 文 献

[1] REDDY VY,KNOPS RE,SPERZEL J,et al. Permanent leadless cardiac pacing；results of the LEADLESS trial. Circulation,2014,129(14)：1466-1471.

[2] RITTER P,DURAY GZ,ZHANG S,et al. The rationale and design of the Micra transcatheter pacing study：safety and efficacy of a novel miniaturized pacemaker. Europace,2015,17(5)：807-813.

[3] REDDY VY,EXNER DV,CANTILLON DJ,et al. Percutaneous implantation of an entirely intracardiac leadless pacemaker. N Engl J Med,2015,373(12)：1125-1135.

[4] Chan K H,Mcgrady M,Wilcox I. A leadless intracardiac transcatheter pacing system. N Engl J Med,2016,374(26)：2604-2605.

[5] 李玉秋,陈柯萍,戴研,等. 无导线起搏器在真实世界中的临床应用：3 年随访结果分析. 中华心律失常学杂志,2019,23(2)：120-123.

［6］ROBERTS PR,CLEMENTY N,AL SAMADI F,et al. A leadless pacemaker in the real-world setting:The Micra Transcatheter Pacing System Post-Approval Registry. Heart Rhythm,2017,14(9):1375-1379.

［7］REDDY VY,MILLER MA,KNOPS RE,et al. Retrieval of the leadless cardiac pacemaker:a multicenter experience. Circ Arrhythm Electrophysiol,2016,9(12):pii:e004626.

［8］AFZAL MR,DAOUD EG,CUNNANE R,et al. Techniques for successful early retrieval of the Micra transcatheter pacing system:A worldwide experience. Heart Rhythm,2018,15(6):841-846.

［9］CHEN K,ZHENG X,DAI Y,et al. Multiple leadless pacemakers implanted in the right ventricle of swine. Europace,2016,18(11):1748-1752.

［10］TJONG FV,BROUWER TF,SMEDING L,et al. Combined leadless pacemaker and subcutaneous implantable defibrillator therapy:feasibility,safety,and performance. Europace,2016,18(11):1740-1747.

［11］MONDéSERT B,DUBUC M,KHAIRY P,et al. Combination of a leadless pacemaker and subcutaneous defibrillator:First in-human report. Heart Rhythm Case Rep,2015,1(6):469-471.

［12］AHMED FZ,CUNNINGTON C,MOTWANI M,et al. Totally leadless dual-device implantation for combined spontaneous ventricular tachycardia defibrillation and pacemaker function:a first report. Can J Cardiol,2017,33(8):1066. e5-1066. e7.

［13］AURICCHIO A,DELNOY PP,REGOLI F,et al. First-in-man implantation of leadless ultrasound-based cardiac stimulation pacing system:novel endocardial left ventricular resynchronization therapy in heart failure patients. Europace,2013,15(8):1191-1197.

［14］TJONG F,BROUWER TF,KOOP B,et al. Acute and 3-month performance of a communicating leadless anti-tachycardia pacemaker and subcutaneous implantable defibrillator. JACC Clin Electrophysiol,2017,3(13):1487-1498.

［15］BEURSKENS N,BREEMAN K,DASSELAAR KJ,et al. Leadless cardiac pacing systems:current status and future prospects. Expert Rev Med Devices,2019,16(11):923-930.

［16］DAR T,AKELLA K,MURTAZA G,et al. Comparison of the safety and efficacy of Nanostim and Micra transcatheter leadless pacemaker (LP) extractions:a multicenter experience. J Interv Card Electrophysiol,2020,57(1):133-140.

［17］LENARCZYK R,BOVEDA S,MANSOURATI J,et al. Peri-procedural management,implantation feasibility,and short-term outcomes in patients undergoing implantation of leadless pacemakers:European Snapshot Survey. Europace,2020,pii:euaa023.

第11章

起搏器术后并发症及处理

心脏起搏器术后的并发症是指与心脏起搏治疗有关的,在这一诊疗过程之中或之后出现的不良反应及后果。按发生的原因可分为:与植入手术相关的并发症、与导线相关的并发症、与脉冲发生器相关的并发症以及与起搏器囊袋相关的并发症。

一、与植入手术相关的并发症

经静脉途径植入的并发症与静脉及其邻近的解剖结构有关,包括相关动脉或神经结构的损害、出血过多、空气栓塞和血栓形成。

1. **气胸** 气胸是锁骨下静脉穿刺中最常见的并发症之一。通常是由于穿刺时针头刺得过深,亦即针头与胸壁表面成角太大,误入胸腔而引起。通过明确锁骨下静脉的解剖结构,细心操作和结合静脉造影可以将该并发症的发生降至最低。在 PASE 试验中,气胸发生率为 1.97%。目前国内相关资料报道,其发生率在 1.5%左右,随着植入经验的积累和穿刺方法的改进,气胸的发生率已明显降低。对于老年患者,尤其是合并肺气肿患者,穿刺时应格外小心。尽可能使穿刺针平行在锁骨下进针,或试采用腋静脉穿刺途径可以减少并发症发生。对于穿刺困难的患者,行静脉造影可减少气胸的发生率。

行锁骨下静脉穿刺时出现下列情况常提示有发生气胸的可能:负压进针过程中有空气吸入现象;患者出现胸痛,不敢深呼吸;患者出现无法解释的低血压、胸闷、呼吸困难等。通过查体发现术侧呼吸音减低,语颤减弱。胸部 X 线可见气胸线和肺组织压缩。值得注意的是在气胸早期胸腔积气量少时,平卧检查不易发现,必要时行直立位的 X 线摄片检查以确诊。术中一旦怀疑有气胸时,应立即拔除穿刺针。气胸的处理应根据患者的症状和肺压缩的情况而定。若肺压缩不超过 30%,患者胸闷,气短症状轻微,可不做特殊处理,动态观察。气体可在术后 1~2 周内逐渐吸收。若肺压缩超过 30%,患者出现胸闷、气短、呼吸困难,或出现张力性气胸,患者症状进行性加重,则需穿刺抽气或行胸腔闭式引流。

2. **误入锁骨下动脉** 锁骨下动脉位于锁骨下静脉后上方,行锁骨下静脉穿刺时穿刺针应尽量平行走行在锁骨后方,避免误穿锁骨下动脉。穿刺时可将患者肩胛部垫高,两肩后展,使操作更易进行。穿刺需在持续负压下进针,根据回抽血液的颜色、压力综合判断。按常规将指引钢丝在透视下送入下腔静脉,明确导丝进入静脉系统后方送入扩张鞘管。

若穿刺针走向过于靠后上方,容易误入锁骨下动脉。误入锁骨下动脉可见鲜红的、搏动性血液流出。可以根据回血的颜色、压力及 X 线影像下放入导引钢丝的走行加以证实。穿刺针误入锁骨下动脉时拔除针头且压迫局部即可止血。一旦误入锁骨下动脉并送入扩张鞘管,处理应十分谨慎。原则上应保留鞘管,请外科在直视下修补血管或考虑使用血管闭合装置。部分患者通过在保留导丝的前提下,逐渐更换更小直径的鞘管加局部压迫也可达到血管闭合目的。但上述处理必须在严密监护下进行,一旦发现血管未闭合应立即行外科修补。血气胸多因损伤锁骨下动脉产生,因此行锁骨下静脉穿刺前必须对其解剖有充分的认识。

3. **静脉血栓形成**　与起搏器植入相关的静脉系统血栓形成可累及上腔静脉、锁骨下静脉、腋静脉、右心房或右心室,所引起的临床表现包括上腔静脉阻塞、上腔静脉综合征、肺动脉栓塞以及锁骨下静脉血栓形成引起上肢水肿和疼痛。近年来心脏再同步治疗(CRT)植入病例持续增长,起搏系统升级病例增多,以及需行起搏导线更换的病例增加,起搏器植入后静脉血栓形成病例也逐年增加(图 11-1)。通常情况下,机体可自行通过静脉系统侧支循环的建立避免血栓形成所造成的回流障碍,无须临床处理。当血栓限制导线的静脉通路而又必须植入新导线时,可尝试对侧锁骨下静脉穿刺,导线经皮下隧道回到原起搏器植入囊袋。对于无替代入路的病例,可采用静脉扩张成形术。

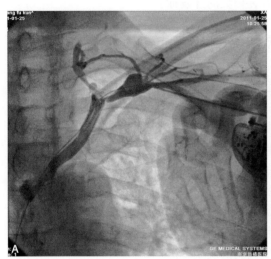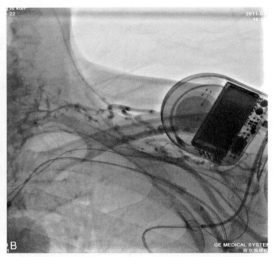

图 11-1　CRT 植入术后静脉血栓形成
A. 双腔起搏器患者升级为 CRT,术中行静脉造影,发现锁骨下静脉血栓形成,造成严重狭窄;B. CRT 术后 1 个月,该患者术后左心室导线脱位。再次手术时行静脉造影,发现原先严重狭窄的锁骨下静脉完全闭塞,周围有侧支循环形成。

静脉血栓最常见的表现是上肢轻度水肿、疼痛和沉重感。保守治疗包括卧床休息、抬高上肢,通常可以减轻症状。随着侧支循环的建立,大多数患者症状逐渐缓解。有报道对于起搏器植入后血栓形成并出现症状者可进行溶栓治疗,尽管此种方法有效,但近期手术者囊袋内出血风险增加。锁骨下静脉血栓形成后长期抗凝对于患者是否有利尚有争议,目前可供参考的抗凝治疗资料仅是为数不多的个案报道。对于严重的血栓形成患者,如上腔静脉综合征,需采取其他的介入治疗措施。

4. **臂丛神经损伤**　该并发症少见,主要见于某些有出血倾向的患者,如血小板减少、应用抗凝药物等。表现为术后突发的肢体麻木、肌力进行性下降,随后出现肌力、肌张力下降,多为术后囊袋周围组织间隙渗血累及臂丛神经所致。随着出血的吸收,压迫减轻,感觉和运动功能一般均能恢复完全。

5. 三尖瓣腱索断裂　心室被动导线植入过程中,导线穿过三尖瓣腱索,在调整过程中翼状电极与腱索缠绕,回撤困难。暴力牵扯可导致三尖瓣腱索断裂,急性三尖瓣反流。熟悉心脏解剖,谨慎操作应可以避免此类并发症。一旦发生,严禁暴力牵扯。可行外科手术取出导线。

二、与导线相关并发症

1. 导线脱位　起搏导线脱位是经静脉植入起搏器最常见并发症,其发生率为 2%~8%。导线脱位 90% 发生在起搏器植入术后 1 周内,尤以 24h 内发生率最高。导线脱位可以表现为导线头端明显移位和 X 线影像不能识别的微脱位。微脱位时心电图可表现为起搏和/或感知不良,起搏阈值增高,以及阻抗正常或增加。X 线影像可不明显,或仅表现为导线弧度改变,导线张力不足(图 11-2)。完全脱位时心电图表现为起搏和感知不良、阻抗异常增高,部分患者可有间歇性异位刺激,与导线在心腔中移位引起膈肌或腰背部肌肉跳动有关。主动固定导线的使用使起搏导线脱位率较前有所下降。术中将导线头端与心内膜面垂直,然后再旋出螺旋固定,这是减少主动固定导线脱位的重要注意事项。导线脱位一旦确诊,应及早手术重新调整导线位置。

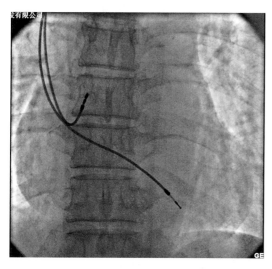

图 11-2　右心室导线微脱位 X 线影像后前位发现,右心室导线弧度变小

2. 心脏穿孔　起搏器植入术后心脏穿孔是指发生在起搏器术中或术后与心脏起搏导线相关的心脏穿孔,主要为心房肌和心室肌的穿孔。其发生率与手术者操作熟练程度以及患者基础病情相关。迄今为止尚缺乏导线穿孔发生率的准确统计资料,在 PASE 试验中,随机统计 407 例患者,发生心肌穿孔 4 例,占 0.98%。一般将术后第 1 个月发生的导线穿孔称为早期穿孔,将时间超过 1 个月的穿孔称为晚期穿孔。真正发生在放置导线术中的心肌穿孔并不常见,大部分穿孔发现于术后数天至 1 个月内。

起搏器植入术后发生心脏穿孔的常见原因:曾经或正在使用激素,使用主动固定导线或临时起搏导线,将成人导线应用于儿童,导线预留过长致局部张力过大,心脏转位,低体重患者(体重指数<20kg/m^2)等。

心脏穿孔临床表现轻重不一,大多数心脏穿孔可以无症状或仅表现为起搏和感知功能异常,一般不易为临床所发现。重者可以引起肺栓塞、血气胸、心脏压塞,甚至猝死。典型心脏穿孔主要表现为胸痛,或因导线刺激,引起心外局部肌肉跳动。若有心脏压塞,可出现心慌、气促、发绀、烦躁不安、血压下降等相应临床症状。胸部 X 线检查可见导线明显移位,甚至超出心影范围。超声检查可见心包积液,以及起搏导线的顶端穿透心室肌或心房肌,到达心包腔内或左心室(图 11-3)。部分患者心室穿孔表现为右心室起搏导线穿透室间隔到达左心室,心室起搏心电图由完全性左束支传导阻滞转变为完全性右束支传导阻滞,伴有/不伴有间歇性起搏不良(图 11-4)。

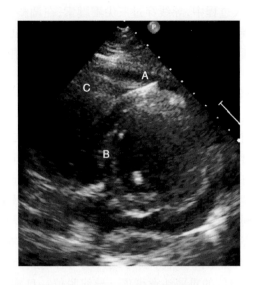

图 11-3 心室穿孔

导线由右心室游离壁和右心室间隔部之间的夹角穿出,导线头端位于心包腔内。可见心包积液。

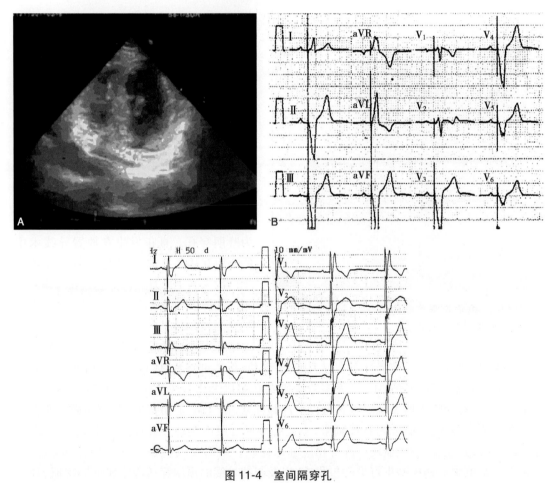

图 11-4 室间隔穿孔

双腔起搏器植入术后 1 个月,心脏彩超提示心室导线由右心室穿透室间隔,导线头端在室间隔左心室侧可见(A)。患者心电图由术后的完全性左束支传导阻滞(B)演变为完全性右束支传导阻滞(C)。

术中心肌穿孔导致的急性心脏压塞,需紧急心包穿刺引流或开胸处理。术后数日或更长时间内突然出现心脏穿孔无心脏压塞征象者可在做好开胸手术准备的保护下拔除导线,重新更换植入部位。多数病例可避免开胸手术,但再次植入术后需严密检测,直至度过危险期。

绝缘层磨损和导线断裂导线折断的常见部位在导线进入锁骨下静脉的地方,大多由于穿刺部位靠内侧,锁骨与第一肋骨间隙较小,并且靠近胸锁韧带和肋锁韧带,韧带坚韧,运动时易磨损导线。导线完全折断时起搏没有输出,在心电图上看不见起搏信号。部分折断时导线阻抗升高,起搏阈值升高,可出现起搏无效。导线绝缘层破坏时,阻抗降低,出现起搏无效。

胸部 X 线检查有助于明确诊断。导线完全折断时 X 线影像显示折断部位金属导丝不连续,部分折断时折断部位金属导丝变细(图 11-5)。导线折断或绝缘层破坏都可以因漏电而引起局部肌肉跳动。无论是绝缘层破坏还是导线断裂,都需要更换导线。

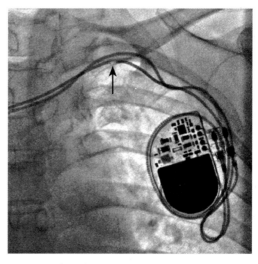

图 11-5　导线断裂

3. 导线误入左心室　经静脉途径将导线误植入左心室腔者最常见的原因是导线穿过事先并不知晓的房间隔或室间隔缺损,少数病例为误穿锁骨下动脉并植入导线。正位 X 线影像可见导线在心房的最低部位之上进入左侧,左前斜 45°容易辨别,此时导线位于左心室侧(图 11-6)。此外,起搏器术后心电图表现为右束支传导阻滞者也应排除导线误入左心室。

导线进入左心室最大的风险在于血栓栓塞。因缺少肺动脉系统的纤溶系统保护,体动

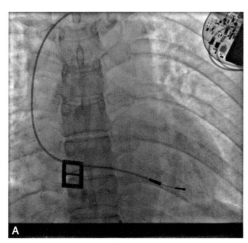

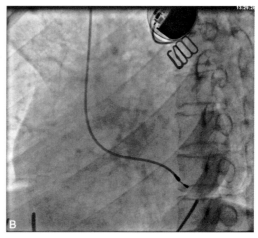

图 11-6　导线误入左心室

A.后前位可见 X 线影像上,导线在心房的最低部位之上进入左侧;B.左前斜 45°可见导线头端位于左心室侧。

脉系统即便是小的血栓也可导致严重危害。对于没有右向左分流的患者,如果术后几天内明确导线植入左心,应撤回导线重新调整位置。对有右向左分流的患者,经静脉调整导线再次发生误入左心室的可能性仍较大,应考虑植入心外膜导线。对于误入左心室较长时间后才被发现的患者,处理方法应根据患者具体情况而定。如果导线在左心系统,必须用华法林抗凝,并告知患者有潜在血栓栓塞风险。是否拔除导线及是否需经开胸拔除导线,目前仍存在一定分歧。

4. 心外组织刺激 心外组织刺激通常累及膈肌或胸肌。膈肌刺激可由直接刺激引起或通过刺激膈神经所致。植入心室导线过程中,尤其是经冠状窦植入左心室导线时,应当进行膈肌刺激测试。如果在10V输出时可见膈肌刺激,应当调整导线位置。术后早期新发生的膈肌刺激可能由于导线穿孔或显著脱位所致。排除穿孔或脱位所致的膈肌刺激,可在保证足够安全起搏范围的前提下降低输出电压或脉宽,减轻或消除膈肌刺激。

局部肌肉刺激通常发生在术后早期,可由于导线绝缘层破损,导线与脉冲发生器接口漏电,起搏器单极起搏以及导线脱位所致。如果是体动感知的频率适应性起搏器,肌肉刺激可启动传感器,导致与活动量不相应的快速起搏心律。

由于单极起搏或起搏导线绝缘层损坏所致的胸壁肌肉刺激,通过降低输出电压或脉宽,或两者均降低可以减轻刺激。部分患者胸壁肌肉刺激经程控为双极起搏后症状可消失。导线脱位所致的肌肉刺激需重新调整导线。

三、囊袋相关并发症

1. 起搏器囊袋血肿 起搏器安装术后囊袋血肿的发生率为 1.4% ~ 6.2%。常见原因:①手术者术中操作粗糙,分离组织层次不清,损伤过大,止血不彻底,血管结扎不牢固或丝线松脱,引起伤口出血或血肿;②术前未及时停用抗凝药或自身有凝血机制障碍;③久病体弱、消瘦、皮下脂肪菲薄、组织松弛、吸收能力差;④过大或松弛囊袋不能有效固定起搏器,或固定起搏器缝线过紧导致局部囊袋组织牵拉或摩擦时致组织出血。

对于积血不多、张力不大的血肿尽量保守治疗,避免抽吸或放置引流,以减少感染的危险。可采用沙袋压迫、加压包扎等处理,出血量不大者多可自行吸收。如果继续出血,伤口剧痛,镇痛药无效,切口有崩开的危险,应考虑清除血肿。

2. 起搏器囊袋感染 囊袋感染是起搏器植入常见的并发症,发病率在2%以下。大多数系列研究资料显示囊袋感染发生率不足1%。认真注意手术中每一细节和无菌操作对于避免感染至关重要。预防感染需要遵循以下原则:①严格无菌操作,术中止血彻底;②囊袋大小合适;③缩短手术时间;④在经严格消毒的导管室植入起搏器;⑤手术器械应严格消毒;⑥严格控制患者易感因素如高血糖;⑦术前1h预防性应用抗生素。

起搏器感染通常有如下几种表现类型:起搏系统磨损皮肤继发感染、脉冲发生器囊袋局部炎症和脓肿形成、发热及血液细菌培养阳性伴有或不伴有其他部位感染灶。临床上最常见的是脉冲发生器周围的局部感染,败血症罕见。对于起搏系统磨损皮肤通常与囊袋过紧,废弃的导线头端处理不恰当有关。废弃的导线头端一定要反折或使用专用头端保护装置,并固定于皮下,以减少对局部皮肤的磨损。

早期感染常由金黄色葡萄球菌引起,伴有发热和全身症状;后期症状常由表皮葡萄球菌所致,其发展较隐蔽,通常无发热或全身症状。起搏器囊袋感染一旦牵涉到起搏系统,应常规取出脉冲发生器和导线。通常感染的起搏器取出后,经过至少一周的抗感染治疗,可在对侧重新植入新的起搏系统。

导线拔除的适应证可分为 3 类。Ⅰ类:一致认为需要拔除导线;Ⅱ类:通常拔除导线,但对患者的利与弊尚存在争议;Ⅲ类:一般认为没有必要拔除导线。

Ⅰ类适应证:起搏系统受到感染或起搏器囊袋感染引起败血症(包括感染性心内膜炎);导线残留部分导致致命性心律失常或其他严重损害;保留导线或部分导线引起有临床症状的血栓栓塞;所有可用的静脉都已破坏或阻塞,又必须经静脉植入新的起搏系统;导线干扰另一起搏器或 ICD 工作。

Ⅱ类适应证:局限性囊袋感染;侵蚀或慢性引流窦道没有累及导线所在的静脉内部分;隐匿性感染找不到感染灶且怀疑起搏系统所致;囊袋或导线插入部位慢性疼痛,患者显著不适,除导线拔除外不能用药或外科方法处理,亦无其他可选择的方法来缓解患者的痛苦;导线因设计问题或功能不良对患者造成潜在威胁,有可能威胁生命;导线影响恶性病变的治疗;废弃导线妨碍新装置经静脉植入;年轻患者的无功能导线。

Ⅲ类适应证:任何情况下,导线拔除给患者带来的风险比好处大。老年患者血管内的单根无功能导线。更换脉冲发生器时,导线正常且既往一直功能良好。

每例患者的具体情况不同,拔除导线前应充分考虑:患者的年龄、性别、整体健康状况,包括生理和心理状况;累及单根或多根导线的钙化物、心脏赘生物,血管内导线的数目,导线留置的时间长短,导线的脆性、条件和物理性能;医生的经验、患者的意愿等。

导线拔除技术包括单纯牵拉拔除、经上腔静脉锁定钢丝锁定反推力牵拉辅助机械切割鞘拔除、经下腔静脉 Snair 抓捕器导线移除、激光辅助导线拔除和直视下外科手术。多个单中心研究报道,导线拔除的成功率在 97.6%~98.4%。多项研究资料表明导线拔除术的严重并发症发生率为 0.4%~0.9%,包括死亡、心肌撕脱或心脏撕裂、心瓣膜撕裂、血气胸、肺栓塞、败血症休克、脑血管意外等。

四、脉冲发生器相关的并发症

1. 起搏器综合征　起搏器综合征是起搏器植入后起搏系统功能正常,但由于血流动力学及心脏电生理学方面的异常,患者出现一系列症状,限制患者获得最佳生活状态。患者可表现为胸闷、头晕、气短、出汗、头痛、咳嗽、颈部及腹部搏动感等症状,查体可见血压较前降低,颈部搏动;起搏时出现反流杂音;肝脏搏动、水肿等。

起搏器综合征发生的主要原因包括房室收缩不同步、室房逆传以及左右心室收缩不同步。起搏器植入后(特别是 VVI 起搏器),由于心脏失去正常房室顺序收缩而致心排血量下降,动脉压下降以及神经体液反射异常而引起的心脏血管功能障碍。心室起搏时,由于生理性房室顺序活动丧失,使心房失去“辅助泵”的作用,心排血量减少 10%~30%,引起动脉压下降。当存在着逆行室房传导时,心房的收缩可能发生在二尖瓣关闭时,此时心房内的血液可逆流入腔静脉,进一步加重心排血量减少和血压下降。同时心房压力的上升可逆传到腔静脉、颈静脉及肝静脉,从而导致头晕,胸闷等不适。同时右心室心尖部起搏时左、右心室正常顺序被改变,致使整个心室收缩及舒张的同步性丧失而影响心脏的泵血功能。

选择正确的起搏模式及设置最佳的起搏参数是预防及治疗起搏器综合征的最有效的方法。严格掌握 VVI 起搏器植入适应证是预防起搏器综合征出现的重要方法:除非有明确禁忌证,必须应用有心房起搏及感知功能的起搏器,以保持房室同步功能。只有在永久性心房颤动(房颤)及心房扑动(房扑)合并心室率过缓或心房静止患者才用 VVI 及 VVIR 起搏器。如果心电图见心室起搏后逆行 P 波,则提示存在室房逆行传导,可应用适当的抗心律失常药,以阻断其逆行传导,减少起搏综合征的发生。

2. 起搏器相关的心动过速 起搏器相关的心动过速发生于双腔起搏器患者,包括以下三种形式。

(1) 起搏器介导的心动过速(PMT):心动过速多由室性早搏诱发,心室除极后通过房室结逆行传导的 P 波如落在心房不应期后可被心房电路感知,继而触发心室跟踪起搏心室,心室起搏的激动又逆传入心房,此过程反复连续下去,成为快速的心室起搏心律,即起搏器介导的心动过速。当确定 PMT 后,起搏器自动延长 PVARP 达 400ms,使逆行心房波落在心房不应期中而不被心室跟踪,从而终止 PMT。

(2) 起搏器不恰当跟踪或竞争性心律导致的心动过速:心动过速多由患者的自身房性快速心律失常如房颤、房扑、房速,或心房过度感知如肌电位感知触发心室跟踪起搏所致。也可由于心房或心室感知不良引起心房或心室竞争性心律所致,这样心房或心室的起搏脉冲可能落入自身心房或心室的易损期,诱发房性或室性快速心律失常(图 11-7)。起搏器不恰当跟踪或竞争性心律导致的心动过速轻者只引起患者不适,重者可能危及生命,不能忽视。近几年来,由于多选用生理性起搏方式,这种并发症已明显减少,一旦发生,在脉冲器发生器埋植处放置磁铁,使起搏器失去感知功能,成为 DOO 型,同时应用抗心律失常药物治疗,并程控起搏器功能。

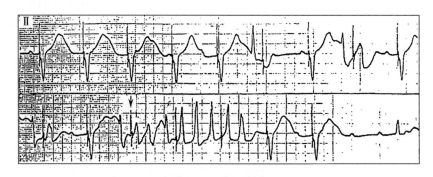

图 11-7 VVI 起搏
心室感知不良致心室起搏脉冲固定发放,起搏脉冲落在心室易损期,引起短阵室性心动过速。

(3) 自主性起搏器相关的心动过速,如起搏器频率奔放。早期的起搏器在电池耗竭时,可出现起搏频率高达 100~400 次/min,即称为起搏器频率奔放。这种情况严重时可诱发室性心动过速或心室颤动(室颤)导致死亡。而 20 世纪 80 年代以后,由于起搏技术的改进使得这种并发症很少发生。现代起搏器内置有安全电路,设置有上限频率,使得任何情况下起搏频率不会超过上限频率,这就有效地防止了起搏器频率奔放。

(徐 伟)

参 考 文 献

[1] ELLENBOGEN KA,HELLKAMP AS,WILKOFF BL,et al. Complications arising after implantation of DDD pacemakers:the MOST experience. Am J Cardiol,2003,92(6):740-741.

［2］ 张澍,华伟,黄德嘉,等. 植入式心脏起搏器治疗——目前认识和建议(2010 年修订版). 中华心律失常学杂志,2010,14(4):245-259.

［3］ 张澍. 实用心律失常学. 北京:人民卫生出版社,2010.

［4］ BELOTT PH. Cosmetic aspects of device implantation. Heart Rhythm 2019;16:308-311.

［5］ LINK MS,ESTES NA 3rd,GRIFFIN JJ,et al. Complications of dual chamber pacemaker implantation in the elderly. Pacemaker Selection in the Elderly (PASE) Investigators. J Interv Card Electrophysiol,1998,2(2):175-179.

［6］ CARRIóN-CAMACHO MR,MARíN-LEóN I,MOLINA-Doñoro JM,et al. Safety of permanent pacemaker implantation:a prospective study. J Clin Med,2019,8(1):35.

［7］ SPATH NB,WANG K,VENKATASUMBRAMANIAN S,et al. Complications and prognosis of patients undergoing apical or septal right ventricular pacing. Open Heart,2019,6(1):e000962.

［8］ BLOMSTRÖM-LUNDQVIST C,TRAYKOV V,ERBA PA,et al. European Heart Rhythm Association (EHRA) international consensus document on how to prevent,diagnose,and treat cardiac implantable electronic device infections-endorsed by the Heart Rhythm Society (HRS),the Asia Pacific Heart Rhythm Society (APHRS), the Latin American Heart Rhythm Society (LAHRS),International Society for Cardiovascular Infectious Diseases (ISCVID),and the European Society of Clinical Microbiology and Infectious Diseases (ESCMID) in collaboration with the European Association for Cardio-Thoracic Surgery (EACTS). Eur Heart J,2020,pii: ehaa010.

［9］ RAV ACHA M,RAFAEL A,KEANEY JJ,et al. The management of cardiac implantable electronic device lead perforations:a multicentre study. Europace,2019,21(6):937-943.

［10］ TARAKJI KG. Cardiovascular implantable electronic device infection:procedure versus lifetime risk. JACC Clin Electrophysiol,2019,5(9):1081-1083.

［11］ LAUSCHKE J. Risk factors of patients with pocket infection. Herz,2019,44(4):364.

［12］ SOHAIL MR,PALRAJ BR,KHALID S,et al. Predicting risk of endovascular device infection in patients with Staphylococcus aureus bacteremia (PREDICT-SAB). Circ Arrhythm Electrophysiol,2015,8(1):137-144.

第 12 章

起搏器导线拔除技术

自 1958 年世界首例心脏起搏器植入人体,其后心脏起搏技术突飞猛进、不断完善,挽救了数百万缓慢性心律失常患者的生命。然而随着起搏器、植入型心律转复除颤器(ICD)和心脏再同步治疗(CRT)植入数量的迅猛增长,起搏系统感染等问题也日益突出。如同大家熟知的心脏起搏是目前根治缓慢性心律失常的唯一有效手段一样,目前共识一致认为:对于心血管植入性电子器械(CIED)导线出现病理情况的患者,拔除导线是最重要的处理策略,也是目前可行的有效手段。

导线拔除是一项具有一定风险的侵入性操作技术,可能伴有严重的并发症甚至导致患者死亡。应严格掌握适应证,熟悉可能出现的并发症及处理,还需要科学地判断疗效。2008年,在美国心律学会(HRS)第 29 届年会上,"导线拔除专家组"重新审阅了 2000 年 NASPE(北美心脏起搏和电生理学会,HRS 前身)颁布的《经静脉长期植入起搏器、ICD 导线拔除的专家共识》,结合近年来的临床经验和实践,修改并制订了更为行之有效的导线处置标准。并于 2009 年发表了《经静脉导线拔除专家共识》,2010 年美国心脏病协会(AHA)针对 CIED感染公布了关于 CIED 感染处理的科学声明,2017 年 9 月 15 日,美国心律学会(HRS)联合美国心血管学会(ACC)、AHA、亚太地区心律学会(APHRS)、美国麻醉学会(ASA)、欧洲心律学会(EHRA)、美国传染病学会(IDSA)、拉丁美洲心律学会(LAHRS)、儿童和先天性疾病电生理学会(PACES)以及美国胸外科学会(STS)共同合作的《2017HRS 心血管电子植入设备导线管理和拔除专家共识》正式发布。该共识旨在对医师和其他健康保健专业人士,在与患者进行 CIED 治疗导线管理临床决策时提供帮助。本章节旨在结合共识探讨导线的拔除技术。

一、原理和方法

现今,临床中通常意义的导线拔除是指"经静脉拔除导线"的方法,而这一方法的创立必须经过"血管内操作技术"的铺垫。

起搏系统植入时间较短(数月内)者,导线容易取出;导线埋植时间较长,便被纤维组织包绕,并与周围组织和心肌粘连,不仅难以拔除且存在较大的风险,必须有心脏外科作为后盾。导线拔除的方法大致可分为三种:直接牵引法、血管内反推力牵引法和外科开胸手术法。

1. 直接牵引法 是临床上最早应用的拔除方法。具体有胶布固定法和滑轮重物悬吊法。将导线尾端与重物连接,依靠重力缓慢牵引、拔除导线。这两种方法仅仅简单地牵引导线的近端,未对血管和心腔内被纤维粘连的导线进行分离。其他方法仅见于少数病例或个案报道,例如经上腔静脉或下腔静脉运用组织活检钳(forceps)、猪尾导管(pigtail catheter)或套圈导管(snares catheter)夹住或套住心腔内导线,经体外施力拔除导线。直接牵引法不仅牵引的时间长达数天或数周,而且成功率极低,常常发生多种严重并发症(如导线断裂、心内膜和三尖瓣叶的撕裂、心脏破裂和心脏压塞,甚至死亡)。此外,这种方法常导致导线被拉伸、螺旋被解开、导线绝缘层受损,使其他后续治疗手段难以施行,故现已被血管内反推力牵引技术替代。

2. 血管内反推力牵引技术　20 世纪 80 年代后期,血管内反推力牵引技术(intravascular countertraction techniques)开始在临床上应用。该技术使用一整套标准化的专用拔除工具。20 多年的临床应用和大规模多中心统计资料证实,血管内反推力牵引技术是目前最有效和相对安全的导线拔除方法,几乎可用于拔除不同条件下的各种导线,能彻底解决起搏器和ICD 植入后的顽固性感染、导线断裂并脱入心腔等严重并发症。该技术的基本原理:通过锁定钢丝或捕抓网篮导管,将牵拉力直接引至导线的远端,以防止导线的断裂;经套叠式扩张鞘管或长鞘管钝性分离血管和心腔内包绕导线的纤维组织,使牵拉力更加有效地集中于导线的远端,提高拔除成功率;在牵拉锁定钢丝或捕抓网篮导管的同时,扩张鞘管顶住局部心肌,保持与牵引方向相反的推力,有利于远端导线脱离所附着的心内膜,同时避免牵引过程中可能发生的血流动力学障碍和心肌撕裂(图 12-1)。该技术有经上腔静脉和下腔静脉两种途径,多选前者。

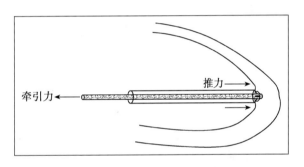

图 12-1　血管内反推力牵引技术原理

(1) 经上腔静脉途径(经原植入静脉途径):适用于原植入静脉血管之外留有一段导线的患者。所需特殊工具包括锁定钢丝(locking stylet)、双层金属或塑料 Byrd 套叠式扩张鞘管(telescoping sheaths)、激光鞘、电外科鞘。具体操作分为准备导线和鞘管应用两个步骤。

1) 准备导线:切开囊袋,将导线和脉冲发生器分离,并分离导线至静脉入口处,在此部位预先置一八字缝合线,以备拔除导线后结扎止血。去除导线的一段绝缘层,暴露出 1cm 弹簧钢丝。既往用探针测量导线内腔的大小,选择与之相匹配的锁定钢丝;目前采用多功能锁定钢丝,不必用探针逐个测试。顺时针旋转锁定钢丝,并尽可能推送至导线内腔远端,继之逆时针旋转和锁定(图 12-2)。有时仅利用锁定钢丝进行简单牵引即可成功拔除导线。多数情况需准备应用鞘管。

2) 应用 Byrd 鞘管:沿锁定钢丝和导线,将 Byrd 双层套叠式扩张鞘管推送至导线的远端,钝性分离

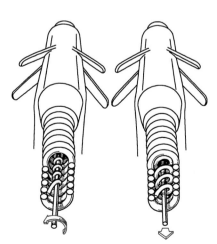

图 12-2　锁定钢丝的应用

出血管和心腔内的导线。在手动牵引锁定钢丝和内层扩张鞘管的同时,反向推动外层扩张鞘管,取出导线(图 12-3)。需注意的是,在推送鞘管经过弯曲的血管及纤维瘢痕组织时,应持续牵引锁定钢丝以避免鞘管进入错误的路径或暴力穿透上腔静脉。如果瘢痕纤维化严重,可使用激光鞘或电外科鞘协助拔除导线。

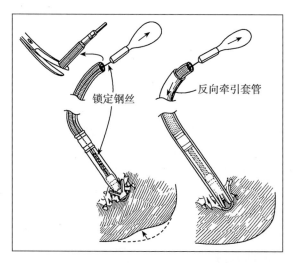

图 12-3　手动牵引锁定导丝,同时反向推动扩张鞘管

（2）经下腔静脉途径:用于上腔静脉途径拔除导线失败或导线脱入心腔内的患者。导线植入的时间越长,纤维组织包绕越严重且易发生钙化,经上腔静脉途径可能会失败,此时可试用经下腔静脉途径。当导线静脉入口处存在严重感染时,也应选择经下腔静脉途径,避免经上腔静脉途径将感染源推进心腔。所需特殊工具为长鞘管(long sheath)、可控圈套钢丝(snares,图 12-4)、捕抓网篮导管(retrieval baskets)。操作过程为穿刺股静脉,在长钢丝引导下将双层长扩张鞘管送至下腔静脉,经长鞘管将可控圈套钢丝和网篮导管送入右心房下部,套住导线并拽入内鞘管中,将长鞘管沿导线推送至导线远端,牵引网篮导管和内鞘管的同时,反向推动长鞘管,利用牵引和反推技术拔除导线(图 12-5、图 12-6)。

3. 外科开胸手术　需在体外循环下切开心房或心室,直视拔除导线。尽管改善了拔除

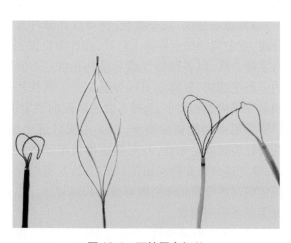

图 12-4　可控圈套钢丝

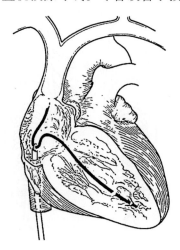

图 12-5　经下腔静脉途径拔除导线

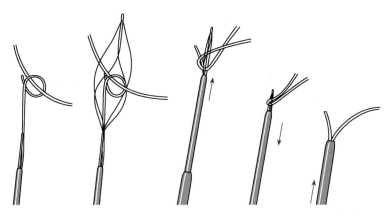

图 12-6　可控圈套钢丝和网篮导管将电极拽入内鞘管

的成功率,但开胸手术拔除导线的创伤大,有一定的死亡率,而且也不宜在临床上推广使用。目前仅用于经静脉拔除导线有禁忌证或拔除失败的患者。对于血管内拔除导线失败或心脏破裂者,此法为唯一的补救措施。

二、导线拔除工具介绍

导线拔除(lead extraction)技术迄今已经走过 40 年的发展路程。从草创的 20 世纪 60 年代,到奠基的 80 年代,再到业已成为独立技术的今天,从操作技巧到专用器械,从简单的徒手牵引到激光鞘的临床应用,均有了长足的进步。

血管反推力技术用于拔除的主要工具包括锁定导丝(locking style)、套叠式机械扩张鞘(mechanical sheaths)、可旋转螺纹头端鞘(Evolution 机械鞘)、捕抓器(snares)、激光鞘(laser sheaths)、Byrd 股静脉工作站、针眼圈套器(Needle's Eye Snare)。下面简要介绍上述拔除工具的应用。

1. 锁定导丝　锁定导丝是导线拔除装置的最重要的基础工具,也是经上腔途径拔除导线的必备装置(图 12-7),只有通过锁定导丝把欲拔除的导线锁为一体后,导线才可能整体用力拔除,或在导线外加用扩张鞘管进行拔除。通常情况下,除植入时间过短的导线,原则上

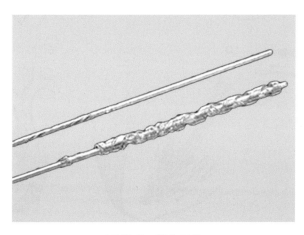

图 12-7　锁定钢丝

选择经上腔途径均应使用锁定导丝。Mihaly K. de Bie 等研究报道采取不用扩张鞘而仅用锁定导丝拔除，其导线植入时间为（4.2±4.7）年，结果成功率达 84.8%，严重并发症发生率 0.7%，轻微并发症发生率 4.7%。建议对植入时间小于 3 年的患者，多数病例可能把导线锁定后直接持续牵引即可拔除。如不能成功则可直接加用扩张鞘后拔除。对于植入时间较长的患者，一味单纯牵拉，可能会导致导线断裂或三尖瓣撕裂。

2017 年中国医学科学院阜外医院心律失常中心"试水"了一种新型全程锁定钢丝（LLD）系统，总共拔除了 6 例患者的 13 根导线，包括 1 根废弃导线和 12 根有功能导线。总共 12 根（92%）导线完全拔除，1 根（8%）部分拔除，无严重并发症发生。研究者介绍，相比传统的锁定钢丝，LLD 钢丝直径更细、在导线内腔移动度大、更易到达导线远端。需要注意的是，导线内腔和绝缘层结构完整很重要。采用血管反推力技术经静脉拔除导线时，导线拉力与推力的平衡十分关键；固定锁定钢丝的同时须沿导线推进扩张鞘管。作用力传导至鞘管远端，集中在导线周围纤维组织上，从而减少对血管壁和心肌的损伤。

2. 套叠式机械扩张鞘　该项技术在国内外已应用多年，积累了相对当较多的经验。主要的操作方法包括首先分离出导线并在 X 线透视下保证导线无盘旋的弯曲，之后把锁定导丝进入到导线的顶端，锁定导线。应用组织钳分离锁骨下坚硬的瘢痕组织，把套叠式双层机械扩张鞘沿从锁定导丝的尾端送入，由助手保持适当的张力拉住锁定的导线，并在 X 线透视下调整导线的方向，以保证与即将推送的鞘管同轴，利用双层套叠鞘前段的斜面进行切割，交替向前送入，已达到把导线与血管粘连的分离作用（图 12-8）。当鞘管分离到达导线顶端时，为防治鞘管刺破心室，可以把外鞘取出，完全调转过来，使外鞘顶端为圆钝型到达导线顶端，利用反向推力的方法把导线拔除。

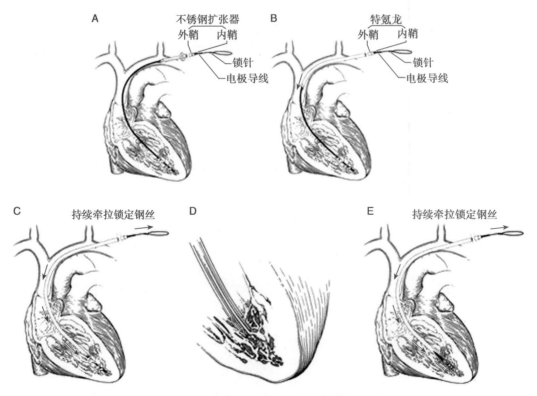

图 12-8　锁定钢丝与套叠式扩张鞘的联合使用

　　Smith 等总结了 5 年双鞘反推力法 1 299 例患者,共 2 195 根导线拔除的经验,完全成功率 86.8%,部分成功率 7.5%,失败率 2.5%,并发症发生率 2.5%。该方法手术操作相对简单安全,不足之处是完全利用医师的经验分离皮下组织,有时粘连组织非常坚硬,分离会非常困难而无法成功。需要提醒的是不同粗细的导线需要应用不同直径的外鞘,术前需了解预拔除导线的情况。

　　3. 可旋转螺纹头端鞘(Evolution 机械鞘)　　可旋转螺纹头端鞘(Evolution 机械鞘)于2013 年引进中国,主要工作原理是利用内鞘的顶端可旋转的切割刀片进行切割分离导线的包裹组织,解决了套叠式双层机械扩张鞘难以进入血管的问题,手术时间大大缩短。基本的操作方法与套叠式双层机械扩张鞘的应用相似(图 12-9)。

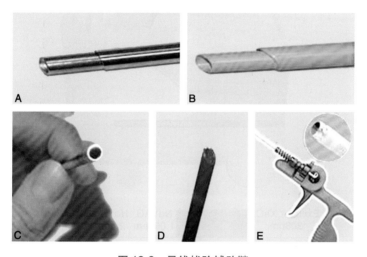

图 12-9　导线拔除辅助鞘

A. 金属套叠式伸缩鞘;B. 聚丙烯金属套叠式扩张鞘;C. 激光鞘;D. 电外科鞘;E. Evolution 机械鞘。

　　可旋转螺纹头端鞘(Evolution 机械鞘)有两种类型,一种是长度较短的短鞘,另一种为长鞘。其长度分别为 13cm 和 40cm。两种鞘管的区别是前者仅适用于分离锁骨下组织和锁骨下静脉部分,后者适用于分离上腔静脉和心房、三尖瓣及心室部位的分离。短鞘的切割刀片非常锋利,刀片锯齿相对较长,到达上腔时存在较大的风险。此时更换为长 Evolution 机械鞘后,由于内鞘的刀片锯齿非常短,安全系数大大提高,而达到分离拔除导线的目的(图12-10)。

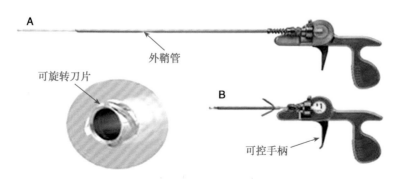

图 12-10　导线拔除辅助鞘——Evolution 机械鞘

4. 激光鞘拔除装置（laser sheaths）　激光鞘拔除装置由 Bryd 和 Spectrannetics 公司合作开发，治疗原理是当锁定导丝把导线锁定后，把顶端能够发射激光能量的鞘管与 Spectrannetics CVX 激光发射装置相连（图 12-11），发射紫外激光进行切割导线周围组织，准分子激光消融仪产生波长为 308nm 的脉冲式紫外激光束，通过光消融用以除去血管内不需要的组织。激光束的能量可以使分子间或分子内的化学键断开、组织气化蒸腾、细胞爆裂，起到切割组织的作用，由于其损伤的深度只有 50μm，组织温度仅 44℃，通常会安全拔除导线。尤其 ICD 导线拔除更有价值。

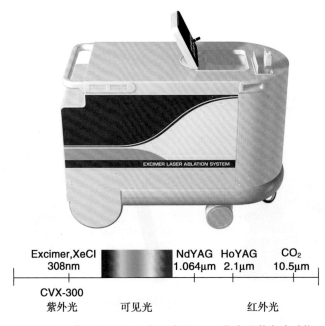

图 12-11　Spectranetics 公司 CVX-300 准分子激光消融仪

激光鞘操作过程：患者一般需要全身麻醉，消毒范围包括整个胸部（消毒范围符合开胸和心包穿刺要求）和腹股沟区（为穿刺股静脉备用）。术前需放置动脉导管监测有创动脉压、心电监测及指端血氧饱和度监测，贴好体外起搏和除颤电极片备用，同时要连接好体外除颤器的心电图电极片，否则不易确定体外起搏是否夺获。若有条件可以放置心内超声。选择合适的部位切开皮肤，分离皮下组织，游离导线，在游离导线时应用电刀会取得好的效果，相对于机械切割的手术刀片而言，电刀更不容易损伤导线，且有凝血作用，可以减少出血，减少拔除或重新植入后的囊袋血肿。导线完全游离后，可以尝试简单徒手牵拉，但应避免用力过大损坏导线而影响进一步操作，如果简单徒手牵拉失败，则将导线在适当位置剪断，在距断端 1~1.5cm 处环形切开外绝缘层并移去，用提供的附件将导线残端内腔扩圆（剪断时可能使导线的环绕线圈变扁）、锉光，便于锁定钢丝的插入。然后将锁定钢丝 LLD 插入导线并达到导线最远端，向导线远端方向（电极端）推送膨胀钢丝网使锁定钢丝锁定；用强力聚酯线结扎导线残端绝缘层，将强力聚酯线的另一端结扎于锁定钢丝的手柄环上，提供辅助牵拉作用。如有其他导线需要拔除，则重复上述操作，用另外的锁定钢丝 LLD 锁定。首先尝试单纯牵拉，如果不成功，则需要使用准分子激光消融法拔除。启动 CVX-300 准分子激光消融仪，连接准分子激光消融导管并调整焦距（在使用激光期间工作人员需要配戴保护眼镜），将机械外鞘管套在激光导管外，用肝素盐水冲注激光导管的内腔，将锁定钢丝及其牵引线送入激光消融导管的腔内,将激光消融导管的激光发射端向前推送,沿导线送入血管内,在推送激光导管时保持导线适宜的牵张力,推送遇到粘连组织时需要使用激光消融,推送激光导管需要在 X 线透视指导下进行。当激光导管接近导线远端时,应在激光导管顶端距导线顶端约 1.5cm 处停止使用激光,此时适度反向牵拉锁定钢丝,激光导管仅提供反向支撑作用,使导线电极头与心肌或心内膜分离,然后将导线经激光导管拉出体外(图 12-12)。如果需要在同侧植入新的导线则需要保留鞘管,经鞘管送入导丝备用。对于主动固定的起搏除颤导线,在牵拉前先逆钟向旋转,以便使固定螺旋旋出。

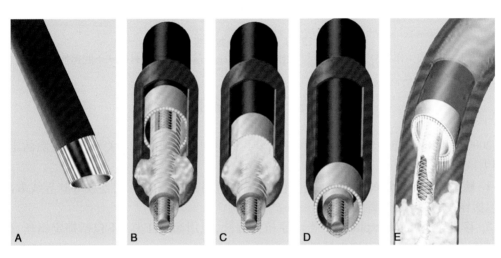

图 12-12　准分子激光消融分离粘连导线示意图
A. 激光导管;B. 激光导管沿导线送入血管内;C. 送入血管内的激光导管通过激光束切割粘连的组织;D. 激光导管切割粘连组织后使导线与粘连组织分离,激光导管通过;E. 同时使用外鞘的情形。

该项操作需要完成一定病例的学习曲线,严重并发症与经验有极为密切的相关性。目前市场上有 12F、14F 和 16F 三种内径的鞘管来满足临床需求。Byrd 等总结了全美1 684 例共 2 561 根导线激光鞘拔除的经验,发现其安全且效果甚佳,完全拔除成功率 96%,部分成功率 4%,失败率 0.5%。另外,电外科鞘拔除装置包括射频能量等也在研发应用中。

5. **经股静脉拔除装置**　经股静脉拔除装置主要包括捕抓器(snares)、Byrd 股静脉工作站、针眼圈套器(Needle's Eye Snare)三种器械(图 12-13)。起初经股静脉导线拔除主要适用于导线脱落之心腔内或经上腔拔除困难的病例,尤其适用于导线损坏,无法进入锁定导丝的患者。不同的医师早期多经股静脉应用捕抓器(snares)进行心腔内抓捕导线,常常需要借助消融导管或猪尾导管配合进行,因工具的局限性,导线拔除医师需要暴露在大剂量 X 射线下。之后 Byrd 股静脉工作站(网栏装置)的应用,使捕获导线更加容易,有时导线与上腔或心房组织粘连紧密,也需要借助消融导管进行辅助。近年来随着针眼圈套器的发明,经股静脉拔除装置使手术更为简单易行。这是因为针眼圈套器不仅适用于有游离断端的导线拔除,对于无游离断端的患者也可应用。Bracke 等报道了应用针眼圈套器作为导线拔除的首选工具进行导线拔除的研究,229 例患者经股静脉途径拔除了 340根植入时间小于 10 年的导线中,仅有 1%~4% 的失败率,2 例因心脏压塞进行了开胸手术,无死亡病例发生。

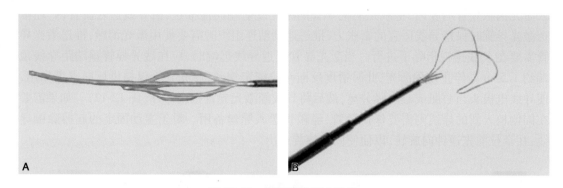

图 12-13　经股静脉拔除装置
A. Byrd 下腔工作站与 Dotter 网篮和转向钢丝；B. Needle's eye Snare 针眼式下腔抓捕装置。

三、关于导线拔除的定义

2009 年 HRS 公布的经静脉导线拔除专家共识更加严格地明确了关于导线拔除的定义，分别为：

1. 除去导线(lead removal)　指用任何一种方法将已植入的起搏器或 ICD 导线取出体外，包括导线的移出和拔除。

2. 移出导线(lead explant)　指经原植入静脉，使用简单工具(不包括锁定钢丝、伸缩鞘和股静脉拔除工具)即可取出导线。

3. 拔除导线(lead extraction)　指导线植入时间超过 1 年，需用特殊工具进行拔除或需要从非植入静脉途径拔除导线。

4. 导线拔除路径　指一般从原植入静脉，有时也需要选择其他的非植入静脉，包括颈静脉、股静脉和锁骨下静脉。某些特殊情况，需要经穿心房或心室途径。

2017 年《心血管植入电子装置导线管理及拔除专家共识》中导线拔除相关定义与 2009 年 HRS 导线拔除共识文件相似。在 2009 年版共识中，导线拔除定义为在导线移除过程中针对至少一条导线使用了在起搏器植入术中不常规应用的导线辅助装置，或至少移除了一条植入年限长于 1 年的导线。在 2009 年版共识中，当遗留的小部分导线不影响预期的临床结果时，即可以认为拔除成功。经过讨论，编委员会达成共识，拔除成功时，残留电极的长度应不超过 4cm。同时认为，<4cm 的残留不能影响操作的预期结果。因此，如果残留部分因其感染风险需要外科干预时，拔除手术也不能称为临床成功。

四、人员、设备和术前准备

(一) 人员和责任

成功的导线拔除需要团队的合作，每一位成员都是成功的关键环节，并发症的低发生率与治愈率密切相关。成功拔除导线需要多种技术和工具，所以操作人员应该熟悉各种工具的用途及其常规放置的位置。另外，操作中可能发生多种临床事件，并且变化迅速，团队必须做好处理相关事件的准备。这均取决于治疗方案的制订和平时的培训。

1. 计划开展导线拔除术的中心　应确定手术团队的成员、操作过程、工具及制定紧急事件的应对措施。器械生产厂商代表不能代替专业的医务人员，而且手术过程中的任何行动均需要在医师的指导下进行。导线拔除术所需相关人员如下：

（1）主要术者：进行导线拔除的医师需要经过适当的培训，在装置植入、导线拔除和并发症处理方面具有经验。

（2）心胸外科医师：精通导线拔除并发症及其处理，陪同手术或在需要时能够迅速到位。

（3）麻醉支持。

（4）X 线设备的操作人员。

（5）手术参与人员：为保证安全需要至少两人直接参与手术，主要术者和助手。这些人员必须是经过培训的，熟悉术中的相关操作、工具、并发症以及相关处理措施。

（6）非手术参与人员：至少需要两个或两个以上的非手术参与人员，一人负责镇静（例如护士），另一人需要在发生紧急情况时提供协助。这些人员必须是经过培训的，熟悉术中的相关操作、工具、并发症以及相关处理措施。这些人员必须熟悉如何启动紧急预案，以及召集哪些人员。

（7）超声心动图检查人员：术中往往需要急诊超声心动图检查以快速诊断并发症，能够操作仪器和阅读超声结果的医师应在需要时立即进行此项检查。

2. 医师的资质和培训　导线拔除术是一项有创操作，需要专业培训以保证安全性和有效性。从事这项工作的医师应该进行拔除技术和并发症处理等方面的相关培训。仅仅简单的观摩操作过程和熟悉影像学是远远不够的。熟悉手术的操作技巧至少需要 1 年的训练，但是相关的数据十分缺乏，共识中采用了其他血管内操作培训中的相关数据。一项分析数据表明，在进行 10~20 例成功的手术后，医师的经验会有较大的增长，即使拥有多年经验的医师，在使用 Laser 鞘的前四年的 60 例或更少的手术中，拔除成功率也较低。并发症发生率的下降出现在至少 30 例手术之后，且随着手术量的增加（接近 400 例），并发症发生率进一步下降。由于导线拔除术的安全性和有效性与医师的经验直接相关，故需要医师娴熟的技术操作，而且手术有失败和发生严重并发症的可能，所以共识要求，进行导线拔除的医师，需要保证每年一定的手术量以维持技术水平。

（1）模拟训练：只有通过严格的训练、重复和实践才能取得足够的经验，但实际操作的机会往往有限。在许多地方，外科和导管的模拟装置是目前医学训练中的一部分。这一方法允许操作者"犯错"，并使其在非实际环境下获取经验。研究表明，这种方法能缩短学习曲线及减少并发症。此外，多种临床模拟方案也有利于培养团队应对紧急情况时的反应能力。

（2）最小训练量和手术量的建议

1）在有经验的医师指导下完成至少 40 例导线拔除并包括多种静脉途径、采用多种拔除技术和器械，这是培训所需的最小数量。

2）医师需要保证每年至少 20 例的手术量，以保证操作技术的熟练程度，这对医师个人和团队十分重要。

3）作为主要术者如果完成前期 40 例手术培训并保证每年 20 例的手术量，则达到要求。

4）培训需要在经验丰富、手术量充足的中心进行。指导人员需要具备 75 例导线拔除经验，且安全性和有效性达到标准。

进行一定数量的训练并不能确保有效和安全，使用手术结果数据来评价操作是必要的，每个中心都应记录完整的手术过程和结果。

（二）场所和设备

1. 场所 必须在心脏外科手术室或心导管室进行导线拔除术,需保证能迅速进行心脏外科治疗,相关器械设备能够立即到位。研究表明,当上腔静脉撕裂或穿孔时,开胸时间延迟5~10min将伴有致命后果,而术前做好相应准备可使患者成功获救。手术室空间需足够,以便进行胸骨切开等操作,也需配备通气系统预防手术感染。

2. 设备 为保证导线拔除的安全性和有效性,需配备相关的器械设备,且必须确保所有设备功能正常,尤其是平时不常使用但在危及生命的紧急时刻应用的设备。

除手术所需的工具外,还需高质量的X光机(要求能观察到小的导线构件,例如导线的固定螺旋等)、麻醉及外科设备、经胸及食管超声、心包穿刺包、胸腔闭式引流设备、体外除颤仪、临时起搏器及其他急救所需的设备。

（三）术前准备

由于手术可能造成致命的并发症,所以必须进行必要的术前准备并完善急救措施。

1. 患者准备 包括病史、体格检查和告知。必须在术前对患者进行完整的病史采集和细致的体格检查,了解患者植入装置的适应证,是否需要抗凝治疗,有无变态反应等,以便术前给予相应的治疗和预防。体格检查中要特别关注解剖细节。例如严重的胸壁静脉曲张提示中心静脉阻塞,这对于将要在植入导线同侧进行的升级手术而言十分重要。术前的静脉造影可以提示静脉是否通畅以及是否需要血管成形术或导线拔除。

手术方案需要与患者及家属共同讨论。必须清楚的告知患者及家属拔除导线是一项可能致命的危险操作。同时,也需要告知患者及家属所在中心的手术量、术者的经验和手术的结果。由于拔除导线往往只是复杂治疗中的一部分,所以必须告知患者及家属可选择的其他治疗方法,尤其是对于将要进行起搏器升级而拔除弃用导线的患者。

2. 制订手术和治疗方案 必须在手术前制订关于并发症处理、是否需要重新植入CIED及如何提供治疗等方案。

对于CIED感染患者,确定术前、术中、术后抗生素的使用方法,包括剂型、种类、使用时间等。经食管超声测量赘生物的直径,以决定是采用经静脉拔除还是外科开胸拔除。此外,必须在术前确定是否需要重新植入装置和导线及植入时间。

2017年《心血管植入电子装置导线管理及拔除专家共识》中对于CIED感染的处理推荐如下:

Ⅰ类推荐

对于所有怀疑CIED感染的患者,如果需要处方抗生素,推荐在开始抗生素治疗前至少抽两组血培养,以提高抗感染治疗的精确性并缩短抗生素疗程。

推荐在移除CIED时,对囊袋组织和电极进行细菌培养和革兰氏染色,以提高抗感染治疗的精确性并缩短抗生素疗程。

对于证实CIED感染的患者,推荐由在CIED感染和导线拔除领域具备专业经验的医师进行评估。

Ⅱa类推荐

怀疑全身性CIED感染患者,推荐在术前进行食管超声心动图检查,以评估赘生物的有无、大小、性状和潜在的栓塞风险。

对疑似CIED感染的患者,由在CIED感染和导线拔除领域具备专业经验的医师进行评估是有用的。

Ⅱb 类推荐

当无法通过其他方法来证实时,额外的影像学检查可以被用来确定 CIED 囊袋感染或导线感染。

多数需要拔除的导线位于右心房、右心室、冠状静脉窦等处。但某些病例可能通过未闭的卵圆孔、房间隔缺损、室间隔缺损进入左心房室腔。导线可能穿透心肌、穿破心包或与三尖瓣缠结。术前术者必须清楚装置和导线的位置,无论是正在工作的还是已经弃用的。必须行胸部 X 线检查,如有需要可行经食管超声、胸部 CT 等检查。术者需要确定导线和脉冲发生器的型号和具体数据,熟悉所有导线的结构特点。例如仅仅了解是主动导线还是被动导线还不够,某些主动导线需要特殊的钢丝以松解固定,如 ACCUFIX 和 Guidant 的 ICD 导线。了解类似的信息对导线拔除的成功十分重要。

对于起搏器依赖的患者,拔除导线之前应植入临时起搏导线,术前需要行起搏器程控,记录设置和导线参数,以便于术后再次程控。此外也可以比较继续使用的保留导线与术前是否发生变化,以便确定有否发生导线损伤。频率应答起搏器术前应关闭频率应答功能以防出现快速起搏。快速心律失常治疗装置需关闭诊断功能防止不适当放电。

3. 手术准备　包括血常规、交叉配血等,常规准备 4 单位血。推荐选用直径较大的静脉入路(如股静脉)进行临时起搏,并在紧急情况时输液、输血、给药。全程心电监护和血压监测。可以采用无创血压监测,但有创动脉血压监测能够更加快捷的显示数据变化。患者备皮,以备紧急情况下行心包穿刺和开胸手术。准备体外除颤和起搏的导线贴片。

五、适 应 证

拔除起搏器和 ICD 导线是一项风险性较高的有创性治疗措施,可并发严重并发症甚至导致患者死亡。对于具体病例,一定要再三权衡利弊,严格掌握适应证。

2017 年 HRS 公布的《经静脉导线拔除专家共识》将适应证分为非感染导线和感染导线。

1. 感染导线拔除的适应证

Ⅰ类

对于所有明确 CIED 系统感染的患者,推荐在移除 CIED 后,根据鉴定以及体外药敏试验结果进行足疗程的抗生素治疗。

对于所有明确 CIED 系统感染的患者,推荐进行完整的装置以及导线移除。

对于所有明确胸腔内导线周围化脓感染的患者,推荐完全移除心外膜导线和贴片。

对于所有瓣膜性心内膜炎而没有明确确定累及导线或装置的,推荐进行完整的装置以及导线移除。

尽管采取了适当的抗生素治疗,并且没有可确定的复发或持续感染源,但仍持续或反复出现细菌血症或真菌血症的患者,推荐进行完整的装置以及导线移除。

在决定 CIED 移除的合理性以及规划治疗策略时,推荐仔细考虑其他植入设备的影响。

2. 非感染导线拔除的适应证

Ⅰ类

血栓血管问题

由导线或导线残端上血栓导致严重的临床血栓栓塞事件,推荐进行导线移除。

　　上腔静脉狭窄或闭塞的患者,影响新导线的植入时,推荐进行导线移除。

　　上腔静脉狭窄或闭塞的患者,为维持血管通畅,推荐进行导线移除。

　　计划植入静脉支架的患者,而该静脉内已放置导线,为避免导线陷入血管壁,推荐进行导线移除。

　　放置新导线时因同侧静脉闭塞,导致新导线无法进入静脉内,进行导线移除是合理的。

　　其他:因导线残留导致危及生命的心律失常,推荐进行导线移除。

　　Ⅱa 类

　　慢性疼痛:装置或导线植入部位有严重慢性疼痛的患者,或继发于装置植入引起的患者显著不适,且这种不适不能通过药物或外科手术解决,也没有可接受的替代治疗方案,移除植入装置和/或导线是合理的。

　　其他

　　由于 CIED 的部位影响到恶性肿瘤治疗时,进行导线移除是合理的。

　　由于 CIED 的植入需要一侧静脉内放置 4 根以上导线,或者上腔静脉内需要通过 5 根以上导线时,进行导线移除是合理的。

　　废弃导线影响到 CIED 系统植入时,进行导线移除是合理的。

　　Ⅱb 类

　　因导线的设计或功能障碍,如果仍保留在原部位可能会导致患者将来潜在的危险,可以考虑进行导线移除。

　　患者需要进行 MRI 检查时,可以考虑进行导线移除,并建议抗 MRI 装置的植入。

　　在特殊情况下,在与患者共同商量后,可以考虑将功能正常的非召回导线或除颤导线移除。

　　在考虑进行何种操作或者治疗的适应证时,都需要考虑经静脉拔除导线的早期效果和长期转归,也需要根据患者的具体情况评价手术风险。经静脉拔除导线的风险主要取决于术者及其团队的训练程度和经验。

　　在某些临床情况下,例如需要进行其他心脏外科手术,或伴有较大的赘生物,建议采用非静脉途径拔除导线。需对每位患者的预计生存时间、远期疗效和术后治疗手段进行评价。对于伴有赘生物的患者尚无明确规定是否根据赘生物的大小决定经静脉途径或外科途径移除导线。需全面考虑赘生物的大小形态、脆性,是否具有其他外科手术适应证等。赘生物大于 3cm 的患者,通常建议开胸移除导线。

　　CIED 感染是去除起搏器导线及整个装置的强适应证。2010 年 AHA 关于 CIED 感染处理的科学声明指出:对于确定的 CIED 感染,无论植入位置如何(包括皮下、静脉和心外膜),均推荐彻底去除整套装置。即使感染局限在囊袋而没有系统感染的征象,只要涉及 CIED,就应该彻底去除所有装置。CIED 任何部分受侵蚀,就意味着污染整个系统,包括血管内的导线。应该全部去除整套装置是因为遗留的任何部分都会导致感染的复发。因感染性心内膜炎行瓣膜置换或修补术时应完全去除 CIED,这是因为 CIED 会成为瓣膜感染复发和继发播散的病灶。如瓣膜术后需要重新植入 CIED,则考虑心外膜途径。

　　对非感染患者是否需拔除导线一直颇有争议。临床中经常出现弃用原有的无功能导线并通过同一血管或其他静脉途径植入新的导线。由于非感染患者通常无明显症状,亦无死亡风险,故很难评价该类患者进行导线拔除的风险和获益。此时需权衡手术的风险,包括术者的经验和患者的临床情况。有些情况倾向于早期拔除,因保留导线将增加日后拔除的难度和并发症,并延长植入时间。并非所有的弃用导线都需要拔除,还须有植入装置手术的其他的临床指征,以避免打开囊袋引起的感染风险。

单纯的静脉血栓栓塞不是导线拔除的适应证,但如果伴有明显的症状或妨碍植入起搏器、ICD 或其他治疗时,建议拔除导线。

六、临床成功和操作成功的定义

许多医疗中心和医师使用各种技术有效地进行了经静脉导线拔除术,但各种研究报道中所使用的定义尚需进一步统一,如,如何阐释不同入选患者的治疗结果、如何定义治疗成功和失败。2009 年 HRS 公布的经静脉导线拔除专家共识特别强调了导线拔除的成功率取决于是否获得预期的临床效果。可以是完全操作成功或临床操作成功,前者是指将目标导线完全拔除,后者是指操作已达到预期的临床效果。如果未将系统感染患者的导线完全拔除则认为没有取得完全操作成功或临床成功。对于局部感染的患者,如果术后遗留导线头端并不一定代表操作失败,也可能是临床成功。

2017 年版共识中,对拔除导线术语和拔除手术进行了完整的定义。

1. 拔除导线的相关定义

(1) 无功能导线:电学功能异常导致导线不可用,无论导线是否与 CIED 连接。

(2) 废弃导线:保留在原处、未与 CIED 连接的有功能或无功能导线。

(3) 导线移除手术:应用任何技术移除起搏或除颤导线的手术,与导线植入的时间无关。

(4) 导线取出手术:导线移除手术中所有导线均无须应用工具或可通过探针移除,并且所有别移除点击植入年限均小于 1 年。

(5) 导线拔除:在导线移除过程中针对至少一根导线使用了在起搏器植入术中不常规应用的导线辅助装置,或至少移除了一根植入年限长于 1 年的导线。

2. 拔除手术的相关定义

(1) 操作完全成功:从血管管腔中拔出了所有目标导线以及所有导线材料,且不引起任何永久致残的并发症或操作相关死亡。

(2) 操作完全成功率:完全成功的拔除手术例数/所有拔除手术例数。

(3) 临床成功:导线拔除手术从血管中移除了所有目标导线以及所有导线材料,且不会有负面影响导线操作预期结果的小部分(<4cm)导线残留。

(4) 临床成功率:临床成功的拔除手术例数/所有拔除手术例数。

(5) 失败:未达到完全成功或临床成功,或手术导致了永久致残并发症或操作相关死亡。

(6) 失败率:失败的拔除手术例数/所有拔除手术例数。

(7) 导线移除的临床成功:目标导线完整地从体内移除或,且有不会有负面影响导线操作预期结果的小部分(<4cm)导线残留。

(8) 导线拔除的临床成功率:临床成功的导线拔除数量/所有意图移除的导线总数量。

七、并 发 症

记录并发症是评价和提高疗效的中心环节。由于并发症并不是由某种特定的操作引发，为确保最佳质量保证，拔除手术需要记录导线拔除过程中遇到的所有术中和术后的并发症。

及时识别和处理致命性并发症，对于防止灾难性后果来说是至关重要的。并发症的回顾性分析为导线拔除团队提供了一个从不良事件中学习总结的机会，并从中寻找出能提高拔除手术的安全性和疗效的方法。

评价并发症需考虑发生时间和严重程度。根据发生时间分为术中并发症和术后并发症。①术中并发症：是指自患者进入手术室至离开手术室，发生的与操作相关的任何事件，或者在操作中加重的症状。包括与术前准备、麻醉、切口和缝合相关的并发症。②术后并发症：包括术后30d内出现的与操作相关的任何事件，或在操作中出现的症状有所加重的情况。此外，还可将并发症分为严重并发症和轻度并发症。前者是指，由手术操作引起的危及生命的并发症或死亡，永久性残疾，或需外科介入处理的情况；而后者是指需要医疗干预的非期望的不良事件，包括需要小手术干预治疗但却不会显著影响患者功能的并发症。

根据并发症严重程度分类：①严重并发症，死亡、心脏撕裂、血管撕裂伤、呼吸停止、脑血管意外、需要干预治疗的心包积液、需要干预的血胸、心脏骤停、需要干预的血栓栓塞、需要干预的连枷状三尖瓣叶、大面积肺动脉栓塞。②轻度并发症，无须干预的心包积液、需清除的血肿、需要医学干预的静脉血栓形成、静脉入路后的血管修复、没有后遗症的导线碎片迁移、需要输血的出血、需要干预的动静脉瘘、冠状窦夹层、需要放置胸导管的气胸、恶化的三尖瓣功能、肺栓塞。

八、植入新装置

在移除整个CIED后必须重新评估是否需要重新植入CIED。随着时间的推移，临床适应证不断更新，患者的临床情况也在改变，一些患者可能心律失常或者心脏功能得到改善，进而不再需要植入起搏器、ICD或者CRT，或者患者的意愿发生改变，患者本人拒绝再次植入CIED，特别是关于ICD的治疗。不需要植入新装置，就意味着避免装置再次感染。

安装新装置的最佳时间尚不清楚。一些人主张拔除装置24h后即可植入。Sohail等证实基于不同的情况，植入时间不同：①血培养结果，菌血症患者平均13d植入，非菌血症患者7d植入；②感染病原体的类型，凝固酶阴性葡萄球菌（CoNs）感染7d，金黄色葡萄球菌感染12d。对于新装置植入时间与感染复发的关系，尚没有前瞻性的试验资料，但一些研究者推荐，在血培养阴性后再植入新装置。

在观察性研究中，超过1/3的患者在因CIED相关感染而进行系统拔除术后没有再进行CIED的再植入。CIED再植入的最佳时机没有明确的研究结论。目前尚无关于再次植入时间和感染复发的前瞻性研究。新设备的植入时间可以推迟到血培养阴性72h后；如果患者有其他未经处理的感染灶，例如腰大肌脓肿，时间还应当再次延迟。装置再次植入应该在另外的位置进行，例如在对侧植入、髂静脉入路、心脏外膜或者皮下植入。一项单中心研究显示,对于单纯囊袋感染患者可以在同一天植入新装置,并且没有负面结局。

在未进行仔细评估前,不要轻易取出感染的装置,特别是三度房室传导阻滞和 CRT 治疗患者。如需植入新装置,则安置在对侧以避免装置再次感染。如对侧也无法安置,则考虑将装置放在腹部皮下,导线则打隧道连接。感染控制好后再考虑植入新装置,但对于起搏依赖的患者是个挑战,因为患者不能带着临时起搏器出院,需要临时起搏支持直到植入新的起搏器。过去临时起搏导线使用被动固定,由于存在并发症,现多使用主动固定导线作为“桥梁”,通常的做法是植入一根主动固定导线,并且在体外和一个重复利用的脉冲发生器相连接,有时也称为“半永久起搏”,直到安装永久起搏器。这项技术使得患者等待新装置植入的时间可由 72h 延长至 14d。应用主动固定导线连接外部装置,对于起搏依赖患者有利,可以尽早下床活动,降低相关并发症,包括导线脱位、严重心动过缓引起的心肺复苏、局部感染等。对于 ICD 患者,若存在短期心脏性猝死风险,可使用穿戴式除颤器作为新装置植入前的桥接治疗。

九、结　论

导线拔除已经成为导线处理领域十分重要的内容。使用特定工具和技术拔除导线已经成为成熟的技术,向医师传授和普及这项技术将使世界范围的患者能够得到安全有效的治疗,但仍然面临很多挑战。在列举适应证时,也意识到每一位患者都有其特殊的临床情况和医疗环境。没有经过良好训练的医师、无法提供相关医疗支持,以保证患者术中安全的医疗机构都不应开展该项手术。

同时,共识再次强调对于大多数 CIED 感染的患者,将不再建议“保守治疗”,而应当将包括导线在内的所有装置从感染部位完全移除,并在其他部位重新植入新的系统,也不建议将感染装置重新植入修补后的原有囊袋。

即使最有经验的中心和医师也无法避免导线拔除的并发症,而患者生存需要术者及其团队在术前的充分准备,医师、团队以及外科治疗的快速介入将给患者提供最大的生存机会。

(任晓庆)

参 考 文 献

[1] LOVE CJ, WILKOFF BL, BYRD CL, et al. Recommendations for extraction of chronically implanted transvenous pacing and defibrillator leads: indications, facilities, training. North American Society of Pacing and Electrophysiology Lead Extraction Conference Faculty. Pacing Clin Electrophysiol, 2000, 23 (4 Pt 1): 544-551.

[2] SWEENEY MO, SHERFESEE L, DEGROOT PJ, et al. Differences in effects of electrical therapy type for ventricular arrhythmias on mortality in implantable cardioverter-defibrillator patients. Heart Rhythm, 2010, 7(3): 353-360.

[3] BADDOUR LM, EPSTEIN AE, ERICKSON CC, et al. Update on cardiovascular implantable electronic device infections and their management: a scientific statement from the American Heart Association. Circulation, 2010, 121(3): 458-477.

[4] KUSUMOTO FM, SCHOENFELD MH, WILKOFF BL, et al. 2017 HRS expert consensus statement on cardiovascular implantable electronic device lead management and extraction. Heart Rhythm, 2017, 14 (12): e503-e551.

［5］ BONGIORNI MG,GIANNOLA G,ARENA G,et al. Pacing and implantable cardioverter-defibrillator transvenous lead extraction. Ital Heart J,2005,6(3):261-266.

［6］ KUTALEK SP. Pacemaker and defibrillator lead extraction. Curr Opin Cardiol,2004,19(1):19-22.

［7］ BYRD CL,WILKOFF BL,LOVE CJ,et al. Intravascular extraction of problematic or infected permanent pacemaker leads:1994-1996. U. S. Extraction Database,MED Institute. Pacing Clin Electrophysiol,1999,22(9):1348-1357.

［8］ DE BIE MK,FOUAD DA,BORLEFFS CJ,et al. Trans-venous lead removal without the use of extraction sheaths,results of >250 removal procedures. Europace,2012,14(1):112-116.

［9］ 董满男,唐闽,冯天捷,等. 新型锁定钢丝拔除心律植入电极导线的初步临床应用. 中国循环杂志,2017,32(12):1199-1202.

［10］ CALVAGNA GM,EVOLA R,SCARDACE G,et al. Single-operator experience with a mechanical approach for removal of pacing and implantable defibrillator leads. Europace,2009,11(11):1505-1509.

［11］ BONGIORNI MG,SOLDATI E,ZUCCHELLI G,et al. Transvenous removal of pacing and implantable cardiac defibrillating leads using single sheath mechanical dilatation and multiple venous approaches:high success rate and safety in more than 2000 leads. Eur Heart J,2008,29(23):2886-2893.

［12］ SMITH MC,LOVE CJ. Extraction of transvenous pacing and ICD leads. Pacing Clin Electrophysiol,2008,31(6):736-752.

［13］ KANTHARIA BK,PADDER FA,PENNINGTON JC 3rd,et al. Feasibility,safety,and determinants of extraction time of percutaneous extraction of endocardial implantable cardioverter defibrillator leads by intravascular countertraction method. Am J Cardiol,2000,85(5):593-597.

［14］ MOAK JP,FREEDENBERG V,RAMWELL C,et al. Effectiveness of excimer laser-assisted pacing and ICD lead extraction in children and young adults. Pacing Clin Electrophysiol,2006,29(5):461-466.

［15］ EPSTEIN LM,BYRD CL,WILKOFF BL,et al. Initial experience with larger laser sheaths for the removal of transvenous pacemaker and implantable defibrillator leads. Circulation,1999,100(5):516-525.

［16］ FELDTMAN RW. Intravascular lead extraction using the excimer laser:pitfalls and tips for success. Semin Vasc Surg,2008,21(1):54-56.

［17］ BYRD CL,WILKOFF BL,LOVE CJ,et al. Clinical study of the laser sheath for lead extraction:the total experience in the United States. Pacing Clin Electrophysiol,2002,25(5):804-808.

［18］ WILKOFF BL,BYRD CL,LOVE CJ,et al. Pacemaker lead extraction with the laser sheath:results of the pacing lead extraction with the excimer sheath (PLEXES) trial. J Am Coll Cardiol,1999,33(6):1671-1676.

［19］ GACA JG,LIMA B,MILANO CA,et al. Laser-assisted extraction of pacemaker and defibrillator leads:the role of the cardiac surgeon. Ann Thorac Surg,2009,87(5):1446-1450.

［20］ BRACKE FA,DEKKER L,VAN GELDER BM. The Needle's Eye Snare as a primary tool for pacing lead extraction. Europace,2013,15(7):1007-1012.

［21］ 王方正,马坚,黄德嘉,等. 经静脉拔除心内膜导线:目前认识和建议(2011年修订版). 中华心律失常学杂志,2011,15(3):198-204.

［22］ 王方正,马坚,陈新. 心内膜电极导线拔除术现状. 中华心律失常学杂志,2001,5(4):241-244.

［23］ TARAKJI KG,CHAN EJ,CANTILLON DJ,et al. Cardiac implantable electronic device infections:presentation,management,and patient outcomes. Heart Rhythm,2010,7(8):1043-1047.

［24］ SOHAIL MR,USLAN DZ,KHAN AH,et al. Management and outcome of permanent pacemaker and implantable cardioverter-defibrillator infections. J Am Coll Cardiol,2007,49(18):1851-1859.

［25］ BRAUN MU,RAUWOLF T,BOCK M,et al. Percutaneous lead implantation connected to an external device in stimulation-dependent patients with systemic infection-a prospective and controlled study. Pacing Clin

Electrophysiol,2006,29(8):875-879.

[26] BYRD CL,WILKOFF BL,LOVE CJ,et al. Intravascular extraction of problematic or infected permanent pacemaker leads:1994-1996. U. S. Extraction Database,MED Institute. Pacing Clin Electrophysiol,1999,22 (9):1348-1357.

[27] WILKOFF BL,BYRD CL,LOVE CJ,et al. Pacemaker lead extraction with the laser sheath:results of the pacing lead extraction with the excimer sheath (PLEXES) trial. J Am Coll Cardiol,1999,33(6):1671-1676.

[28] DEL RíO A,ANGUERA I,MIRó JM,et al. Surgical treatment of pacemaker and defibrillator lead endocarditis:the impact of electrode lead extraction on outcome. Chest,2003,124(4):1451-1459.

[29] WILKOFF BL,LOVE CJ,BYRD CL,et al. Transvenous lead extraction:Heart Rhythm Society expert consensus on facilities,training,indications,and patient management:this document was endorsed by the American Heart Association (AHA). Heart Rhythm,2009,6(7):1085-1104.

第 13 章

起搏器计时周期

起搏器的工作模式是以起搏器计时周期为基础的,起搏器计时周期是指起搏器发放脉冲或感知自身心律后至下一次脉冲发放的时间间隔。为避免起搏器出现误感知,在这一间期内设置了空白期、不应期、交叉感知窗及房室间期(AV间期)等,计时周期以毫秒(ms)为单位计算。随着起搏技术的进展,不断又衍生出一些附加内容,使起搏器计时周期变得更加复杂、抽象,较难理解,它是起搏器工作的理论核心部分。

起搏器计时周期是帮助临床工作者了解起搏器工作特性及分析起搏心电图的重要基础和依据,掌握了起搏计时周期,处理一些起搏相关的问题就会得心应手。不同的起搏器有不同的计时周期,起搏器的计时周期设置不同,起搏器工作特性亦不相同,它控制着起搏器的感知、频率、不应期、发放脉冲时间、起搏方式转换等,起搏计时周期的设置和变化代表了起搏器工作特性的变化。

一、单腔起搏器的计时周期

(一) 固定频率起搏器

1. VOO 或 AOO 起搏器的计时周期　单腔固定频率起搏器包括心室固定频率型起搏器(VOO)和心房固定频率型起搏器(AOO),是最简单的起搏器。其计时周期也很简单,它在2次脉冲刺之间只有1个计时周期,即在2次脉冲之间均为不应期,因此无感知功能,上、下限频率是相同的(图13-1)。

2. 工作特性　在VOO、AOO起搏方式中,起搏器以固定频率发放脉冲,脉冲的发放与自身心律无关,不受自身心律的影响,即这种起搏器无感知功能,自身心律不能抑制起搏器的脉冲输出。起搏脉冲发放后,如在心室(心房)不应期之外,脉冲即可夺获心脏,使心室除极;如脉冲落入心室(心房)不应期则为无效脉冲。由于起搏器对自身心律不能感知,一旦自身心律快于起搏频率时将会出现竞争心律。

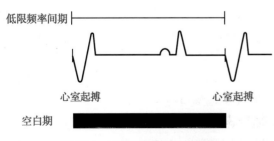

图 13-1　VOO 起搏器计时周期
只有起搏功能,而无感知功能。2个脉冲之间均为不应期,对自身信号不感知。

3. VOO 或 AOO 起搏方式的临床意义及用途　这种起搏器为初期产品,

已不单独作为一个起搏品种用于临床,而在多程控起搏器中仍保持其起搏方式,磁频率即是 VOO 的工作方式,因此应了解其工作特性和在临床中的一些用途。

（1）在 AAI 或 VVI 起搏患者中,当自身心律快于起搏器程控的频率时,起搏功能则受到抑制,起搏器工作是否良好无法判断。采用磁频率,可使起搏器转为 AOO 或 VOO 工作方式,即可出现起搏心律。在自身心律快于起搏器程控的频率时,用这种方式可了解起搏功能是否正常。

（2）在 AAI 或 VVI 起搏患者中,发生过感知时,如肌电干扰可导致起搏器输出功能抑制,将 VVI 程控为 VOO 工作方式可避免过感知现象。

（二）按需型起搏器

1. 单腔触发型起搏器（VVT/AAT）

（1）VVT/AAT 起搏器计时周期:VVT/AAT 起搏与 VVI/AAI 起搏器同为按需起搏器,但 VVT/AAT 起搏器的计时周期与 VVI/AAI 不同,VVT/AAT 起搏器有三个计时周期:下限频率周期（LRI）、上限频率周期（URI）、不应期。

触发型起搏器工作原理类似单腔按需型起搏器（inhibited pacemaker）,兼有感知和起搏两种功能。如果有自身心律存在,在感知心电信号后 20ms 立即释放一个同步刺激脉冲,此脉冲落在 P 波/QRS 波内,即心房/心室的绝对不应期内,为无效脉冲,不会与自身心律产生竞争（图 13-2）。如果在起搏器的逸搏间期内无自身心律出现,起搏器便自动发放刺激脉冲使心室除极。触发型起搏器有上、下限频率周期。下限频率周期为起搏器的逸搏周期,上限频率周期为感知较快的自身心律后发出的刺激脉冲（无效脉冲）的时间间隔,过快心率的 P 波/R 波将会落入不应期,而不能被感知。VVT/AAT 起搏器因不受自身心律的抑制,经常不断地发放脉冲,在能耗上大于 VVI/AAI 起搏器。它只是起搏器中的一种起搏方式,而不再单独作为一种起搏器应用于临床。

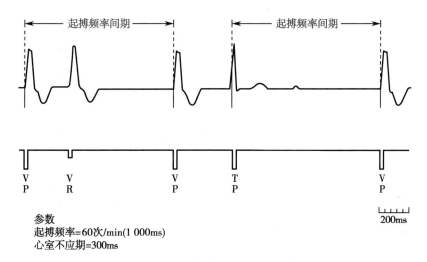

参数
起搏频率=60次/min（1 000ms）
心室不应期=300ms

图 13-2　VVT 起搏计时周期及心电图

在心率较慢时,起搏器按程控的频率发放脉冲起搏心室,如在起搏器不应期之外感知心室事件,即刻发放脉冲,但该脉冲落入心室不应期而不激动心室。
VP:起搏;VR:心室事件落入起搏器的不应期;TP:触发脉冲。

对于 VVT/AAT 起搏器,不应期决定了最大起搏频率,如下公式:

$$上限频率(ppm) = 60\ 000/不应期(s)。$$

(2) VVT/AAT 起搏方式在临床中的应用:①VVT/AAT 起搏可用于胸壁刺激,用吸盘导线固定于皮肤上,两极与临时起搏器相连,临时起搏器发放的脉冲被体内永久起搏器感知后抑制其脉冲发放,可显示出自身心律;也可将 VVT/AAT 工作方式用于电生理治疗,用一个不适当的间期刺激或超速起搏来终止折返性心动过速。②将起搏器临时程控为 VVT/AAT 方式,利用感知后发放的刺激信号来了解感知情况及感知时间。这一功能也可用于判断有功能缺陷的导线是否产生某些信号而导致起搏器过感知,如果起搏器出现触发脉冲说明了起搏器感知到导线所产生的信号。③AAI 起搏时如有过感知现象,经程控感知度不能纠正肌电位干扰时,可将 AAI 方式程控为 AAT 方式,防止肌电干扰。虽然 AAT 起搏感知到肌电信号可能使起搏频率变快,但是较快的起搏频率对患者危害性远远小于起搏输出抑制。并且由于上限频率的限制(不应期),起搏频率并不会太快。

2. **单腔抑制型起搏器(SSI/VVI/AAI)**　单腔抑制型起搏器包括 VVI 和 AAI,既可以用于心房也可以用于心室的单腔起搏器叫 SSI。这种起搏器具有起搏和对自身心电信号的感知功能。在起搏器不应期之外,如感知到自身心电信号后其反应方式为抑制输出功能,如未感知到心室/心房活动信号,才发放脉冲刺激心室/心房。按需起搏器的计时周期时随着感知或起搏事件开始工作。在不应期之外,起搏器感知到心室事件后受到抑制并重新设置计时周期,便开始下一个新的计时周期(图 13-3)。

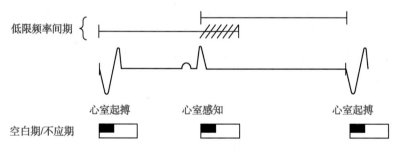

图 13-3　VVI 起搏器计时周期

VVI 起搏,频率 60ppm,图中第 2 个波群为自身心律被起搏感知(VS),从而抑制了脉冲发放,下一个计时周期从此处开始计算,并于 1 000ms 再次发放脉冲。

SSI、VVI、AAI 三种起搏器工作性能相同,计时周期亦无区别,只不过在感知灵敏度设置上有所不同。这种起搏器有 3 个计时周期。

(1) 基础起搏周期:在无自身心律时,起搏器按照所程控的频率发放刺激脉冲,此后开始不应期。在不应期之外为感知期,此时若自身心律出现可被起搏器感知,而抑制输出功能,重设起搏周期。

(2) 不应期:现在所用的 VVI 起搏器,不应期分为两部分,即绝对不应期(又称空白期)和相对不应期,后者又成为噪声采样期。①空白期:起搏或感知事件后最早开始的计时部分,这一部分时间又称绝对不应期,在这一期间内起搏器对任何外来信号不感知,其目的是防止交叉感知。②相对不应期:空白期过后为相对不应期。在这一期间内,遇到感知阈值以上的强电磁信号干扰,起搏器可能出现固定频率,又称干扰频率,一般干扰频率较基础频率快 20%。心室不应期设置的目的是防止心脏或非心脏事件的抑制,避免对自身或起搏的

QRS 波、T 波和后电位产生过感知现象。不应期之后起搏器恢复感知功能,如有心室/心房电活动信号被起搏器感知,则脉冲发放受到抑制,重设起搏周期。

（3）自动起搏期及逸搏间期:自动起搏间期又称自动间期(automatic interval),是起搏器以按需方式工作时连续两个刺激信号之间的间隔时间。逸搏间期是从自身 QRS/P 波起始处至其后脉冲信号发放的时间间隔。

AAI 起搏较之 VVI 起搏,在起搏方式、感知灵敏度及不应期方面均存在不同。①AAI 起搏器需要较高的感知灵敏度,因为心房电信号幅度和斜率明显小于心室电信号,这就要求心房感知敏感性要高,否则不能稳定地感知心房电信号。②不应期要长于心室起搏,用来防止某些不应被感知的信号,如心房不应期较短有可能感知心室活动信号,如 R 波或 T 波,又称交叉感知。感知这些信号后会导致起搏周期延长。为防止或纠正过感知,可采用延长心房不应期或降低心房感知度的办法解决。

二、单腔频率应答起搏器(AAIR/VVIR)的计时周期

频率应答功能依赖于感知体内某些生理、生化或物理指标的变化达到对起搏频率进行调整的目的。各种频率应答起搏器的共同之处是利用一个或多个可控参数,通过传感器模拟正常人生理性心率反应,来满足机体代谢需求。频率应答起搏器的工作复杂性主要表现在感知驱动器方面,而不是计时周期。其计时周期和工作特性与相同起搏器模式的普通按需型起搏器类似。现以单腔频率应答起搏器为例,介绍其计时周期,了解双腔频率应答起搏器的计时周期时可参照单腔频率应答起搏器和双腔起搏器的计时周期(图 13-4)。

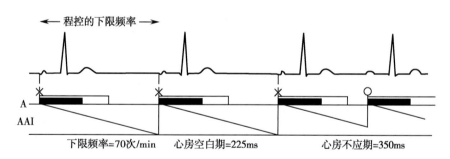

图 13-4　AAI 起搏器的不应期

心房脉冲发放后的实心黑体为空白期,其后为相对不应期,相对不应期之后为感知期。

（一）单腔频率应答起搏器的计时周期

单腔频率应答起搏器的计时周期类似于单腔按需型起搏器的计时周期,不同之处在于增加了上限频率,起搏频率出现了动态变化。即在身体活动时,生理需求增加,起搏频率可随之加快,而在患者休息时起搏频率可减慢。频率应答起搏器的计时周期时在 SSI 起搏器计时周期基础上,增加了上限频率,因此频率应答起搏器有 3 个计时周期:心室不应期、下限频率周期、上限频率周期。

1. 下限频率周期(LRL)　下限频率间期亦称基础频率间期,下限频率间期一般出现在患者休息时,为最长的起搏频率间期。

2. 当患者轻度活动时,起搏器可呈现出感知器驱动频率,心率随感知驱动频率而变化,介于下限频率和感知驱动上限频率之间(图 13-5)。

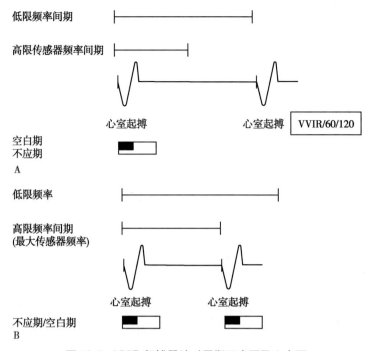

图 13-5　VVIR 起搏器计时周期示意图及心电图

A.下限频率周期=60ppm(1 000ms),上限频率周期=120ppm,心室不应期
=300ms;B.起搏器出现感知器驱动频率(快于基础频率)。

3. 上限频率间期(URL)　患者剧烈运动时经传感器驱动的最快起搏频率。

(二)　上限频率的临床应用

上限频率设置应与患者最大活动后生理需求量相一致,青年男性可设在 150ppm 左右,而一般患者设在 120~130ppm。双腔频率应答起搏器上限频率则不同于单腔频率应答起搏器,它的上限频率有两种含义:运动感知器驱动频率和最高心房跟踪频率。前者为患者活动后起搏器以应答方式驱动心房和心室起搏,后者为起搏器感知最快自身心房率后所触发的心室起搏频率(VAT)。单腔频率应答起搏器只有运动感知应答频率,而无心房频率跟踪功能,即活动后起搏器以应答方式驱动心房(AAIR)或心室(VVIR)。

三、双腔起搏系统的计时周期

双腔起搏是指具有心房感知、心房起搏、心室触发、心室感知及房室顺序起搏的起搏器,根据心腔感知和起搏部位以及感知后的反应不同,双腔起搏可分为多种模式,包括VAT、VDD、DOO、DVI、DDI、DDD 及 DDDR 等。双腔起搏器发展过程是建立在早期简单双腔起搏器基础之上,本章节首先讨论简单的双腔起搏器,然后再介绍复杂的双腔起搏器计时周期。了解简单的双腔起搏器工作特性时,应掌握各种计时周期的变化和变化制约因素。

(一)　固定频率房室顺序起搏(DOO)

固定频率房室顺序起搏是按顺序先后起搏心房及心室,将两条导线分别固定于心房和心室,即 DOO 起搏器。在工作性能方面是最简单的双腔起搏器。它的计时周期极为简单,起搏方式只能对房、室分别进行刺激,而不能感知心房和心室活动信号。房室起搏周期及频率是固定不变的,在心房脉冲发放之后,经设定的 AV 间期再发放心室脉冲。这种起搏器因无感知功能,上下限频率和逸搏周期都相同(图 13-6)。

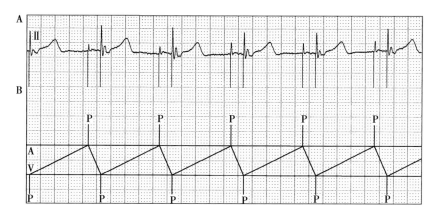

图 13-6　DOO 起搏器的计时周期

A. Ⅱ导联心电图,B. 计时周期图。从计时周期图可见房、室只有起搏功能,无感知功能。在自身心律慢于起搏器程控的频率时,出现房室顺序起搏(心室融合波)。P:起搏;A:心房;V:心室;AV:房室延迟。

(二) DDD 起搏器的计时周期

为了使双腔起搏器达到更生理的起搏效果,克服 DOO 起搏器的不足之处,在线路设计方面做了改进,使双腔起搏器有了感知功能,也相应地增加了一些计时周期。DOO 起搏器发展为 DDD 起搏方式,使其既有房室起搏又有房室感知功能。

早期的 DDD 起搏器只有 4 个基本计时周期:①下限频率周期;②上限频率周期;③AV 间期;④不应期。后来在此基础上又派生出了一些计时周期,如心室后心房不应期(PVARP)、总心房不应期(TARP)、VA 间期等。计时周期开始于起搏或感知事件之后,每个计时周期既相互独立又相互制约。每个腔的计时周期各有自己的空白期、不应期和警觉期,这些计时周期都以 ms 为单位进行设置和计算。

随着起搏技术的发展,为了追求更生理的要求,达到起搏智能化,在原功能基础上将其进行改进,如原来的双腔起搏器只有一种 AV 间期,从临床生理角度看,单纯一种 AV 间期不能使房室收缩偶联间期在时间上达到一致,所以现在的双腔起搏器的 AV 间期有五种类型:起搏 AV 间期、感知 AV 间期、动态 AV 间期、AV 间期滞后搜索功能和非生理性 AV 间期。有了这些 AV 间期使房室收缩时间房室血流的分配上更符合生理要求。此外,双腔起搏器也增加了一些特殊功能,如不应期自动延长、模式转换功能、睡眠频率及超速抑制等。这些附加功能使双腔起搏器功能更加完善,能够较好地模拟正常心脏的电生理活动,并为避免快速心房追踪频率,防止房性快速心律失常发作起到了重要作用。

现在所用的 DDD 起搏器具有以下计时周期和工作特性(图 13-7)。

基本计时周期:①下限频率周期;②上限频率间期;③频率滞后功能;④睡眠频率;⑤AV 间期(起搏 AV 间期、感知 AV 间期、AV 间期滞后搜索功能、动态 AV 间期、非生理性 AV 间期);⑥不应期(心房不应期、心房空白期、心室不应期、心室空白器、心室后心房不应期、总心房不应期、不应期自动延长);⑦上限频率限制作用(起搏文氏现象、起搏阻滞)。

起搏器的特殊附加功能:①模式转换功能;②对室性早搏事件的处理;③PMT 干预作用;④心率骤降反应;⑤超速抑制起搏。其中下限频率、上限频率、AV 间期和不应期为双腔起搏

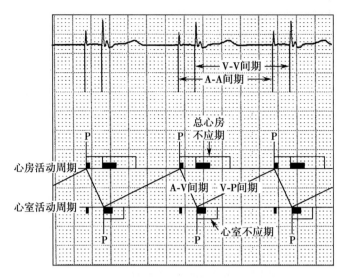

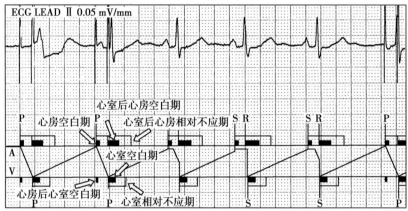

图 13-7　DDD 起搏器的计时周期图解及房室不应期

器的基本计时周期,而其他计时周期可以看作起搏器的附加功能,但有了这些特殊的计时周期才能使起搏器功能更加完善。

1. DDD 起搏器的基本计时周期

（1）下限频率间期:下限频率(lower rate limit,LRL)为起搏器程控的基础频率,其对应的间期为下限频率间期,即连续的房室刺激脉冲之间最长时限或感知房、室心电信号后至下一次脉冲发放之间的最长间隔,下限频率间期＝AV 间期＋VA 间期,也就是程控的最低频率。

（2）上限频率间期:上限频率(upper rate limit,URL)有两种含义,在普通双腔起搏器 (DDD)中又称心房跟踪频率,而在频率应答双腔起搏器中除心房跟踪频率之外,又增加了传感器驱动上限频率。心房跟踪频率是起搏的心房线路感知 P 波后触发心室起搏的最快频率,患者活动后能保持 P 波 1∶1 下传心室,仍保持房室处于同步起搏。而感知驱动上限频率是指患者活动后传感器感知到体内某些生理、生化或物理指标变化后,将这些信号转换为起搏频率,活动量大时可使其达到所设定的最快频率,称为感知驱动频率。如起搏频率超过所设置的上限频率时,起搏器将会对起搏心率加以限制,其限制的方法有三种:起搏文氏现象、起搏阻滞或模式转换。上限频率限制的目的是防止过快的起搏频率影响血流动力学,使心室起搏频率保持在上限频率以下的水平。

（3）双腔起搏器中的不应期（图 13-7）

1）心房通路活动周期中的不应期：包括心房空白期、心房相对不应期、心室后心房不应期和总心房不应期。

心房空白期：开始于心房起搏或感知 P 波后的最初一段时间，心房空白期一般为 50～100ms。心房空白期设置目的是防止起搏器感知电脉冲释放时产生的后电位。在导线和心脏接触处犹如一个电容器，脉冲电流释放到心脏后将部分电流存储于这一电容器中，待电流消失后这一电容器开始放电，形成后电位，后电位的高峰期出现在心房脉冲发放后的 14ms 处，但后电位将会持续 200～300ms。有了心房空白期就可防止心房线路感知这一后电位。

心房相对不应期：在心房空白期之后持续到心室起搏或感知心室事件之间的间期为心房相对不应期，它必须持续到 AV 间期结束。根据心房或心室起搏或感知事件不同，这部分心房不应期可由 4 种成分所组成，即 Ap-Vs、Ap-Vp、As-Vp、As-Vs。AV 间期被心室事件所终止（起搏心室或感知心室事件）。在此期间，心房感知通道可以感知电信号，感知后不触发心室起搏或新的 AV 间期，但可触发房性心律失常时的自动模式转换。

心房空白期与心房相对不应期之和，即为 AV 间期，因此整个 AV 间期都是心房的不应期，此期间内心房通道不再对 P 波或其他信号感知，以防止开始一个新的 AV 间期。在 AV 间期内，心室空白期后心室通道时开放的，一旦出现心室感知事件或起搏事件，AV 间期便被终止。

心室后心房不应期（post-ventricular atrial refractory period，PVARP）：在心室起搏或感知事件之后，心房处于不感知状态或感知后不做相应反应的一段时间，称为 PVARP。PVARP 开始于心室起搏或感知事件之后，它由两部分组成：心室后心房空白期和 PVARP。在 PVARP 期间感知心房事件后，不开启 AV 间期，而是开启一个 50～100ms 的空白期。心室后心房不应期的作用是防止心房线路感知各种信号，如室房逆传的 P 波、心室后电位、较早的房性早搏及远场的 QRS 波。如果 PVARP 设置过短而存在室房逆传时，心室起搏产生的心室激动经房室结逆传并夺获心房，这种除极可被心房通道感知，从而再次启动 AV 间期并起搏心室，如此反复就形成起搏器介导性心动过速（pacemaker mediated tachycardia，PMT）。现在所用起搏器的 PVARP 可根据临床情况程控并有自动延长功能，遇到室性早搏时，PVARP 可自动延长，使其长于逆传 P 波出现的时间，保证心房线路不感知逆传的 P 波或异常的心房活动。

总心房不应期（TARP）：一个心动周期中总心房不应期，等于 AV 间期和 PVARP 两者之和，即 TARP = AV 间期 + PVARP = UTRI（上限跟踪频率间期）。由此可见，总心房不应期决定了上限频率，如总心房不应期为 500ms，它的上限频率将不会超过 120ppm。当 AV 间期固定后，总心房不应期的时间主要取决于 PVARP，所以当 AV 间期不变时，心室后心房不应期的改变影响着上限频率的变化，当 AV 间期为 200ms，PVARP = 400ms，TARP 即为 600ms，上限跟踪频率 = 60 000ms ÷ 600ms = 100ppm。

总心房不应期的临床应用：可应用较长心房不应期来缩短心房感知窗，如程控较长的心房不应期（结合 AV 间期）可能引起 2：1 阻滞，这种阻滞可突然发生于起搏的上限频率中。

2）心室通路活动计时周期中的不应期

心房后心室空白期（post-atrial ventricular blanking，PAVB）：为防止心房起搏后造成心室通道交叉感知而抑制脉冲发放，特设置了 PAVB，时间为 20～44ms。它与心房不应期及 AV 间期同时开始。心室空白期结束后的 AV 间期中，心室通道恢复感知功能，可感知自身心室活动信号,感知后抑制心室脉冲发放。

心室不应期(ventricular refractory period,VRP):指出现在心室脉冲发放之后的一段时间,先开始绝对不应期(空白期),而后为相对不应期(噪声取样期)。在心室绝对不应期内对任何外来信号不感知,而在心室相对不应期内可对某些较强信号感知,感知后延长不应期,并且起搏器自动转为干扰频率,即固定频率起搏。

交叉感知的预防(prevention of crosstalk):交叉感知主要指心室通路对心房通路信号的感知。交叉感知和心房输出间有着密切关系,交叉感知又与心室空白期及心室感知度灵敏性有关。心房输出电压高,心室空白期短,心室感知度灵敏性高时容易发生交叉感知。预防的方法:降低心房电压和心室感知灵敏度,如交叉感知仍不能消除,可延长心室空白期。此外,在 DDD 起搏器中增加了心室安全起搏,这样起搏器应用于临床不必为交叉感知导致心脏停搏而担忧。

依赖传感器变化的 PVARP(sensor varied PVARP):普通 DDD 起搏器 PVARP 不能随起搏频率而变化,起搏频率较慢时与起搏频率较快时的 PVARP 相同。在患者静止时如感知到病理性心房波,室房逆向传导 P 波可能诱发 PMT。为了避免感知心房逆行 P 波,只有通过程控心室后心房不应期来阻止对其感知,使不应期的长度超过逆向传导时间,从而达到防止 PMT 的目的。如将 PVARP 改为动态变化,让其随着起搏频率加快时自动缩短,而在起搏频率减慢时自动延长,这样既可防止跟踪快速病理性房波(逆传 P 波),又可在运动期间缩短以保证较快的心房跟踪频率。

3)心房逸搏间期(atrial escape interval,AEI):单腔心房起搏器的心房逸搏间期(起搏器的 VA 间期)是起搏或感知心房事件后至下一次发放脉冲时的最长时限。双腔起搏器中心房逸搏间期又称 VA 间期,即心室起搏或感知事件后与下一次心房脉冲发放之间的间隔。VA 间期是由 LRI-AVI 派生出来的计时周期。如 LRI 为 1 000ms,AV 间期为 200ms,VA 间期=1 000ms−200ms=800ms。起搏处于下限频率时,VA 间期总是保持不变,即感知心室或起搏心室事件开始,随着心房刺激事件而终止;起搏频率增快时,VA 间期则缩短。

4)AV 间期:为了保证正常心脏的房室收缩时间,使房内血流有充分时间注入心室,双腔起搏器在设计时也设置了 PR 间期,但在起搏器中称为 AV 间期。起搏后 AV 间期对房室收缩在时间上的分配与正常心脏的 PR 间期有着同等重要作用。

AV 间期随着心房起搏(Ap)或心房感知事件(As)开始,至心室起搏(Vp)或心室感知事件(Vs)而结束,AV 间期持续时间由程控决定。在双腔起搏器患者中,由于自身心率和 PR 间期随时处于变化状态,受自身窦性心律、PR 间期及程控的 AV 间期时间的影响,可能会出现不同的房室延迟:Ap-Vs:心房起搏至心室感知事件间的间期(AAI);Ap-Vp:心房起搏至心室起搏事件间的间期(DVI);As-Vp:心房感知至心室起搏事件间的间期(VDD);As-Vs:心房感知至心室感知事件间的间期(OOO)。

(4)起搏器的特殊计时周期和工作特性:较早的双腔起搏器中 AV 间期只有一个,即起搏和感知 AV 间期相同,显然一种不变的 AV 间期,房室在收缩事件的分配上不能保持等同,是非生理的。电生理研究证实起搏和感知 AV 间期是有明显区别的,起搏 AV 间期时起搏器发放心房脉冲到心房开始激动要有数毫秒的时间过程,临床上又称为"潜在起搏时间"。起搏器对 P 波的感知是在 P 波达到一定高度或顶峰时方能被感知,而不是在 P 波开始处,临床上称为"感知延迟现象"。为此,感知和起搏 AV 间期不能处于同一时距上,否则两者就会出现时间差,将会使心室的充盈时间出现长短不同。为了使起搏 AV 间期变得更为生理性,在

DDD 起搏器中设置了起搏 AV 间期和感知 AV 间期,两者可分别进行程控,并且也增加了动态 AV 间期,使 AV 间期伴随着心率增加而缩短,使房室收缩偶联间期保持较好的同步性。DDD 起搏器 AV 间期主要有如下类型:

1) 起搏 AV 间期:起搏 AV 间期(PAV)的时间时心房脉冲发放后到下传心室或起搏心室的时间。其时间计算应是心房脉冲发放—心房肌—起搏器—心室肌,这一时间过程比感知心房事件到下传心室事件长约 40ms。

2) 感知 AV 间期:感知 AV 间期(SAV)代表自心房 P 波达到一定高度时才能被起搏器感知,再传至心室的时间过程。这一时间过程比 PAV 时间要短,PAV 和 SAV 两者时间差为 25~30ms(图 13-8),如起搏 AV 间期为 180ms 时,则感知的 AV 时间应设为 140ms。两者程控的数值差绝对不要超过 100ms,SAV 时间更不能超过 PAV 时间。

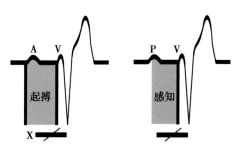

不同机制的AV间期　　**PV间期=AV间期−Xms**

图 13-8　起搏 AV 间期和感知 AV 间期的区别 起搏 AV 间期与感知 AV 间期两者下传心房时间期不同。图中可见起搏脉冲发放后有一潜在时间下传心房,这一时间差大约 40ms,而感知 AV 间期则是在 P 波达到一定高度后才能被起搏器感知。

3) 频率应答 AV 间期:正常窦性心律下,心脏激动和除极的顺序表现在体表心电图上即为 P-QRS-T 波。正常成人 PR 间期为 0.12 ~ 0.20s,PR 间期有一动态变化,随着心率的加快而相应缩短。PR 间期在心脏血液分配中起到了重要的"闸门作用"。心率加快后,PR 间期相应缩短,如成年人的心率为 100 次/min,其 PR 间期不应>0.19s。PR 间期的动态性变化使房室收缩时间分配更加合理,更有利于血流的分配。

由于起搏器中的 AV 间期代表着从心房到心室事件的时间间隔,与自身心律的 PR 间期有同样重要意义。只有 AV 间期出现了动态变化才能更好地模拟正常心脏的房室传导时间,使房室传导更加优化。为了改进 AV 间期功能(图 13-9),使 AV 间期的时间随 VV 间期而改变,这就是动态 AV 间期。动态 AV 间期更接近生理的房室传导,动态 AV 间期对于心脏的收缩、充盈、心排血量、上限频率的限制、模式转换监测有着不同的作用。此外,动态 AV 间期可防止 PMT 发生。

(5) 交叉感知窗和非生理性房室间期(图 13-10):在 DDD、DDI 和 DVI 起搏模式中,为了防止交叉感知抑制心室脉冲输出,在 AV 间期内的空白期之后设置一个短的时间间期称为交叉感知窗(cross talk sensing window)。在交叉感知窗内起搏器的心室感知通路感知了电信号,由于起搏器本身不能分辨是交叉感知还是自身心室电信号,为了防止交叉感知引起的心室停搏,起搏器在心房脉冲发出后 110ms 或 120ms 处发放一个早

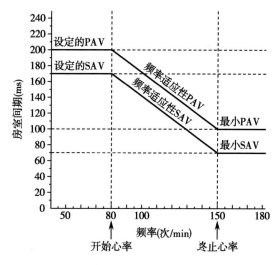

图 13-9　动态 AV 间期与心率变化的关系

的心室起搏脉冲,这个比正常 AV 间期短,故称为非生理性 AV 间期(图 13-11)。这种功能也叫心室安全起搏(ventricular safety pacing,VSP),心室安全起搏时间通常为 100~120ms,不同厂家 VSP 设置时间不同,有的 VSP 时间可以程控。

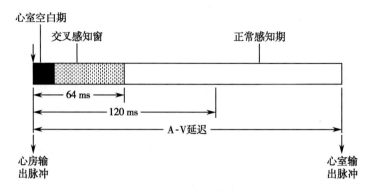

图 13-10　心室安全起搏示意图解

黑心实体为心房输出脉冲后的心室空白期,心室空白期之后为交叉感知窗,时间为 64ms。若在交叉感知窗内感知到某些信号(如心房脉冲的交叉感知、肌电信号、QRS 波),将在心房脉冲发放 110ms 后又发放心室脉冲,交叉感知窗过后为正常感知期。心室空白期+交叉感知窗+正常感知期=AV 间期。

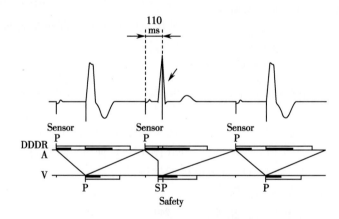

图 13-11　心室安全起搏心电图

图中箭头所示波群为心室安全起搏(VSP),其 AV 间期缩短为 110ms。Sensor:感知器。

没有 VSP 的起搏通常需要设置一个较长的心室空白期来防止交叉感知,较长的心室空白期易使心室线路产生感知不足,有可能产生竞争心律。有的起搏器遇到交叉感知后出现心室空白期时间回退,使心室空白期缩短,以利于心室感知。起搏器如未设置 VSP,交叉感知后可产生不同的心电图表现。如心房脉冲到下传 QRS 波的间期出现意想不到的延长,Ap-Vp 间期明显长于程控的 AV 间期,如果心室脉冲未下传,心室将不会产生收缩。

(6) 双腔起搏器的上限频率限制作用:简单的 DDD 起搏器没有可单独程控的上限频率,上限频率间期等于总心房不应期。当心房率超过上限频率时,起搏器感知的心房率和起搏的心室率之间就不能保持 1:1 关系,这种起搏器对上限频率的管理只能用 2:1、3:2、4:3 阻滞来限制过快的心室跟踪频率(图 13-12)。但这种管制方法缺点较多,患者会有明显心律不齐感。

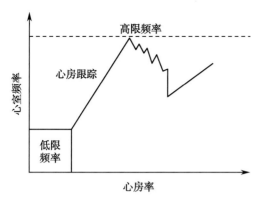

图 13-12　DDD 起搏的频率控制示意图

以坐标图形式说明 DDD 起搏器在不同自身心房频率时如何控制心室频率。横标为自身心房频率，纵标为上、下限频率之间的心房跟踪频率，当心房、心室频率低于下限频率时起搏器出现房室顺序起搏；当心房频率快于下限频率，低于或等于上限频率时出现心房跟踪频率，呈 1:1 关系；当心房频率超过上限频率时，受上限频率的保护，心室起搏频率不再增加，而出现文氏型或 2:1 起搏阻滞。

快速的心室起搏类似室性心动过速，会造成患者不适、血流动力学恶化，甚至诱发低血压、心力衰竭、晕厥等。现在临床上使用的 DDD 起搏器可以更好地对上限频率进行管制，在线路上进行了不少改进，一方面调整心房不应期消除对逆行 P 波的感知，另一方面采用上限频率限制来阻滞过快的心室起搏频率。临床上处理这一情况，除了限制起搏器的上限频率外，还必须处理快速房性心律失常，这样才能从真正的生理意义上改善患者情况。

1）起搏阻滞发生机制

起搏文氏阻滞：DDD 起搏器对快速心房率超过起搏器设定的上限频率时，通过文氏上限频率反应方式（Wenckebach upper rate response）限制过快的心室跟踪频率反应，称为起搏器的文氏反应，确切地说是一种假文氏反应。文氏阻滞受最大心室跟踪频率间期和心房不应期的影响，当心房线路感知过快的心房率时并不即刻触发心室，而是通过 AV 间期逐渐延长（总心房不应期延长）后再触发心室起搏，直至过快的 P 波落入心室后心房不应期内而不再被感知，即不再触发心室起搏，在快速房率存在时这种现象周而复始的出现，通过这种方式将心室脉冲释放限制在上限频率之下称为起搏文氏现象（图 13-13）。

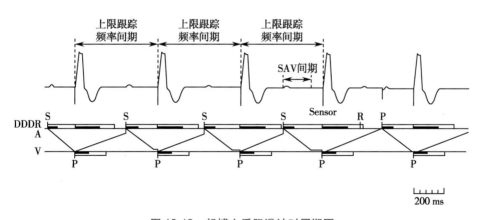

图 13-13　起搏文氏阻滞计时周期图

感知驱动频率 = 90ppm（667ms），PVARP = 300ms，PAV 间期 = 230ms，上限跟踪频率 = 100ppm，SAV 间期 = 200ms，图中可见 SAV 逐渐延长，第 5 个 P 波落入其间的不应期内被阻滞，此后出现了感知驱动频率。

起搏频率固定阻滞：如不设起搏文氏阻滞，那么用总心房不应期同样可以限制过快心室跟踪频率，在心房不应期以外出现感知房波即可触发心室起搏，保持 1:1 的跟踪频率；如在心房不应期以内，则不会被心房线路感知而触发心室起搏，而是出现起搏阻滞，这种阻滞不会出现 AV 间期延长，而是呈固定比率阻滞。在这样的机制下，出现的起搏阻滞可使心室跟踪频率反应变化较快。

起搏文氏阻滞出现的条件：心房率超过 DDD 起搏器设定的上限频率时，可能出现文氏阻滞或 2∶1 阻滞。文氏阻滞的条件是上限频率间期必须长于总心房不应期（URI>TARP）才可发生文氏阻滞；如果上限频率间期短于总心房不应期（URI<TARP），只会出现 2∶1 阻滞。在文氏现象出现时，AV 间期最大长度代表着上述两个周期的时间差（文氏周期 = URI－TARP）。举例说明，起搏器程控的 AV 间期为 180ms，心室后心房不应期为 400ms，总心房不应期（TARP）= 180ms+400ms = 580ms，如果程控的上限频率为 100 次/min，则周期为 600ms，当起搏频率超过 100 次/min 时，因二者时间差仅有 20ms（600ms－580ms = 20ms），因此将不会发生文氏阻滞，只能出现 2∶1 阻滞。若总心房不应期不变仍为 580ms，上限频率程控为 80ppm 时（起搏周期为 750ms），当心房率超过上限频率时则会出现文氏现象，文氏长度为 170ms（750ms－580ms = 170ms），AV 间期变化于 180~350ms（180ms+170ms = 350ms）。换句话讲，当心房率超过起搏器的上限频率而低于 2∶1 阻滞频率时，由于起搏器的起搏频率受上限频率的限制，所以只能通过逐渐延长 PV 间期（感知的 AV 间期）来使心室起搏频率保持在上限频率之内。起搏器的文氏现象可以防止心室起搏频率的骤降（图 13-14）。

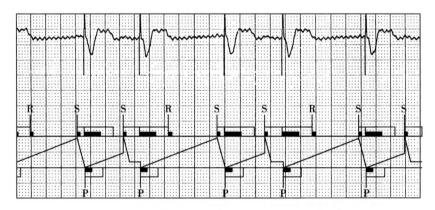

图 13-14　上限频率文氏阻滞（3∶2 阻滞）计时周期图

起搏器的上限频率间期长于总心房不应期（URI>TARP），随着心房频率进行性增加，当感知到心房率快于起搏器程控的上限频率时，AV 间期呈非固定形式的延长，AV 间期的延长实际等于总心房不应期延长，随着总心房不应期的延长，心房信号落入心房不应期内而不能被感知（R 所示处），出现文氏阻滞，起搏器不再出现 1∶1 的心房跟踪频率；S∶P 波感知；R∶P 波落入不应期。

2）上限频率限制的心电图特点

起搏文氏阻滞的心电图特点：心电图可见快于上限频率的 P 波或病理性房波，PV 间期不固定，逐渐延长，最后 P 波不能触发心室起搏，P 波落在心室后心房不应期。起搏的 RR 间期由长渐短，然后周而复始（图 13-15）。

起搏上限固定频率阻滞的心电图特点：上限频率间期（URI）≤总心房不应期，一旦心室起搏频率达到所设置的上限频率，因 URI 和 TARP 之间无时间差，所以不伴有 AV 间期延长，过快的 P 波落入 TARP 内将不被感知，会突然出现 AV 阻滞。与上述文氏反应不同的是，当心室起搏频率达到设置的上限频率时没有提前延长的 AV 间期，但可出现固定比例的 AV 阻滞，这时上限频率反应不太平稳（图 13-16）。如果未打开动态 AV 间期，通常 SAV 间期固定不变，RR 间期为 PP 间期的倍数，如 P 波恒定时，RR 间期恒定。

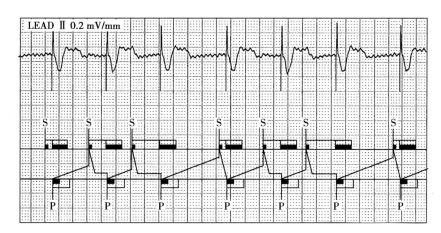

图 13-15　起搏文氏阻滞心电图（4：3阻滞）

完全性房室传导阻滞患者，DDD 起搏，起搏频率 50～80ppm，PAV 180ms，SAV 140ms，RAV ON，PVARP 400ms，VRP 220ms，PVAB 220ms。自主窦性心律 98 次/min，起搏计时周期呈现 AV 周期逐渐延长，在每个起搏周期中，有三个 P 波下传心室，一个 P 波落入心室后心房不应期被阻滞，出现 4：3阻滞。S：P 波感知；P：起搏；R：P 波落入心室后心房不应期。

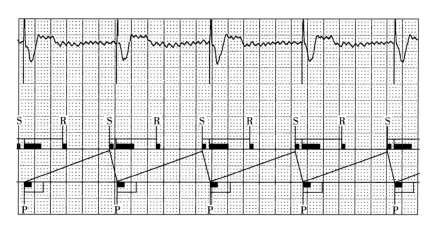

图 13-16　DDD 起搏器 2：1阻滞计时周期和心电图

上限频率间期（URI）等于总心房不应期（TARP），心房率超过起搏器所设置的上限频率时，因 URI 和 TARP 之间无时间差，所以不伴有 AV 间期延长，过快的 P 波落入 PVARP 内将不被感知，会突然出现 AV 阻滞。起搏计时周期图示感知 P 波后的 AV 间期相等，每 2 个 P 波脱落 1 个（R 表示 P 波落入 PVARP），呈 2：1下传。

2. 起搏器的特殊附加功能

（1）睡眠频率：又称自动睡眠反应（auto sleep response）、静止频率或夜间程序（night program），是根据患者日常休息时间，设置的一种起搏频率按时自动下降反应，使起搏频率尽可能地适应患者夜间低新陈代谢的需求。

目前临床使用的起搏器均具有睡眠频率，其方法是起搏器内有一时钟，根据患者日常作息时间规律，设置一天内活动时间范围（wake time）、休息时间范围（bed time）。睡眠时间可在 0:00～23:45 时间范围内任意设置，活动时间范围亦同样如此。睡眠频率通常低于基础起搏频率，至于低至何种程度应结合患者的实际情况而定，如设置睡眠时间为 21:00，则患者起搏频率在设置睡眠时间前 30min 开始减慢，即在 20:30 起搏频率逐渐从基础频率下降至睡眠频率;起床时间为6:00,即在5:30起搏频率从睡眠频率逐渐升至基础起搏频率。睡眠频率程控范围为30~90次/min,可根据需要程控。如患者使用的为频率应答起搏器,当患者在此期间有不同程度活动时,起搏频率仍会出现频率应答反应。该功能有一定局限性,对作息时间不规律或因外出活动打破作息时间的患者,因睡眠频率得不到及时调整,届时会因心率减慢而出现不适(图13-17)。

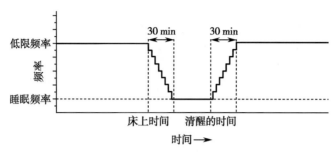

图 13-17 程控睡眠起搏频率示意图

根据患者24h心率变化情况,合理应用睡眠频率,如患者一般在夜间10:00休息,早7:00点起床,可将起搏器的睡眠时间程控在22:00,起床时间程控在7:00,起搏器内时钟到达22:00时,起搏频率自动下降,在半小时后到达程控的最低起搏频率,6:30开始起搏频率加快,至7:00时达到基础起搏频率。

(2) 起搏模式自动转换(automatic mode switch,AMS):当快速房性心律失常发生时,植入DDD起搏器患者会触发快频率的心室起搏,从而引起一系列的症状,甚至出现心功能和血流动力学恶化。为防止快速房性心律失常时的快速心室跟踪起搏,现代DDD起搏器设置了起搏器工作模式的自动转换功能(图13-18,表13-1),从而使心室起搏由心房跟踪方式转换成非跟踪方式,给患者带来极大方便,即便发作房颤时也不必因心室率过快而立即就医,房颤纠正后亦不必再找医生重新程控起搏器。

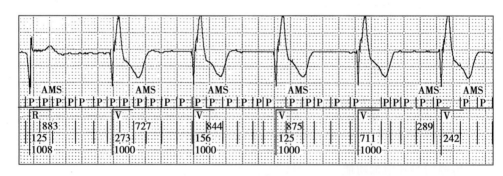

图 13-18 起搏器模式转换

起搏器检测到f波后出现模式转换(DDI),起搏频率明显减慢到基础频率;P-V:AV间期;P代表f波;V:心室起搏;AMS:模式转换。

表 13-1 起搏器检测到房颤波时自动模式转换方式

心房跟踪模式	非心房跟踪模式
DDDR ⟷	DDIR
DDD ⟷	DDIR
VDD ⟷	VDIR

这种起搏器在心房线路内设有一种特殊算法监测器(special algorithm monitors),监测器的结构是在心室后心房不应期内设有监测窗(位于 PVAB 之后),用来检测快速心房频率。最初的这种设计是 f 波或较快的 P 波落入空白期后 2ms 的感知窗内将触发模式转换。新一代的起搏方式自动转换,允许程控感知 f 波的数量,起搏器感知到一定量的 P 波或 f 波后即触发模式转换(图 13-19)。也就是如果感知的心房频率达到或超过起搏器设置的模式转换心房频率标准,则起搏器发生自动模式转换,将工作模式由 DDD(R)转换成 VVI(R)或 DDI(R)模式。当自身房率减慢时,未达到房速检测频率时,起搏器自动由 VVI(R)或 DDI(R)模式转为 DDD(R)模式,再次出现心室跟踪频率(图 13-20)。

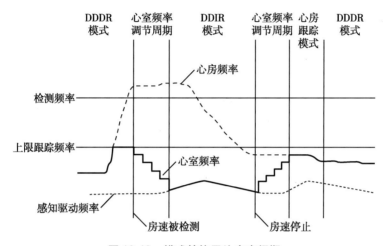

图 13-19　模式转换平均房率间期

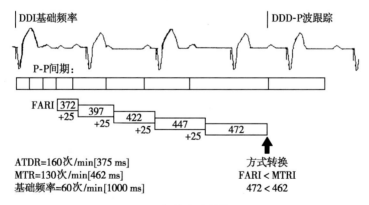

图 13-20　起搏方式转换机制图

FARI:被滤过心房频率间期;MTR:最大心房跟踪频率;ATDR:房性心动过速检测频率。开始时 FARI 设置等于基础频率间期。当房颤出现时 P-P 间期缩短,如 P-P 间期<FARI,则 FARI 便自动缩短 38ms,如上述现象重复出现,则 FARI 呈进行性缩短,一旦 FARI<ATDR,起搏器由 DDD 模式转换为 DDI 模式。房率减慢时,它在每个周期自动增加 25ms。一旦 FARI>ATDR,起搏器自动由 DDI 转换为 DDD 模式。

模式转换的基本原理是基于感知到的心房率或 PP 间期,但不同的起搏器采用的算法不同,有平均心房率法、间期比例法(图 13-21)、一跳转换法等。自动模式转换并不是在每次快速房性心律失常发作时均出现,其受以下因素影响:①心房感知灵敏度,心房感知灵敏度设

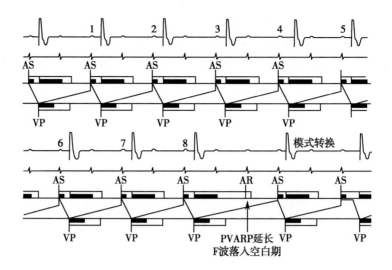

图 13-21　根据 AA 间期进行模式转换示意图

当连续出现 8 个 AA 间期短于 2 倍的 TAB(SAV+PVAB)时,在第 8 个 f 波感知
后 PVARP 延长到 400ms,PVARP 延长后,第一个 f 波落入心房空白期中,紧跟
其后的 f 波被连续感知,其频率超过模式转换频率而触发模式转换。

置越高,越容易感知并发生模式转换;②心房除极本身电信号的高低,越高越容易发生;③自
动模式转换频率,设置得越低,越容易发生转换;④自动模式转换方法,一跳转换法最容易发
生,其次为间期比例法,平均心房率法最不敏感。

(3)室性早搏反应(PVC response):室性早搏或起搏后具有房室逆向传导者可引发
PMT。由于多数 PMT 都由室性早搏引起,DDD 或 DDDR 起搏器具有室性早搏反应选用功
能,称为"+PVARP ON PVC"。一旦出现室性早搏,立即将 PVARP 延长为 400ms,使逆传 P
波落入不应期内,而阻止 PMT 发生。

除此之外,在发作 PMT 时,现代起搏器亦具备干预功能,以自行终止 PMT,各厂家起搏
器因设置不同,对最大心室跟踪频率检测的数目及识别后反应的方式有所不同。例如,有一
种 10 搏>PMT(10 beats>PMT)功能(图 13-22)。

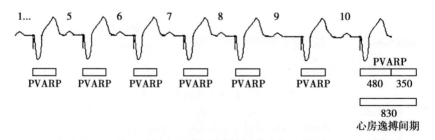

图 13-22　室性早搏反应的工作原理

检测到连续 10 次最大的心室跟踪频率后被确认为 PMT,在第 10 个周期,PVARP 自动
延长到 480ms,心房逸搏间期自动设置到 830ms,在 PVARP 结束时,有一个 350ms 的警
觉期,用来检测 P 波。

(4)非竞争性心房起搏(non-competitive atrial pacing,NCAP 功能):起搏器工作时,当房
性早搏落在心室后心房不应期中时,被感知但不能被跟踪,起搏器顺序发放 A-V 脉冲,心房起

搏脉冲可能会落在房性早搏触发的心房肌易损期中,从而导致快速性房性心律失常的发生(图13-23)。为了避免这种情况的发生,在心室后心房不应期内感知心房事件后开启一个300ms(部分型号起搏器可程控)的非竞争性心房起搏(NCAP)间期,在这个间期内不发放心房起搏脉冲,如果VA间期在NCAP间期之前结束,则NCAP结束后立即发放心房起搏脉冲,此时,相当于延长了VA间期,期后房室结间期

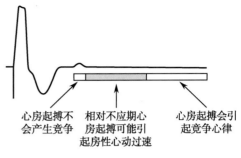

图13-23　心房不应期和相对不应期

将缩短以维持相对稳定的心室率;如果NCAP间期在VA间期之前结束,则VA间期结束时正常发放心房起搏脉冲(图13-24)。

(5)频率骤降反应:主要应用于治疗血管迷走性晕厥(vasovagal syncope, VVS)患者,在检测窗(10~30s)中,当自主心率下降幅度超过一定数值(10~50ppm),并且这种心律失常持续1~3ppm,频率骤降诊断成立,起搏器立即启动高频率起搏干预(通常60~120ppm)预防晕厥(图13-25)。新型的闭环刺激频率适应性起搏器(DDDR-closed loop stimulation)可感知心肌收缩力和交感神经张力变化,快速起搏以提高心排血量,可预防VVS发生。

(6)动态心房超速抑制起搏(dynamic atrial overdrive, DAO):起搏器不仅可用于治疗缓慢性心律失常,还可以通过

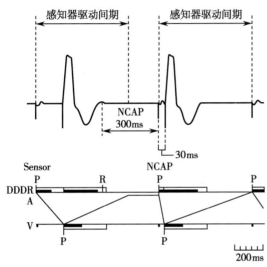

图13-24　非竞争性心房起搏工作模式

参数设置:感知期驱动频率=120ppm(500ms),PAV=150ms,PVARP=230ms,PVAB=180ms,心室不应期=230ms。

快速起搏的方法治疗心动过速。电生理研究已经证实,应用频率较快的心房起搏进行超速

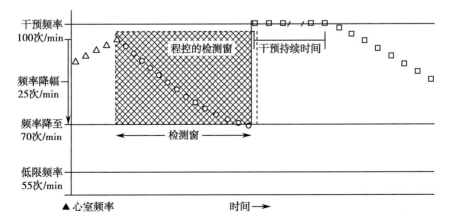

图13-25　频率骤降反应模式图

VVS患者心率突然减慢或停搏时,起搏器将会检测到心率的突然变化,并立即快速起搏,以适应血流动力学需要。

抑制可预防或终止室上性心动过速。动态心房超速抑制起搏是使患者处于心房起搏的节律中,并应用动态的、相对较低的超速抑制频率,随时抑制出现的房早,预防房颤的发作。根据起搏频率不同,分为低频率段的超速抑制(lower rate overdrive,LRO)(图13-26)和高频率段的超速抑制(upper rate overdrive,URO)(图13-27)。

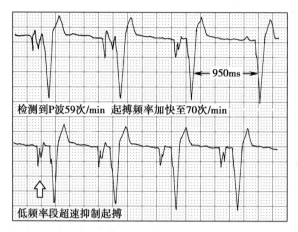

图13-26 低频率段超速抑制心电图(2条心电图为连续记录)

起搏器设置:基础频率60ppm,上限频率110ppm,AV间期175ms,感知AV间期150ms,lower rate overdrive 10,upper rate overdriver 5。当起搏器检测到P波频率为59次/min时,起搏频率加快到70ppm,在第4个P波后加快到70ppm(箭头所标处)。

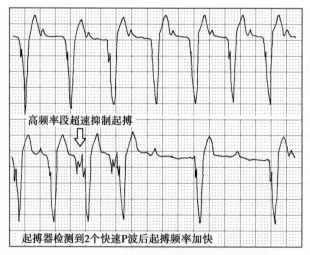

图13-27 高频率段超速抑制心电图(2条心电图为连续记录)

起搏器设置:基础频率60ppm,上限频率110pm,AV间期175ms,感知AV间期150ms,upper rate overdriver 5。当P波频率超过110次/min时,起搏器检测到2个快速P波后,起搏频率加快,先以10ppm增加,而后再改为5ppm,直到起搏频率超过160ppm,由于心动过速终止,起搏频率并未增加到160ppm。

(三)DDD起搏器中的其他起搏方式计时周期

1. **DVI起搏** 也是一种房室顺序起搏器(A-V sequential pacemaker),是最早的双腔起搏器。它的工作方式是心房起搏后经设定的 AV 间期,心室线路再发出刺激脉冲,因心房无感知功能,所有周期变化依赖于心室起搏或感知情况。

2. VAT 起搏　这种起搏工作特点是感知心房事件后触发心室起搏,但心室无感知功能。它有两个计时周期,一个计时周期为心房感知后开始 AV 间期,AV 间期结束发放心室刺激脉冲,如果无心房 P 波,从前一个心室刺激确定下一个心室刺激发放,本次的计时周期即为总心房不应期(TARP)。总心房不应期决定了上限频率,TARP 时间是从心房感知开始到心室除极结束之后,上限频率只能通过总心房不应期设置。由于心室无感知功能,当出现室性早搏或自身心律时会产生竞争心律。

3. DDI 起搏　是 DDD 起搏器中的一种新起搏方式,具有房室顺序工作模式的室率回退功能的 AAI 起搏,或者说是 AAI+VVI 模式。它具有心房感知功能,为此不会产生心房竞争心律。其工作特点:

(1) DDI 起搏器房室均可感知,当发作快速心房率时,不会触发心室起搏,而是抑制心室脉冲发放直至下限频率结束才发放心室脉冲,这样可避免快速心房率下传(图 13-28)。在自身心律快于起搏频率时,感知 R 波后使房室脉冲发放皆受抑制。在自身房率低于起搏频率时,出现房室顺序起搏,类似 DDD 工作模式。自身心率与起搏频率接近时,P 波可抑制心房脉冲发放,如果 PR 间期长于 AV 间期,则心室脉冲发放,如果 PR 间期短于 AV 间期,心室脉冲将不发放(图 13-29)。

(2) DDI 起搏模式虽有心房感知功能,但不能通过心房感知触发心室起搏,即无跟踪功能,因此,心房起搏频率总是处于下限频率,而心室起搏频率亦不增加,不会超过程控频率。DDI 起搏器同样在 PVARP 结束后即恢复心房感知,心房感知后抑制心房脉冲发放,在心房逸搏间期结束时心房脉冲才可发放。房室顺序起搏出现在下限频率结束时,当下限频率结束后顺序发放心房及心室脉冲。因此,DDI 起搏可看作具有上、下限频率相等的 DDD 起搏器,DDIR 起搏的心室频率等于驱动频率。

(3) DDI 起搏器计时周期有下限频率间期、AV 间期、心室后心房不应期、心室不应期、交叉感知期,但没有上限频率间期,因此上限频率间期与下限频率间期相等(LRI = URL)。而 DDIR 起搏器具有感知器驱动上限频率间期,起搏频率可变化于上、下频率之间。

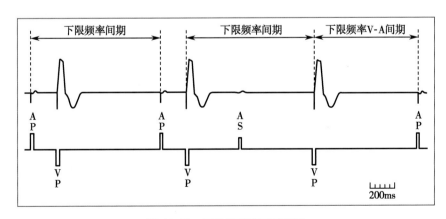

图 13-28　DDI 起搏计时周期图
当心房线路感知过快房率时不即刻触发心室起搏,而是直至下限频率结束后才发放心室脉冲。

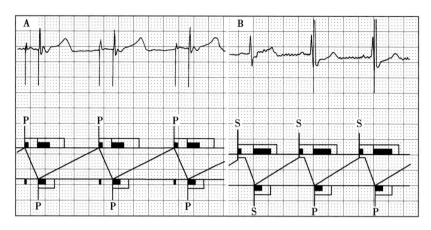

图 13-29　DDI 起搏,房室顺序起搏

A. DDI 起搏,起搏器参数:起搏频率 60ppm,自身心率慢于起搏器程控的起搏频率时,出现房室顺序起搏;B. DDI 起搏,起搏频率 75ppm,AV 间期 200ms,自身心率与起搏器程控的起搏频率相同时,心房脉冲受到抑制,可出现心室起搏,此时工作模式类似于 VDD。

尽管 DDI 和 DDIR 起搏器应用受到一定限制,但对交替性出现的心动过缓-心动过速的病窦综合征患者还是非常适宜的。但不适用于窦房结功能正常,AV 阻滞的阵发性室上速心动过速患者,DDI 类似 VVI 模式工作,会影响患者的血流动力学。

(刘俊鹏　佟佳宾　耿仁义)

参 考 文 献

[1] 华伟.临床实用心脏起搏技术.北京:人民卫生出版社,2012.

[2] ELLENBOGEN K,WILKOFF B,KAY GN,et al. Clinical cardiac pacing,defibrillation,and resynchronization therapy. 5th edition. Phiadelphia PA:Elsevier,2017:961-979.

[3] EUROPEAN SOCIETY OF CARDIOLOGY (ESC),EUROPEAN HEART RHYTHM ASSOCIATION (EHRA), BRIGNOLE M,et al. 2013 ESC guidelines on cardiac pacing and cardiac resynchronization therapy:the task force on cardiac pacing and resynchronization therapy of the European Society of Cardiology (ESC). Developed in collaboration with the European Heart Rhythm Association (EHRA). Europace,2013,15(8): 1070-1118.

[4] 张澍,华伟,黄德嘉,等. 植入性心脏起搏器治疗——目前认识和建议(2010 年修订版). 中华心律失常学杂志,2010,14(4):245-259.

[5] PALMISANO P,ZIACCHI M,BIFFI M,et al. Clinically oriented device programming in bradycardia patients: part 2 (atrioventricular blocks and neurally mediated syncope). Proposals from AIAC (Italian Association of Arrhythmology and Cardiac Pacing). J Cardiovasc Med (Hagerstown),2018,19(4):170-180.

[6] KLIŚ M,SŁAWUTA A,GAJEK J. Antiarrhythmic properties of atrial pacing. Adv Clin Exp Med,2017,26(2): 351-357.

[7] PITTARO M,DEFORGE W,KROLL MW. Reducing ICD test shocks with a simplified upper limit of vulnerability. Pacing Clin Electrophysiol,2016,39(7):652-657.

[8] WANG J,LIANG Y,CHEN H,et al. Patient-tailored SyncAV algorithm:A novel strategy to improve synchrony and acute hemodynamic response in heart failure patients treated by cardiac resynchronization therapy. J Cardiovasc Electrophysiol,2020,31(2):512-520.

［9］ CHAN WK,DANON A,WIJEYSUNDERA HC,et al. Single versus dual lead atrioventricular sequential pacing for acquired atrioventricular block during transcatheter aortic valve implantation procedures. Am J Cardiol, 2018,122(4):633-637.

［10］ POTTER BM,AMES MK,TOFFOLI AM,et al. Upper rate behavior in six dogs with dual-chamber pacemakers. J Vet Cardiol,2019,22:96-105.

第14章

起搏心电图

心脏起搏器的治疗效果已经肯定,随着起搏技术的飞速发展,多种功能不同类型起搏器和导线的问世以及植入技术的改进,起搏器治疗的适应证也在不断拓宽,应用范围越来越广。目前我国起搏器植入几乎普及至县级医院,如何识别起搏系统正常或异常就显得极为重要,而识别起搏系统工作状态的最可靠而又简单的诊断工具就是心电图(包括常规心电图和动态心电图),从事心脏起搏技术的医技人员,必须掌握和熟悉正常和异常的起搏心电图。

一、正常起搏心电图

根据心脏起搏导线放置在心室和/或心房,便有心室和/或心房起搏心电图。有效的心室和/或心房起搏应为刺激信号(又称钉样标记)后紧跟着心室或心房除极。

1. 起搏心电图的识别

(1)心室起搏图形:刺激信号后紧随着宽大畸形的 QRS 波(除极)和方向相反的 T 波(复极)。应注意的是有效心室起搏必须见到心室复极的 T 波,因为在单极起搏时由于刺激信号大,常伴有信号过冲现象,貌似 QRS 波,实际上可能心室并未除极。

(2)心房起搏图形:刺激信号后紧随着与正常窦性 P 波形态不同的起搏 P 波(除极)和 PR 段(复极),经正常的房室传导(PR 间期)产生室上性窄 QRS 波(QRS 波),如伴有室内传导阻滞,亦可为宽 QRS 波。

(3)心室起搏与 ST-T 变化:右心室心尖部起搏,除极顺序与正常相反,由右向左,由心尖到心底部。由于除极异常,复极也发生变化,表现在心电图上出现与主波方向相反的 ST-T 改变。当出现自主心律时,在 R 波向上的导联,ST 段压低,T 波倒置,有时 T 波倒置很深,类似缺血性 T 波倒置,甚至怀疑为心内膜下心肌梗死,但并无动态变化和酶学改变,这种 ST-T 改变必须在移出起搏器后方可恢复。

冠心病患者植入起搏器亦不少见,从心电图上如何诊断并存的心肌梗死十分重要,如果患者均为起搏心律,则很难鉴别异常 Q 波和 ST-T 改变,这时可用胸壁刺激方法或调整起搏器参数,显示自主心律,动态观察 ST-T 变化。也有报道在起搏心律时,如左侧心前导联出现小 q 波,则有助于前壁心肌梗死的诊断,当然更重要的还需结合临床症状和生化检查。

2. 起搏方式分类

(1)VVI 起搏:起搏心室,感知心室自身 QRS 波,感知后的反应方式是抑制起搏器的电脉冲发放,避免节律竞争,达到同步目的。VVI 型起搏器必须存在自身心搏,才能验证其按需的功能(同步功能)。在 VVI 工作时,有两个节奏点控制着心室搏动,一个是起搏器发出的心室刺激脉冲,另一个为自身的心室搏动(可以是窦性下传的搏动或室性早搏),因此可以产生心室融合波。其形态视两个激动来源所占比例而不同,并可表现为真、假融合波,VVI 有起搏间期和逸搏间期,两个心室刺激搏动间距离为起搏间期,自身搏动与下一个起搏搏动间距离为逸搏间期,通常起搏间期=逸搏间期,逸搏间期的长短反映感知功能是否正常。

VVI 工作方式因失去房室顺序起搏,属于非生理性起搏,AAI 虽可维持正常的房室顺序作用,但频率固定,属于半生理性起搏。单腔起搏器由于只放一根导线,操作简单,价格较低,尤其是 VVI 型起搏器目前仍是我国最常用的一种。

(2) AAI 起搏:可感知自身的心房搏动(窦性 P 波或房性早搏的异位 P 波),感知后抑制起搏器发放电脉冲起搏心房,从而避免节律竞争,亦有起搏间期、逸搏间期和心房融合波(图 14-1)。

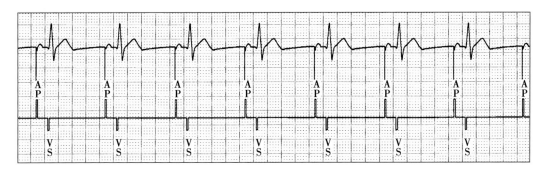

图 14-1　AAI 起搏心电图

(3) VAT 起搏:感知自身心房激动,触发心室起搏,最适用于窦房结功能正常,房室传导阻滞的患者,还有频率跟踪作用(图 14-2)。

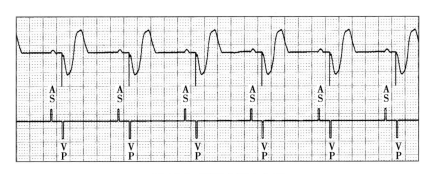

图 14-2　VAT 起搏心电图

(4) VDD 起搏:VDD 起搏器无心房起搏,为心房感知、心室触发型房室顺序起搏。如窦房结功能正常的房室传导阻滞患者植入 DDD 后,为节约能源可将起搏器程控为 VDD 方式。

VDD 起搏器工作时在心电图上可出现 4 种图形:①心房跟踪频率起搏,为心房感知心室触发,起搏频率由房率决定,介于上下限频率之间;②当心房率超过起搏上限频率时,同样可出现文氏现象、固定频率阻滞或频率平滑作用,以阻止过快的心室率;③当心房率慢于基础频率时,起搏器转化为 VVI,若为 VDDR 可转换为 VVIR 起搏方式;④在阵发性房室传导阻滞患者,当房室传导时间正常且窦性心率快于基础起搏频率时,心电图呈现 OOO 方式。

(5) DVI 起搏:DVI 起搏不单独作为一种起搏器,DDD 起搏器可程控为 DVI 工作方式。DVI 起搏器可看作一个 PVARP 超过整个心房逸搏间期(AEI)的 DDD 起搏器,无心房感知功能,只有下限而无上限频率,呈固定频率的房室顺序起搏。这种起搏可用于房颤患者。

DVI 有 3 种类型,因此心电图也会出现不同的工作方式。

1)"制约式"DVI 起搏心电图:心房无感知功能,在 AV 间期内不感知心室活动,AV 间期结束后发放心室脉冲,即心房脉冲制约心室脉冲的发放,为此称制约式(committed)DVI 起搏。

缺点:可发生心房竞争现象,因此失去房室同步,可诱发心房颤动(房颤)及其他房性心律失常;此外,由于在 AV 间期内不感知心室活动信号,因此可能出现心室竞争心律。

心电图上可有以下情况:①房颤时只有下限心室起搏频率,如自身心率出现在 AV 间期内而起搏器照常发放脉冲,则出现心室竞争心律;②心电图上无或有自身心律时可出现心房、心室 2 个脉冲信号;③心室线路感知后不出现脉冲信号;④窦性心律时可因起搏器对心房无感知而出现房性竞争心律。

2)"非制约式"DVI 起搏心电图:心房无感知,但在 AV 间期内增加了感知功能,当在 AV 间期内感知到自身心室活动则心室脉冲发放受到抑制,因此不会出现心室竞争心律。

心电图上可有以下情况:①可见到一个心房脉冲信号;②可见到心房、心室 2 个脉冲信号;③无脉冲信号;④房颤时只有下限心室起搏频率,在窦性心律时可出现心房竞争心律。

3)改良制约式 DVI 起搏心电图:为防止心室线路感知心房脉冲而抑制心室起搏,在心房脉冲发放后,设置一个 10~60ms 的心室空白期。目前所用 DVI 起搏多为改良制约式(modified committed)。

改良制约式 DVI 起搏方式的常见心电图:①DVI 起搏频率加速现象,当患者心房率快于起搏频率时,因其无心房感知功能,可能出现心房起搏信号加速现象。这是 DVI 起搏器的一种特殊表现,DVI 起搏器无心房跟踪功能,上下限频率固定,不能适应于运动量加大而加快心率。②房颤时的 DVI 起搏心电图:DVI 起搏方式因心房无感知功能,所以不对房颤时的 f 波感知,也不会触发心室起搏,因此不会出现起搏器介导的心动过速(PMT),只能出现固定频率的房室顺序起搏。心电图特点是房颤 f 波与心房脉冲信号无关,心电图呈现起搏频率(固定的基础频率)和自身下传的心律交替出现。

DVIR 起搏心电图:DVIR 起搏方式用于房颤者,既能防止 PMT,也可随运动增加起搏频率。心电图特征:DVIR 起搏有上下限频率,其上限频率为传感器驱动的上限频率。在窦性心动过缓者,P 波与房脉冲明显相关,起搏频率可有动态变化;窦性心率快于起搏基础频率时,可出现房性竞争心律(脉冲信号与 P 波无关或有关);如为房颤时,可见心房脉冲与 f 波同时存在,但起搏频率可快于自身心律,或自身心律与起搏心律交替出现。

(6) DDI 起搏:DDI 起搏是 DDD 起搏器的一种工作方式,在出现快速性房性心律失常时,可将 DDD 起搏器程控为 DDI 或自动转换为 DDI 模式。当出现 PMT 时,将起搏方式从 DDD 程控为 DDI 也可终止心动过速发作。

DDI 是改进的 DVI 模式,不同之处是 DDI 有心房感知,但感知 P 波后不即刻触发心室起搏,而是等下限频率结束后才触发心室。DDI 也可看作无 P 波跟踪能力的 DDD 起搏。DDI 的优点是可避免心房竞争和 PMT,缺点是有时房室发作不同步(当 P-R 间期过短时)和 P-V 间期延长。

DDI 与 DDD 有两点不同:在 PVARP 之外感知房性早搏(房早)或窦性 P 波后,必须等待下限频率结束后才释放心室脉冲。于是很早的房早可能产生一个很长的 As-Vp 间期,而在 DDD 方式中感知 A-V(As-Vp)间期短于 A-V(Ap-Vp)间期;感知快速房性心律后不即刻触发心室,而是至下限频率结束后才发放心室脉冲,可保持稳定的 R-R 间期,避免快速心房率下传,为此 DDI 无心房跟踪功能,只有下限频率而无上限频率。

DDI 起搏心电图:在 DDI 起搏中,如果程控的频率超过自身房率,P-R 间期长于 AV 间期,它可提供一个房室顺序起搏。如果心房率超过程控的起搏频率,P-V 间期会逐渐延长,直至 P 波脱落,但起搏周期不会改变,P 波和下传的 QRS 波可抑制房室输出脉冲。一般不会出现心房竞争,除非心室起搏频率较快,自身 P 波落入其前的 PVARP 内而不被心房线路感知,待心房逸搏周期结束后发放心房脉冲,产生竞争心律。室房同步:如果有室房逆向传导,逆行 P 波可被心房线路感知然后经心室线路下传,但起搏频率仍为下限频率。如果窦性心率快于起搏器程控的基础频率,由于 A-R 间期的延长,会出现更多的房室分离现象,可出现2:1传导及 P-R 间期逐渐缩短的矛盾现象。DDIR 起搏时有上下限频率,起搏频率有了动态变化,但 A-R 间期可呈现逐渐变化,或呈现时长时短或阻滞。

(7) DDD 起搏:DDD 起搏方式是双腔起搏器的典型,能同时起搏心房和心室,感知自身的心房和心室激动,既有抑制亦有触发反应,类似人工制造的窦房结和房室结,它包括了所有双腔起搏的工作方式(图 14-3)。

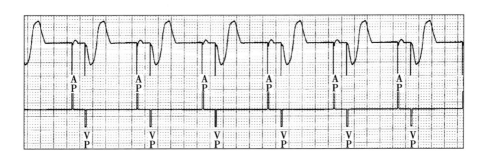

图 14-3　双腔起搏心电图

双腔频率跟踪(DDDR)起搏心电图:DDDR 具有 DDD 起搏器的所有功能,两者需要了解的不同之处就是对于最大频率的反应:DDD 是 P 波跟踪频率(P-tracking),DDDR 是传感器驱动频率(sensor-driven)。

在达到上限频率时(upper rate limit,URL),DDDR 可表现以下反应:假文氏阻滞、2:1房室传导阻滞、房室顺序起搏和 P 波同步起搏。

DDDR 有最大跟踪频率(maximum tracking rate,MTR)、最大传感器频率(maximum sensor rate,MSR),MTR 的心电图表现为 P 波跟踪起搏(感知 P 波触发心室起搏,即 VAT 工作方式),而 MSR 是房室顺序起搏。

当患者窦房结有变时性功能不全或程控起搏器的频率高于自主心房率时,则表现为传感器驱动的起搏心律,即房室顺序起搏。

DDDR 起搏器需要对 MTR 和 MSR 进行特殊程控以达到不同要求。如程控 MTR = 100 次/min,MSR = 150 次/min,当窦性心率>100 次/min 时,则 P 波跟踪将不会发生,心电图表现的是看不到自身 P 波而是心房起搏。但也可能见到超过 MTR 时仍有 P 波跟踪,这必须发生在特殊条件下,即自主心房搏动出现的时间恰好在心房感知窗口(atrial sensing window,ASW),可以抑制起搏器的心房输出。ASW 不会发生在心室后心房不应期(PVARP)或房室间期(AVI)内,因为在这两个间期内不可能有心房感知。如程控的 URL=150 次/min,最短的 V-V 周长=400ms,PVARP=250ms,AVI=150ms,此时 250ms+150ms=400ms,相等于 URL 则没有 ASW。

在采用 DDDR 起搏器时,应很好地程控,使自身的传感器心率互相协调,以发挥最大的血流动力学效果。如传感器频率和自主心率不很好协调,则对于血流动力学不利。

(8) 三腔起搏心电图:三腔起搏是近年来发展的一项新技术,是起搏器适应证的扩展,左、右心房同步+右心室起搏,用于治疗阵发性房颤,心房为左心房和右心房同步起搏形成的融合波,心室仍为平常的起搏表现。

三腔起搏的另一类型:左、右心室同步+右心房起搏,用于治疗充血性心力衰竭。心室为左心室和右心室同步起搏产生的融合波,心房仍为平常的起搏表现。

(9) 四腔起搏心电图:对有阵发性房颤、房内阻滞和充血性心力衰竭、室内阻滞的患者可采用四腔起搏治疗,即左、右心房同步,左、右心室同步。

(10) 希氏束起搏心电图:希氏束起搏是理论上最符合生理的心室起搏方式。希氏束起搏分为选择性希氏束起搏(S-HBP)和非选择性希氏束旁起搏(NS-HBP)。选择性希氏束起搏是指仅激动希氏束,而不激动邻近心肌,其心电图具备以下特点:①起搏 QRS 波与自身 QRS 波形态一致;②起搏钉到 QRS 波间存在等电位线;③起搏钉到 QRS 波起点的间期与希氏束电位到 QRS 波起点的间期相等(图 14-4)。非选择性希氏束起搏是指在夺获希氏束的基础上同时激动周围心肌,其心电图具备以下特点:①起搏 QRS 波形态与自身 QRS 波形态大致相同,前可见 delta 波;②起搏钉与起搏 QRS 波之间无等电位线;③起搏 QRS 波略宽于自身 QRS 波(图 14-5)。

(11) 左束支起搏心电图:左束支起搏是我国学者率先提出的生理性起搏方式。其主要通过穿室间隔的方式起搏左束支区域,从而达到激动传导束的目的。典型的左束支起搏心电图常在胸前导联呈现右束支传导阻滞的特点(图 14-6)。

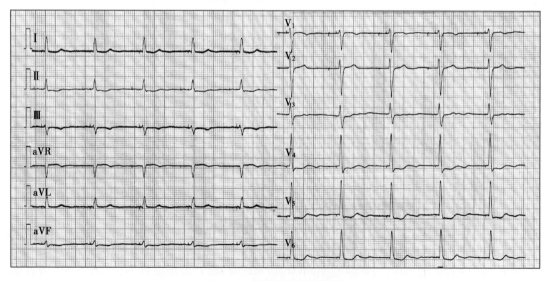

图 14-4　选择性希氏束起搏

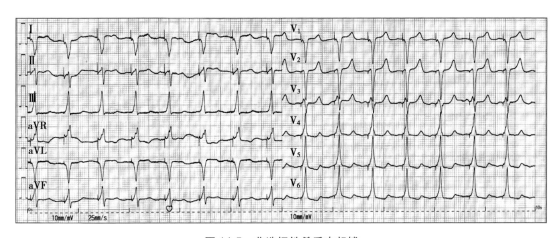

图 14-5　非选择性希氏束起搏
起搏 QRS 波前无等电位线，可见 delta 波，起搏 QRS 波较自身 QRS 波稍宽。

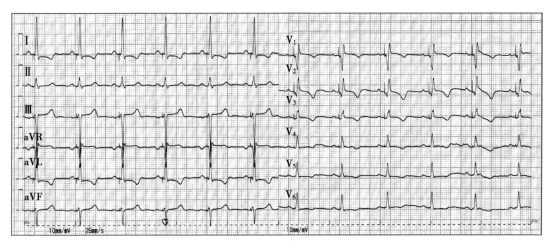

图 14-6　左束支起搏胸前导联呈右束支传导阻滞样图形

二、异常起搏心电图

　　起搏系统由脉冲发生器和导线组成，其中任何一个环节发生问题或机体内环境发生变化、外界因素干扰起搏系统都会导致起搏系统故障。起搏系统故障主要包括起搏功能异常、感知功能异常、起搏器相关的心律失常等。导致起搏器感知功能异常的原因：术后早期，导线脱位、起搏阈值升高等；中晚期，包括导线断裂、绝缘层破裂、元件失灵、电池耗竭等。

　　（一）起搏功能异常

　　起搏功能异常包括无输出及失夺获。在心电图上表现为长于低限频率间期仍无刺激脉冲发放或虽有刺激脉冲信号却不能有效夺获心房或心室。其常见原因如下：

　　1. 起搏器电池耗竭　当起搏器电池接近耗竭时，因输出能量降低导致起搏障碍，此时起搏器会自动增加脉宽以补偿起搏能力的不足。电池进一步耗竭时会出现磁频率和起搏频率的下降，感知功能的丧失甚至起搏脉冲失夺获。DDD 起搏器电池耗竭时还可表现为工作模式的变化，从 DDD 自动变为 VVI 模式（图 14-7），以保证主要心腔的工作。频率应答起搏

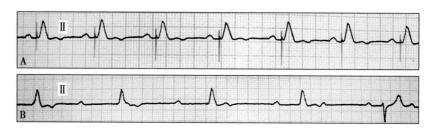

图 14-7　电池耗竭时所致起搏方式改变（VAT-VVI）
A. 正常情况下起搏器以 VAT 模式工作；B. 电池耗竭时，起搏器自动变为 VVI 模式，起搏频率也明显降低。

器电池耗竭时表现为频率应答功能丧失。起搏器电池耗竭时应及时更换脉冲发生器。

2. **导线问题**　包括导线断裂或绝缘层破裂。导线断裂常发生在经锁骨下静脉植入导线途径。由于穿刺点过于靠内，锁骨和第 1 肋骨在运动时形成的剪切力及长期肌肉韧带的摩擦使导线完全或不完全断裂或绝缘层破裂。还可见于手术中手术刀划伤导线，尤其好发于更换起搏器分离导线时，因瘢痕组织包绕易伤及导线。

导线完全断裂时，心电图上可无刺激脉冲，此时应与感知过度鉴别。导线完全断裂时起搏器程控无感知且阻抗异常增高，常>2 000Ω；感知过度时程控可见感知标记且阻抗正常。

导线不全断裂时表现为间断起搏和/或感知障碍（图 14-8）。导线如仅为外层断裂，有时通过程控为单极可暂时恢复起搏和感知功能，但此方法仅为权宜之计，应严密随访，及时更换导线。

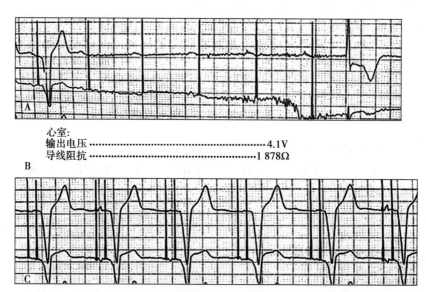

心室：
输出电压 ⋯⋯⋯⋯⋯⋯⋯⋯⋯⋯⋯⋯⋯4.1V
导线阻抗 ⋯⋯⋯⋯⋯⋯⋯⋯⋯⋯⋯⋯⋯1 878Ω

图 14-8　患者因三度房室传导阻滞植入 DDD 起搏器，术后 5 年再次发生黑矇、晕厥
A. Holter 记录显示，在感知到 P 波之后起搏器发放心室脉冲，但未能夺获心脏，4.2s 的长间歇后出现自身心室逸搏；B. 程控中测试的心室电极阻抗明显增高（1 878Ω）；C. 将起搏输出由 4.0V 升高至 6.0V 后，再次行 Holter 检查，心室起搏正常。所以本例患者为导线部分断裂导致的心室起搏间歇性失夺获。
绝缘层受损时电流通过破口流入组织可引发局部肌肉刺激并可无脉冲放放，此时导线阻抗明显降低，常<250Ω。发生上述问题均应及时手术更换导线。

3. **接口问题** 植入起搏器时导线近端未完全插入脉冲发生器插孔或固定螺丝未拧紧导致导线与起搏器连接不紧。

4. **导线脱位** 导线脱位常发生于术后早期,心房导线较心室导线易发生脱位。近年来心脏再同步治疗(CRT)越来越多地应用于临床,左心室导线因置于冠状静脉窦不易固定而脱位率较高。目前随着导线制作工艺的提高和植入技术的进步,心房、右心室、左心室导线脱位率已分别小于 5%、2%、10%。

脱位原因:导线植入位置不当或固定不牢;心内膜结构光滑或肌小梁扁平,多见于扩张型心肌病患者。

近年来随着翼状、伞状导线及主动固定导线的应用,脱位率已明显降低,但术中还应注意:放置右心室被动导线时应选择置于肌小梁丰富粗大的心尖部,导线应保持适当的张力,在心腔中保留一定弯度,保持较宽松的状态,以免心脏搏动时牵拉导线移位。放置心房导线时可在导线到位后反复提拉并顺钟向或逆钟向扭动导线,嘱患者深吸气或咳嗽观察导线是否牢靠,也要保持适当张力。放置左心室导线时应选择粗细适中且弯曲度较大的心脏静脉分支,如侧静脉或侧后静脉放置,导线不易脱出。

导线脱位分为完全脱位和微脱位。完全脱位可通过胸片证实,心电图表现为无起搏脉冲发放,需手术调整导线位置。微脱位不能通过影像学发现,心电图表现为与体位或呼吸运动相关的间歇性起搏和/或感知障碍(图 14-9)。有时微脱位可通过增加输出电压来解决,有时需手术调整导线位置。

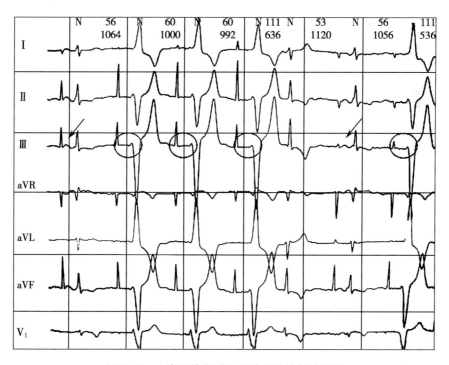

图 14-9 心房导线微脱位导致间歇性起搏障碍
圆圈处为心房脉冲失夺获,继而心室起搏。箭头处为心房脉冲夺获心房,心室为自身下传波。

5. **心肌穿孔** 导线穿透心肌会出现起搏阈值明显增高甚者起搏失夺获同时伴感知障碍,患者还可有胸痛、膈肌刺激、严重者出现急性心脏压塞和胸腔积液,是起搏器植入术严重并发症之一。起搏心电图突然从左束支传导阻滞图形变为右束支传导阻滞图形,提示右心室导线位置发生变动,如进入冠状静脉窦左心室支或穿透室间隔进入左心室。慢性心肌穿孔可仅表现为起搏阈值增高而无明显临床症状。随着导线制作工艺的不断提高,目前心肌穿孔已经较为罕见。主要见于扩张型心肌病患者,因其心肌变薄,如术中操作不当可造成心肌穿孔,或导线张力过大造成慢性穿孔。植入起搏导线时注意轻柔操作,给予导线合适的张力是避免发生心肌穿孔的关键。一旦发生心肌穿孔,应紧急处理急性心脏压塞等严重并发症。如条件许可,可试着将导线小心地撤回心腔,并找合适位置重新放置,严密观察有无心脏压塞等。

6. 心内膜组织改变

(1) 生理性起搏阈值增高:起搏导线放置到位后,先出现局部组织水肿,继而心内膜纤维性包绕导线,这使得术后1~2周内会出现起搏阈值上升,升高到一定程度后又逐渐回落,一般3个月后可趋于稳定。阈值上升可达最初测试阈值的2~3倍,个别甚至升高到10倍。这种阈值升高是生理性的,如果3~6个月仍不恢复则为病理性阈值增高。这期间如不恰当的输出过低可能会发生失夺获。一般通过加大输出即可解决。目前很多起搏器有自动阈值夺获或阈值管理功能,能自动测试阈值,并根据检测结果给予较小的输出以达到节电的目的。一旦发现阈值升高可自动增加输出,保证有效夺获。

(2) 传出和传入阻滞:是由于导线和与之接触的心内膜之间瘢痕组织形成致使电脉冲信号传出和心肌的心电信号传入发生阻滞,导致起搏阈值增高,表现为起搏和感知功能部分障碍或延缓。可发生在术后几周甚至几年,早期发生的传入和传出阻滞要和导线微脱位鉴别,晚发的要和脉冲发生器电池提前耗竭鉴别。可增加输出(提高输出电压、增加输出脉宽)解决,如果无效可能需要植入新的导线。近年来随着激素释放导线的使用该情况已大为减少甚至消失。

(3) 药物和电解质紊乱:应用 I a、I c 类抗心律失常药物,电解质紊乱如高钾血症等也可引起心内膜和心肌组织阈值升高。一般通过去除病因(如纠正高钾血症)或加大输出即可解决。

(4) 心肌组织应激性降低:心肌梗死、心房静止、临终状态会导致局部心内膜心肌组织应激性降低甚至消失,导致起搏失夺获。

(二) 感知功能异常

感知功能异常包括感知不良和感知过度,是常见的起搏系统故障。

1. 感知不良 起搏器对心脏自身的 P 波或 QRS 波不能感知,仍按设定的基础起搏间期发放起搏脉冲称为起搏器感知不良,也称起搏器感知低下。

感知不良在心电图上表现为在自身的 P 波或 QRS 波之后小于低限频率间期内出现心房、心室脉冲。如脉冲落在心房、心室不应期内会发生功能性失夺获。如落在不应期之外,可引起不适当的起搏,与自主心率发生竞争。当竞争性起搏落入自身心房激动的易颤期时,容易诱发快速性房性心律失常;落入心室易损期严重时甚至可诱发心室颤动(室颤)(图 14-10、图 14-11)。常见原因如下:

(1) 脉冲发生器电池耗竭、导线绝缘层破裂或导线断裂、导线脱位、电极导线与脉冲发生器连接不牢固等都可以引起感知不良(图 14-12)。常和起搏障碍同时存在,需要手术更换脉冲发生器、导线或调整导线位置。

(2) 与导线接触的心内膜心肌存在纤维化、炎症、心肌梗死时,会出现自身 P 波和 QRS

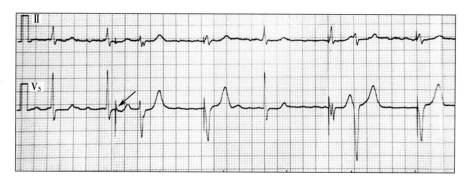

图 14-10 心室感知不良时,起搏脉冲落在心室不应期内

箭头处为心室导线未感受到自身的 QRS 波,发放的脉冲落在心室不应期内发生了功能性失夺获。

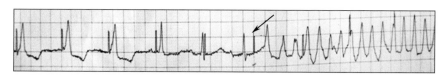

图 14-11 心室感知不良时,起搏脉冲落入易损期所致室速

图中箭头处为心室导线未感受到自身的 QRS 波,发放的脉冲落在心室易损期诱发室性心动过速。本例为急性下壁右心室心肌梗死患者。

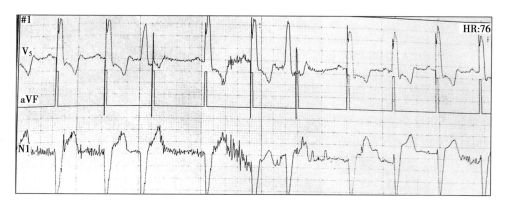

图 14-12 心室导线脱位导致心室感知不良

波振幅过低,如此时的感知灵敏度设置过低(数值过高)则会引起感知不良。故导线植入时应尽量选择 P 波和 QRS 波振幅高的地方。如为植入后出现心肌问题,可通过增加感知灵敏度(降低数值)解决。

(3)应用Ⅰa、Ⅰc类抗心律失常药物,电解质紊乱如高钾血症等均可引起感知不良。此类情况如能去除病因如纠正高钾血症则通过去除病因解决,如不能去除病因则通过增加感知灵敏度(降低数值)解决。

现代很多起搏器有自动测试并调节感知灵敏度的功能,当自身信号降低时可自动增加感知灵敏度以解决感知不良。

2. 感知过度 当起搏器感知到患者自身电信号之外的电信号时发生感知过度,包括心房感知过度和心室感知过度。

当发生心房感知过度,在 DDD 模式时可引起心室快速的跟踪起搏,表现为心室率增快,患者常感心悸(图 14-13)。在 AAI 模式时则表现为心房起搏脉冲被不规则抑制,心房起搏间期重整。

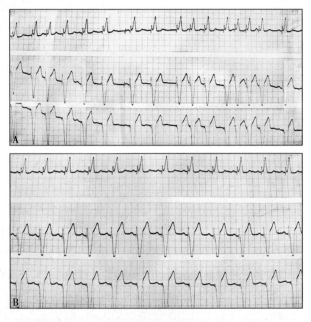

图 14-13　三度房室传导阻滞植入 VDD 起搏器
起搏器电池耗竭更换时升级为 DDD 起搏器,更换术后患者因心悸就诊。A. 心悸时的心电图,怀疑过度感知了 T 波。将导线程控为双极感知并将心房感知灵敏度由 0.5mV 调至 1.0mV 后患者心悸消失。B. 调整参数后的心电图,无过度感知现象发生。

当发生心室感知过度时,表现为心室起搏脉冲被不规则抑制,脉冲信号间距大于程控的起搏间期,严重时甚至长时间无起搏脉冲发放(图 14-14)。此时若无自身 QRS 波出现,可出现长间歇,引起患者黑矇,甚至晕厥发作。故虽然感知过度的发生率小于感知不良的发生率,但一旦发生,尤其是心室感知过度后果将更严重。

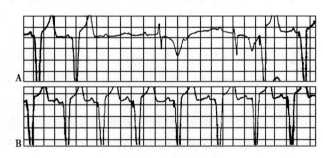

图 14-14　心室感知过度
A. 第 1、2、5、6 个 QRS 波为起搏器以 VAT 方式工作,第 3、4 个 QRS 波为患者活动上肢发生肌电干扰致心室感知过度,抑制了 QRS 波的发放,在 1.6 秒间歇后出现自身逸搏。程控显示心室感知灵敏度为 2.0mV。B. 将心室感知灵敏度程控为 4.0mV 后,再次活动上肢后不再出现过度感知,按 VAT 模式工作。

引起感知过度的常见原因分为外源性和内源性因素。前者主要指电场和磁场,后者包括肌电干扰、自身的 T 波、交叉感知和远场感知。

(1) 体外电场、磁场:强电场和强磁场会干扰起搏器的感知和起搏功能,引起起搏器功能障碍,称为体外电磁干扰(electromagnetic interference,EMI)。如磁共振检查、体外碎石、电除颤、射频消融术、电按摩器等。虽然目前起搏器采用了不锈钢或钛合金外壳,对外界电磁场的屏蔽作用都很强,为谨慎起见仍需告知患者应远离强电场和强磁场。使用家用电器(手机、微波炉、电动剃须刀)时,最好保持 10cm 以上的距离,如最好在起搏器埋置的对侧接听手机。外科手术要使用高频电刀时,可通过程控(降低起搏频率或延长 AV 间期)使自身心律出现;如为起搏器依赖的患者,可程控起搏器为 DOO 或 VOO 模式以避免发生感知过度。

(2) 肌电干扰:是感知过度最常见的原因,常见于使用单极导线的患者(见图 14-11)。临床上鉴别是否是由于肌电干扰引起感知过度导致起搏脉冲输出抑制可做如下试验:让患者双手紧握互相拉、两手掌心紧密贴在一起互推或推墙、左手压右肩或右手压左肩、仰卧位双手支撑坐起等,同时记录心电图,如上述动作诱发出长间歇或自身心律出现则证实为肌电干扰。

处理方法:尽可能使用双极导线,并程控为双极感知。降低感知灵敏度(增加数值)。

(3) 感知自身的 T 波:处理方法尽可能使用双极导线,并程控为双极感知。降低感知灵敏度(图 14-13)。仍无效时还可延长心室后心房不应期。

(4) 交叉感知:是感知非本心腔传导而来的刺激信号造成起搏器输出抑制的一种过度感知,是双腔起搏器特有的,单极导线更易发生。较常见的是心室交叉感知了心房的信号引起心室起搏输出受抑,如在起搏器依赖的患者会出现长间歇引发危险。

其原因有心室空白期(ventricular blanking period)过短、心房输出过高、心室感知过灵敏、心房心室导线过近、导线绝缘层破损等。

为防止发生交叉感知可通过如下办法:①设置合适的心室空白期,心室空白期开始于心房发放脉冲的同时,持续 10～60ms(各厂家设置不同)。在此期间心室感知器关闭,任何信号均不被感知,实质上是心室的一段绝对不应期。适当延长空白期可消除交叉感知。②减少心房输出,但要保证有效夺获。③降低心室灵敏度(增加数值),但要保证对正常 R 波或室性早搏的感知识别。④如为双极导线则设置为双极感知。⑤如为导线绝缘层破损、导线脱位或导线接口等问题,需要手术调整或更换导线。⑥经过上述处理仍不能保证百分之百不出现交叉感知,从安全角度,双腔起搏器研制了心室安全起搏这一功能(图 14-15)。在一个心房起搏事件后启动一个心室安全起搏间期,即交叉感知窗口。此时心室感知到任何一个信号都会在 110ms 内发放一次心室脉冲。如感知的信号为外界干扰,则心室安全起搏保证了有效的输出,避免了心室脉冲受抑。如感知的是自身 QRS 波,则心室安全起搏脉冲会落在自身 QRS 波之内或稍后,而不会落在心室复极易损期上诱发室颤。

(5) 远场感知:如发生心房感知心室事件,即"远场感知",则会发生心房节律重整。通常将导线极性改为双极感知,降低心房灵敏度(增加数值)即可消除远场感知,但要保证对正常 P 波及房早的识别。仍无效时还可以降低心室输出,但要保证心室有效夺获。

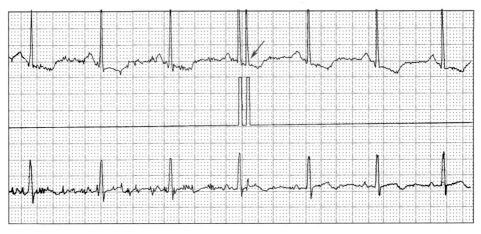

图 14-15　心房感知不良引发心房起搏
因心房脉冲信号振幅较大导致心室安全起搏(图中箭头处)。

三、特殊功能起搏心电图

起搏器治疗缓慢性心律失常已广泛应用于临床,偶尔起搏器也可诱发并参与快速性心律失常。一旦发生,因心室率过快,可影响心脏充盈和射血,严重时影响心功能。此类心律失常抗心律失常药物不能纠正,只能通过改变起搏器工作模式或调整起搏器参数来终止。常见的有以下几种。

1. PMT　是植入双腔起搏器后,由室房逆传引发的一种起搏器参与的环形运动性心动过速,是双腔起搏器特有的一种并发症。

(1) 发生机制与条件:PMT 发生条件为存在室房逆传。其机制为一个心室激动(可以是心室起搏,更常见的是自身激动,如室性早搏)经房室结逆传至心房,该心房激动落在心室后心房不应期(post ventricular atrial refractory period,PVARP)之后被心房电路感知,再按照设定的房室间期触发心室起搏(VAT 模式),心室起搏后又发生室房逆传,再被心房感知,再触发心室……周而复始形成起搏器介导的折返性心动过速(图 14-16)。该折返环中,前传路径是起搏器,逆传路径是房室结。室性早搏、房早伴长 AV 间期、心房感知不良或过度、心房失夺获、程控较长的 AV 间期等都可诱发 PMT。

(2) 诊断与鉴别诊断:植入双腔起搏器后出现的宽 QRS(心室起搏)心动过速,频率匀齐,小于或等于上限跟踪频率,常为 90~130 次/min,应考虑 PMT。此时程控 DDD 模式为 VVI 模式,或使用磁铁可迅速终止心动过速,则证实为 PMT。如为房颤且未开启自动模式转换功能,起搏器会以上限跟踪频率以 VAT 模式起搏心室,此时 R-R 不等可鉴别。

(3) 预防和终止:通过适当延长 PVARP,使逆传至心房的激动落在 PVARP 内,不再以 VAT 的模式触发心室是预防 PMT 的有效方法。但过长的 PVARP 会影响总心房不应期(total atrial refractory period,TARP),继而影响上限跟踪频率。如 AV 间期是 150ms,PVARP 是 250ms,则上限跟踪频率为 150bpm 次/min;当 AV 间期不变,PVARP 延长至 450ms,则上限跟踪频率降为 100 次/min。很多现代起搏器都有自动调节 PVARP 的功能。室性早搏是触发 PMT 的常见原因,现代起搏器都研制了抗室性早搏反应来预防 PMT 的发生。当起搏器感知

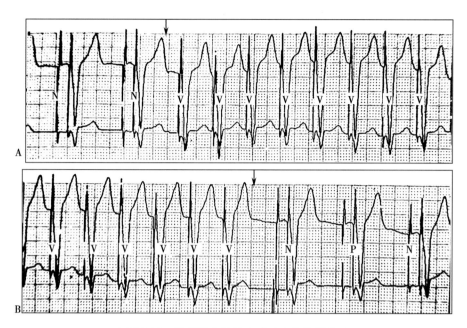

图 14-16　起搏器介导的心动过速发作及终止

A. 开始的两个心动周期为 DDD 模式(60 次/min),箭头处房早诱发 PMT(130 次/min),呈 VAT 模式;B. PMT 持续 15 个心动周期后被起搏器内设的终止程序识别和终止。

到一个心室激动,在该激动与前一个心室激动(自身的或起搏的)之间无心房起搏或感知事件,起搏器就认定这个心室激动为室早,继而延长 PVARP 使逆传至心房的激动落在 PVARP 之内不能触发。

心室起搏,避免了 PMT 的发生。如已发生了 PMT,很多现代起搏器又设置了自动识别和终止程序。各起搏器公司设置的抗 PMT 功能不尽相同,但原理一致。以美敦力公司的 Kappa 和 Enpulse 系列为例:当起搏器连续检测到 8 个 VA 间期<400ms,频率小于或等于上限跟踪频率,则起搏器认定 PMT。继而起搏器自动延长 PVARP 至 400ms,使逆传至心房的激动落在 PVARP 之内,不被心房电路感知,因此不能触发心室起搏。使折返于经起搏器前传时受阻,终止心动过速。自此 90s 后才能进行第二次 PMT 的识别,以免干扰自身快速心房率的跟踪。

2. 快速心房率的跟踪起搏　当发生快速性房性心律失常如房性心动过速、心房扑动、房颤或不适当窦性心动过速时,心房激动会经起搏器传至心室并触发心室激动,造成极快的心室率,影响心室充盈和射血。现代起搏器都设有上限跟踪频率,当心房率超过设定值时,起搏器会发生文氏型阻滞或 2∶1 阻滞使心室率维持在上限跟踪频率之内。即便如此,心室率仍然很快,现代起搏器又研制了自动模式转换功能(auto mode switch, AMS)。当检测到超过 AMS 频率的快速心房率时,起搏器会自动将工作模式由心室跟踪心房模式转化为非跟踪模式,如 DDD(R)转为 DDI(R)或 DVI(R)或 VVI(R),从而失去心房跟踪功能,相当于起搏器发生了三度房室传导阻滞,使心室维持在自身心率或低限起搏频率,避免发生过快的心室率。当起搏器检测到心房率降到 AMS 频率以下或恢复窦性心率时,起搏模式将会发生反向转换,重新恢复心室跟踪心房模式,保证房室顺序收缩(图 14-17)。

3. 频率应答功能　频率应答又称频率适应性起搏,是指起搏器感受到人体活动并根据

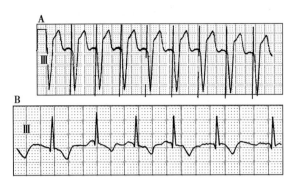

图 14-17　房性心律失常导致的快速跟踪及 AMS
A. 起搏器以 VAT 模式起搏;B. 发生了 AMS,起搏器转变为 VVI 模式,心率减慢。

机体代谢活动的需要自动调节起搏频率。植入起搏器的患者中约有 50% 以上存在心脏变时性功能不全,即当机体运动或情绪改变时,心率不能随着机体代谢活动的增加而增加。频率应答起搏器适用于此类患者。目前临床上常用的频率应答传感器有体动传感器和分钟通气量传感器,它们对机体活动的识别各有不足,有时会导致不适当起搏。体动传感器通过安置在起搏器壳内的压电晶体感知运动时肌肉产生的振动,肌肉振动的大小决定压电晶体产生电流信号的大小,以此调节起搏器的输出频率。但诸如在车上颠簸或起搏器处的皮肤受到挤压,都会使压电晶体感知过度造成不适当起搏(图 14-18)。下楼时也会因比上楼肌肉震动大而造成起搏频率比上楼时快。分钟通气量传感器是通过测量胸壁阻抗测得呼吸频率,以呼吸频率、每分通气量作为感知信号的传感器。但对于哮喘患者,会因呼吸频率明显增快导致感知过度造成不适当起搏。将两种传感器组合在一起应用可最大限度解决此类问题。

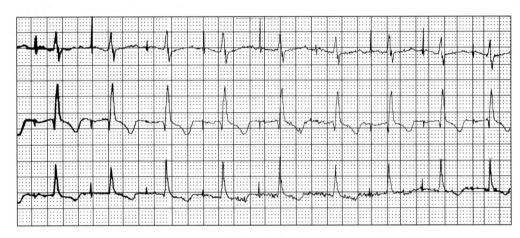

图 14-18　患者植入 DDDR 起搏器(低限频率 60 次/min),睡眠中常感心悸
Holter 显示起搏器受挤压时起搏频率增至 82 次/min。

　　某些特定的情况下心电图会显示异常情况如起搏频率低于或高于起搏器设定的低限频率,提示起搏器工作障碍。这其实是由于起搏器开启了不同的功能,而非异常。如不了解这些功能,会误认为是感知或起搏障碍。

　　4. 起搏频率低于低限频率,常被误认为起搏障碍或感知过度

　　(1) 滞后频率(hysteresis rate):现代起搏器具有滞后功能,即当起搏器感知到自身激动后,会延长下一次起搏脉冲发放的时间间期以鼓励自身心律。此时起搏频率会降到设置的低限频率以下,从起搏器感知到自身激动到发放下一次起搏脉冲的时间间期或频率即为滞后间期或滞后频率(图 14-19)。

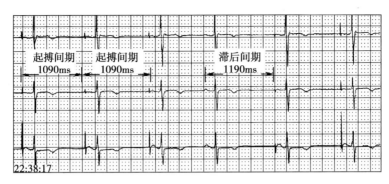

图 14-19　AAI 模式

起搏间期 1 090ms（55 次/min），滞后功能开启，滞后 100ms。当起搏器未感知到自身激动时，按起搏间期 1 090ms 发放脉冲，感知到自身激动（第 4 个 QRS 波）时，延长 100ms（1 190ms，50 次/min）发放脉冲。

（2）睡眠频率或休息频率（sleep rate，rest rate）：正常人夜间睡眠或休息时心率比白天或活动时慢，起搏器为了更接近生理，设置了睡眠频率或休息频率。即当机体睡眠、休息被起搏器感受到或到了起搏器预先设置的睡眠时间时，起搏器会以低于低限频率 5~10 次/min 的另一种起搏频率工作（图 14-20）。该功能还能鼓励自身心律并延长电池寿命。

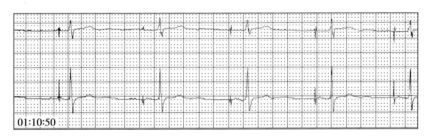

图 14-20　DDD 起搏器

设置低限频率为 60 次/min，该患者 Holter 显示夜间心率降至 50 次/min，为设置了睡眠频率（50 次/min）所致。

5. 起搏频率高于低限频率，常被误认为感知不良

（1）心室率平滑（VRS）功能、飞轮功能（flywheel）、心室率稳定（VRS）功能：虽然设计各有不同，但是原理大致一样，都是为了保证心室率平稳，防止频率骤降。如快速心房率到达 2∶1 阻滞点时心室率会突然降低一半，引起患者心悸不适，此时开启心室率平滑功能会使心室率逐渐降低，减少患者不适症状。心室率平滑功能的具体算法：将前一个起搏的 RR 间期乘以心室率平滑百分数并与前一个 RR 间期相加，以此作为下一个起搏的 RR 间期。如起搏器设置的 2∶1 阻滞点为 150 次/min，当患者的 RR 间期达到 400ms（150 次/min）时，如果没有启动心室率平滑功能，心室率会突然降至 75 次/min；如果启动了该功能且心室率平滑百分数为 6%，则下一个起搏的 RR 间期为 400×6%+400＝424ms（142 次/min），再下一个起搏的 RR 间期为 424×6%+424＝449ms（134 次/min）……如此心室率逐渐降低，在此过程中起搏频率将高于低限频率。

再如飞轮功能：当快速房颤转为窦性心律发生频率骤降时，开启飞轮功能，则起搏器以飞轮频率（飞轮频率＝生理性频率-15 次/min）起搏，使心室率逐渐降低。飞轮频率的下降速度为每搏降低 0.5 次/min（DDD 模式）或每搏降低 2 次/min（VDDR 模式）。当起搏频率

降到低限频率或自主频率超过飞轮频率时,飞轮功能关闭。飞轮功能运行时,起搏频率也高于低限频率。

心室率稳定功能与上两者稍有不同。该功能通过自动提高心室起搏频率消除长 RR 间期,显著减少短 RR 间期从而调节快速性房性心律失常时的心室率,使心率平稳,减少房扑、房颤的症状,此过程中起搏频率也高于低限频率(图 14-21)。

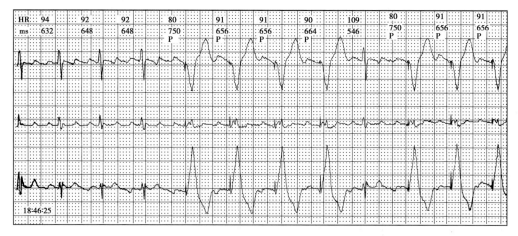

图 14-21　起搏器的心室率稳定功能

房扑、房颤患者,打开心室率稳定功能,心率变得匀齐。起搏频率明显高于低限频率。

(2) 频率应答(rate adaptive)功能:具有频率应答功能的起搏器在感知到机体代谢活动增加时会自动增加起搏频率,以适应机体代谢的需求(图 14-22)。在感知到机体代谢活动下降时也会自动降低起搏频率。此时在心电图上就会看到起搏频率高于低限频率。

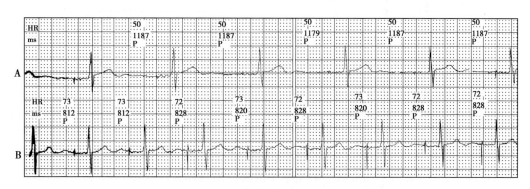

图 14-22　起搏器的频率应答功能

A. 起搏器以低限频率起搏,AAI 模式,50 次/min;B. 起搏器传感器感知到患者活动量增大,驱动起搏器以 AAI,72 次/min 模式起搏。

(3) 频率骤降反应功能(rate-drop adaptive):此项功能主要用于颈动脉窦超敏和血管迷走性晕厥患者。当患者发生心脏抑制反射导致心率骤降时起搏器立即识别并以远高于低限起搏频率的快频率起搏(图 14-23),一般为 110~120 次/min,以维持心率和血压,防止患者晕厥。当患者恢复自主心律时,起搏器亦恢复到低限起搏频率。

(4) 抗房颤功能:很多现代起搏器针对房颤的发生机制设计了预防和减少房颤发作的起搏程序,称抗房颤功能。如目前普遍认为房早可诱发房颤,当发生房早时,起搏器识别并给予短暂超速起搏,持续一段时间后逐渐减慢起搏频率至低限频率,称为房早抑制反应(图14-24)。这期间起搏频率会高于低限频率。再比如运动后心房超速起搏、房颤后心房起搏、干预短-长周期起搏、心房优先起搏等功能开启时,也会出现起搏频率高于低限频率现象。

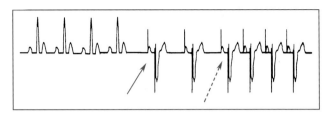

图 14-23　起搏器的频率骤降反应功能

心率骤降时起搏器启动频率骤降反应功能心电图表现。实线箭头处患者的心率突然降低起搏器按低限频率起搏,随即被识别,然后起搏器以较快的频率(虚线箭头处)起搏心脏。

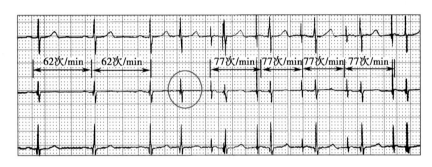

图 14-24　起搏器的房早抑制反应

前 3 个心动周期为自身心律,频率 62 次/min,第 4 个 QRS 波(图中圆圈处)为房早,起搏器识别后,启动房早抑制反应,即起搏频率增加 15 次/min,改为 AAI 模式,频率 77 次/min。

6. 起搏器设置的上限跟踪频率,常被误认为过度感知或间歇性起搏不良　目前起搏器都设置了上限跟踪频率,目的是防止发生快速性房性心律失常时心室跟踪,产生过快的心室率。当心房率超过上限跟踪频率时,如果 PP 间期大于总心房不应期,起搏器会发生文氏现象,即 PV 间期逐渐延长直至脱落一个 QRS 波(图 14-25);如果 PP 间期小于总心房不应期,会有 P 波不被感知而不能下传,出现 2:1 传导阻滞现象(图 14-26)。如不熟悉此功能会认为起搏器过度感知或间歇性起搏不良。

7. 自动阈值测试功能误认为起搏障碍　自动阈值测试功能,例如雅培公司的 Auto capture 功能会在一定的时间间期内自动行心室阈值测试,测试时自动降低输出电压,当发生失

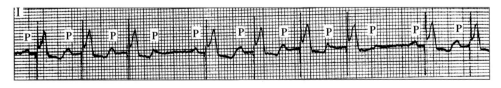

图 14-25　起搏器高限频率时的文氏反应

患者窦性心率 100 次/min,上限跟踪频率 95 次/min。起搏器发生文氏现象,心电图表现为 PV 间期逐渐延长直至一个 P 波不下传。

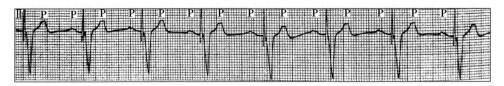

图 14-26 起搏器的上限频率行为——2:1阻滞

患者窦性心率 130 次/min（460ms），总心房不应期 500ms，起搏器发生 2:1传导。

夺获时,会立即发放安全备用脉冲夺获心室（图 14-27）。如不了解此项功能会误认为起搏功能障碍。

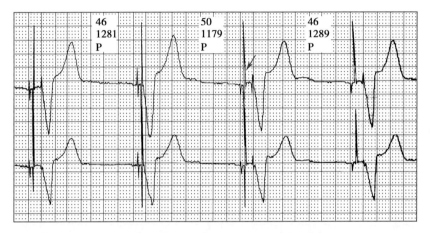

图 14-27 自动阈值夺获测试过程心电图表现

箭头处的刺激脉冲（单极起搏）未能夺获心脏,之后发放安全备用脉冲（双极起搏）并夺获心肌。

8. 起搏器 AV 搜索功能 双腔起搏器设定的房室间期为 120~150ms,常导致较高的心室起搏比例。如程控过长的 AV 间期会导致总心房不应期的延长,同时过长的 AV 间期还可导致左心室舒张时心房提前收缩,影响心房辅助射血。因此固定延长 AV 间期存在一定的弊端。起搏器的 Search AV 功能,在 SAV、PAV 的基础上,通过自动房室搜索功能,延长 AV 间期,尽可能减少心室起搏,达到生理性起搏之目的。其在心电图的表现为 AVD 逐渐延长（图 14-28）。

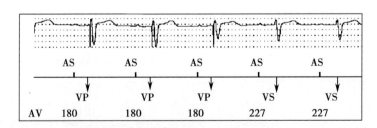

图 14-28 起搏器 AV 自动搜索功能

9. 起搏器电重置 此非起搏器特殊功能。当起搏器受到强磁场、强电场的干扰时可发生电重置现象,即改为固定模式（DOO 或 VOO 模式）起搏。当起搏器参数发生了意外的重新设置,或起搏器程控显示 ERI,但实测电量充足,应考虑是否发生了电重置。

预防和处理:尽量避免强电场和强磁场的干扰,如已发生电重置可通过程控解决。

(方丕华 任晓庆 王莉 顾敏)

参 考 文 献

[1] VAN STIPDONK A, HOOGLAND R, TER HORST I, et al. Evaluating electrocardiography-based identification of cardiac resynchronization therapy responders beyond current left? Bundle Branch Block Definitions. JACC Clin Electrophysiol, 2020, 6(2):193-203.

[2] AFZAL MR, HORNER S, MATRE NB, et al. Comprehensive strategy to reduce the incidence of lead dislodgement for cardiac implantable electronic devices. Pacing Clin Electrophysiol, 2019, 42(1):58-62.

[3] BAROLD SS, HERWEG B. Usefulness of the 12-lead electrocardiogram in the follow-up of patients with cardiac resynchronization devices. Part II. Cardiol J, 2011, 18(6):610-624.

[4] BENEZET-MAZUECOS J, IGLESIAS JA, RUBIO JM, et al. Limitations of the AutoCapture? Pacing system in patients with cardiac stimulation devices. Europace, 2014, 16(10):1469-1475.

[5] KUMAR V, YAMADA T, DOPPALAPUDI H. Discordance between Auto Mode Switch (AMS) Episodes and Atrial Tachyarrhythmia (AT/AF) Burden. Pacing Clin Electrophysiol, 2016, 39(4):398-400.

[6] BIFFI M, BERTINI M, SAPORITO D, et al. Automatic management of atrial and ventricular stimulation in a contemporary unselected population of pacemaker recipients: the ESSENTIAL Registry. Europace, 2016, 18(10):1551-1560.

[7] CHEN S, CHEN K, TAO Q, et al. Reduction of unnecessary right ventricular pacing by managed ventricular pacing and search AV+ algorithms in pacemaker patients: 12-month follow-up results of a randomized study. Europace, 2014, 16(11):1595-1602.

[8] DE VOOGT WG, VAN HEMEL NM, VAN DE BOS AA, et al. Verification of pacemaker automatic mode switching for the detection of atrial fibrillation and atrial tachycardia with Holter recording. Europace, 2006, 8(11):950-961.

[9] VIJAYARAMAN P, CHUNG MK, DANDAMUDI G, et al. His Bundle Pacing. J Am Coll Cardiol, 2018, 72(8):927-947.

[10] CHEN K, LI Y, DAI Y, et al. Comparison of electrocardiogram characteristics and pacing parameters between left bundle branch pacing and right ventricular pacing in patients receiving pacemaker therapy. Europace, 2019, 21(4):673-680.

[11] KUSUMOTO FM, SCHOENFELD MH, BARRETT C, et al. 2018 ACC/AHA/HRS Guideline on the Evaluation and Management of Patients With Bradycardia and Cardiac Conduction Delay: A Report of the American College of Cardiology/American Heart Association Task Force on Clinical Practice Guidelines and the Heart Rhythm Society. Circulation, 2019, 140(8):e382-e482.

第15章

起搏器程控及常规随访

对已植入起搏器的患者进行定期随访是起搏治疗过程中的重要环节,通过随访可了解起搏器的治疗效果,及时发现和处理手术及起搏器本身可能出现的并发症及故障,了解起搏器是否处于最佳工作状态,使患者得到最优治疗效益。近年来随着起搏器工程技术的迅速发展,不断有新型或带有新功能起搏器在临床上应用,因此更需加强起搏器的随访工作。

一、起搏器的随访

起搏器的随访工作应由专门的起搏门诊负责,起搏器随访内容主要有四个方面:了解患者病情、评价起搏器工作状况、优化起搏器各项功能和合理分析和利用起搏器诊断信息。具体包括:①了解起搏器工作状况;②测试起搏参数,进一步评价其工作状况;③合理程控使其工作在最优状态,达到生理性起搏目的;④及时发现并处理起搏器故障;⑤预测和确认电池耗竭;⑥治疗原发病,防止和处理并发症;⑦保存患者记录和设立数据库;⑧对患者及其家属进行有关起搏器知识的宣传及教育。

术后不同时期,起搏器随访的频率和目的也不同,通常分为三个阶段。①急性期:植入后1~3个月。建议常规情况下,在术后3个月进行首次随访,其目的是评价起搏器效果及患者症状改善情况,检查有无并发症,主要内容为检查起搏器囊袋愈合情况、监测急性期起搏阈值变化以及确定电极导线稳定性。②中期:植入术后3个月至起搏器更换前1年。起搏器工作稳定可每半年到一年随访一次,保持起搏器以最优状态工作。③终末期:更换前1年,预计快到起搏器电池寿命耗竭时,应加强随访,可每1~3个月1次。终末期随访的目的在于确定起搏器更换时机。对于起搏依赖的患者,不建议到起搏器电池耗竭再考虑更换,应提前更换(图15-1)。

随访方式包括诊室常规随访和远程随访(图15-2)。选择何种随访方式主要由以下因素决定:患者基本心脏病情况、起搏器的种类及植入时间、患者居住地医疗情况及与随访门诊的路途远近及方便情况等。目前,常规诊室随访依然是最主要的随访模式。患者定期到随访门诊,医师用专门的程控仪对起搏器进行询问测试并调整起搏器参数设置。常规诊室随访,可以和患者面对面交流,了解患者生活质量及疾病状态,解决潜在起搏器故障,并根据病情进行药物调整。考虑到患者专门为起搏器随访来医院不方便性,对于急性期后的患者可以采用远程随访的方式。远程随访是常规随访重要的补充,不仅能大大

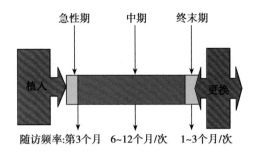

图 15-1　起搏器随访时间安排

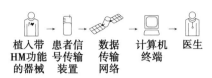

图 15-2　远程随访示意图

减轻患者及家属时间和经济上的花费,而且也大大降低医师的随访压力。但其也有局限性,如果患者的心血管状况不稳定或经常变化,可能就需要诊室随访来处理潜在医疗问题。

起搏器随访门诊基本设备应包括心电图监护及记录装置、各公司产品程控仪、必要的抢救设备。随访门诊应建立独立的患者及起搏器档案和资料库。起搏器随访不仅仅是测试各项参数,还应包括对患者心脏及健康状况的全面评估。其内容应包括①病史采集:注意症状是否消失、延续或再现。②体格检查:检查起搏器囊袋是否红肿、溃烂、感染以及脉冲发生器是否移位;起搏时脉冲发生器周围肌肉是否抽动;植入侧颈部与手臂有无肿胀及静脉曲张、有无静脉血栓形成等。③起搏心电图记录:12 导联心电图及 Holter 记录有无持续的或间歇性起搏、感知功能异常。④X 线胸片:确定有无导线脱位、导绝缘层破裂、导线折断、导线与脉冲发生器连接问题、心肌穿孔等。⑤起搏器程控检查:起搏系统功能状态及电池消耗,导线各项参数测试和起搏器储存资料回顾分析。

二、起搏器的程控

起搏器程控是指程控仪在体外对植入体内的起搏器发放指令,调控起搏器的起搏方式和工作参数,并可诊断及处理起搏系统的故障及并发症,还可对患者进行心电生理检查。根据患者的需要程控起搏器的起搏频率、输出能量和其他相关参数,以便充分地发挥起搏器的最大生理功能效应,最大限度地改善和维持患者的心功能,节省起搏器能源。起搏器程控的主要步骤包括询问起搏器,测试各项参数、回顾诊断信息和优化起搏参数。

(一) 询问并打印起搏相关参数

起搏器程控检查时需将程控头放置在脉冲发生器上方的位置。通过询问可以了解起搏器相关参数,包括如起搏模式、起搏频率(上限、下限及传感器频率)、各种时间间期(不应期、空白期)以及特殊功能(频率应答、模式转换、抗起搏器介导性心动过速及室早后反应)是否开启。导线相关的工作参数包括起搏输出、感知灵敏度以及起搏和感知极性(图15-3)。

(二) 测试电池电量及导线阻抗

每台起搏器均有一定使用年限,目前临床上应用的起搏器多数可以直接经程控仪显示预计使用时间(图15-4)。在电池电量不足时,能显示"建议更换起搏器",又称选择性更换指征(elective replacement indicator, ERI)或显示电池电量达到"终末期(end of life, EOL)"。

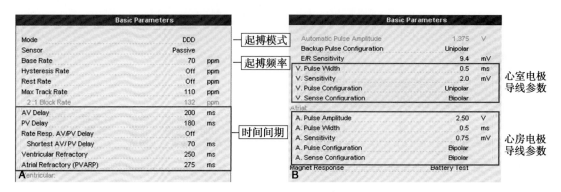

图 15-3 起搏器参数设置
A. 起搏参数;B. 导线参数。

电池状态显示 ERI 时,多数起搏器仍能正常工作 3 个月左右;而电池显示为 EOL 时,电池接近耗竭,起搏器功能状态随时会发生变化,需要尽快更换。此外,电池电压和电池阻抗也是电池寿命重要的判断指标。多数起搏器初始电池电量为 2.7~2.8V,电池耗竭时电量可降至 2.5V 左右。初始阻抗多在 100Ω 左右,终末期可达到 10 000Ω 以上。

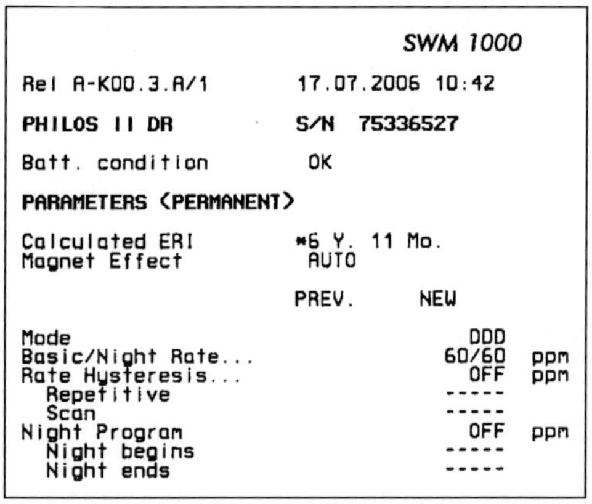

起搏导线的阻抗测试也是起搏器程控检查的重要部分,通过阻抗测试,可以检查电极导线的电学完整性。多数起搏器可以显示随访期间阻抗变化曲线,为程控随访提供重要的信息。一般起搏导线的阻抗多为 300~1 000Ω。导线阻抗明显下降 50% 以上,或低于 200~300Ω,提示导线绝缘层破裂。导线阻抗突然增加 50% 以上,或高于 2 000Ω,提示导线导丝断裂或接口螺丝未旋入(在植入时)或松动。

图 15-4 起搏器程控提示,预计剩余使用时间为 6 年 11 个月

(三) 测试起搏和感知阈值

起搏阈值是指在不应期外能持续有效夺获心肌的最小能量。再测试起搏阈值时需设置合适起搏频率和 AV 间期,保证起搏器能完全夺获心肌。测试时注意观察起搏电压有无夺获心肌,一旦出现失夺获,即使终止测试。失夺获前的起搏电压即为起搏阈值。感知阈值是指能抑制起搏器脉冲发放的自身心律的最小振幅(mV),就是起搏器能“看见”的最小信号感知。精确的感知能够使起搏器能准确及时地对自身搏动做出反应。在测试感知阈值时需判断患者是否存在起搏依赖。对于完全起搏依赖患者,感知阈值测试意义不大,可不用做。P 波振幅测试,适当降低起搏频率,使起搏频率低于自身心率。R 波测试,DDD 模式下延长 AV 间期或是 VVI 模式下降低起搏频率。

(四) 回顾诊断信息

起搏器的诊断功能是指应用起搏器自动测试和监测功能,为临床提供关于心电及心功能的相关信息。目前,起搏器的诊断功能主要包括以下三方面:心律及心率信息、心律失常诊断、心功能诊断。心律和心率信息包括起搏和自身心律的比例、心率的分布。心律失常诊断包括发作类型、发作时间、持续时间、房性心律失常时心室率快慢以及腔内电图等。起搏器对心功能状态报警。部分起搏器还能监测经胸阻抗。当胸腔内液体增多时,经胸阻抗下降,水钠潴留指数明显增高。当达到报警阈值时,起搏器会自动报警。诊断信息帮助医师评估心律失常发作及负荷、评估心室率控制的状况、是否需要抗凝治疗、是否需要抗心律失常药物治疗或其他治疗以及评价房颤治疗效果(图 15-5)。心功能监测可以使患者尽早得到治疗,避免发生严重的心力衰竭(心衰)。

| 心律失常类型 | 发作时间 | | 持续时间 | | | 发作时心率 | | |

Arrhythmia Summary: 08/15/99 to 01/15/00

	AHR Episodes:	150		VHR Episodes:	20			
	Time in AHR:	1.9 hrs/day (0.8%)						
	Episode Trigger:	Mode Switch						

Type		Date/Time		Duration hh:mm:ss	Max Rate(bpm) Atrial	Vent.	Avg. Vent. Rate(bpm)	Sensor Rate(bpm)	EGM
VHR	First	08/22/96	1:03 AM	:31	275	180	140	110	No
VHR	Fastest	08/23/96	2:03 AM	:01	250	214	134	105	No
VHR		09/15/97	5:54 PM	:01:07	225	210	111	102	Yes
VHR		10/07/99	6:00 PM	:35	224	215	123	103	Yes
VHR		11/15/99	7:01 PM	:42	228	212	125	101	Yes
VHR	Longest...	12/20/99	7:22 AM	4:00:00	325	145	104	100	Yes
AHR	First	10/20/99	3:00 PM	:01:20	150	190	170	110	No
AHR	Fastest	09/25/99	1:05 PM	:23	300	240	183	115	No
AHR		10/01/99	5:25 AM	:54	120	210	165	101	Yes
AHR		12/18/99	6:45 PM	:02:05	200	240	170	105	Yes
AHR		01/02/00	6:03 AM	:45	300	250	180	100	Yes
AHR	Longest...	01/12/00	4:23 PM	:08:35	108	198	173	108	Yes

图 15-5　心律失常诊断信息

(五) 优化起搏治疗

优化起搏是为了患者在起搏治疗中获益最大化。心脏的变时功能可保证心率随着新陈代谢的增加而增加。在生理状态下,不同活动量对心率的需求不同。起搏器的频率应答功能可实现起搏频率随着活动量变化而变化,更为生理。研究显示,右心室起搏器会导致心室肌排列紊乱、空泡变性,对于已有心肌疾病的患者会增加心衰风险。对于非心室起搏依赖的患者应尽可能减少不必要的心室起搏。生理性起搏的概念包括了房室顺序起搏、频率适应性起搏、保持正常的心房激动顺序及保持正常的心室激动顺序。在起搏治疗中,医师应结合患者临床情况,给予合理程控,实现生理性起搏。主要程控参数包括以下内容:

1. 起搏频率优化

(1) 减慢起搏频率:对于合并严重冠状动脉缺血的患者,起搏器植入术后应适当减慢心率,避免心率过快诱发心肌缺血。对于平素心率不慢但合并长间歇患者,有时候可以程控滞后频率。当患者有自身窦性心律时,起搏器以低于基础频率的滞后频率工作。

(2) 增加起搏频率:需要增加起搏频率代偿心功能者、手术后患者和儿童,可适当将起搏频率增加至 70~90ppm。

(3) 设置睡眠(休息)频率:睡眠频率是指在患者睡眠(休息)期间,起搏器以较低的频率工作,使患者更好地休息。可程控为"on"或"off"。固定睡眠方式的使用比较简单,我们只需要将患者 24h 为分成两个时间段,如白天为清醒时间段,夜间为睡眠时间段,将后者程控为睡眠方式。这种固定睡眠方式对睡眠时间不规则患者不适合。休息频率更为灵活,通过传感器感受患者体位变化。若患者为安静休息状态,起搏器自动将频率降至休息频率(图15-6)。

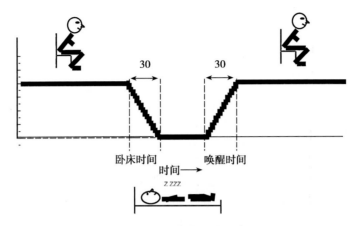

图 15-6 睡眠频率工作示意图

(4) 设置频率应答功能:窦房结变时功能不良或慢性心房颤动伴缓慢心室率的患者植入带有频率应答功能的起搏器(DDDR 或 VVIR)后,应打开频率应答功能,并设置合适的参数。使起搏频率能满足患者的日常活动及运动的需要。

2. 输出能量优化 输出电压起搏器出厂值输出电压一般为 2.5~3.5V。输出电压减少一半,输出能量就减少 75%,例如将起搏器输出电压由 5V 减至 2.5V,则输出能量由 12.5μJ 减至 3.125μJ,仅为原能量的 25%。起搏器植入后 6~8 周,起搏阈值趋于稳定。此时,可根据测试的起搏阈值降低起搏电压。通常输出电压应设为起搏阈值的 2~3 倍。但在没有后备脉冲情况下,不建议将输出电压降至 2.0V 以下。

3. 时间间期优化

(1) 不应期(refractory period):起搏器在一次感知活动或发放一次电脉冲后的一段时间内,不再感知任何信号,也不再发放任何脉冲,这段时间称为起搏器不应期,以毫秒(ms)表示。在单腔起搏器中,不应期一般为 300~350ms,可调范围为 150~500ms。在双腔起搏器中,不应期又分为心房不应期和心室不应期。

(2) 心房不应期(atrial refractory period):房室间期和心室后心房不应期构成总的心房不应期。心房不应期是为了防止心房感知 QRS 波、T 波、起搏脉冲的后电位。心房不应期与上限频率关系密切,心房不应期越长,上限跟踪频率越低。因此,保持较高的上限跟踪频率,则需把心房不应期适当调短一点。但也不是越短越好,过短心房不应期,就不可避免感知逆传 P 波,导致起搏器介导的心动过速发生。

(3) 心室不应期(ventricular refractory period):心室不应期是为了防止心室感知 T 波。过短的心室不应期,尤其在长 QT 综合征的患者中,将不能避免起搏器感知 T 波导致,脉冲发放被抑制。心室不应期过长时,配对间期较短的室性早搏,可落于起搏器的不应期内,不被感知。

(4) 心室空白期(ventricular blanking period):DDD 起搏器设计中,左心房脉冲发放的即刻,心室感知电路有一段完全不感知任何信号的时间间期,称为心室空白期。出厂定值一般为 20ms,程控范围 20~50ms。心室空白期目的是避免心房电脉冲被心室电路感知,发生交叉感知(crosstalk)。在心房脉冲输出能量过高,或心室感知灵敏度过高时容易发生定义感知,此时心室电路感知了心房脉冲,抑制心室脉冲发放。在起搏依赖的患者中会导致心脏停搏,是不安全的,应调长心室空白期。心室空白期不能调得过长,否则心室异位搏动不被感知,而引起心室竞争心律。

（5）房室间期（AV 间期）优化:AV 间期优化包含两方面含义,对于房室传导功能正常的患者,延长 AV 间期,鼓励自身下传,以达到最小化心室起搏;对于房室传导阻滞的患者,应设置合适的房室间期,AV 延迟一般为 120~200ms,并打开频率适应性 AV 延迟,使 AV 间期能随着心率增加而相应缩短,更加符合生理需要。

自动延长 AV 间期的算法有以下几种:

AV 搜索和 AV+搜索:这是最经典 AV 间期延长的算法,最早在美敦力公司起搏器中出现,现在各家公司都有类似功能。简单地说:AV 间期能够在预先设定的基础上动态延长,促进自身心律下传(图 15-7)。当出现持续心室起搏时,此时功能会暂时关闭,AV 间期能恢复到预先设定的生理范围。

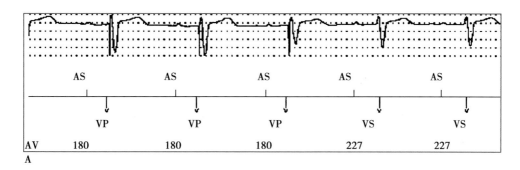

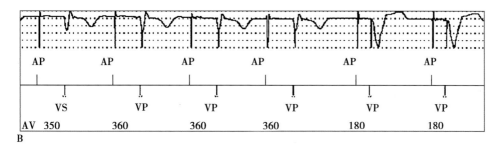

图 15-7　AV search 功能

依次为体表心电图、起搏器通道标识及 AV 间期。A. 当 AS-VP 间期由自动 180ms 延长到 227ms 时,出现 VS。B. 当 AP-VP 间期达到 360ms,并连续起搏 3 次后,AV 间期自动恢复到 180ms。AS:心房感知;AP:心房起搏;VS:心室感知;VP:心室起搏。

心室起搏管理(management of ventricular pacing,MVP):是美敦力公司另一项降低心室起搏比例的新技术,起搏器能自动在 AAIR 和 DDDR 之间转换。双腔起搏器平素以 AAIR 模式工作,当患者发生一过性房室传导阻滞时,起搏器可自动从 AAIR 向 DDDR 模式转换,使患者仍能得到房室同步的功能性起搏(图 15-8)。

自身心室优先功能(ventricular intrinsic preference,VIP):是雅培公司起搏器中的一项新

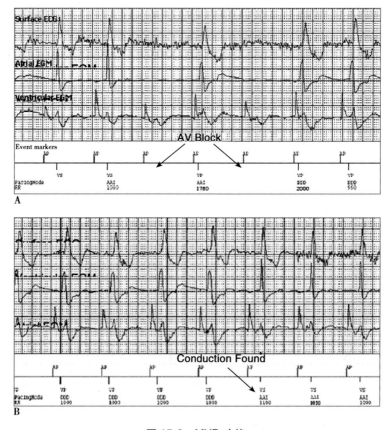

图 15-8 MVP 功能

依次为体表心电图、心室腔内心电图、心房腔内心电图及通道标识。A. 前 5 个
心动周期为 AAI 起搏方式,第 1、2 及 4 个 AP 起搏后都有相应的 VS,第 3、5 个
AP 起搏后下传阻滞,在 4 个心动周期中有两个 AP 下传阻滞,从 6 个 AP 起恢
复 DDD 起搏方式。B. 在连续 4 个 DDD 起搏后,从第 5 个 AP 之后出现下传的
VS,起搏器自动将起搏方式转变为 AAI。AS:心房感知;AP:心房起搏;VS:心
室感知;VP:心室起搏。

功能,提供更加强大的自身传导搜索,在安全的基础上最大限度延长 AV 间期,减少不必要
的右心室心尖部位起搏比例。

　4. 感知优化　精确的感知确保起搏器不会错过 P 波或 R 波,同时不会将其他电活动误
认为自身心脏事件。P 波和 R 波振幅不是固定不变的,受很多因素影响如起搏电路(导线)
的完整性、导线在心腔内位置、导线极性(单极或双极)、心肌的电生理特性等。在病理和生
理情况下,P 波和 R 波振幅会发生动态变化,需要经常随访及程控调整感知灵敏度。当发生
过度感知时,表明感知太灵敏了,需将感知灵敏度数值升高;发生感知不足时,表明感知不够
灵敏,须将感知灵敏度数值降低。目前很多型号的起搏器能自动地测试 P 波和 R 波的振幅,
并自动调整感知灵敏度(图 15-9)。

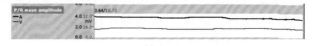

图 15-9 P/R 波长期趋势图

5. 导线极性　按极性可分为单极导线和双极导线。目前所用导线大多为双极导线。双极导线较单极导线感知更确切,感知过度和感知不足的发生率明显低于单极导线。因此,一般植入双极导线后,应将感知极性程控为双极。而起搏极性程控为单极或双极均可。在心电图上,单极较双极起搏的脉冲信号幅度高,更容易识别。要注意的一点,只有在双极导线中才具有极性调整的功能。在单极导线中,起搏器只能以单极的方式工作,若误程控为双极工作,将造成严重的后果。但是在发生导线故障时,外圈的阳极导丝被磨断,此时双极无法起搏,但程控为单极起搏还是有可能夺获心肌。起搏器更换时,要注意起搏器起搏和感知的极性设置是否与导线相匹配。如旧导线为单极导线,而新起搏器的出厂值设置如为双极起搏或感知,则起搏器不能正常工作。因此,需程控新起搏器的起搏和感知极性,使之与原导线相匹配。

(六) 起搏器的自动化功能

随着起搏工程技术的发展,心脏起搏器变得更为生理,功能更加多样化。现代化起搏器发展的一个重要方面是起搏器的自动化功能、诊断功能等的发展。临床医师应熟悉这些自动化功能的原理、各种功能参数的使用,按照患者的需要进行程控,并选择适当的工作参数。

下面介绍几种常见的起搏器自动化功能。

1. 自动模式转换功能(automatic mode switching,AMS)　指当患者发作阵发性房性快速心律失常时,起搏器从心房跟踪方式(DDD 或 DDDR)自动转换成非心房跟踪方式(DDI、DDIR),而当心律失常终止后又自动恢复成跟踪方式(DDD 或 DDDR)。目前所有双腔起搏器均具备此功能,并默认打开。如程控发现起搏器的自动模式转换功能已打开,但未起作用,则需考虑以下常见的原因:①房性心动过速检测频率是否设置过高;②心房感知灵敏度值是否设置过高,即不够敏感;③心房空白期是否设置过长;④如心房导线电极为双极,则可将感知极性程控为双极。

2. 起搏器介导性心动过速(pacemakermediated tachycardia,PMT)　是指植入双腔起搏器后,由于室房逆传而产生的一种由起搏器参与的环形运动性心动过速。这是双腔起搏器的一种特有并发症。其产生的条件是心脏有完好的室房逆传,而诱发条件是有房室分离存在,最常见的是室性早搏(室早)。当植入双腔起搏器的患者发生一个室早后,激动经房室传导系统逆传至心房,起搏器的心房通路感知到这个逆传的心房活动,启动一个房室间期产生一个起搏的心室激动。该心室激动经房室传导系统逆传至心房再次启动一个 AV 间期,如此反复形成心动过速。与其他性质的环形运动性心动过速一样,短心房不应期和长 AV 间期有利于 PMT 诱发与维持。如植入双腔起搏器的患者出现以上限频率起搏的心房跟踪性心动过速应考虑 PMT 的可能。

PMT 的心电图特征:①宽 QRS 心动过速,无房室分离;②以 VAT 方式工作;③心动过速频率一般是起搏器的上限频率,也可低于上限频率。任何情况下的房室分离都可能诱发 PMT,临床上主要见于以下情况:①室早;②房性早搏伴长 AV 间期;③心房感知不足;④心房感知过度;⑤阈下心房刺激;⑥程控了较长的 AV 间期。

预防 PMT 的主要方法是合理程控心室后心房不应期(PVARP),使起搏器心房通路不能感知逆传的 P 波。预防和终止 PMT 的方法包括延长 PVARP、降低心房感知敏感度、程控起搏器到非心房跟踪方式如 DVI、VVI 等。通过影响室房逆传的方法终止,如使用腺苷和维拉帕米(异搏定)等药物也可以终止 PMT,但用时长。放置一块磁铁或行胸壁刺激也可以终止 PMT。现代起搏器都具有抗 PMT 的功能。抗 PMT 程序分为 PMT 识别和终止两个步骤。不同的起搏器对 PMT 有不同的识别方法。最常用的识别方法是"上限频率持续 P 波跟踪"功能。起搏器以上限频率跟踪一定数量(可程控)的 P 波后,PVARP 会延长一个固定值(可程控),以 DVI 方式工作一个心动周期,或者起搏器暂停发放一次心室脉冲而终止 PMT(图 15-10)。少数患者室房传导时间较长,PMT 的频率会低于最大跟踪频率,因此可程控起搏器将 PMT 的频率定为低于最大跟踪频率的某一固定值。一旦心率达到该值,起搏器会以上述程序终止心动过速。第二种常用的方法是当起搏器以上限频率跟踪一定数量(可程控)P 波后,通过调整 AV 间期来评价 VA 逆传情况,若为 PMT,则 VA 间期恒定,不随 AV 间期改变而改变。一旦证明为 PMT,则启动 PMT 终止程序,抑制一次心室脉冲或自动延长 PVARP,并在心房不应期结束后发放一个心房脉冲以恢复正常的房室顺序。

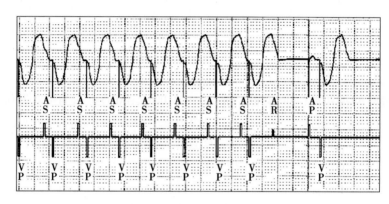

图 15-10　PMT 功能运作示意图

起搏器监测到 8 个 As-Vp 的心动过速,诊断为 PMT,第 8 个心室起搏后,自动延长 PVARP,使心房波落在不应期内(AR),从而终止心动过速。PMT:抗起搏器介导性心动过速;As:不应期外的心房感知;Vp:心室起搏;AR:不应期内的心房感知。

3. 室早反应　如前所述,PMT 最常见的诱因为室早,当植入双腔起搏器的患者发生一个室早后,激动经房室传导系统逆传至心房,起搏器的心房通路感知到这个逆传的心房活动,启动一个 AV 间期产生一个起搏的心室激动。该心室激动经房室传导系统逆传至心房再次启动一个 AV 间期,如此反复形成心动过速。因此,为了预防 PMT,设计了起搏器对室早的反应,即感知室早后,起搏器延长其 PVARP,目的是使逆传的 P 波落在 PVARP 内,不再被心室腔所感知(图 15-11)。

4. 交叉感知和心室安全起搏　交叉感知是感知由非本心腔传导而来的刺激信号,造成起搏器抑制反应,是双腔起搏器特有的。解决交叉感知的方法为减少心房输出(振幅和/或脉宽)、降低心室感知灵敏度(增加数值)、设置双极(如果可能的话)、增加心房后心室空白期。但通过上述处理也不可能保证不出现交叉感知,对于起搏器依赖的患者,一旦出现交叉感知可能危及生命,因此,为了解决这一问题,研制了心室安全起搏这一功能。心室安全起搏是指在一个心房起搏事件后,会开始一个心室安全起搏间期,如果在安全起搏窗口发生一个心室感知,一个起搏脉冲会在缩短的间期内(110ms)发送,从而保证心室不被抑制。尽管

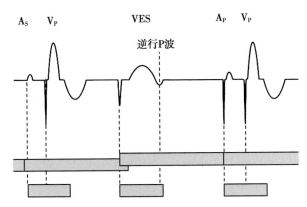

图 15-11 起搏器室早后反应
起搏器在感知到室早后重启一个心动周期和心房不应期。

心室安全起搏的设计初衷是为了解决交叉感知问题,但在心房感知不足、交界性心律和室性加速性心律时也会出现。尤其在心房感知不足时常见。

三、总　　结

起搏治疗与其他形式的治疗并无区别。一旦开始就有必要定期评估起搏器各项功能是否正常、导线完整性、参数设置是否合适患者及患者从起搏治疗中的获益大小。尽管随着起搏器自动化功能日益强大和带有家庭监测的起搏器应用推广,今后的起搏器程控和随访方式将发生变化,但其内容不会发生变化。目前,绝大多数的起搏器程控和随访都是在起搏器门诊中,通过程控仪来完成,因此要求正确而熟练地掌握起搏器程控随访的基本知识,有其重要意义。

（陈柯萍　陈若菡）

参 考 文 献

[1] YU CM,WANG L,CHAU E,et al. Intrathoracic impedance monitoring in patients with heart failure:correlation with fluid status and feasibility of early warning preceding hospitalization. Circulation,2005,112(6):841-848.

[2] KHAYAT RN,JARJOURA D,PATT B,et al. In-hospital testing for sleep-disordered breathing in hospitalized patients with decompensated heart failure:report of prevalence and patient characteristics. J Card Fail,2009,15(9):739-746.

[3] SMALL RS,WICKEMEYER W,GERMANY R,et al. Changes in intrathoracic impedance are associated with subsequent risk of hospitalizations for acute decompensated heart failure:clinical utility of implanted device monitoring without a patient alert. J Card Fail,2009,15(6):475-481.

[4] WILKOFF BL,AURICCHIO A,BRUGADA J,et al. HRS/EHRA Expert Consensus on the Monitoring of Cardiovascular Implantable Electronic Devices (CIEDs):description of techniques,indications,personnel,frequency and ethical considerations:developed in partnership with the Heart Rhythm Society (HRS) and the European Heart Rhythm Association (EHRA);and in collaboration with the American College of Cardiology (ACC),the American Heart Association (AHA),the European Society of Cardiology (ESC),the Heart Failure Association of ESC (HFA),and the Heart Failure Society of America (HFSA). Endorsed by the Heart

Rhythm Society, the European Heart Rhythm Association (a registered branch of the ESC), the American College of Cardiology, the American Heart Association. Europace, 2008, 10(6):707-725.

[5] EPSTEIN AE, BAESSLER CA, CURTIS AB, et al. Addendum to "Personal and Public Safety Issues Related to Arrhythmias That May Affect Consciousness: Implications for Regulation and Physician Recommendations. A medical/scientific statement from the American Heart Association and the North American Society of Pacing and Electrophysiology". Public safety issues in patients with implantable defibrillators. A Scientific statement from the American Heart Association and the Heart Rhythm Society. Heart Rhythm, 2007, 4(3):386-393.

[6] WINTERS SL, PACKER DL, MARCHLINSKI FE, et al. Consensus statement on indications, guidelines for use, and recommendations for follow-up of implantable cardioverter defibrillators. North American Society of Electrophysiology and Pacing. Pacing Clin Electrophysiol, 2001, 24(2):262-269.

[7] SCHOENFELD MH, COMPTON SJ, MEAD RH, et al. Remote monitoring of implantable cardioverter defibrillators: a prospective analysis. Pacing Clin Electrophysiol, 2004, 27(6 Pt 1):757-763.

[8] ELLERY S, PAKRASHI T, PAUL V, et al. Predicting mortality and rehospitalization in heart failure patients with home monitoring—the Home CARE pilot study. Clin Res Cardiol, 2006, 95(Suppl 3):III29-35.

[9] CARLSON MD, WILKOFF BL, MAISEL WH, et al. Recommendations from the Heart Rhythm Society Task Force on device performance policies and guidelines endorsed by the American College of Cardiology Foundation (ACCF) and the American Heart Association (AHA) and the International Coalition of Pacing and Electrophysiology Organizations (COPE). Heart Rhythm, 2006, 3(10):1250-1273.

[10] ZIPES DP, CAMM AJ, BORGGREFE M, et al. ACC/AHA/ESC 2006 guidelines for management of patients with ventricular arrhythmias and the prevention of sudden cardiac death: a report of the American College of Cardiology/American Heart Association Task Force and the European Society of Cardiology Committee for Practice Guidelines (Writing Committee to Develop guidelines for management of patients with ventricular arrhythmias and the prevention of sudden cardiac death) developed in collaboration with the European Heart Rhythm Association and the Heart Rhythm Society. Europace, 2006, 8(9):746-837.

[11] WATANABE H, KNOLLMANN BC. Mechanism underlying catecholaminergic polymorphic ventricular tachycardia and approaches to therapy. J Electrocardiol, 2011, 44(6):650-655.

[12] ANDERSEN TO, NIELSEN KD, MOLL J, et al. Unpacking telemonitoring work: Workload and telephone calls to patients in implanted cardiac device care. Int J Med Inform, 2019, 129:381-387.

[13] ZANOTTO G, MELISSANO D, BACCILLIERI S, et al. Intrahospital organizational model of remote monitoring data sharing, for a global management of patients with cardiac implantable electronic devices: a document of the Italian Association of Arrhythmology and Cardiac Pacing. J Cardiovasc Med (Hagerstown), 2020, 21(3):171-181.

第 16 章

磁共振兼容起搏器的应用

心脏起搏器是治疗各种原因引起的缓慢性心律失常的最有效方法。磁共振成像(MRI)具有分辨率高、操作简单、无射线等优点,对颅脑、胸部等疾病的诊断是其他辅助检查不能替代的。既往,有心脏起搏器植入的患者是 MRI 检查的禁忌证,一定程度上影响了起搏器植入患者发生其他疾病时的诊断和治疗。既往国外研究显示,50%~70%的患者在植入心血管植入型电子器械(CIED)后,将会因其他系统疾病诊断的需要进行 MRI 检查。在我国,14%的起搏器植入术后患者被告知有必要进行 MRI 检查,但因植入起搏装置而未能施行。在这一现状和趋势下,磁共振兼容起搏器得以问世。本文主要就磁共振兼容起搏器的特性及临床应用进行阐述。

一、MRI 技术及使用风险

MRI 是磁共振光谱学的临床应用,其基本原理为置于外部磁场中时,特定的原子核有吸收和发射无线电频率(RF)能量的物理特性。临床中,通常使用氢核的这一物理特性得到想要的解剖结构的图像。氢核大量存在于人体内,特别是水和脂肪组织中,因此,MRI 扫描基本上映射了体内水和脂肪的分布位置。MRI 需要静磁场(例如 1.5T)来使质子与磁场对齐,脉冲 RF 波源激发质子的核自旋引起能量转换,磁场梯度在空间中定位 RF 信号关闭后发出的信号,通过脉冲序列描述 RF 脉冲得到所需的解剖结构,通过改变脉冲序列中的参数显示组织之间的差异。静磁场、梯度磁场和 RF 这三个领域可单独或同时与一些金属物体相互作用,并可能损害金属电器敏感电子元件的性能。因此在行 MRI 检查时,通常要求患者及陪同人员除去携带的金属器具,包括手机、钥匙、义齿等物品。

MRI 对 CIED 产生的影响和危害包括:

1. **产生力和扭矩** 此种情况不多见,因为皮下组织的空间限制,脉冲发生器不易发生运动。植入的导线也多无磁性,磁场所致的移动不常见。

2. **梯度磁场感应** 电流梯度磁场可以在植入心脏的导线中产生感应电流,这可能导致心肌夺获并可能导致房性或室性心律失常。

3. **组织热损伤** RF 场可导致 CIED 组件温度升高,对周围组织产生热损伤(功能性消融)。由于导线附近的组织损伤,可能发生感知或夺获阈值的变化。

4. **对簧片开关功能的影响** 簧片开关功能是一种允许通过放置磁铁对器件进行重新编程的功能。MRI 可能影响 CIED 的簧片功能,导致非同步起搏和抑制心动过速治疗。

5. **电重置**　高能电磁干扰(EMI)可导致 CIED 设备功能重置,开启 Power-on 重置模式,起搏功能可能停止,快速性心律失常治疗模式可能会打开。Power-on 重置参数因生产厂家和 CIED 类型而异(表 16-1),起搏极性也将发生转换。在起搏复位设置中,由于 MRI 生成信号的过度感知或起搏低于阈值(双极或单极)的起搏导致的起搏功能障碍可能发生在 Power-on 重置模式时,这将有可能导致灾难性后果。此外,电池状态在电重置时也会受到影响,特别是对于接近电池耗竭的 CIED 设备,电池电量结果可能出现不准确。

6. **不适当的功能和治疗**　来自射频能量脉冲或快速变化的磁场梯度的 EMI 可能导致过度感知,这可能导致起搏依赖患者的起搏信号不适当抑制,或诱导植入心律转复除颤器(ICD)患者 ICD 的不恰当放电治疗。

考虑到 MRI 与传统起搏器之间相互作用的潜在风险。心脏起搏器一直被归类为 MRI 不安全,并且它们的存在一直被认为是 MRI 的禁忌证。美国心脏协会和欧洲心脏病学会发布的立场声明:禁止对传统心脏起搏器患者进行 MRI 检查,尽管他们并未将其视为绝对禁忌证。美国心脏协会指南不鼓励非心脏起搏器依赖的患者行 MRI 检查,除非存在强烈的临床适应证并且其益处明显超过风险的情况。在起搏器依赖患者中,除非有其他补救措施(体外起搏等其他装置),否则不应进行 MRI 检查。欧洲指南也强烈建议不要在非起搏器依赖的患者中行 MRI,除非存在极其严重的、危及生命的或严重的"生活质量限制"状态需行 MRI。

表 16-1　不同品牌普通起搏器常规 Power-on 重置参数

生产厂家	起搏模式	起搏输出	起搏极性	感知	磁反应
BIOTRONIK	VVI 70 次/min	4.8V@1.0ms	单极	2.5mV	有
Boston Scientific	VVI 65 次/min	5V@1.0ms	双极	1.5mV	无
Medtronic	VVI 65 次/min	5V@0.4ms	双极	2.8mV	有
Abbott	VVI67.5 次/min	4V@0.6ms	单极	2.0mV	无
ELA-sorin	VVI70 次/min	5V@0.5ms	单极	2.2mV	无

二、磁共振兼容起搏器的出现和发展

因为 MRI 对于 CIED 的种种危害,又因为植入 CIED 患者越来越多地需要行 MRI 检查,如何兼容 MRI 和 CIED 成了生产厂家的新课题。研发者通过以下几个方面改进 CIED 的特性,以实现兼容 MRI 的目的。①减少铁磁元件使用,减少磁性对系统的影响;②改进导线设计(材料、扭矩、尺寸等),减少天线反应,导线连接处使用滤波电容,最大限度减少能量在电极顶端的释放,减少电极导线因磁场作用而导致升温;③簧片开关被 Hall 传感器所取代,从而在磁场下可调控开关;④改进内部电源供电和,防止磁力能量对内部电路的干扰;⑤设置一键 MRI 模式,便于程控。

基于以上的技术革新,多个生产厂家开始推出兼容核磁的心脏起搏器,并陆续得到了欧盟(CE)认证和/或美国食品药品监督管理局(FDA)认证。美敦力公司(Medtronic)于 2008 年推出了第一款磁共振兼容的起搏器(欧洲上市产品名为 EnRhythm™,美国上市产品名为 Revo MRI™),并且在 2011 年迅速推出了改进后的第二代产品(Ensura MRI™、Advisa MRI™)。这几款起搏器均可兼容全身所有部位的 MRI 扫描。与此同时,美敦力公司还在既往主动导线 5076CapSure Fix Novus^{TM} 的基础上推出了磁共振兼容的起搏导线(5086,主动固定导线),其内置的双线内线圈设计可用于获得更高的感应系数并减少导线尖端的发热。不过后来其主流产品 5076 也同样通过了 CE 认证,被认为可兼容 MRI。随着美敦力公司的产品问世,其他生产厂家纷纷推出可兼容 MRI 的起搏产品。雅培公司于 2011 年推出了 Accent MRI^{TM} 单腔及双腔起搏器。搭配 Tendril^{TM} 起搏导线,这系列起搏器可兼容全身 1.5T 的 MRI。其他生产厂家已获得 FDA 批准上市的兼容 MRI 系列部分产品见表 16-2。CIED 技术不断发展,新设备及适应证也在不断发生变化。如美敦力公司的无导线起搏器 Micra 系列以及波士顿科学公司的全皮下 ICD(S-ICD)在上市初并未获批准兼容 MRI,而近几年也陆续获得批准兼容 MRI。

表 16-2　获 FDA 批准上市的部分兼容 MRI 心脏起搏器(截至 2017 年)

生产厂家	名称	ICDs	导线
美敦力公司	Revo MRI_ Model RVDR01 Advisa DR MRI SureScan PM Model A2DR01 Advisa SR MRI SureScan PM Model A3SR01 Micra_ Transcatheter Pacing System Model MC1VR01(TPS)	Evera MRI XT VR(DVMB1D4) Evera MRI XT DR(DDMB1D4) Evera MRI S DR(DDMC3D4) Visia AF MRI VR(DVFB1D4) Amplia MRI CRT-D(DTMB1D4) Amplia MRI Quad CRT-D(DT-MB1QQ) Compia MRI Quad CRT-D(DT-MC1QQ)	CapSureFixNovus MRI SureScan 5076 lead CapSureFix MRI 5086MRI lead Sprint Quattro Secure MRI_ SureScan 6947M(ICD),6935M(ICD) Attain Performa(4298,4398,4598)LVlead Attain Ability(4196,4296,4396)LV lead
雅培公司	Assurity MRI single-chamber Model PM1272、1124、1224 Assurity MRI dual-chamber Model PM2272、2124、2224	—	Tendril MRI Model LPA1200M
百多力公司	Eluna PM series(DR-T and SR-T) Entovis PM series(DR-T and SR-T)	Iforia(DR-T and VR-T DX) Iperia(DR-T and VR-T DX) Inventra(VR-T DX)	Setrox S,53-or 60-cm length Protego DF-1 S DX(ICD) Linoxsmart S DX(ICD)
波士顿科学公司	Accolade MRI Essentio MRI	Emblem S-ICD	Ingevity MRI

三、磁共振兼容起搏器相关临床研究

关于磁共振兼容起搏器的相关临床研究伴随着相关起搏器的上市同时开展。目前至少已有两项前瞻性、多中心、随机对照试验和三项前瞻性多中心队列研究评估了磁共振兼容起搏器的 MRI 表现安全性。两项前瞻性、多中心、随机对照试验分别在植入 Medtronic EnRhythm SureScan 和 Medtronic Advisa 的患者中进行。在 EnRhythm 植入人群中,MRI 的使用仅限于特定的解剖区域(头部和腰椎),避免将最大剂量点位于脉冲发生器或者电极上。在 Advisa 组则无部位限制。患者在起搏器植入后 9~12 周使用 1.5T 全身 MRI 进行评估,规定的最大单位吸收率限值为 2W/kg，随访时间为 1 个月。EnRhythm 组共有 464 例患者，258 例随机分配到 MRI，206 例随机分配到 noMRI 对照组。共有 226 例在没有 MRI 相关并发症（定义为导致侵入性干预或显著装置功能的不良事件）的情况下进行 MRI 检查。Advisa 组共有 263 例患者，其中 177 例随机分配到 MRI，86 例患者为对照组。结果提示 EnRhythm 组中仅 1 例患者出现心室起搏阈值（PCT）升高。在这两组中，少部分患者有感觉异常和/或植入起搏器处发热体验。美敦力公司 5076 导线的 MRI 兼容功能是以 Advisa 双腔起搏器进行评估，与对照组的导线功能相比，MRI 组导线功能未见明显异常变化，并且没有与 MRI 相关的并发症发生。

另一项对植入 Medtronic Evera ICD 系统的患者进行的前瞻性随机对照试验中，患者在植入单腔或双腔 ICD9～12 周后随机接受胸部、腰椎和颈部 1.5T 的 MRI 检查。来自 42 个中心的 275 例患者被随机分为 175 例患者接受了 MRI 检查，88 例对照组。结果显示，MRI 组患者无 1 例达到复合终点（包括 MRI 过程中发生的持续性室性心律失常、与 MRI 相关的并发症以及 30d 内发生的起搏失夺获事件），对于起搏阈值或 R 波振幅变化的功效终点，MRI 组也显示了非劣效性。此外，小部分（24 例患者）接受了除颤测试，未观察到 MRI 对 ICD 感知功能及对室速感知和治疗功能的不利影响。

在 3 项前瞻性队列研究中，样本量最大的两项研究在植入百多力公司 EntovisProMRI 起搏系统的患者中进行。在这两项试验中，226 例患者完成了 MRI 检查和 216 例患者 1 个月的随访，仅发生 1 例可能与植入过程和 MRI 检查相关的不良事件（心包积液引起的心包炎，需要重新植入导线）。

另一项前瞻性多中心队列研究评估了植入百多力公司 Iforia ICD 的患者的 1.5T MRI 表现安全性。在 170 例患者中，153 例接受了 MRI 扫描，随访 1 个月。没有严重的不良事件发生。1 例患者 MRI 后 1 个月检测到 R 波振幅的降低。

因为无法兼顾 CIED 患者 MRI 扫描期间存在的数百万个潜在变量，有研究通过计算机建模的方法准确评估影响起搏器和 ICD 导线温度升高的变量。导线温度升高可能受许多因素的影响，包括患者体型的大小，患者在 MRI 仪器中的位置，扫描顺序，导线的位置以及导线的设计。Wilkoff 等和 Gold 等的研究中，使用计算机模拟软件模拟了线圈模型，构建虚拟的导线和组织接触的界面。其研究亦证实了 PCT 的变化可直接由导线处或附近的组织温度升高引起。

四、磁共振兼容起搏器的临床推荐及使用注意事项

目前临床实际操作中，对于现有或既往有恶性肿瘤性疾病、颅脑及神经系统疾病、骨关节疾病、无法使用碘造影剂的患者，推荐植入兼容核磁的起搏器。磁共振兼容起搏器植入后患者行 MRI 检查时也有相应的注意事项：①心脏起搏器的植入包括导线植入及脉冲发生器植入两个部分，植入的器械应当均为磁共振兼容，不可单独植入磁共振兼容脉冲发生器而忽视了导线的选择。对于行起搏器更换的患者，应明确既往植入导线是否有抗磁共振功能，否则应当先行起搏器原导线拔除。②起搏器的植入部位需局限于左、右前胸。③磁共振兼容起搏器植入后至少应经过 6 周再行 MRI 检查。④MRI 推荐使用 1.5T 的磁场强度，最大特殊吸收率<2w/kg，最大渐进速度<200T/（m·s）。⑤MRI 检查前应与患者充分沟通，告知风险。行 MRI 检查前应有专人行起搏器程控检查，应备有急救设备、除颤仪等，应在心血管专

业医师到场的前提下密切监测患者的血压、心电图、指脉氧等。一旦患者出现不适或血流动力学不稳定,应立即停止 MRI 检查并视情况予以抢救措施。

(金汉　周菁)

参 考 文 献

[1] INDIK JH,GIMBEL JR,ABE H,et al. 2017 HRS expert consensus statement on magnetic resonance imaging and radiation exposure in patients with cardiovascular implantable electronic devices. Heart Rhythm,2017,14 (7):e97-e153.

[2] AHMED FZ,MORRIS GM,ALLEN S,et al. Not all pacemakers are created equal:MRI conditional pacemaker and lead technology. J Cardiovasc Electrophysiol,2013,24(9):1059-1065.

[3] FERREIRA AM,COSTA F,TRALHãO A,et al. MRI-conditional pacemakers:current perspectives. Med Devices (Auckl),2014,7:115-124.

[4] 陈柯萍,张澍. 磁共振检查不再将起搏器患者拒之门外. 中华心律失常学杂志,2017,21(2):93-94.

[5] CUNQUEIRO A,LIPTON ML,DYM RJ,et al. Performing MRI on patients with MRI-conditional and non-conditional cardiac implantable electronic devices:an update for radiologists. Clin Radiol, 2019, 74 (12): 912-917.

[6] BHUVA AN,FEUCHTER P,HAWKINS A,et al. MRI for patients with cardiac implantable electronic devices:simplifying complexity with a 'one-stop' service model. BMJ Qual Saf,2019,28(10):853-858.

[7] MUNAWAR DA,CHAN J,EMAMI M,et al. Magnetic resonance imaging in non-conditional pacemakers and implantable cardioverter-defibrillators:a systematic review and meta-analysis. Europace, 2020, 22 (2): 288-298.

[8] SEEWSTER T,L? BE S,HILBERT S,et al. Cardiovascular magnetic resonance imaging in patients with cardiac implantable electronic devices:best practice and real-world experience. Europace, 2019, 21 (8): 1220-1228.

[9] CELENTANO E,CACCAVO V,SANTAMARIA M,et al. Access to magnetic resonance imaging of patients with magnetic resonance-conditional pacemaker and implantable cardioverter-defibrillator systems:results from the Really ProMRI study. Europace,2018,20(6):1001-1009.

[10] KALB B,INDIK JH,OTT P,et al. MRI of patients with implanted cardiac devices. J Magn Reson Imaging, 2018,47(3):595-603.

第17章

起搏器远程随访技术

一、起搏器远程随访的适应证、术后随访的临床意义

心血管植入型电子器械(CIED)包括心脏起搏器、植入型心律转复除颤器(ICD)、心脏再同步治疗起搏器(CRT-P)、心脏再同步治疗除颤器(CRT-D)以及植入型心电事件监测器(ICM)等。主要用于心动过缓、心动过速和心力衰竭(心衰)的诊断、治疗与监测。

随着器械植入适应证的拓展和植入量的增加,植入术后的管理需求日趋增多。至2018年,我国CIED年植入总量已经超过8万台,而每年需要进行随访检查的患者接近百万例,国内较为集中的医疗资源显然无法满足巨大的程控随访需求。自2008年美国心律学会(HRS)/欧洲心律协会(EHRA)发布《心血管植入型电子设备监测的专家共识》以来,新型植入设备和新的监测手段不断更新,大量涌现的具有远程数据传输功能的装置为开展远程随访带来了可能。由德国百多力公司研发的家庭监测(home monitoring,HM)系统于2001年第1个被美国食品药品监督管理局(FDA)批准,之后美敦力公司的CareLink Network™、波士顿科学公司的Latitude Patient Management system™以及雅培公司的Merlin. net™相继问世,均可实现远程随访功能。本章基于2019年7月正式发表的《心血管植入型电子器械远程随访中国专家共识》,结合国内实际临床应用经验等编写。

1. 远程随访的内容 包括远程询问(remote interrogation,RI)和远程监测(remote monitoring,RM)两方面内容。RI是指远程设备定期进行的模拟患者本人至诊室随访(in-person evaluation,IPE)过程的检查,RI所检查的项目即IPE时医务团队进行检查的内容,包括但不限于起搏阈值、感知和阻抗等。有些早期的器械不具备自动阈值测定功能,这些器械的阈值测定就只能通过IPE完成。RM则是指远程设备自动收集与传输关于器械功能或临床事件的信息,这些信息主要包括监测到的器械功能异常与心律失常事件等。RI与RM收集的信息各有侧重,前者主要检测器械参数是否正常,后者更侧重对器械工作状态和临床事件的连续监测,两者互为补充(图17-1)。

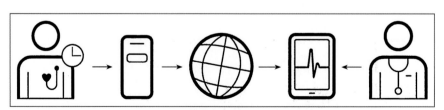

图17-1 远程随访系统的构成示意图

2. 远程随访的意义

（1）以往常规首选推荐 IPE,RI 和 RM 只是作为随访的辅助手段。

（2）在我国 IPE 的现状并不乐观,仅 42% 的患者于 CIED 术后 2~12 周内完成正规的诊室随访,多数患者不能按照标准流程完成随访。

（3）随着 RI 和 RM 技术的发展,其安全性和有效性得到大量临床试验证据的支持。

（4）对于植入 ICD/CRT-D 的患者可带来更多获益,应强烈推荐。

（5）对于普通起搏器,亦可简化术后管理,提高依从性,发现无症状性心房颤动（房颤）,因此具有重要意义。

3. 远程随访的必要性

（1）CIED 植入数量逐年增加,传统门诊随访模式的问题愈加突出（医院/医师资源、随访时间、患者花费等）。

（2）除非患者前来就诊,随访间歇中器械工作正常与否医师并不知晓,存在一定安全隐患。

（3）植入 CRT/CRT-D/ICD 患者的病情明显复杂,包括心衰、室性心律失常、电击治疗等,这些患者更加需要时刻监测,以免错过最佳诊疗时机。

二、不同公司是如何实现远程随访的

远程随访技术是一套利用起搏器无线传输、电信及互联网技术相结合的综合技术。该技术是将患者植入的 CIED 信息（包括临床和起搏器系统）按照规定时间通过 GSM 无线网络或电话传输至信息服务中心,然后进行处理、分析,医师通过登录互联网或云服务器就可以看到患者起搏器信息的检测系统。表 17-1 展示了几大 CIED 生产商研发的不同远程随访系统。

表 17-1　不同生产商远程随访系统比较

起搏器常见生产商	百多力公司（Biotronik）	美敦力公司（Medtronic）	雅培公司（Abbott）	波士顿科学（Boston Scientific）
远程随访技术名称	Home Monitoring	Carelink	Merlin. Net	Lattude
上市时间	2001 年	2001 年,2005 年	2007 年	2006 年
接收信息方式	无线接收	无线或手动	无线或手动	无线或手动
终端传输方式	每天及事件发生时	设定时间及事件发生时	手动触发	设定时间及事件发生时
异常时间提醒	自动	定时	定时	定时

（一）远程随访技术的基本构成

1. 具有远程随访功能的起搏器　具有此功能的起搏器在围绕导线接入端内置了环形发射天线,起搏器会在程控好的时间内将信息通过内置天线传输至远端设备。

2. 终端设备　是起搏器的数据接收装置,具有接收传输数据的功能,是远程随访系统中最重要的组成部分,其接收搏器发送的数据经过数字压缩后通过 GSM 等方式传输至数据信息处理中心进行分析。

以百多力公司终端 CardioMessenger 为例,介绍具体技术参数(表 17-2)。

表 17-2 三代 BIOTRONI-CardioMessenger 技术参数

型号	CM Ⅱ	C Ⅱ-S	CM SMART
尺寸	13.2cm×6.0cm×4.5cm	20.3cm×13.6cm×8.0cm	13.0cm×6.7cm×1.7cm
重量	205g	450g	127g
可充电蓄电池	是(24h)	否	是(48h)
蜂窝调制解调器(四波段技术)	是	是	是
医疗设备专用频段无线传输	是	是	是
自动配对	是	是	是
显示(灯光/声音)	LED 灯/开机声	LED 灯	液晶显示屏

3. 传输及数据信息处理中心 终端设备将从起搏器接收的数据通过 GSM 移动通信网络传输至 CIED 提供的大型计算机数据处理中心的网络地址,将患者信息数据进行分类、整理、分析,医师可以通过指定的网址进行随访,当患者有异常事件发生时,数据处理中心会立即传递信息通知医师(图 17-2)。

(二) 远程随访功能参数的设置

随着现代起搏新技术、新功能的不断问世,起搏器的可控参数不断增加,与以往随访程控最大的不同就是,除了在程控功能上进行起搏器程控外,还增加了网络相关信息的设置。但需要指出的一点是,远程随访功能开启的只是一个监测工具,将起搏器内的统计数据及时上传至指定位置或服务器,后提供给医师浏览,因此它不是一种治疗手段,不能更改起搏器的设定,患者仍需要到医院进行程控。下面将介绍与远程随访技术相关的功能设置及网络设置。

1. 远程传输功能 开关各个厂家名称不同,开启(on)后起搏器按照设置的时间将数据传输至终端,内容包括患者的心房心室率、起搏比例、电池及导线阻抗等起搏器能够监测的所有内容。某些双腔起搏器此功能需要与起搏模式匹配(Pace Mode),只能程控至双腔模式,如 BIOTRONIK PHILOS Ⅱ DR-T 起搏器,术后持续房颤的患者可以程控至 VDI 或 DDI 方式(图 17-3)。

2. 传输周期(monitoring interval) 起搏器将数据传输至终端的频率,通常以天为单位,最短为 1d 传输一次。

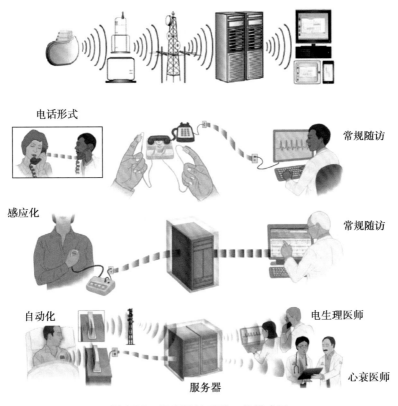

图 17-2　远程随访系统工作模式图

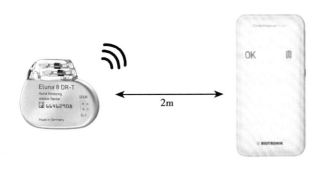

图 17-3　终端设备从起搏器接收数据

3. **传输时间**（time of transmission）　起搏器信息传出的时间,根据患者的作息时间选择,常规选择凌晨 0~3 时。需要注意的是患者若前往有时差的国家时,需根据时差提前调整,以免造成信息无法传输。

4. **异常治疗事件腔内心电图传输**（IEGM for therapy episodes）　开启后当起搏器对定义的异常事件进行治疗后会自动记录腔内心电图并立即发送至终端。如 CRT-D 进行室性心动过速（室速）或心室颤动（室颤）抗心动过速治疗（ATP）或电击治疗时均会触发腔内心电图立即传输,医师可以第一时间了解治疗情况并做及时的更改,常规 ON。

5. **常规事件腔内心电图传输**（IEGM for monitoring episodes）　开启后,有心律失常事件会记录后按照传输时间发送至终端。

6. **腔内心电图发送时间**(periodic IEGM) 开启后起搏器会在一定时间发送一次正常心电图,一般设定每3个月发送一次。

7. **持续室上性心动过速发送**(ongoing atrial episode) 当室上性心动过速超过一定时间后立即发送趋势图信息,一般设定12h。

8. **休息时平均心率计算时间**(start rest periodduration) 开启后起搏器在设定时间内记录心率后求平均值作为每日休息时平均心率,此功能主要用于CRT-P/CRT-D起搏器,在心衰预警功能开启后通过与平均心率比较,当发生较大变化时会在网络上做出报警提示。

9. **导线阻抗自动监测**(automatic impedance measurement) 开启后可以定期了解左、右心室及心房导线阻抗情况,通过对新植入的起搏器患者、ICD右心室除颤线圈及更换起搏器导线阻抗监测可以及时发现并发症。

10. **患者触发传输功能**(patient message) 也称为按需传输,可以不按照程控设置的时间传输,开启后患者有不适感觉时可以任何时间用磁铁置于起搏器表面触发起搏器立即将信息传输至终端,传输内容包括腔内心电图、心律趋势及起搏器阻抗等。通过此功能可以第一时间将症状与临床联系起来,为临床治疗提供准确帮助。

11. **异常事件自动传输功能**(event message) 异常事件指恶性室性心律失常及器械治疗和植入设备系统故障,包括室速、室颤和ATP或电击治疗、起搏器更换指征(ERI)、ICD充电时间延长、导线阻抗过高或过低(脱位、断裂)事件。起搏器通过IEGM及电池/导线测试,一旦发现达到了异常事件标准后会立即将结果及IEGM等信息传输至数据处理中心分析。一般导线测试以阻抗为主要标准,当结果<200Ω或>20 000Ω,提示有导线断裂或脱位的可能。需要指出的是,若终端与起搏器不在可传输距离之内(>3m),起搏器会每隔10min进行传输一次,直到与终端进行通讯为止,传输的数据不会重复计算。为了快速准确地将异常事件传至医师工作站,数据处理中心确认收到异常事件后会以短信、邮件或传真的方式立即通知医师通过网络浏览,便于医师及时准确地制订诊疗方案。

12. **起搏器心衰预警声音报警开关**(alert notification) 开启后远程随访系统的数据处理中心会将与心衰发生有关的危险因子进行汇总并分析,以趋势图或柱状图在网络报告中显示。一旦到达设置的预警标准后,随访报告会有颜色警报提示,同时通知患者尽快就诊。心衰危险因子包括患者的心率变异性、活动度、平均心室率、房颤负荷、室性事件、左心室起搏比例、双心室起搏比例等事件。

13. **心房快速事件确认异常事件的频率**(HAR-high atrial rate 或 AT/AF rate) 心房导线监测心房率确定为异常事件的频率,一旦到达设置频率后起搏器会触发记录IEGM并立即将资料传输至终端设备。可以根据患者术前HOLLTER房性事件的发作频率进行设定,常规设置:140~180ppm。

14. **心室快速事件确认异常事件的频率**(HVR-high ventricular rate) 心室导线监测心室率确定为异常事件的频率,一旦到达设置频率后起搏器会触发记录腔内心电图并立即将资料传输至终端设备,常规设置:140~180ppm。

15. **模式转换发生确认为异常事件开关**(MSW-mode switching) 开启后,当模式转换发生时会将其IEGM传至终端,模式转换频率设置。

16. **起搏器介导心动过速确认为异常事件开关**(PMT-PMT termination) 开启后,当有

PMT 发生或被终止时会将其 IEGM 传至终端。

（三）网络设置

　　与以往随访方式不同,除了程控仪对起搏器可以进行有线或无线的遥测程控外,在远程随访系统中,网络设置更加重要,根据不同的起搏器功能及患者的个体差异,随访医师可以将希望关注的信息进行个体化的定义设置。为了便于快速浏览,将所有信息分成异常事件与正常事件两类,真正实现了术后患者的随时全面监测。为便于及时了解患者起搏器信息,应在术后立即将患者资料详细地输入至指定网络地址,并将事件定义颜色报警。数据处理中心的工作人员会核对起搏器序列号无误后会将终端传回的信息与输入的姓名对应。需要指出的是网络设置仅仅是改变了起搏器信息的监测等级,并不能对起搏器参数进行设置。

　　下面以美敦力公司 CareLink® 医师网站(https://world. medtroniccarelink. net) 为例(图 17-4)。

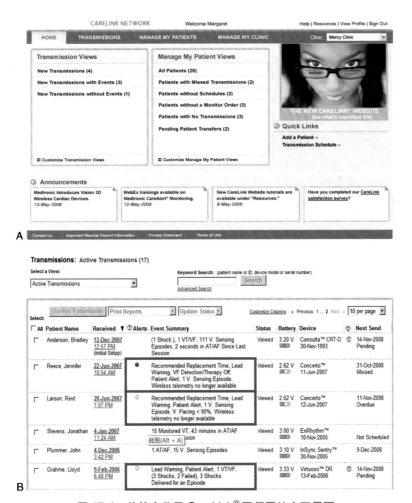

图 17-4　美敦力公司 CareLink® 医师网站交互界面

A、B 分别为美敦力公司 CareLink 系统的医师界面与网站患者列表界面。
B 中注册患者信息通过日期/时间,患者姓名排列。通过单击鼠标,患者详细的信息和传输数据就可以看到,并且可以根据警报以及事件汇总迅速提出处理意见。

1. 注册及患者信息的录入

（1）网络注册登录：进入相应起搏器数据信息处理中心网站后输入用户组（user group）账号（user name）和密码（password）。出于患者资料的保密，账号和密码仅该医院或中心专用（表17-3、图17-5）。

表 17-3　不同制造商的网络注册登录地址

品牌	网络地址
MEDTRONIC	www. medtroniccarelink. net
ST. JUDE	www. merlin. net
BOSTON	www. laitude. bostonscientific. com
BIOTRONIK	www. biotronik-homemonitoring. com

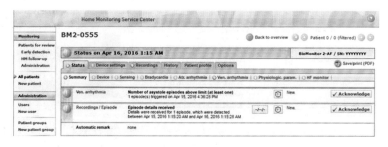

图 17-5　通过 BIOTRONIK Home Monitoring® 服务中心对警报设置进行完全远程控制

（2）患者资料信息输入：①患者信息（patient information），姓名（name）、年龄（birth）、国籍（country）、联系方式（phone）等；②起搏器信息（device information），序列号（serial）、型号（model）、植入日期（implant）等；③临床信息（clinical data），起搏器/ICD/CRT-D 植入适应证（indication）、心脏功能信息（QRS width/EF/NYHA classcification）、既往病史（history）等；④随访方案（follow-up schedule），包括阻抗、阈值等信息传输的周期和时间（time of transmission）等（图17-6）。

2. 事件严重程度报警设置　植入远程随访功能的起搏器后，所有的起搏器测试及存储数据（起搏器自动测试结果、心律失常事件、室性事件治疗后效果、异常事件 IEGM）都会源源不断地传回至数据处理中心，为了便于医师快速浏览所关注的重点信息，系统提供了可以通过网络将各个事件定义程度（超出设定的正常范围）的功能，分为严重异常事件、一般异常事件、正常或已经浏览过的异常事件。为了便于浏览，在网页上分别用红色、黄色、白色表示，其中定义后的红色与黄色事件系统还会通过网络、短信、邮件等方式第一时间直接通知到医师（依厂家可选择），通常可以设置的事件如表 17-4。

（1）起搏器植入后检测事件报警：特殊植入状态、紧急模式、心室检测失败、电池寿命计算、电池耗竭、ICD 充电时间延长等。

（2）导线（lead）事件：需要首先设定事件的正常值或范围，包括右心房阻抗与感知事件、右心室阻抗感知与起搏输出安全度、左心室阻抗感知与起搏输出安全度、高压除颤线圈阻抗。

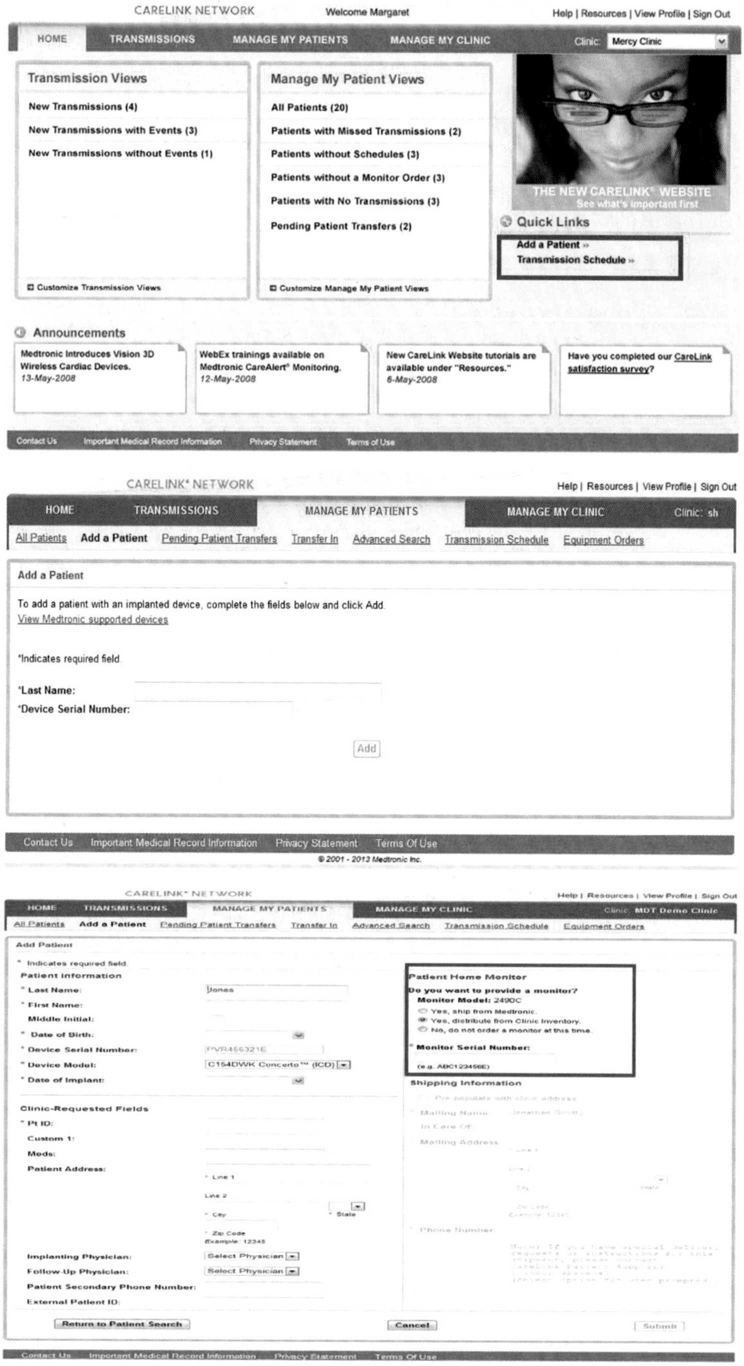

图 17-6　美敦力公司 CareLink® 医师网站交互界面
美敦力公司 CareLink 系统添加随访患者界面情况。

表 17-4 严重事件分级与报警

事件级别	事件内容	信息反馈至技术服务 代表或临床专员	临床医师 启动干预
红色事件	电池耗竭	4h 内反馈	24h 内启动预案
	电极导线完整性破坏		
	除颤导线阻抗超出正常范围		
	室颤识别/治疗功能关闭		
	经 ICD 放电的室速/室颤事件		
黄色事件	起搏器电重置	12h 内反馈	48h 内启动预案
	起搏器模式 DOO/AOO/VOO		
	房颤/房速负荷超过设定阈值		
	经 ICD ATP 治疗的室速事件		
	未经 ICD 治疗的非持续性室速(≥5 次)		
	液体指数持续升高		
白色事件	房颤/房速负荷低于设定阈值	12h 内反馈	继续观察或诊室随访
	未经 ICD 治疗的非持续性室速		
	曾经发生的液体指数报警(已恢复)		
	患者活动度降低		
	CRT 双心室起搏比例<90%		

(3) 房性心律失常事件(Atr. arrhythmia):房颤负荷、房性心律失常事件累计趋势图(模式转换次数/房颤时的心室率)、心房监测心律失常事件、室上速鉴别功能。

(4) 室性心律失常事件(Ven. arrhythmia):室速治疗后效果、室颤事件监测、最大能量除颤无效事件(图 17-7)。

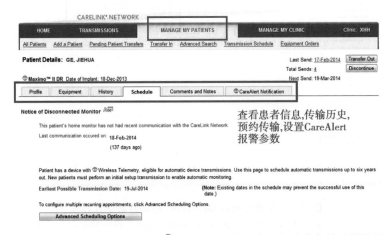

图 17-7 美敦力公司 CareLink® 医师界面下的患者远程随访参数设置界面

（5）IEGM：房性和室性心律失常。

（6）心衰指标监测事件（heart failure monitor）：是远程随访特有的监测内容，用于植入CRT-P/CRT-D 患者的心功能评价，数据中心通过对各种心衰危险因素的综合分析，达到早期发现并在网络上做出预警，监测指标包括双心室起搏比例、平均心室率、心率变异性、平均休息心室率、平均每小时室早个数等。部分厂商还增加了患者网络定期回答自身症状的报告，便于医师对心衰预警判断的准确性（图 17-8）。

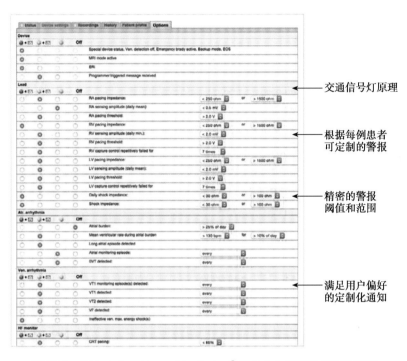

图 17-8　百多力公司 Home Monitoring® 服务中心医师设置管理界面

三、起搏器远程随访信息的报告分析

数据处理中心或服务器会将收集来的患者数据及诊断信息按照程控仪与网络设置的事件发生条件将数据进行分类，可以提供比程控仪更全面的报告以便医师参阅，一般包括：高频诊断报告、电池寿命报告、电极阻抗报告、全部参数报告、起搏百分比报告、磁频测试报告、房室传导报告、房室心律失常报告、腔内心电图报告、ATP 及除颤报告、心衰预警报告等，报告多以趋势图表示，医师可以快速浏览，可以尽早做出相应的治疗。

1. 报告浏览分析思路　进入患者界面—查看患者信息—根据颜色报警点击进入浏览异常事件—分析事件的发生特点—查看异常事件腔内图—作出诊断—联系患者随访。

2. 远程随访报告在临床上的应用

（1）远程随访系统报告：可以打印出与医院随访检查相同的起搏器数据报告，经过数据处理中心分析后以趋势图、IEGM 诊断、表格、桂状图的形式表示，格式更加简明，便于医师浏览（图 17-9）。

（2）导线监测报告：通过远程随访技术，可以监测起搏器及导线的多项参数来反映起搏

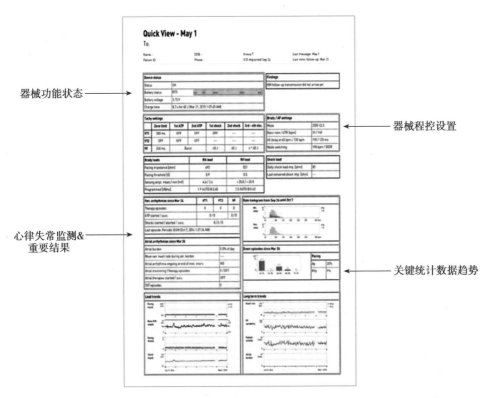

图 17-9 百多力公司远程随访报告

器的工作状态,这对于植入双腔起搏器,ICD 及 CRT-P/CRT-D 的患者至关重要。尤其是更换起搏器或升级 CRT-P/CRT-D 的老年患者,通过实时监测阻抗变化,可以避免导线断裂、电池提前耗竭等远期并发症的发生。远程监测事件还包括植入状态、电极导线紧急模式、心室导线检测、电池寿命计算、电池耗竭、ICD 充电时间延长、右心房阻抗、右心室阻抗、高压除颤线圈阻抗等。

(3) 心律失常报告:远程随访系统可以提供与心率相关的趋势图及高清 IEGM,便于医师早期发现房性或室性心律失常的确诊,对房颤的早期发现、心衰出现症状之前采取有效的预防治疗(图 17-10)。

(4) ICD/CRT-D 治疗 IEGM 报告:随访报告能够提供高质量的腔内心电图报告及治疗数据,当 ICD 除颤治疗后,数据处理中心会以短信或邮件等方式通知医师及时访问网络。

(5) 心衰预警报告:不同于临床常规随访,远程随访系统的数据处理中心会将与心衰发生有关的危险因子进行汇总并分析,以趋势图或桂状图在报告中显示,心衰监测事件包括患者的心率变异性、活动度、平均心室率、房颤负荷、室性事件、左心室起搏比例、双室起搏比例等,事件一旦到达预警标准后,起搏器会以声音报警的方式通知患者尽快就诊,同时在远程随访系统中的心衰预警报告中会以及颜色报警显示,方便医师快速阅读,以便及时通知患者就诊治疗。对预防患者心衰的发生,及时治疗,延缓生命具有极其重要的意义(图 17-11)。

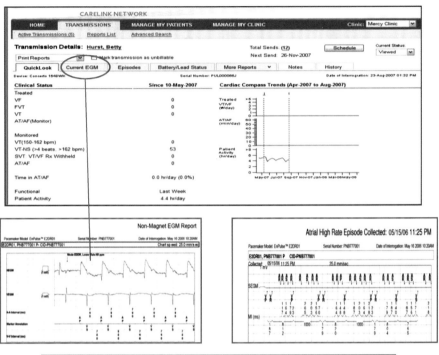

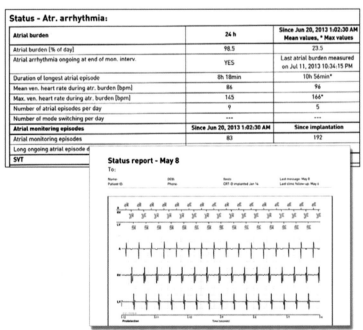

图 17-10　医师分析程控患者心律失常界面

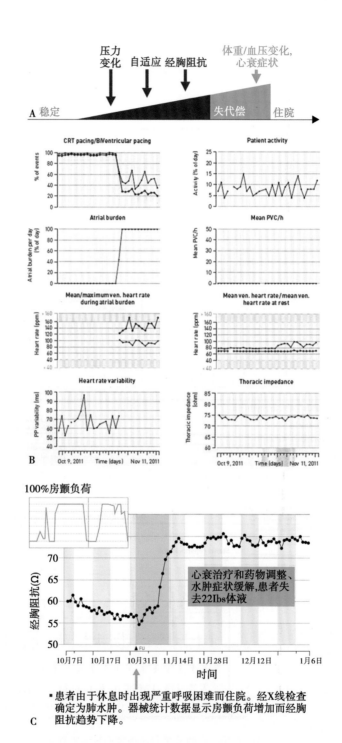

100%房颤负荷

心衰治疗和药物调整、水肿症状缓解,患者失去22Ibs体液

• 患者由于休息时出现严重呼吸困难而住院。经X线检查确定为肺水肿。器械统计数据显示房颤负荷增加而经胸阻抗趋势下降。

C

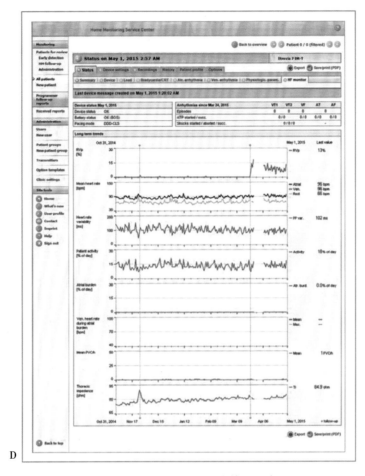

图 17-11　百多力公司心衰管理系统

A. Home Monitoring®：对发生在症状之前的潜在生理变化进行监测；B. 心衰状态的远程评价；C. 监测患者失代偿量；D. 通过每日监测及持续更新，最终绘制心衰管理报告。

四、远程随访技术临床应用回顾

　　早期的部分临床试验（如 PREPER 研究）仅研究了 RI 的临床效果。随着 RM 的发展，RI 开始与 RM 整合后进行临床试验，研究对象包含了普通起搏器、ICD 和 CRT-P/CRT-D。这些研究包括 COMPAS、TRUST、REFORM、CONNECT、ECOST、IN-TIME 和 EVOLVO 等大规模的随机对照试验，以及 ALTITUDE、MERLIN、HomeGuide Registry、AWARE 等观察性研究；与此同时，国内也陆续开展了远程随访系统临床应用的相关研究。CIED 专家共识的推荐等级和证据水平见表 17-5。

表 17-5 血管植入型电子器械远程随访专家共识的推荐等级和证据水平

项 目	推荐等级	证据水平
适应证		
远程随访(包括 RI 和 RM)应作为所有植入器械患者的标准随访管理策略	I	A
器械随访流程		
在开展 RM 之前,推荐进行充分的患者教育与知情同意;告知 RI 和 RM 的功能,远程随访并非急诊反应系统,期间患者应当根据病情严重程度及时就诊	I	C
在技术允许的前提下,推荐对植入器械开展远程监测和每年至少 1 次的常规诊室检查相结合的随访方法	I	A
所有植入装置术后 2~12 周内推荐进行直接诊室随访	I	C
普通起搏器或 CRT-P 每 6~12 个月 RI 1 次,ICD 或 CRT-D 每 3~6 个月 RI 1 次,出现电池耗竭征象时每 1~3 个月 RI 1 次	I	A
RM 对器械障碍及临床事件进行实时监测及预警,并按报警事件严重程度启动相应的应急预案;对于心力衰竭或植入 ICM 的患者,每月传输数据 1 次,植入普通起搏器或 ICD 患者,每 3 个月传输数据 1 次	I	C
应用了植入式心电事件监测器的患者应纳入 RM 管理项目	I	C
器械与疾病管理		
推荐远程随访用于植入器械的导线功能和电池电量的管理	I	A
RM 可早期发现心房颤动并有效评估心房颤动负荷	I	A
基于 RM 指导心房颤动抗凝策略尚不明确	Ⅱb	C
单纯 RM 经胸阻抗或与其他诊断方法结合管理心力衰竭患者的效果仍不确定	Ⅱb	B

注:RI=远程随访;RM=远程监测;ICD=植入型心律转复除颤器;CRT-P=心脏再同步治疗起搏器;CRT-D=心脏再同步治疗除颤器。

(1)房颤:通过远程随访可以早期检测高频心房事件(atrial high rate episodes,AHRE)及其负荷以便推断房颤的发生及频率。对全球范围的 HM 数据库进行分析,房颤占起搏器和 CRT-D 所有报警事件的 60%以上,占双腔 ICD 报警事件约 10%。RM 检测房颤的敏感度高达 95%,且 90%触发预警的房颤事件并无临床症状。即使缺乏自动报警功能,手动触发式的 RM 系统亦较传统诊室随访更易检测到房颤事件。与常规 IPE 相比,远程随访可提前 1~5 个月检测到房颤事件。通过 RM 早期发现房颤可及时启动干预,以避免不恰当的 ICD 治疗、心衰加重以及避免 CRT 双心室起搏功能丧失等。同时早期检测到房颤事件亦为临床医师提供足够的信息,结合房颤负荷与临床评分系统(如 CHADS$_2$ 评分),可协助判断患者血栓栓塞风险及是否启动抗凝治疗。

然而,如何根据 RM 检测到的 AHRE 启动抗凝策略目前尚缺乏充分的临床数据。COM-PAS 研究提示 RM 有助于降低房性心律失常和脑卒中相关住院率;而 2015 年发布的 IM-PACT 研究结果则显示基于 RM 检测到的房颤负荷启动抗凝治疗并不能预防血栓栓塞事件发生。在缺乏足够的临床研究结果的情况下,2016 年欧洲心脏病协会(ESC)房颤治疗指南建议:无论通过 RM 还是其他方式检测到的 AHRE,在决定启动房颤治疗前应心电图明确是否存在房颤(推荐等级Ⅰ,证据水平 B)。

(2) 心力衰竭:通过 CIED 所记录的数据预测急性失代偿性心衰发作以便及早干预已成为 RM 系统关注热点。多中心临床研究显示,通过测量 CIED 的导线与脉冲发生器间的经胸阻抗,可预测心排血量下降及肺淤血加重,其阳性预测值在 38.1% ~ 60.0%,但肺部感染、贫血、胸膜渗出等可造成假阳性结果。随机对照研究(DOT-HF)结果显示,利用经胸阻抗指导心衰治疗并不能使患者获益,反而增加心衰住院率。应用心脏指南针(cardiac compass)报告,结合多个诊断因子,包括长程房颤、房颤伴快速心室率、液体指数升高、患者活动度下降、心率变异度异常、双心室起搏比例下降或 ICD 放电等指标,有助于预测患者急性心衰发作风险及心衰进展情况。根据 IN-TIME 研究结果,RM 能够发现急性失代偿心衰的预警信号(不包括经胸阻抗),及早采取措施,可降低心衰患者的全因死亡率和住院率。但也有研究(REM-HF)提示,RM 较常规诊室随访并未能降低全因死亡率和心血管事件住院率。因此应用 RM 管理心衰患者的获益目前尚不明确。

(3) 离子通道疾病:离子通道疾病在 ICD 植入适应证中属少见病因,但其器械管理具有一定挑战性。此类疾病可发生电异常(例如间歇性 T 波过感知),使患者受到不恰当放电治疗;同时此类患者通常较为年轻,日常活动度大,CIED 导线等组件故障的风险也相应增加;对于植入心外膜电极导线的儿科患者群体,更易发生器械故障。因此,RM 可能在这些患者中具有特殊的地位,更能从 RM 中获益。在一项针对 Brugada 综合征的多中心注册研究中,使用 RM 的患者门诊就诊频次及不恰当放电的风险均显著降低。

(陈浩　杨杰孚)

参 考 文 献

[1] SLOTWINER D,VARMA N,AKAR JG,et al. HRS Expert Consensus Statement on remote interrogation and monitoring for cardiovascular implantable electronic devices. Heart Rhythm,2015,12(7):e69-100.

[2] VARMA N,RICCI RP. Telemedicine and cardiac implants:what is the benefit?. Eur Heart J,2013,34(25):1885-1895.

[3] MULPURU SK,MADHAVAN M,MCLEOD CJ,et al. Cardiac pacemakers:function,troubleshooting,and management:Part 1 of a 2-Part Series. J Am Coll Cardiol,2017,69(2):189-210.

[4] WILKOFF BL,AURICCHIO A,BRUGADA J,et al. HRS/EHRA expert consensus on the monitoring of cardiovascular implantable electronic devices(CIEDs):description of techniques,indications,personnel,frequency and ethical considerations. Heart Rhythm,2008,5(6):907-925.

[5] 宿燕岗,梁义秀. 2015 年《HRS 心血管植入型电子器械远程询问与监测专家共识》解读. 中华心律失常学杂志,2015,19(6):473-475.

[6] 刘文亨,陈柯萍,宿燕岗,等. 远程监测系统在国内心血管植入型电子器械患者中的应用评价. 中华心律失常学杂志,2016,20(6):481-485.

[7] 张澍,陈柯萍,黄德嘉,等. 心血管植入型电子器械术后随访的专家共识. 中华心律失常学杂志,2012,16(5):325-329.

[8] 中华医学会心电生理和起搏分会,中国医师协会心律学专业委员会. 心血管植入型电子器械远程随访中国专家共识. 中华心律失常学杂志,2019,23(3):187-196.

[9] SLOTWINER D,VARMA N,AKAR JG,et al. HRS Expert Consensus Statement on remote interrogation and monitoring for cardiovascular implantable electronic devices. Heart Rhythm,2015,12(7):e69-100.

［10］ SHABTAIE SA,SUGRUE A,TAN NY,et al. Putting down the phone:the obsolescence of transtelephonic mo-nitoring for pacemaker follow-up. J Interv Card Electrophysiol,2019,54(2):135-139.

［11］ SOUISSI Z,GUéDON-MOREAU L,BOULé S,et al. Impact of remote monitoring on reducing the burden of inappropriate shocks related to implantable cardioverter-defibrillator lead fractures:insights from a French single-centre registry. Europace,2016,18(6):820-827.

第18章

起搏器故障识别与处理

　　起搏器植入后需要定期随访,目的是及时发现起搏器功能故障。常见的起搏器功能故障包括了起搏异常、感知异常和其他功能异常,这些异常可以发生在单腔或双腔起搏器。其中体表心电图及24h Holter监测是非常重要的检查手段,能发现持续或间歇性起搏和感知异常以及相关的心律失常。因此电生理或心内科医师需要了解起搏器功能障碍在心电图上的异常表现,以便于及时识别、及时解决。其中,起搏异常包括无输出、失夺获(又称不起搏),感知异常包括感知不足和感知过度,其他功能异常主要包括脉冲发生器的元件失灵、电池耗竭以及起搏器参与的心律失常等。

一、起搏异常

　　1. 无输出　　无输出是指体表心电图上无刺激脉冲信号,可分为心房无输出(图18-1)和心室无输出(图18-2)。单腔AAI和VVI起搏器无输出时心电图表现为心率慢,无心房或心室起搏脉冲信号。双腔DDD起搏器时,心房无输出表现为VVI起搏方式,心率可不慢;但心室无输出除无输出信号外,传导阻滞患者表现为心率慢。间歇性心室无输出的心电图表现需与感知过度鉴别,常常需程控检查以确定。

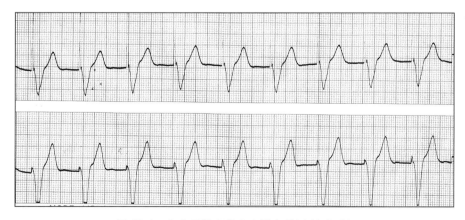

图18-1　心房无输出的心电图表现(AAI方式)
男性患者,因"病窦综合征+一度房室传导阻滞"植入DDD起搏器。术后患者感胸闷不适,于植入后1个月行起搏器程控检查。心电图显示VVI起搏方式,未见心房刺激信号,程控测试显示,心房无输出,阻抗>3 000Ω。考虑为接口问题,行手术干预治疗,术中证实为导线插头松动,用螺丝刀拧紧并将脉冲发生器放入囊袋中,可见心房刺激信号,心房起搏、感知功能良好。

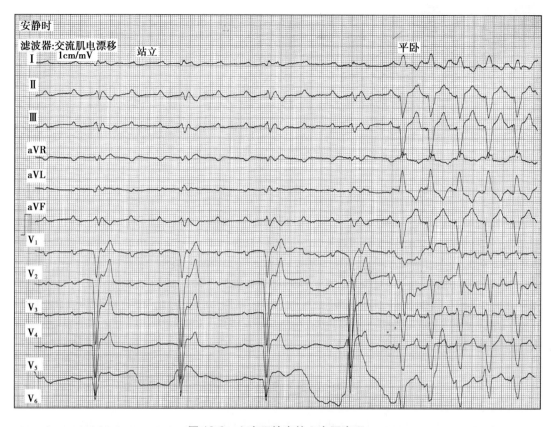

图 18-2 心室无输出的心电图表现

三度房室传导阻滞患者,植入 DDD 起搏器后 3 年出现反复头晕、黑矇,严重时晕厥,以站立及活动时常见。门诊心电图检查安静平卧时正常,嘱患者起立后出现头晕,心电图示三度房室阻滞,未见心室刺激信号。立即平卧后心电图恢复正常。程控显示心室阻抗>2 500Ω,胸片检查为心室双极导线不全断裂。

无输出的常见原因:①导线断裂,尤其在导线完全断裂时,电流不能通过导体作用于心肌,因此,无输出信号。需要与感知过度鉴别。通过标记通道的记录或测试导线阻抗,可加以鉴别。导线断裂后,阻抗无穷大。而感知过度者,导线阻抗正常,标记通道可见感知标记。②绝缘层破裂,当绝缘层破裂,电流通过破口漏入组织,也可发生无输出。此时,导线阻抗降低。③起搏极性错误,单极导线,起搏极性程控为双极,也可产生无输出的现象。通过改变起搏极性为单极后,可见正常的起搏信号。④接口问题,导线插头松动或未完全插入,致使环路中断,不能发出正常输出。⑤其他,电池耗竭、元件失灵等。起搏器植入早期,往往由于接口问题,如导线未完全插入、固定螺丝松动;而植入晚期,如植入 3~4 年后往往由于导线断裂、绝缘层破裂或电池耗竭所致。脉冲发生器元件失灵可发生在植入起搏器后任何时期,但事实上,临床很少发生。

2. **失夺获** 失夺获又称不起搏,是指起搏器的输出能量不足以激动心肌,产生夺获,包括心房失夺获(图 18-3)和心室失夺获(图 18-4、图 18-5)。按出现时间分持续性失夺获和间歇性失夺获。失夺获的心电图表现为刺激信号后无相应的心房波或心室波。

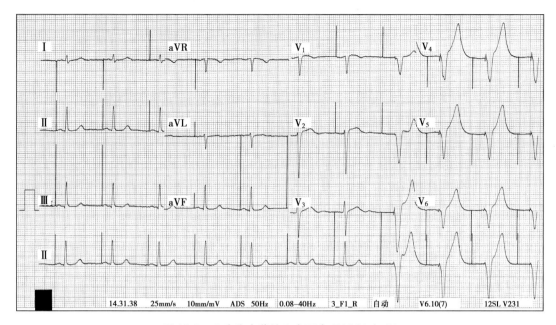

图 18-3　心房失夺获的心电图表现(AAI 方式)

间歇性心房不起搏:从左到右,前 7 个心房刺激脉冲后跟随 P 波,QRS 波自身下传。后 4 个心房刺激脉冲后,无跟随的 P 波,心室为起搏的 QRS 波。

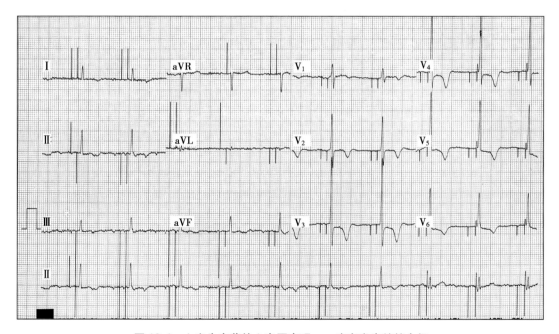

图 18-4　心室失夺获的心电图表现——病态窦房结综合征

病态窦房结综合征患者植入 DDD 起搏器,心电图表现为心室刺激信号后无起搏的 QRS 波,图中 QRS 波为自身的 QRS 波。心电图诊断为心室不起搏。

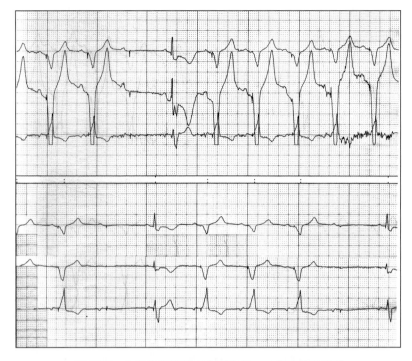

图 18-5　心室失夺获的心电图表现——房室传导阻滞

三度房室传导阻滞患者,植入 DDD 起搏器后 2d 出现心搏间歇,Holter 检查示
间歇性心室不起搏,箭头所示为心室刺激信号,其后无跟随的心室波。

失夺获的常见原因:①导线移位,失夺获最常见的原因,尤其在起搏器植入早期。程控可见阈值异常增高,或完全不能夺获心脏。明显的导线移位可通过 X 线胸片证实。②不适宜的安全范围,常见于阈值增加,原先设置的输出能量不足以夺获心脏。通过程控增加输出(增加电压或增大脉宽),部分患者可以重新夺获心脏。③电池耗竭时也可以表现为间歇性失夺获,是达到起搏器电池终末期的表现,通过程控测试起搏器的电池状态可明确。一旦证实为电池耗竭需要及时更换起搏器。④其他失夺获的原因,包括导线不全断裂、绝缘层破裂、接口问题及心肌穿孔等。起搏器程控测试导线阻抗降低提示绝缘层破裂;而阻抗增加则提示导线断裂或接口问题,植入早期往往是导线与脉冲发生器连接的接口问题,晚期则由于导线断裂引起的可能性大,可通过胸片检查以鉴别。随着双极导线的广泛应用、植入起搏器患者的高龄化及心脏病变的复杂化。近年来心肌穿孔的并发症并不少见,一旦发生,将出现起搏和感知问题,而失夺获往往是心肌穿孔的最常见心电图表现。

二、感 知 异 常

1. 感知不足　感知不足是指起搏器对于不应期之外的自身心电信号不能确切的感知,包括心房感知不足和心室感知不足。感知不足是起搏器植入后最常出现的心电图异常表现,尤其是心房感知不足的发生率更高。感知不足的心电图表现为出现了自身 P 波或 QRS波,但起搏器仍发放心房(A)脉冲或心室(V)脉冲。若此脉冲落在心房肌或心室肌不应期内,则不起搏,为功能性失夺获;若落在不应期外,则起搏心房或心室,类似于早搏样改变。图 18-6 为心房感知不足的心电图表现,图 18-7 为心室感知不足的心电图表现。

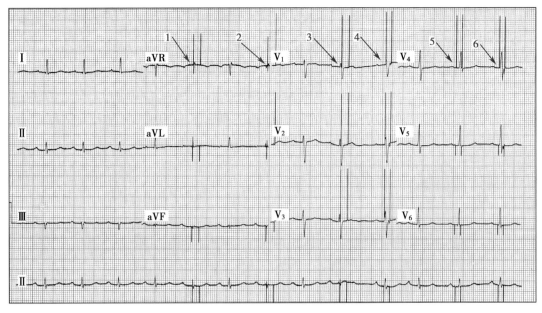

图 18-6　心房感知不足的心电图表现（AAI 方式）

箭头所示为部分心房感知不足，出现自身 P 波后，起搏器未感知，仍发放 A 脉冲；其中箭头 4、5、6 所示 AV 间期缩短为 110ms，短于程控的 AV 间期，为心房感知不足，导致心室安全起搏。

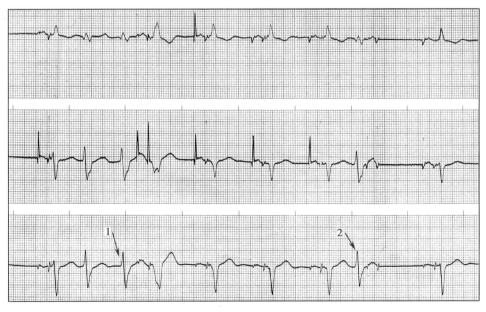

图 18-7　心室感知不足的心电图表现（VVI 方式）

出现了自身心室 QRS 波，但起搏器未感知，仍发放 V 脉冲；第 1 个箭头所示为心室感知不足，起搏器顺序发放 A、V 脉冲，起搏心房和心室。第 2 个箭头为心室感知不足，心室刺激信号落在心室肌不应期，故 V 脉冲后无跟随的 QRS 波，为心室功能性失夺获。

感知不足的常见原因:①不适宜的感知安全范围,为感知不足的最常见原因。在某种生理或病理情况下,实际测定的 P 波或 R 波高度大于设置的感知敏感度数值,即可发生感知不足。可通过程控解决,增加感知敏感度,即将感知敏感度的数值变小。②导线移位。③导线不全断裂、绝缘层破裂。④感知极性,单极导线,感知极性程控为双极可出现感知不足。通过程控感知极性为双极可解决此问题。

2. 感知过度　感知过度是指起搏器对不应被感知的信号进行感知,包括心房感知过度和心室感知过度。感知过度的发生率低于感知不足,但一旦发生,尤其是心室感知过度,可产生严重后果。感知过度的心电图表现为起搏信号被不规则抑制。心室感知过度表现为心室刺激信号不规则抑制,信号间距离大于程控的起搏间期,若此时无自身 QRS 波,则出现长间歇,引起心率减慢(图 18-8)。但在 DDD 起搏时,若心房感知过度,而无心室感知过度,则表现为不规则的心室率增快,为心室跟踪心房所致。此时表现为心率增快,而不是减慢(图 18-9)。

感知过度的常见原因为①肌电感知:是感知过度的最常见原因。通过程控降低感知敏感度,使数值变大,可使多数由于肌电感知引起的感知过度得到解决。②电磁干扰:是另一常见原因,须告知患者,植入起搏器后应远离强电场和强磁场。③导线不全断裂、绝缘层破裂。④交叉感知:交叉感知是感知由非本心腔传导而来的刺激信号,造成起搏器抑制反应,是双腔起搏器特有的。解决交叉感知的方法为减少心房输出(振幅和/或脉宽)、降低心室感知灵敏度(增加数值)、设置双极(如果可能的话)、增加心房后心室空白期。但通过上述处理也不可能保证不出现交叉感知,对于起搏器依赖的患者,一旦出现交叉感知可能危及生命,因此,为了解决这一问题,研制了心室安全起搏这一功能。心室安全起搏是指在一个心房起搏事件后,会开始一个心室安全起搏间期,如果在安全起搏窗口发生一个心室感知,一个起搏脉冲会在缩短的间期内(110ms)发送,从而保证心室不被抑制。

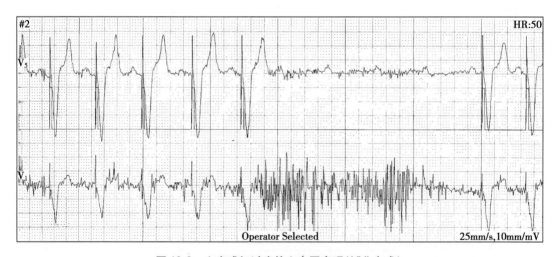

图 18-8　心室感知过度的心电图表现(VVI 方式)
三度房室传导阻滞的患者活动时出现头晕,Holter 记录为心室感知过度,感知肌电位后抑制心室发放刺激脉冲,引起心室停搏。

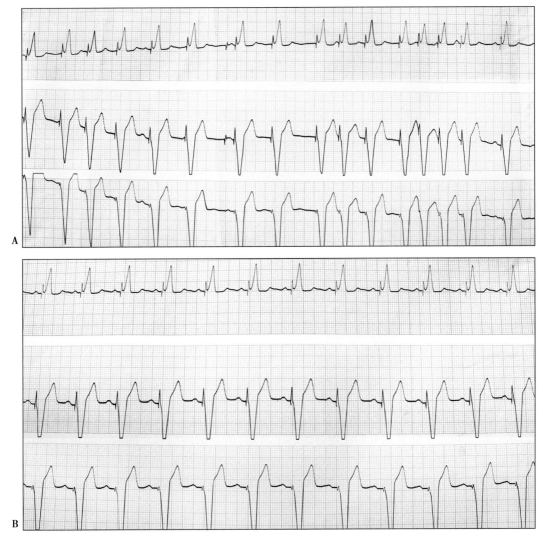

图 18-9　心房感知过度的心电图表现（AAI 方式）

植入 DDD 起搏器患者,囊袋位于右侧;术后出现活动右上肢后心悸,自觉心率增快。A、B 为同一患者的心电图。A. 患者活动后心电图,表现为心室率不规则增快。为心房感知过度,感知肌电位后,触发心室发放脉冲信号,导致心室率不规则增快。B.降低心房感知敏感度后记录的心电图,活动右上肢后心率不变,无心房感知过度现象。

三、与起搏器有关的其他异常

1. 起搏器电池耗竭　起搏器电池耗竭的心电图表现主要为起搏频率降低、起搏方式改变及起搏感知功能障碍。起搏方式改变包括 VVI 方式变为 VOO 方式、AAI 方式变为 AOO 方式、DDD 方式变为 DOO 方式以及部分 DDD 起搏器变为 VVI 方式。起搏功能异常包括持续性或间歇性不起搏及无输出信号。感知异常主要为感知不足。当出现上述心电图变化时需怀疑电池耗竭。另外,电池重置时也可以出现 DDD 方式变为 VVI 方式,此时需结合病史及程控检查以明确诊断。图 18-10 为起搏器电池耗竭的心电图表现。

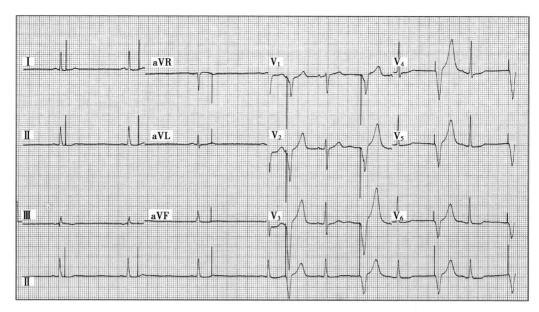

图 18-10 电池耗竭的心电图表现

患者因病窦综合征植入 DDD 起搏器 7 年,近 1 个月感胸闷不适,心率变慢且不规则。门诊心电图检查为 VOO 工作方式,起搏频率为 40 次/min,起搏器无感知功能,固定发放心室刺激脉冲,图中从左到右,第 1、2、3 个心室刺激脉冲落在心室 QRS 波后,在心室肌的不应期内,故心室未起搏,为功能性失夺获。第 4、5、6、7 个心室刺激信号夺获心室,与自身的 QRS 波竞争。

2. **起搏器导线反接** 患者植入双腔起搏器后,心电图显示第一个脉冲后跟随宽大畸形的 QRS 波形,第二个脉冲信号后无跟随的心电波形,两个脉冲信号之间的时间为 110ms(图 18-11)。此为心房和心室导线反接的心电图表现,心房导线插入心室接口、而心室导线插入了心房接口。第一个心房脉冲信号起搏的是心室腔,而第二个脉冲信号起搏的是心房腔,而 110ms 的房室间期是由于心室安全起搏所致。

3. **心室导线移位至冠状静脉窦的心中静脉** 患者植入双腔起搏器,术后 1 周自觉上腹部跳动,与心搏一致,心电图示心室起搏功能不良,程控测试过程中,输出电压为 4.5V/1.5ms 时,可见心室起搏,但起搏图形不同于常规起搏心电图(图 18-12)。测试心室阈值过程中可见明显的上腹部跳动。胸片示心室导线位置较前有所移动。超声心动图:右心室心尖部探及导线回声并位于心肌内,接近心包腔,心包腔内无明显的液性暗区。将起搏模式改为 AAI,患者上腹跳动症状消失。遂行心室导线调整术,术中 X 线影像证明心室导线位于冠状静脉窦心中静脉处(图 18-13)。

4. **起搏器介导心动过速** 起搏器介导心动过速(pacemaker-mediatsed tachycardia,PMT)是指植入双腔起搏器后,由于室房逆传而产生的一种由起搏器参与的环形运动性心动过速。这是双腔起搏器的一种特有并发症。其产生的条件是心脏有完好的室房(VA)逆传,而诱发条件是有房室分离存在,最常见的是室性早搏(室早)。当植入双腔起搏器的患者发生一个室早后,激动经房室传导系统逆传至心房,起搏器的心房通路感知到这个逆传的心房活动,启动一个房室(AV)间期产生一个起搏的心室激动。该心室激动经房室传导系统逆传至心房再次启动一个 AV 间期,如此反复形成心动过速。与其他性质的环形运动性心动过速一样,短心房不应期和长 AV 间期有利于 PMT 诱发与维持。

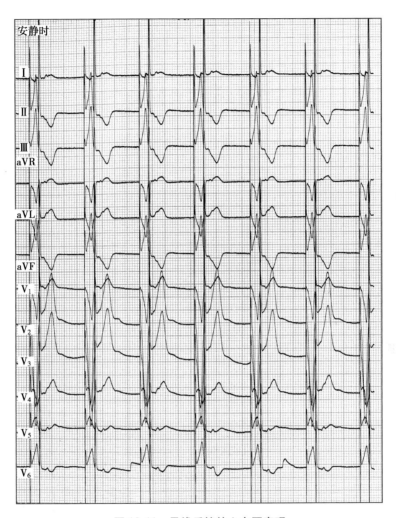

图 18-11　导线反接的心电图表现

心房脉冲信号起搏心室 QRS 波, 心房和心室脉冲信号之间的时间为
110ms, 为心室安全起搏。手术证实为心房、心室导线反接, 即心房导线插
入心室插口, 而心室导线插入心房插口。

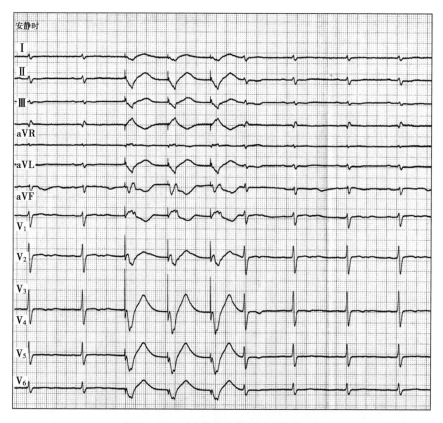

图 18-12 心中静脉起搏的心电图表现

图中第 3、4、5 个 QRS 波,为心室起搏波,呈右束支阻滞样改变,12 导联心电图与常规起搏的心室图形有明显不同,为心室导线移位后进入冠状静脉窦的心中静脉起搏的心电图。

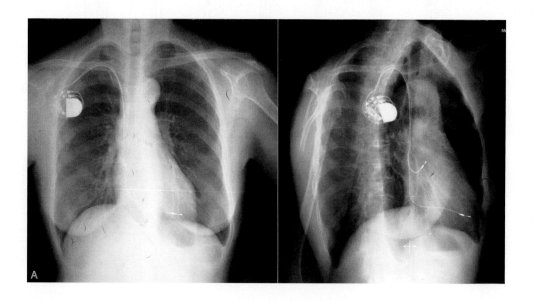

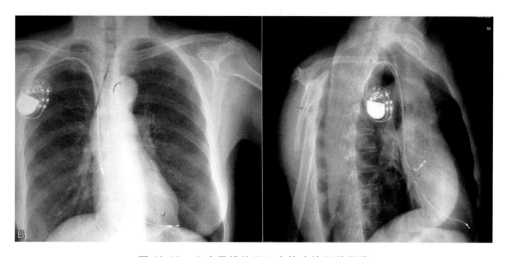

图 18-13　心室导线位于心中静脉的 X 线影像
A. 导线植入时的 X 线影像(前后位和右前斜位);B. 心室导线移位后进入冠状静脉窦心中静脉的
X 线影像(前后位和右前斜位)。

现代起搏器都具有抗 PMT 的功能。抗 PMT 程序分为 PMT 识别和终止两个步骤。不同的起搏器对 PMT 有不同的识别方法。如美敦力公司的 Kappa 及 Enpulse 系列双腔起搏器的 PMT 干预程序:监测到 8 个连续的 VP-AS(心室起搏-心房感知)心动周期,VA 间期<400ms,频率低于或等于上限跟踪频率,则起搏器确认为 PMT,第 9 个心室起搏后心室后心房不应期(PVARP)延长到 400ms,PMT 中止。自此 90s 后,才能再次进行 PMT 识别,以避免对快速的自身心房率进行不必要的干预。

如植入双腔起搏器的患者出现以上限频率起搏的心房跟踪性心动过速应考虑 PMT 的可能。PMT 的心电图特征:①宽 QRS 心动过速,无房室分离;②如果 P 波能被识别则如同 VAT 工作方式,如果不能看到 P 波,则如同起搏器频率奔放的心电图;③心动过速频率一般是起搏器的上限频率,也可低于上限频率。任何情况下的房室分离都可能诱发 PMT,临床上主要见于以下情况:①室早;②房性早搏(房早)伴长 AV 间期;③心房感知不足;④心房感知过度;⑤阈下心房刺激;⑥程控在较长的 AV 间期。预防 PMT 的主要方法是合理程控 PVARP,使起搏器心房通路不能感知逆传的 P 波。

(1)房早诱发的 PMT:男性患者,因"扩张型心肌病,窦性心动过缓,窦性停搏,频发房早"植入 DDD 起搏器,术后反复出现心动过速。心电图提示为房早诱发的 PMT(图 18-14),延长心房不应期并打开抗 PMT 功能,不再出现心动过速。心电图仍提示有频发房早。

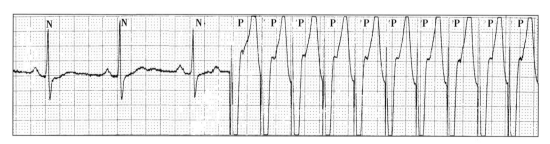

图 18-14　房性早搏诱发的起搏器介导心动过速

（2）心房感知过度诱发的PMT:女性患者,因病态窦房结综合征植入DDD起搏器(Pacesetter,Trilogy,2318),术后3个月门诊随访时诉活动右上肢(擦桌子、扫地等)反复出现阵发性心悸,屏气能终止。嘱患者活动右上肢(做右上肢内收动作)后连续记录心电图,诱发了起搏器参与的心动过速,患者屏气后心动过速终止(图18-15)。测试P波高度为4mV,将心房感知敏感度由0.5mV程控为1.5mV,PVARP由155ms程控为350ms,反复活动右上肢不再诱发心动过速。最后诊断:心房感知过度诱发PMT(感知肌电位)。处理:降低心房感知度,延长PVARP。

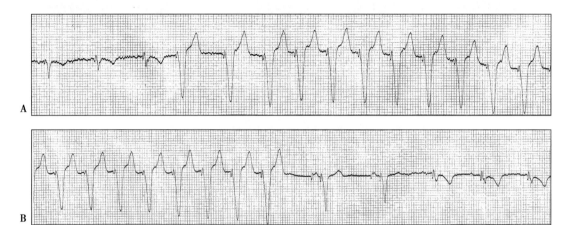

图18-15 心房感知过度诱发的起搏器介导心动过速

A和B为连续记录,A.活动右上肢后,心房感知过度,感知肌电位诱发PMT;B.患者屏气后心动过速终止。说明此为折返性心动过速。

（3）心房失夺获诱发的PMT:男性患者,因病态窦房结综合征植入DDD起搏器,术后3个月常规门诊随访,诉术后1个月后反复出现心悸。行起搏器程控检查,进行心房阈值测试时,心房失夺获时诱发心动过速(图18-16);测试心房起搏阈值为4.0V/0.4ms,将心房输出

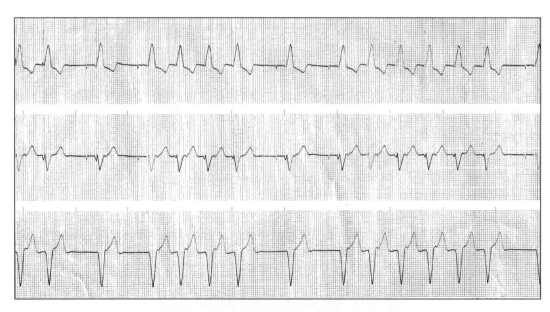

图18-16 心房失夺获诱发的起搏器介导心动过速

程控为 4.0V/1.0ms,心房起搏功能正常,不再出现心动过速。最后诊断:心房失夺获诱发 PMT。处理:增加心房起搏输出,使心房夺获。

四、如何发现和处理起搏器功能障碍

对已植入起搏器的患者进行定期随访是起搏治疗过程中的重要环节,通过随访可了解起搏器的治疗效果,及时发现和处理手术及起搏器本身可能出现的并发症及其故障。随访内容应包括:①病史采集:注意症状是否消失、延续或再现。②体格检查:起搏器囊袋是否红肿、溃烂、感染以及脉冲发生器是否移位;起搏时脉冲发生器周围肌肉是否抽动;植入侧颈部与手臂有无肿胀及静脉曲张,有无静脉血栓形成等。③起搏心电图记录:12 导联心电图及 Holter 记录有无持续的或间歇性起搏、感知功能异常。④X 线胸片:确定有无导线脱位、导线绝缘层破裂、导线折断、导线与脉冲发生器连接问题、心肌穿孔等。⑤起搏器程控检查:作用有两方面,首先是发现问题,测试起搏器电池状态,判断有无电池耗竭;测试导线阻抗,有无导线断裂、绝缘层破裂和导线老化;测试起搏和感知阈值;借助心内电图(EGM)与标记通道分析起搏心电图,以发现起搏功能异常和感知功能异常。其次是解决问题:通过合理调整起搏参数或改变起搏方式,以解决问题。如多数感知功能异常及少数起搏功能异常可通过程控调整参数,使异常情况得以纠正,但如出现电池耗竭、接口问题、导线移位、导线断裂及绝缘层破裂等问题,需要重新手术,行起搏器更换术或导线更换术。

(陈柯萍)

参 考 文 献

[1] GREGORATOS G,ABRAMS J,EPSTEIN AE,et al. ACC/AHA/NASPE 2002 guideline update for implantation of cardiac pacemakers and antiarrhythmia devices:summary article. A report of the American College of Cardiology/American Heart Association Task Force on Practice Guidelines(ACC/AHA/NASPE Committee to Update the 1998 Pacemaker Guidelines). J Cardiovasc Electrophysiol,2002,13(11):1183-1199.

[2] WILKOFF BL,LOVE CJ,BYRD CL,et al. Transvenous lead extraction:Heart Rhythm Society expert consensus on facilities,training,indications,and patient management:this document was endorsed by the American Heart Association(AHA). Heart Rhythm,2009,6(7):1085-1104.

[3] 王方正,经静脉拔除心内膜导线:目前认识和建议(2011 年修订版). 中华心律失常学杂志,2011,15(3):198-204.

[4] 白慧,任晓庆,马坚,等. 经静脉途径拔除导线的临床分析. 中华心律失常学杂志,2015,19(4):254-256.

[5] 马坚,王方正,张澍,等. 经下腔静脉途径反推力牵引法拔除永久性起搏电极导线. 中国心脏起搏与心电生理杂志,2001,15(3):153-155.

[6] 马坚,王方正,张澍,等. 经静脉拔除 114 根永久性起搏电极导线. 中国心脏起搏与心电生理杂志,2003,17(6):39-41.

[7] NORTH AMERICAN SOCIETY OF PACING AND ELECTROPHYSIOLOGY LEAD EXTRACTION CONFERENCE FACULTY. Recommendations for extraction of chronically implanted transvenous pacing and defibrillatior leads:indications,facilities,training. Pacing Clin Electrophysiol,2000,23(4):544-551.

[8] 张竞涛,陈柯萍,华伟,等. 起搏器更换术中弃用起搏导线 235 支的原因分析. 中华心血管病杂志,2009,37(6):522-524.

[9] ITO T,TANOUCHI J,KATO J,et al. Prethrombotic state due to hypercoagulability in patients with permanent transvenous pacemakers. Angiology,1997,48(10):901-906.

[10] BAROLD SS. Complications of pacemaker implantation and troubleshooting. //SINGER I. Interventional electrophysiology. Baltimore：Williams ＆Willkins，1997.

[11] GOTO Y，ABE T，SEKINE S，et al. Long-term thrombosis after transvenous permanent pacemaker implantation. Pacing Clin Electrophysiol，1998，21(6)：1192-1195.

[12] WILKOFF BL，AURICCHIO A，BRUGADA J，et al. HRS/EHRA Expert Consensus on the monitoring of cardiovascular implantable electronic devices (CIEDs)：description of techniques, indications, personnel, frequency and ethical considerations. Europace，2008，10(6)：707-725.

[13] LOVIBOND S，YOUNGS N，KOTSCHET E，et al. Increased incidence of noise in the tendril pacemaker lead detected via remote monitoring. Heart Lung Circ，2019. pii：S1443-9506(19)31328-9. doi：10. 1016/j. hlc. 2019. 06. 718.

[14] SWERDLOW CD，KONERU JN，GUNDERSON B，et al. Impedance in the diagnosis of lead malfunction. Circ Arrhythm Electrophysiol，2020，13(2)：e008092.

第19章

儿童心脏起搏技术

　　20 世纪中期,心脏起搏技术开始应用于缓慢性心律失常患者,使其寿命明显提高。在过去几十年间,起搏技术发展迅速。起搏脉冲发生器变小,起搏导线明显变细。尽管没有适合儿童的起搏装置存在,但是以上技术的发展,使得起搏装置在儿童中的应用变得更容易,越来越多的缓慢性心律失常儿童患者接受永久心脏起搏器治疗。

　　近十余年来,在我国植入心脏起搏器治疗先天性或获得性房室传导阻滞,已逐渐为儿科医生及患儿家长所接受。除了对于心脏传导异常患儿进行永久起搏治疗外,技术的不断发展包括心脏再同步治疗(CRT)及植入型心律转复除颤器(ICD)的体积最小化等也扩大了儿科心律装置的应用范围。但是,我国儿科领域起搏及除颤治疗进展远远落后于我国成人领域及国外儿科领域。美国一份统计资料选用 1997、2000、2003 及 2006 年的美国全国儿童住院数据库(Kids' Inpatient Database,KID)数据,资料提取自>2 500 所医院,以分析儿科住院患者植入心脏起搏装置的趋势。总住院人数 2 900 万。其中植入起搏装置 5 788 例(0.02%),占美国总人口的 0.34/10 万,植入装置总数量增长 30%,起搏器植入数量呈水平趋势,除颤器植入的百分比呈上升趋势。我国儿童近 4 年植入永久起搏器仅数百台,占我国总人口的 0.009/10 万,主要为起搏器植入,中国儿童 ICD 及 CRT 的植入极少,仅个案报道。儿科患者对于心脏起搏装置植入的需求不断增加,美国的结果提示 ICD 及 CRT 的植入逐渐增多,心肌病及遗传性心律失常正在越来越多地成为 ICD 植入的主要疾病。我国儿科领域起搏治疗落后的可能影响因素为社会观念的落后、接受度低、医疗体制的不同、儿科领域起搏治疗整体水准的落后和起搏除颤装置成人化。

　　儿童并不是简单的成人缩小版,在起搏适应证、起搏导线植入路径、起搏系统的选择、植入技术和程控策略等方面都具有特殊性,以下进行详细介绍。

一、儿童起搏器植入适应证

　　儿科患者起搏器植入最常见的适应证为先天性完全性房室传导阻滞或获得性完全性房室传导阻滞,如心肌炎,先天性心脏病外科术、介入封堵术和射频消融等手术并发症。2013 年欧洲心律学会、欧洲儿科与先天性心脏病协会心律失常工作组(EHRA/AEPC)联合发表了《儿童心律失常药物与非药物治疗共识》,提出了儿童房室传导阻滞起搏治疗适应证。

1. 先天性完全性房室传导阻滞

Ⅰ类适应证

（1）先天性完全性房室传导阻滞在新生儿或小婴儿患儿中，心室率低于 55 次/min，或者合并先天性心脏病时心室率低于 70 次/min。（C）

（2）先天性完全性房室传导阻滞患儿出现宽大逸搏心律、复杂心室逸搏或者心室功能障碍。（B）

（3）先天性完全性房室传导阻滞婴儿期平均心率低于 50 次/min，心室搏动暂停 2～3 个心动周期，或者合并变时性机能不全的症状。（B）

Ⅱ类适应证

无症状的先天性完全性房室传导阻滞儿童和青少年患者，具有可接受的心率、窄 QRS 波以及正常的心室功能。（C）

2. 非手术原因房室传导阻滞

Ⅰ类适应证

高二度房室传导阻滞或三度房室传导阻滞患者且有症状的心动过缓、心室功能障碍或低心排血量。（C）

3. 术后房室传导阻滞

Ⅰ类适应证

术后高二度房室传导阻滞或三度房室传导阻滞无望恢复或者持续至心脏外科术后 7d。（B）

Ⅱb类适应证

术后短暂三度房室传导阻滞，恢复后遗留双束支传导阻滞。（C）

2008 年美国心脏病学会（ACC）/美国心脏病协会（AHA）在先天性心脏病管理指南中指出：先天性心脏病术后二度或三度房室传导阻滞，至少观察 7～10d 未恢复者为永久性心脏起搏器植入Ⅰ类适应证，传导阻滞恢复但仍遗留双分支阻滞者为Ⅱb类。室间隔缺损介入治疗后并发完全性房室传导阻滞，3 周未恢复者应植入心脏起搏器。术后随访期间发生的房室传导阻滞自行恢复的可能性小，需要植入心脏起搏器。外科术后未植入起搏器的房室传导阻滞 1 年死亡率可达 50%。因此，即使有适当的交界性心律也应植入心脏起搏器。

2008 年 ACC/AHA/美国心律学会（HRS）心脏节律异常装置治疗指南对儿童、青少年及成人先天性心脏病患者起搏器植入适应证作出解释：基于对自然病史的逐步揭示及起搏器技术、诊断技术的发展，对于先天性完全性房室传导阻滞的永久起搏治疗指征正在逐步完善。对于无症状的儿童或青少年先天性完全性房室传导阻滞，应详细评价其平均心率、是否存在心脏停搏、是否合并结构性心脏病、QT 间期及运动耐力。一些研究发现植入起搏器可提高无症状性先天性完全性房室传导阻滞患者远期生存率并预防晕厥的发生。对于这类患者植入起搏器后需要定期评价心室收缩功能，起搏器所致心室不同步导致的心功能不全可在起搏器植入后数年或十数年发生，发生率尚不清楚。

二、儿童起搏器植入路径和系统选择

心脏起搏导线可经心内膜途径和心外膜途径植入。儿童起搏最大的技术挑战难题之一是需要终生起搏。起搏器的多次更换以及导线数量的增加需要维持静脉血管的通畅。在新生儿、婴儿及低龄儿童中,大多数中心选择植入心外膜导线。在这些患者中植入心外膜导线还是心内膜导线取决于心脏中心和术者的经验,因为心内膜导线植入往往能达到更好的长期效果,在大年龄儿童和青少年中,心内膜导线植入是标准的程序。存在心内分流的患儿植入心内膜起搏导线可增加体循环栓塞的风险,因此如果有可能,在植入心内膜导线前或者植入心内膜导线的同时解除心内分流,否则可考虑植入心外膜导线。如果合并先天性心脏病的患者没有静脉途径进入心脏,尤其是单心室患者,需要植入心外膜导线。在儿童起搏中,最有争议的问题之一是在低龄的婴幼儿植入心内膜导线。鉴于植入心内膜导线远期的血管并发症以及拔除导线的风险,尽管有很多研究表明在婴幼儿植入心内膜导线技术上是可行的,但并没有被普遍认可。

　　心内膜起搏导线植入位置研究显示长期右心室心尖部起搏可恶化左心室功能,导致不可逆的心室功能障碍。越来越多的研究表明,传统的右心室心尖部起搏(图 19-1)改变了心脏激动顺序,使左心室较右心室激动延迟,室间隔与左心室后壁呈反常运动,使整个心脏丧失了整体协调性,对血流动力学和心功能产生多方面的不良影响,长期起搏可造成左心室电机械失同步,损害左心室功能,造成左心室结构重塑,增加心力衰竭风险,研究表明,右心室心尖部起搏导致起搏器综合征的发病率为 6% ~ 13.4%。在需要几十年起搏的儿科患者中,如何避免这些长期副作用的重要性是不言而喻的,选择最

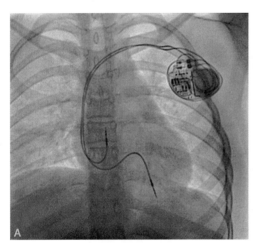
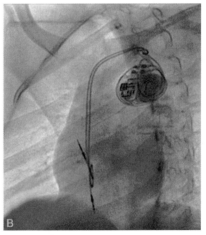
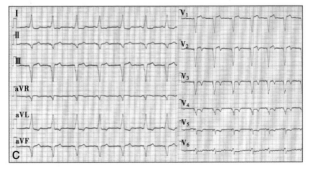

图 19-1　右心室心尖部起搏双腔起搏器 X 线片及心电图
A. 后前位 X 线片;B. 左前斜 45°X 线片;C. 体表心电图(QRS 时限 200ms)。

优的起搏部位就是最大限度地减少心室机械失同步的发生。目前最多被关注和采用的部位有右心室流出道、右心室间隔部、希氏束部位和左心室。希氏束部位起搏能产生接近正常生理的电传导顺序,从而避免心功能损害的发生,可产生良好的临床效果。但是在儿童患者,希氏束部位起搏难度较大,希氏束部位起搏常常难以实现。右心室流出道间隔部位起搏在儿童心内膜起搏途径中应用较多,疗效可靠,对心功能维护好。尽管对于右心室间隔或右心室流出道起搏的研究结果还存在争执,但是,在右心室中间隔部位起搏可获得窄的 QRS 波起搏图形,能更好地保护左心室收缩功能。在有经验的电生理医生植入心内膜起搏导线,目前首选位置为右心室流出道中间隔部位和希氏束部位。2013 年 EHRA/AEPC 发表的《儿童心律失常药物与非药物治疗共识》推荐的心内膜心室起搏导线位置为右心室间隔部位。近年问世的 SelectSecure3830 导线和与之配套的 SelectSite 鞘管更加适合于儿童,其存在以下特性和优势:①起搏导线细(4F),选择心内膜路径植入起搏器年龄减小并可降低远期锁骨下静脉狭窄和闭塞并发症的发生;②输送鞘弯度设计使导线易达到右心室流出道中间隔部位、非选择性希氏束部位或左束支起搏(图 19-2、图 19-3);③导线柔软易预留儿童生长所需弯度;④由于上两条特性而因此可缩短手术时间和减少 X 线曝光量;⑤为主动固定电极易拔除以及无内腔设计,导线寿命可能延长。

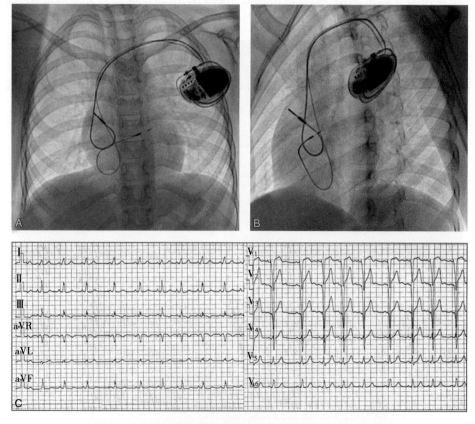

图 19-2　右心室流出道后间隔起搏双腔起搏器 X 线片及心电图
A. 后前位 X 线片;B. 左前斜 45°X 线片;C. 体表心电图(QRS 时限 120ms)。

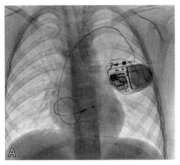
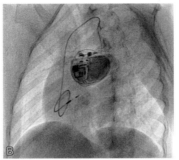
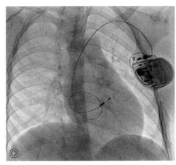
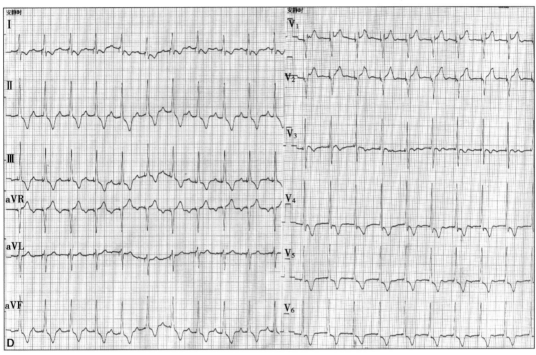

图 19-3　心内膜 VVIR 起搏器（非选择性希氏束起搏）X 线片及心电图

A. 后前位 X 线片；B. 左前斜 45°X 线片；C. 右前斜 30°X 线片；D. 体表心电图（QRS 时限 80ms）。

　　植入心内膜导线应在右心房内预留一定的长度，以备孩子生长发育所需（图 19-2）。但是导线不能预留太长，以防多余的导线黏附于三尖瓣环或右心房壁，或者多余的电极圈下垂进入右心室。导线进入血管的起始部位要用缝线把它固定住以进行保护。可吸收缝线能够避免线固定过多在生长发育过程中导致导线断裂或绝缘层破坏，也可使得导线在回抽时更易移动。

　　心外膜起搏导线植入位置：心外膜起搏器植入可通过剑突下切口、部分胸骨切开、左前外侧胸廓切口或者在其他心脏手术时进行。导线通过胸腔建立隧道至腹部，制作皮下囊袋。在需要接受心外膜起搏治疗的完全性房室传导阻滞儿童中，传统的起搏部位为右心室心外膜，但越来越多的研究表明，传统的右心室起搏改变了心脏激动顺序，长期起搏可造成左心室电机械失同步，损害左心室功能，造成左心室结构重塑，增加心力衰竭风险。最近的研究关注热点为左心室起搏对心功能的保护作用。动物实验和术后早期的儿童研究显示，左心室心尖部起搏比右心室起搏产生更好的血流动力学。已有少量临床研究表明，经胸植入左心室心外膜永久起搏器,可改善双心室间及左心室内收缩同步性,保护左心室内收缩同步性,改善临床症状,防止和逆转起搏器综合征的发生。我科曾接收了两例先天性心脏病术后完全性房室传导阻滞,在外院植入了右心室心外膜起搏器,随访期间发生心功能严重损伤,置换为左心室心外膜起搏器后,心功能均逐渐恢复正常。我们建议,在接收心外膜路径植入起搏器的儿童,左心室心外膜作为常规及首选位置(图 19-4),这与 2013 年 EHRA/AEPC 共识相符。表 19-1 为 2013 年 EHRA/AEPC 共识推荐儿童患者起搏导线植入路径、位置及起搏方式。

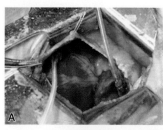
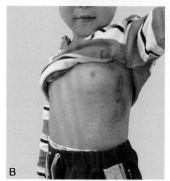
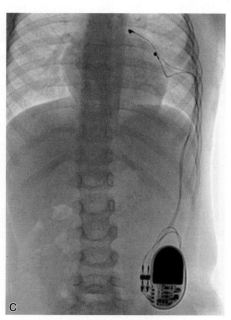

图 19-4 经胸植入左心房左心室心外膜永久起搏器
A. 心外膜起搏导线分别固定于左心耳及左心室侧壁心外膜表面光滑无血管部位;B. 胸部只需 1 个手术切口,创伤小,不影响美观;C. X 线片,左心房左心室心外膜双腔起搏器。

表 19-1 儿童患者起搏器植入路径、起搏方式和心室起搏导线位置推荐表

儿童体重(kg)	入路	起搏方式	心室导线位置
<10	心外膜	VVIR	LV 心尖部
	心内膜—特定情况下(心外膜失败)	DDD(R)—特定的血流动力学要求	RV 间隔部
10~20	心外膜	VVIR	LV 心尖部
	心内膜	DDD(R)—特定的血流动力学要求	RV 间隔部
>20	心内膜	DDD(R)	RV 间隔部
	心外膜—特定情况下(与心脏外科手术同时进行)	VVIR	LV 心尖部或游离壁—取决于外科手术植入的简易程度

注:LV = 左心室;RV = 右心室。

起搏系统的选择在目前的起搏器系统最主要的特点是具有自动阈值检测和相应的输出功率调整。这些功能对于起搏器依赖的患儿可增加起搏的安全性以及通过降低输出电压在

边缘范围而延长起搏器电池寿命。在患有完全性房室传导阻滞的小年龄儿童中，双腔起搏器房室同步收缩较单腔起搏器房室不同步收缩的优势并不明显或根本不存在优势。因此，在这些患儿中植入单腔 VVIR 模式的起搏器是合理的，待他们在第一次或第二次更换起搏器时再升级为双腔起搏器。在合并先天性心脏病和/或体循环心室功能障碍的儿童中首次植入起搏器时应考虑植入双腔起搏器。

三、儿童起搏器植入并发症

经血管路径植入心内膜起搏器的早期并发症包括：导线移位、囊袋血肿或出血、气胸、心脏穿孔、心脏压塞、装置相关感染、静脉血栓。在儿童中植入心内膜起搏器，穿刺的静脉可发生闭塞或狭窄，由于其侧支循环的形成，即便发生血管闭塞也并不会出现明显的症状。但是，今后进行起搏器升级或者电极更换，则会面临血管路径的问题。如前所述，选择主动固定导线（SelectSecure 3830 导线）可降低远期锁骨下静脉狭窄和闭塞并发症的发生。

心外膜起搏器植入和心脏外科手术一样，可能出现一些并发症，如出血和心包切开术后综合征。虽然目前应用的为类固醇洗脱的心外膜导线，但导线的阈值增高、急性传出阻滞以及导线断裂仍时有发生，由此导致起搏器功能障碍。

在所有起搏器植入的儿童中，最主要的并发症是起搏系统感染，发病率为 1%~8%。起搏器放置于胸大肌下发生起搏系统感染的机会小于置于皮下。但是，起搏器置于胸大肌下，由于囊袋组织的增生粘连，为今后更换起搏器和导线增加了难度。

四、心脏再同步治疗在儿童患者中的应用

在过去的几十年，心脏再同步治疗（CRT）对左心室机械失同步性的心力衰竭有一定的治疗作用。CRT 可恢复左心室收缩能力，逆转心肌重塑，改善生活质量和降低心力衰竭相关的病残率和死亡率。在儿童患者相关的研究报道较少，缺乏指南或专家共识。

儿童基础心脏病不同于成人，因此不能简单地套用成人 CRT 的适应证，应加强对儿童电机械非同步性评估的研究。儿童 CRT 治疗目前仍应遵循个体化原则。另外要注意儿童 CRT 病例中有 45%~78% 是因为右心室起搏所致的电机械失同步而发生心衰的病例，多中心研究显示对这部分患者升级为双心室起搏 CRT 可以抑制左心室重构和改善心功能。下面就这部分特殊人群具体说明：永久心脏起搏器的植入提高了缓慢性心律失常患者的心率，改善了临床症状和预后，但由于电机械活动异常可能出现起搏器综合征。起搏器综合征主要指右心室起搏所致的心室失同步，右心室先于左心室激动及收缩，双心室间以及左心室内收缩不同步，可导致心脏扩大、心室重塑、心功能下降以及二尖瓣反流，临床可出现低血压、心房颤动（房颤）、心功能不全，甚至死亡。对完全性房室传导阻滞儿童右心室起搏，10 年内起搏器综合征的发生率 6.0%~13.4%，先天性心脏病手术所致的完全性房室传导阻滞患儿行右心室起搏，起搏器综合征的发生率高达 21%。由于实际的起搏器综合征发病率不详，更长期的随访起搏器综合征的发病率可能会更高。

无论心外膜途径还是心内膜途径，右心室心尖和游离壁均最易到达，导线稳定参数可靠，既往临床应用最多，也是文献报道发生起搏器综合征的部位。因此，植入心脏永久起搏器尽可能避免右心室心尖或游离壁起搏。

如何预防右心室起搏所致的电机械失同步,避免起搏器综合征的发生,对于儿童期甚至新生儿期植入起搏器且需要终生起搏的患儿至关重要。临床医生探寻各种方法以降低起搏器综合征的发生,包括降低右心室起搏比例或选择右心室其他起搏位点,如右心室流出道间隔部或希氏束起搏(HBP)等。右心室流出道间隔部起搏是否优于右心室心尖部起搏临床尚未定论。HBP 是当前临床研究的热点,直接起搏希氏-浦肯野系统(希浦系统),更符合生理,可维护心脏电机械同步性,改善心功能。选择性 HBP 起搏阈值偏高,现有的 HBP 导线递送鞘管弯度不适合儿童,无法准确到位,使得选择性 HBP 在儿童中的应用受限。随着技术进步及经验积累,尝试在适龄儿童进行非选择性 HBP 或左束支区域起搏,可选择弯度更小的 SelectiveSite 鞘管(S4)配合 SelectSecure3830 导线进行选择性 HBP 或左束支区域起搏(图19-3),QRS 时限接近正常,保持心脏电机械同步性,对起搏器依赖的患儿保全心功能应该有优势。目前适龄儿童进行非选择性 HBP 或左束支区域起搏只有单中心小样本的临床观察,缺乏多中心随机对照试验或大规模临床注册研究,因此长期疗效尚待评估。

对于起搏器综合征患者,文献报道主要通过升级为双心室起搏即 CRT 的方法解决,但低龄儿童由于血管太细或心脏解剖结构异常,经静脉途径植入 CRT 导线于左心室不太可能,且具有很大的技术困难。儿童和青少年冠状静脉窦导线植入也缺乏相关研究数据,包括长期血栓形成的概率和导线拔除的并发症等问题,因此,目前成人的 CRT 技术在儿童及青少年中应用受限。

临床研究发现,左心室单位点起搏亦可起到 CRT 的作用。在成人心力衰竭患者中研究显示,左心室单位点起搏可以和双心室起搏同等程度地改善左心室功能。部分患者左心室单位点起搏在改善左心室功能方面优于传统 CRT,因为它可以更有效地实现心室收缩同步化。我们对于经右心室心尖部起搏而导致心功能损伤发生起搏器综合征的患儿,更换为左心室心外膜永久起搏器后,心功能均得以改善且逆转为正常。

对于完全性左束支传导阻滞(CLBBB)所致的心功能不全患儿,由于其存在心室间和左心室内收缩的不同步,亦可以通过植入左心房左心室心外膜永久双腔起搏器达到改善心脏同步性的目的。我们对心脏结构正常的 CLBBB 和 VSD 封堵术后出现 CLBBB 导致心功能不全的患儿植入左心房左心室心外膜永久双腔起搏器,术后随访心脏结构和功能均恢复正常(左心室舒张末期内径由术前的 53mm 缩小至 40mm,左心室射血分数由术前的 29% 升至 59%)。

左心室心外膜起搏植入技术简单,效果良好,可避开先心病矫治术切口处粘连部位,不受年龄限制,且费用低,在低龄儿童中应用较 HBP 及 CRT 有明显优势。

五、植入型心律转复除颤器在儿童患者中的应用

有关植入型心律转复除颤器(ICD)在成人患者中的大样本研究已显示其有效性,目前 ICD 也应用于儿童患者。在儿童人群中猝死的发生率为每年(1.3~8.5)/100 000,ICD 的植入降低了儿童猝死的发生率。然而,ICD 在儿童中的应用缺乏大规模的临床随机试验。目前关于儿童 ICD 的较大样本观察研究来自北美的 4 个中心,12 年有 443 例患者植入 ICD。我国儿童 ICD 的植入刚刚起步。

ICD 在成人中应用的指南已被类推至儿童和先天性心脏病患者中。但由于儿童体格较小以及先天性心脏病患者心脏结构异常,导线植入更具挑战性,并发症的发生率更高,程序设置需要相应变更,因此有其自身特点。

1. 适应证　儿童植入 ICD 的适应证随着成人 ICD 植入适应证的拓宽,儿童植入 ICD 的适应证也不断变化,其植入指征也逐渐从心脏性猝死的二级预防增加至一级预防。欧美发布的一些指南中提出了儿童和先天性心脏病患者 ICD 植入的适应证。其中美国指南的适应证与成人 ICD 植入的适应证相似。2013 年 EHRA/AEPC 共识推荐儿童植入 ICD 的适应证如下:

Ⅰ类适应证

找不到可逆原因的心脏停搏后的二级预防,包括心脏结构正常、先天性心脏病、心肌病和离子通道病。(B)

室性心动过速(室速)持续发作的先天性心脏病患者,要进行血流动力学和心脏结构评估,在一些患者中外科手术矫正异常的心脏结构或进行射频消融可避免 ICD 的植入。(C)

严重左心室功能不全的心肌病患者持续发作室速并伴有症状。(A)

Ⅱ类适应证

伴有反复晕厥发生、心功能障碍或可诱发的室性心律失常的先天性心脏病患儿。(B)

应用大剂量 β 受体阻滞剂后仍反复发作晕厥的长 QT 综合征(LQTS)和儿茶酚胺敏感性多形性室速(CPVT)患儿。(B/C)

LQTS 患儿用药依从性差、药物不耐受或有家族猝死史。(C)

肥厚型心肌病患儿具有接受长期药物治疗的 1 项以上的重要危险因素:家族猝死史、≥1 次无法解释的近期晕厥、青少年和年龄更大者严重左心室肥厚(厚度≥30mm)、由运动导致的低电压、动态心电图检查发现的非持续室速。(C)

合并严重疾病的致心律失常性右心室心肌病,包括左心室受累、家族猝死史或室速或室扑不能除外的不明原因的晕厥。(C)

有家族猝死史的先天性长 QT 综合征患儿推荐植入 ICD。

2. 植入 ICD 的技术问题　体重 20~25kg 以上的儿童,可像成人一样在全身麻醉下植入 ICD。在低龄儿童中选择植入单腔 ICD 以减少发生静脉闭塞。在右心房内预留的 ICD 导线弯度可供

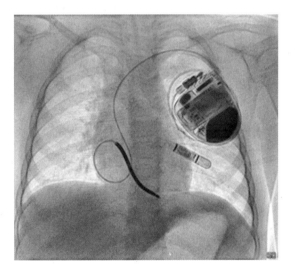

图 19-5　4 岁儿童在右心房内预留的 ICD 导线图

儿童生长发育所需(图 19-5)。随技术不断改进,即使低龄儿童也可实现经心内膜途径植入 ICD,但存在一定并发症风险,因此低龄或低体重(<10kg)患儿仍首选心外膜导线。在存在右向左分流或体循环心室的先天性心脏病患者中,经静脉途径植入 ICD 导线是可行的,但需要长期抗凝。

儿童比成人多动,电极故障的发生率高于成人。电极断裂和绝缘层破坏可造成不适当放电或 ICD 不放电。在一些研究中,10 年随访期间成人发生电极断裂和绝缘层破坏的概率为 20%,而在儿童 2 年随访期间发生导线断裂和绝缘层破坏的概率为 7%~30%。

儿童植入 ICD 后参数设置与成人类似,但又具有自身特点。一项多中心注册研究表明

儿童 ICD 误放电率可达 21%,一个重要原因是儿童心率快于成人,窦性心动过速或房性心动过速时心率容易达到室速识别频率而误放电。可服用 β 受体阻滞剂降低最大心率,其副作用是降低患者活动耐受能力。对大多数儿童来说,频率标准已能将大多数室速事件正确识别并处理。因此儿童 ICD 可以程控较高的室速识别频率,同时借助其他辅助的鉴别算法(例如突发性、模板)来增加识别的准确性,比如提高感知灵敏度来提高模板匹配程度。另外,有研究表明儿童多为自律性增高室速或者多形性室速,ATP 功能在儿童应用中获益有限,建议关闭。我们对部分不明原因晕厥的儿童,通过植入型心电监测器记录到恶性室性心动过速的数据,有助于指导儿童 ICD 参数设置,可以减少误放电,提高 ICD 效率。

电风暴是一种少见但后果严重的并发症。某种情况下不适当的放电可引起疼痛和交感神经兴奋,进一步导致室性心律失常发生,随之再发生电击。这种情况将会持续反复发生直至自行终止或应用药物终止,也可因抗心律失常药物的应用导致 ICD 失效或者发生电机械分离而死亡。在 LQTS 和 CPVT 患儿中尤其要注意电风暴的发生,无临床症状的短暂室性心律失常时不适当放电可诱发电风暴的发生,因此延长识别时间可减少电风暴发生。

植入 ICD 的儿童,可能面临一些心理问题,其中最主要的是 ICD 的存在以及可能出现的电击。多数儿童不受影响,不需要心理干预。但有些青少年由于心理压力大和对电风暴的恐惧可造成电风暴的出现,特别是在 CPVT 患儿,则需要给予心理干预。

综上,ICD 对心脏性猝死生还儿童的二级预防有益。但 ICD 植入技术在儿童更具挑战性。由于儿童较快的心率和更大活动量,ICD 植入的并发症较多,要特别注意程控参数设置、持续的药物治疗以及监测系统。成人 ICD 植入一级预防的适应证不能类推至儿童患儿,可作为个体植入 ICD 时的参考。

(李小梅)

参 考 文 献

[1] CZOSEK RJ,MEGANATHAN K,ANDERSON JB,et al. Cardiac rhythm devices in the pediatric population: utilization and complications. Heart Rhythm,2012,9(2):199-208.

[2] WARNES CA,WILLIAMS RG,BASHORE TM,et al. ACC/AHA 2008 Guidelines for the Management of Adults with Congenital Heart Disease:a report of the American College of Cardiology/American Heart Association Task Force on Practice Guidelines(writing committee to develop guidelines on the management of adults with congenital heart disease). Circulation,2008,118(23):e714-833.

[3] MOAK JP,HASBANI K,RAMWELL C,et al. Dilated cardiomyopathy following right ventricular pacing for AV block in young patients:resolution after upgrading to biventricular pacing systems. J Cardiovasc Electrophysiol,2006,17(10):1068-1071.

[4] KIM JJ,FRIEDMAN RA,EIDEM BW,et al. Ventricular function and long-term pacing in children with congenital complete atrioventricular block. J Cardiovasc Electrophysiol,2007,18(4):373-377.

[5] GEBAUER RA,TOMEK V,SALAMEH A,et al. Predictors of left ventricular remodelling and failure in right ventricular pacing in the young. Eur Heart J,2009,30(9):1097-1104.

[6] DESHMUKH P,CASAVANT DA,ROMANYSHYN M,et al. Permanent,direct His-bundle pacing:a novel approach to cardiac pacing in patients with normal His-Purkinje activation. Circulation,2000,101(8):869-877.

[7] DESHMUKH PM,ROMANYSHYN M. Direct His-bundle pacing:present and future. Pacing Clin Electrophysiol,2004,27(6 Pt 2):862-870.

[8] 刘海菊,李小梅,靳永强,等. 儿童经胸植入左心室心外膜起搏器逆转右心室起搏综合征病例分析. 中华心律失常学杂志,2019,23(2):148-153.

［9］ TOPS LF,SCHALIJ MJ,BAX JJ. The effects of right ventricular apical pacing on ventricular function and dys-synchrony implications for therapy. J Am Coll Cardiol,2009,54(9):764-776.

［10］ GEBAUER RA,TOMEK V,KUBUS P,et al. Differential effects of the site of permanent epicardial pacing on left ventricular synchrony and function in the young:implications for lead placement. Europace,2009,11 (12):1654-1659.

［11］ CABRERA ORTEGA M,GONZALES MOREJóN AE,SERRANO RICARDO G. Left ventricular synchrony and function in pediatric patients with definitive pacemakers. Arq Bras Cardiol,2013,101(5):410-417.

［12］ SILVETTI MS,DI CARLO D,AMMIRATI A,et al. Left ventricular pacing in neonates and infants with isolated congenital complete or advanced atrioventricular block:short-and medium-term outcome. Europace,2015, 17(4):603-610.

［13］ VATASESCU R,SHALGANOV T,PAPRIKA D,et al. Evolution of left ventricular function in paediatric patients with permanent right ventricular pacing for isolated congenital heart block:a medium term follow-up. Europace,2007,9(4):228-232.

［14］ KIM JJ,FRIEDMAN RA,EIDEM BW,et al. Ventricular function and long-term pacing in children with congenital complete atrioventricular block. J Cardiovasc Electrophysiol,2007,18(4):373-377.

［15］ BALAJI S,SREERAM N. The development of pacing induced ventricular dysfunction is influenced by the underlying structural heart defect in children with congenital heart disease. Indian Heart J,2017,69(2): 240-243.

［16］ CHEN S,WANG Z,KIUCHI MG,et al. Cardiac pacing strategies and post-implantation risk of atrial fibrillation and heart failure events in sinus node dysfunction patients:a collaborative analysis of over 6000 patients. Clin Res Cardiol,2016,105(8):687-698.

［17］ DAS KJ,PATEL CD,SHARMA G,et al. Detection of perfusion abnormalities in patients with permanent pacemakers on stress-rest ^{99m}Tc-tetrofosmin myocardial perfusion single-photon emission computed tomography:comparison between right ventricular apex and right ventricular outflow tract pacing. Nucl Med Commun,2016,37(4):406-411.

［18］ RODRíGUEZ-SERRANO G,LARA-VACA S,PEREYRA-NOBARA T,et al. [Left ventricular synchrony with septum stimulation vs. septal ventricular outflow tract in complete atrioventricular block]. Rev Med Inst Mex Seguro Soc,2016,54(Suppl 3):S309-S313.

［19］ HUANG W,SU L,WU S,et al. Benefits of permanent his bundle pacing combined with atrioventricular node ablation in atrial fibrillation patients with heart failure with both preserved and reduced left ventricular ejection fraction. J Am Heart Assoc,2017,6(4). e005309.

［20］ VIJAYARAMAN P,SUBZPOSH FA,NAPERKOWSKI A. Atrioventricular node ablation and His bundle pacing. Europace,2017,19(suppl_4):iv10-iv16.

［21］ CEVIK A,OGUZ D,PEKTAS A,et al. Resynchronization therapy in an adolescent with pacemaker-related ventricular dysfunction. Ann Pediatr Cardiol,2012,5(1):97-98.

［22］ CECCHIN F,FRANGINI PA,BROWN DW,et al. Cardiac resynchronization therapy(and multisite pacing)in pediatrics and congenital heart disease:five years experience in a single institution. J Cardiovasc Electrophysiol,2009,20(1):58-65.

［23］ KIM HW,KIM GB,BAE EJ,et al. Cardiac resynchronization therapy for left ventricular dysfunction induced by chronic right ventricular pacing in a child. J Korean Med Sci,2010,25(12):1809-1813.

［24］ GASPARINI M,BOCCHIARDO M,LUNATI M,et al. Comparison of 1-year effects of left ventricular and biventricular pacing in patients with heart failure who have ventricular arrhythmias and left bundle-branch block:the Bi vs Left Ventricular Pacing:an International Pilot Evaluation on Heart Failure Patients with Ventricular Arrhythmias(BELIEVE)multicenter prospective randomized pilot study. Am Heart J,2006,152(1):

155. e1-7.

[25] RAI MK, PRABHU MA, SHARMA A, et al. 'Optimized' LV only pacing using a dual chamber pacemaker as a cost effective alternative to CRT. Indian Pacing Electrophysiol J, 2017, 17(3):72-77.

[26] 刘海菊,李小梅,崔建,等. 经胸植入左心室心外膜永久起搏器治疗儿童完全性房室传导阻滞、完全性左束支传导阻滞的疗效及心脏同步性研究. 中华实用儿科临床杂志, 2016, 31(23):1787-1791.

[27] MOTONAGA KS, DUBIN AM. Cardiac resynchronization therapy for pediatric patients with heart failure and congenital heart disease:a reappraisal of results. Circulation, 2014, 129(18):1879-1891.

[28] DUBIN AM, JANOUSEK J, RHEE E, et al. Resynchronization therapy in pediatric and congenital heart disease patients:an international multicenter study. J Am Coll Cardiol, 2005, 46(12):2277-2283.

[29] JANOUSEK J, GEBAUER RA, ABDUL-KHALIQ H, et al. Cardiac resynchronisation therapy in paediatric and congenital heart disease:differential effects in various anatomical and functional substrates. Heart, 2009, 95(14):1165-1171.

[30] EICKEN A, KOLB C, LANGE S, et al. Implantable cardioverter defibrillator(ICD)in children. Int J Cardiol, 2006, 107(1):30-35.

[31] BERUL CI, VAN HARE GF, KERTESZ NJ, et al. Results of a multicenter retrospective implantable cardioverter-defibrillator registry of pediatric and congenital heart disease patients. J Am Coll Cardiol, 2008, 51(17):1685-1691.

[32] GARNREITER JM, PILCHER TA, ETHERIDGE SP, et al. Inappropriate ICD shocks in pediatrics and congenital heart disease patients:Risk factors and programming strategies. Heart Rhythm, 2015, 12(5):937-942.

[33] SILKA MJ, BAR-COHEN Y. Pacemakers and implantable cardioverter-defibrillators in pediatric patients. Heart Rhythm, 2006, 3(11):1360-1366.

[34] BRUGADA J, BLOM N, SARQUELLA-BRUGADA G, et al. Pharmacological and non-pharmacological therapy for arrhythmias in the pediatric population:EHRA and AEPC-Arrhythmia Working Group joint consensus statement. Europace, 2013, 15(9):1337-1382.

第20章
起搏系统的放射影像学及电磁干扰

一、起搏系统的放射影像学

在心血管植入型电子器械(CIED)的植入与随访中,放射影像学诊断起着十分重要的作用。手术过程中若没有 X 线透视,手术根本无法顺利完成。另外,术后起搏系统的随访亦需依靠 X 线检查。通过 X 线影像学检查可基本了解:①脉冲发生器的型号及植入位置;②心房、心室导线植入的部位及与血管走行的关系、起搏导线是否存在脱位、导线是否存在磨损或断裂等并发症;③评价起搏导线与脉冲发生器的连接是否正确;④可及时发现气胸、心肌穿孔等并发症(表 20-1)。

表 20-1　起搏系统 X 线影像学检查的意义

起搏系统	X 线影像学对起搏系统的诊断价值
脉冲发生器	明确生产厂家、型号、位置、是否明显移位或伴旋弄综合征等
导线	了解导线的极性、类型(主动或被动)、静脉入路、植入部位、导线的完整性等
连接装置	起搏导线尾端是否完全插入连接槽;连接器螺丝有无松动等
其他胸部异常	气胸、液气胸、肺栓塞、心肌穿孔、心包积液等

(一) 脉冲发生器

1. **脉冲发生器的位置**　经静脉途径植入的起搏器,其脉冲发生器多位于上胸部,根据术者不同习惯可放置左胸或右胸部[植入型心律转复除颤器(ICD)、心脏再同步治疗除颤器(CRT-D)建议放置在左胸部]、锁骨下方,可在锁骨中线的左侧或右侧,距腋窝有一定距离。有术者从患者美容角度考虑,可将脉冲发生器植入乳房后或腋窝(图 20-1)。而经外科心外膜植入者或其他特殊情况下,脉冲发生器可置于腹部(图 20-2)。无论脉冲发生器置于何处,根据导线的走向均可追踪其植入部位。

2. **脉冲发生器型号与极性的识别**　由于不同厂家及型号的脉冲发生器其整体外形、电池的位置、不透 X 线的电路部件均各自有其特点,故以往常可通过 X 线检查辨别这些部件,从而识别起搏器的型号,这对遗失起搏器卡的患者有一定的帮助。然而,随着脉冲发生器设计渐趋小巧,仅通过以上特征可能难以识别出生产厂家。

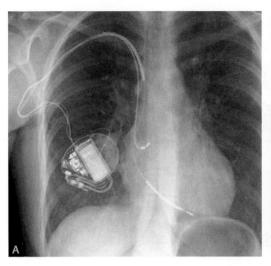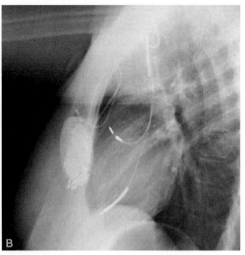

图 20-1 脉冲发生器置于乳房后

A. 前后位；B. 侧位。从侧位 X 线影像学上可以发现其脉冲发生器位于乳房影的后方。

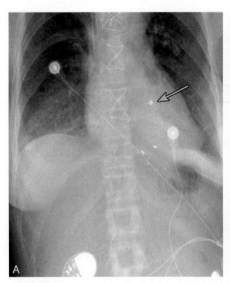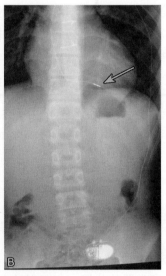

图 20-2 脉冲发生器位于腹部

A. 箭头显示心外膜导线，脉冲发生器位于右上腹部；B. 导线位于心内膜（箭头所示），经特殊长导线与位于左下腹部的脉冲发生器相连接。

目前大多数起搏器含有不同的 X 线影像识别码，可在 X 线下识别脉冲发生器（图 20-3）。这些影像学识别代码主要包括：①生产厂家的名称或缩写名；②起搏器型号；③产品系列号；④生产厂家标识及产品的字母代码。生产厂家可为临床医师提供与影像学识别码相对应的起搏器型号与产品系列号。

在检查脉冲发生器的过程中可同时确定起搏器的极性。单极、叉型双极及同轴双极脉冲发生器均可通过 X 线得以分辨（图 20-4）。而结合 X 线下导线极性的判断，则可了解起搏系统导线与脉冲发生器极性是否兼容匹配。若导线为单极导线，脉冲发生器为双极，则可通过程控仪将脉冲发生器程控为单极,保证起搏系统正常工作;若导线为双极导线,脉冲发生器为单极,则只能以单极感知、单极起搏形式工作。但因单极脉冲发生器现已基本淘汰,后者在日常医疗工作中不会发生;而前者则多见于更换起搏器患者中。由此可见,由于脉冲发生器的极性可以程控,其 X 线下显示的极性可能并非是真正的工作状态,故其影像学上的识别现已不是很重要。

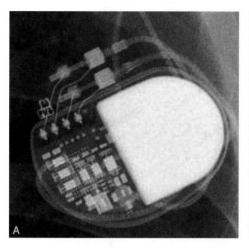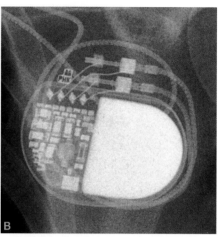

图 20-3　X 线下脉冲发生器识别码
A. PWB;B. PHK。此两款均为美敦力公司生产的起搏器。

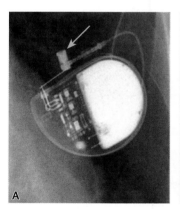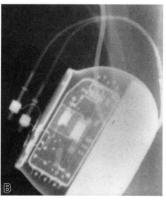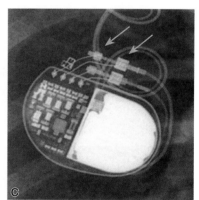

图 20-4　不同极性脉冲发生器的 X 线表现
A. 单腔单极脉冲发生器,插口中只可见一个电极孔;B. 叉型双极单腔起搏脉冲发生器,每个插口亦只有一个电极孔,但两个电极最终汇于一根导线;C. 双腔双极脉冲发生器,每个插口可见 2 个电极孔(箭头处即为电极孔)。

　　3. 与脉冲发生器相关的某些异常表现　部分患者因皮下组织或囊袋过于松弛,导致脉冲发生器位置发生变化(图 20-5),严重者脉冲发生器在囊袋内旋转和翻转,起搏导线缠绕,引起导线移位或断裂等,称为旋弄综合征(图 20-6)。通过 X 线检查并及时对比,即可做出正确诊断。

　　此外,通过追踪与脉冲发生器连接的导线在心腔内的位置,原则上可以判断房室导线是否反接,但由于导线多盘绕于不透 X 线的脉冲发生器下方,实际上较难通过 X 线影像判断房室导线是否反接。

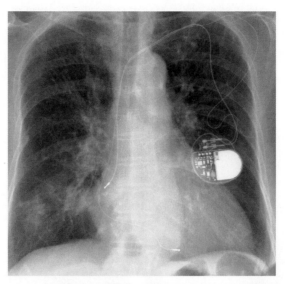

图 20-5 囊袋过松,起搏器位置下垂,导致心房导线脱位

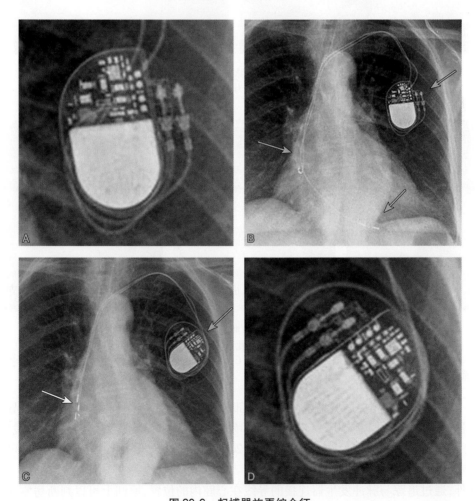

图 20-6 起搏器旋弄综合征

A、B. 术后即刻 X 线影像;C、D. 术后随访过程中 X 线影像,可见起搏器翻转且导线缠绕,导致心房、心室导线脱位。

（二）导线

1. 起搏导线的植入途径　起搏导线的植入多采用静脉入路:锁骨下静脉和头静脉（图20-7）。前者多见于双腔起搏器、ICD、心脏再同步治疗（CRT）等,后者多见于单腔起搏器的植入,但 X 线下区分锁骨下静脉和头静脉相对比较困难且意义不大。血栓形成则是静脉途径植入起搏导线后常见的并发症,据统计发生率约 14%。血栓可发生在起搏导线经过的血管和心腔中,如同侧腋静脉或锁骨下静脉。当静脉内有多根导线时更容易发生。血栓脱落则可引发肺栓塞。起搏导线静脉入路的 X 线表现可为静脉血栓形成提供解剖学依据,但确诊则需依靠血管彩超或血管造影检查。

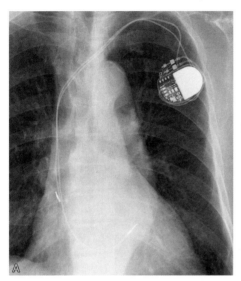 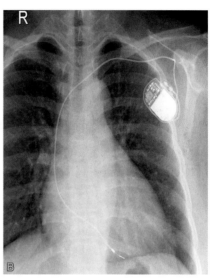

图 20-7　不同植入路径的 X 线影像

A. 经锁骨下静脉植入导线;B. 经头静脉植入导线。可见经头静脉者导线入路往往更偏向外侧。

永存左上腔静脉是一种较为常见的静脉畸形,在人群中发生率约 0.5%,X 线造影下可见左锁骨下静脉连通左上腔静脉,最后汇入冠状静脉窦,其与右上腔静脉之间可有或无交通支（无名静脉）。国外曾报道,永存左上腔静脉患者中,约 65% 并不存在交通支,30% 左右患者右上腔静脉缺如（图 20-8）。术者可根据患者具体情况选择左上腔静脉或右上腔静脉入路。如果起搏导线通过"永存左上腔静脉"植入,在后前位影像上可见导线在心影的左侧下降,通过冠状静脉窦进入右心房、右心室（图 20-9、图 20-10）。如起搏导线通过"右上腔静脉"植入,影像学则表现为导线通过右锁骨下静脉,经由右上腔静脉直接进入右心房、右心室。

儿童、心脏瓣膜置换术后起搏导线无法通过三尖瓣者、先天性心脏病如 Ebstein 畸形等,往往采用心外膜起搏。导线则多通过皮下隧道与置于腹部的脉冲发生器相连接（图 20-2）,亦有个别起搏脉冲发生器置于胸部（图 20-11）。国外有学者统计发现,将起搏脉冲发生器置于胸部肋缘下,与其置于腹部相比,导线脱位率、导线使用寿命等无显著差异。对于处于发育时期的儿童,起搏导线需留有适当的长度以保证将来生长发育的需要,防止将来导线过短而致导线脱位（图 20-12）。

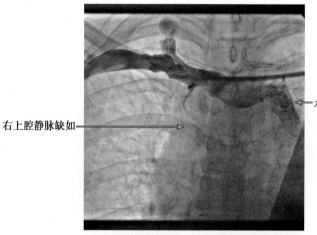

右上腔静脉缺如→

←永存左上腔静脉

图20-8　术中静脉造影结果

右上腔静脉缺如，右头臂静脉自交通支回流至永存左上腔静脉。

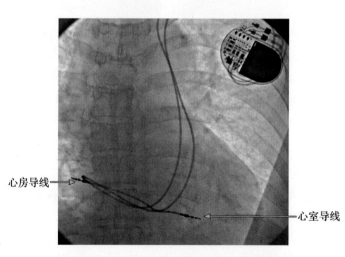

心房导线→

←心室导线

图20-9　同一患者术后前后位X线影像

房、室导线(5076，主动固定导线)通过永存左上腔静脉分别固定在右心房侧壁和右心室心尖部。其中心房导线出冠状静脉窦后直接固定在右心房侧下壁，而心室导线出心脏静脉后反转通过三尖瓣进入右心室，呈8字形弯曲。

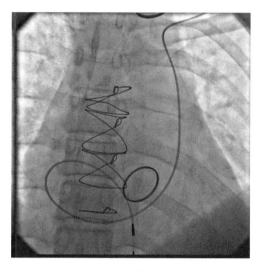

图 20-10　二尖瓣置换术者通过永存左上腔静脉植入 VVI 起搏器

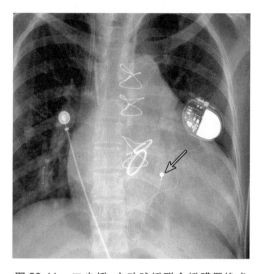

图 20-11　二尖瓣、主动脉瓣联合瓣膜置换术后 X 线影像

通过心外膜植入导线（箭头所示），起搏导线固定在心室前壁，脉冲发生器置于左前胸部。

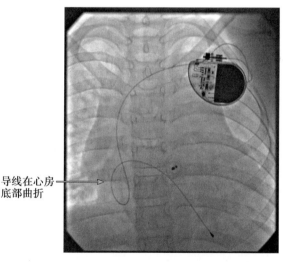

导线在心房底部曲折

图 20-12　儿童患者植入心脏起搏器前后位 X 线影像

箭头示导线在心腔内弯曲形成一个环形圈，以备将来生长发育之需。

　　2. **导线的类型与极性**　通过导线固定方式的确认，可以确定其为主动导线抑或被动导线。前者尖端多为倒刺样结构嵌入肌小梁中，但 X 线下不易辨认；后者尖端多为螺旋样或针样结构刺入心肌中，X 线下多可辨认（图 20-13A）。VDD 导线是心房感知心室起搏单根双腔导线，导线的心房部位是漂浮的双极感知导线，目前已很少再使用（图 20-13B）。在 X 线下检查 ICD 系统时，可明确 ICD 导线是双线圈还是单线圈，前者于右心室内及上腔静脉各可分别见一个除颤线圈；而后者以除颤器本身作为除颤的一个导线，与心内的单线圈构成除颤电路(图 20-14)。百多力公司研发的 Linox Smart S DX 导线是目前全球唯一单腔 ICD 系统兼具完整的心房诊断和全面的双腔鉴别功能,其为单线圈主动除颤导线,同时具有漂浮于心房的双极环用于心房感知,类似于早期的 VDD 导线,具有"一根导线、双腔感知"的功能(图 20-15),对于准确鉴别室性心动过速(室速)抑或室上性心动过速(室上速)具有重要意义。

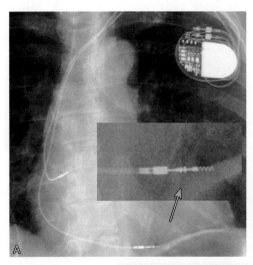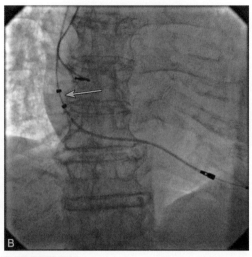

图 20-13　导线的类型

A. 右心室导线是主动螺旋双极导线,导线头端可见螺旋旋出(箭头为局部放大图);B. 为 VDD 起搏导线,箭头示漂浮的双极心房感知导线。

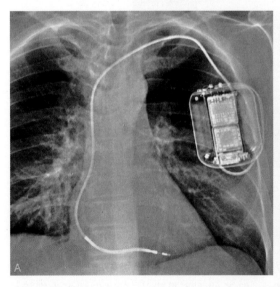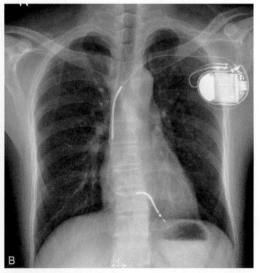

图 20-14　ICD 单、双线圈前后位 X 线片

A. 双线圈 ICD,上腔静脉和右心室内各可见一个除颤线圈;B. 单线圈 ICD,仅在心室腔内可见一除颤线圈。

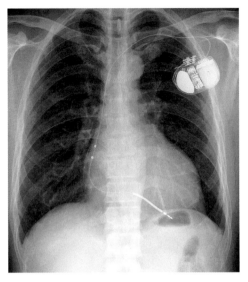

图 20-15　VDD ICD 导线

患者植入百多力公司 ICD(Iforia 7 系列),除颤导线为 VDD 导线(Linox Smart ProMRIDX,Biotronik),除颤线圈为单线圈(位于右心室),右心房内可见漂浮的双极心房感知导线。

随着 CRT 的不断推广,左心室导线亦得到很大发展,如美敦力公司生产的 4195 导线可通过导线末端可伸展的伞叶结构将左心室导线固定于靶静脉,适用于靶静脉粗大、平坦,以及心中静脉和导线上翘等情况,增加手术成功机会,减少术后脱位率。X 线下可观察到其伞叶之间的标记(图 20-16)。

X 线影像学可确定导线的单、双极性。阴极总是位于导线顶端并与心内膜接触。如为单极导线,则阳极就是脉冲发生器的金属外壳。如为双极导线,其顶端的阴极和稍近端的环状导线(即阳极)在 X 线下均可看到,端-环之间的距离多为 10mm 左右(图 20-17)。双极导线可应临床需要程控为单极导线(如为了显示脉冲信号或双极导线绝缘层受损时的临时安全措施),而单极导线则不能程控为双极。

3. 导线在心腔内的位置

(1)心房导线:心房导线多置于右心耳,最常用的为 J 型被动导线,导线的 J 型部分在后前位影像学上略靠内侧,侧位 X 线上则位于前方(图 20-18)。理想的 J 型导线夹角不宜太大或太小,否则易引起导线脱位(图 20-19)。通常以深吸气时呈 L 型为适度。只要起搏感知阈值良好,固定牢靠,心房导线亦可放置在右心耳以外的其他部位,如房间隔(通常需用主动导线,图 20-20)或心房游离壁(图 20-19),因为无论哪个部位都不是生理性的起搏位点。只是房间隔起搏更适用于存在房间传导阻滞患者,而右心房游离壁起搏可能使激动传导到左心房的时间更加延长,或许更易引起左侧心脏的电-机械功能异常。

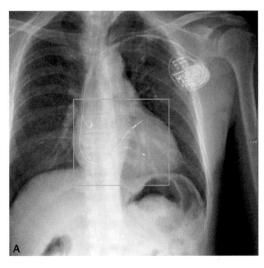
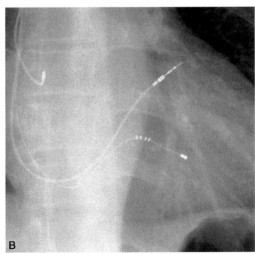

图 20-16　左心室导线(型号为 4195)

B 为 A 中框局部放大图。导线伞状结构的标记,后者相互靠近,提示伞已撑开。

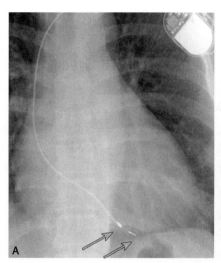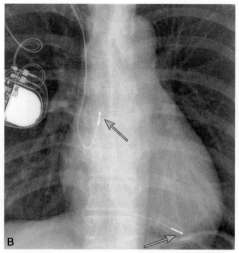

图 20-17　导线的极性

A. 双极导线,其头端可见 2 个不透 X 线的电极(端、环电极,箭头所示);B. 心房、心室均为单极导线,其头端仅分别可见 1 个电极(箭头所示)。

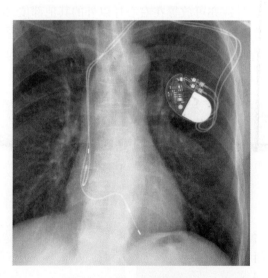

图 20-18　双腔起搏器导线

心房导线位于右心耳,心室导线位于右心室心尖部,心房导线为 J 型导线,侧位片上可见导线头端指向前方(前后位)。

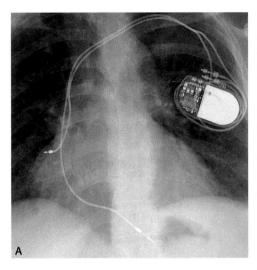
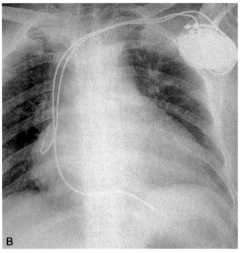

图 20-19　起搏器心房导线

A. 心房导线过浅,术后 3d 导线脱位后重置;B. 第二次术后胸片,显示心房导线位置正常。

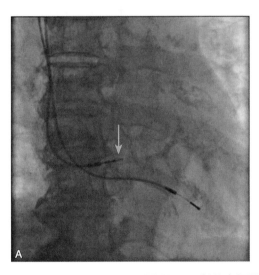
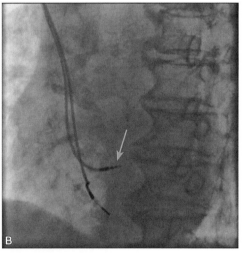

图 20-20　低位房间隔起搏的胸部 X 线影像

箭头所示为固定于 LAS 的主动螺旋导线。A. 前后位,导线顶端应位于三尖瓣曲线上 0.5~1 个椎体高度处,朝向左上;B. 左前斜位,导线与房间隔垂直,导线指向脊柱方向。

（2）右心室导线:经静脉途径植入的心室导线经右心房、跨三尖瓣环后固定于右心室心腔内,亦有主动和被动两种固定方式。常见的导线植入部位为右心室心尖部,在后前位的 X 线影像上,心室导线远端在脊柱左缘和心尖之间,导线呈柔和弧度;侧位片上,导线位于胸骨后,指向前方,可根据患者心腔大小、三尖瓣返流情况决定主动抑或被动导线(图 20-21)。有时导线可能会进入冠状静脉窦或其分支,尤其是心中静脉时,单凭后前位 X 线影像有时较难与心尖部导线相鉴别(图 20-22)。此时左侧位片则可有助鉴别:若导线在心尖部,导线头端指向前方;若在心中静脉,则导线头端指向左心室后部或位于心脏后方。将心室导线首先进入流出道则多能避免进入心中静脉。

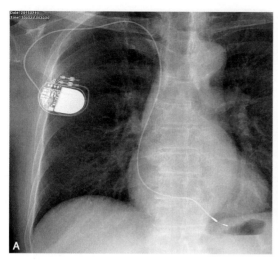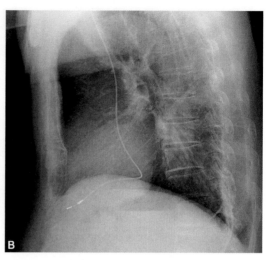

图 20-21 心室导线位于右心室心尖部
A.正位片,导线头端指向左侧;B.左侧位片,导线头端指向前方。

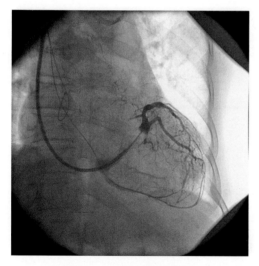

图 20-22 心脏静脉造影结果
发现原植入的导线位于心中静脉内,后前位透视下,心室导线位置似在心尖部。

此外,先天性心脏病如房间隔缺损、卵圆孔未闭或室间隔缺损等,导线可能会通过缺损部位到达左侧心腔,有时后前位 X 线检查难以鉴别(图 20-23、图 20-24)。此时应通过侧位或植入心室导线时一定要进入流出道后再回撤导线可避免进入其他心腔。必要时可通过超声心动图和 CT 等协助诊断。术前及术后超声心动图检查、术中 12 导联心电图描记等可协助手术医师避免或及时发现此类异常情况发生。

随着生理性起搏概念的不断推广,不少手术医师选择右心室流出道间隔部起搏。因流出道间隔部肌小梁分布相对稀疏且光滑,故基本需采用主动固定方式。后前位 X线下,导线头端指向左上方;左前斜 45° 投照位时,导线头端指向脊柱(图 20-25)。根据导线与肺动脉瓣及三尖瓣的关系,可将室间隔分成高位、中位和低位,导线尽量固定在中高位室间隔,避免植入游离壁。通常尚需结合起搏心电图来综合判断导线的位置。

右心室起搏导线植入过程中,因操作过于粗暴可能会使起搏导线穿破室间隔或右心室进入左心室或心包,后者可伴有心包积液、胸痛及起搏感知问题。因导线穿透室壁的部位不同,故需不同体位 X 线检查方能发现导线头端越出心影(图 20-26)。但若伴有心包积液,普通 X 线检查则难以确定导线头端是否已穿透心腔,此时 CT 检查及超声心动图可协助诊断。

近年来希氏-浦肯野系统(希浦系统)起搏(包括希氏束起搏、左束支区域起搏等)成为起搏电生理领域的热点,是对目前生理起搏和再同步治疗的补充与发展。起搏导线大多选用美敦力公司 3830 实心主动双极导线,右前斜 30°经由 C315 或 C304 鞘将导线送至间隔部希氏束附近,结合希氏束电位和解剖学定位,将 3830 导线深拧至希氏束或左束支区域,然后左前斜 30°投影下观察导线是否垂直于间隔部,并通过鞘管注入造影剂,观察导线拧入深度(图 20-27)。在右前斜位上,与传统流出道间隔部起搏相比,希浦系统起搏导线位置更接近三尖瓣环;但在正位和左前斜位投影下,两者较难区分(图 20-28)。

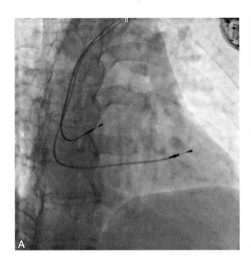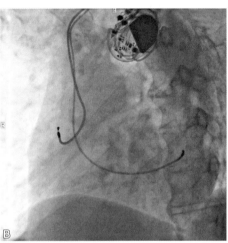

图 20-23　第 1 次术后 X 线影像

A. 前后位;B. 左前斜位。无论前后位或左前斜位,均似显示心室导线在右心室间隔部。但仔细观察左前斜位心室导线的位置,则发现与常规的右心室流出道间隔起搏位置相比,本例明显偏后,已到达脊柱中间,提示导线已进入左心室。

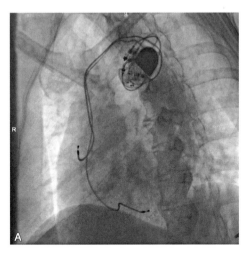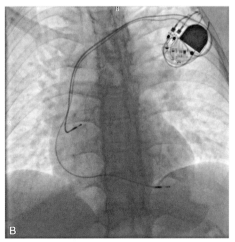

图 20-24　上例患者第 2 次术后 X 线影像

A. 前后位;B. 左前斜位。显示右心室导线固定在右心室心尖部。

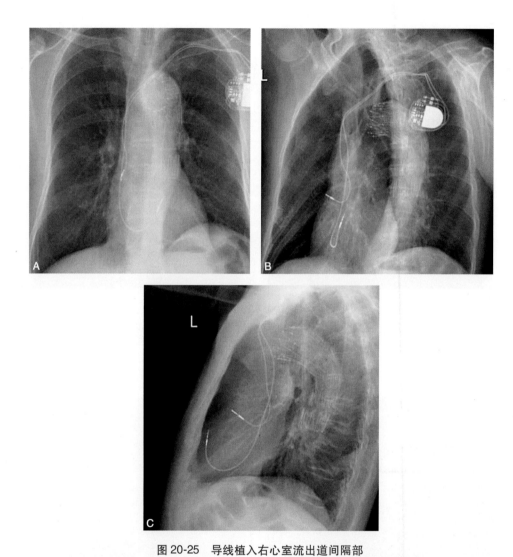

图 20-25　导线植入右心室流出道间隔部

A. 正位片；B. 左前斜位片，心室导线头端指向脊柱；C. 左侧位片。该患者曾行主动脉夹层支架植入术，胸主动脉走行区内可见金属支架影。

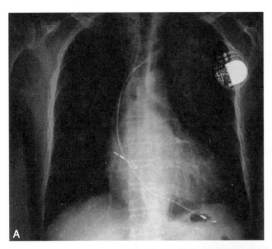
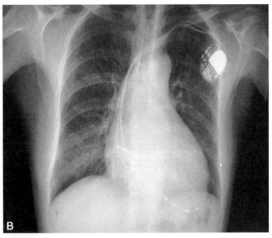
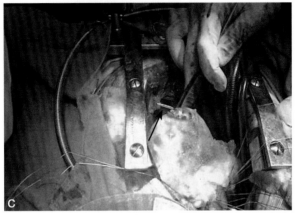

图 20-26　右心室导线穿孔
A. 术后 1 年胸片示右心室导线穿孔, 此时最大起搏输出时仍不能起搏; B. 重新植入新的心室导线;
C. 患者因外科行主动脉瓣置换术, 术中发现右心室导线已穿出心肌孔(箭头)。

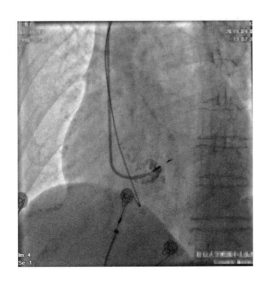

图 20-27　左束支区域起搏术中造影图
3830 导线深拧至左束支区域。左前斜 30° 投影下注射造影剂, 显示右心室间隔面所在位置及导线拧入深度, 可见导线环端已部分拧入间隔。

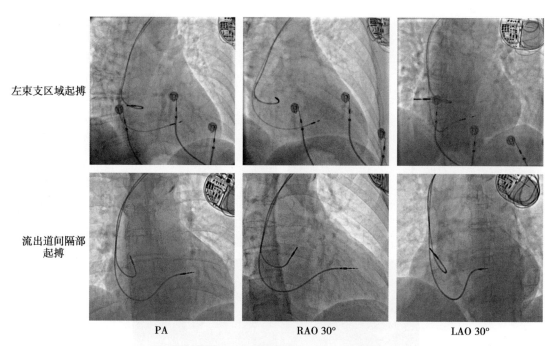

图 20-28 左束支区域起搏术中透视图

希浦系统起搏导线位置与传统流出道间隔部起搏术中后前位、右前斜位、左前斜位影像图比较;右前斜位上可见 3830 导线更接近三尖瓣环,左前斜位上两者均朝向脊柱方向,垂直于间隔。

（3）左心室导线:左心室导线的植入是 CRT 手术成败的关键所在。术中经心脏静脉逆行造影可了解患者心脏静脉系统解剖结构。心大静脉是冠状静脉的主要属支,沿冠状沟向左上,然后移行至左心室前壁;侧后静脉或侧静脉则沿左心室侧后壁走行,与心大静脉共同汇入冠状静脉窦(图 20-29)。由于心脏扩大等原因,有时冠状静脉窦口难以寻找,此时可采用左冠状动脉造影方法显示心脏静脉(造影后约 10 个心动周期后显影,图 20-30)。一般而

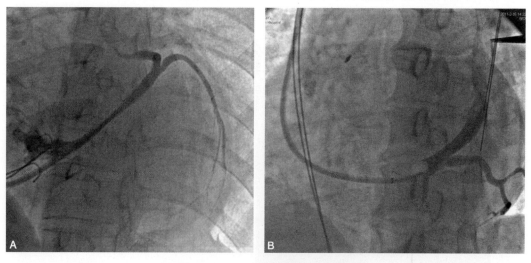

图 20-29 逆行心脏静脉造影(左前斜位)

A. 冠状静脉主干于心脏左缘,接受来自心大静脉和侧后静脉的回流血液;B. 心中静脉于心脏膈面汇入冠状静脉窦。

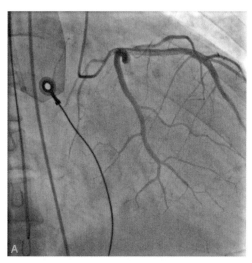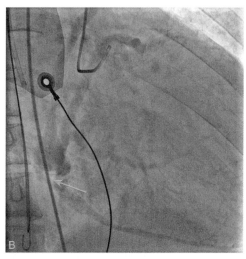

图 20-30　通过冠状动脉造影寻找冠状静脉开口

A. 左冠状动脉造影;B. 可见延迟出现的后静脉、心中静脉等,但开口处(箭头处)为盲端,静脉主干有近似平行的 2 根。

言,侧后静脉或侧静脉是较为理想的靶静脉。在后前位投照位上,心大静脉与侧后静脉均走行于心脏左缘,较难鉴别。而左前斜 45°投照位时,因心大静脉走行于左心室前壁,故其位于心脏前方,终末属支位于心尖部;而侧后静脉则心脏后方走行。因此,在植入左心室导线时,同样需要左前斜 45°投照位。心中静脉在心脏膈面的后室间沟内走行,位于心脏膈面,从左前方向右后方汇入冠状静脉窦,故后前位 X 线下较易与心大静脉及侧后静脉鉴别。但当导线植入心中静脉时,需与右心室心尖部导线相鉴别。

通过 X 线影像了解左心室导线植入部位尤为重要。图 20-31 和图 20-32 显示了左心室导线前后位、左前斜位及侧位的影像。术中典型 CRT 适应证患者往往以左心室侧壁或后壁激动最为延迟,故将左心室置于左心室侧后壁,能更好地发挥其"再同步化"效果,改善心功能。

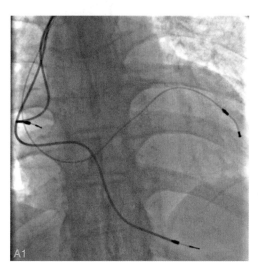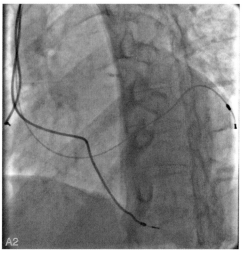

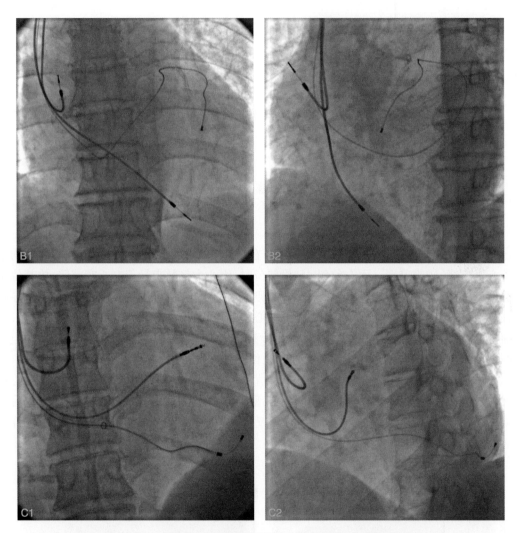

图 20-31 术中左心室导线前后位与左前斜位的 X 线影像比较

A. 位于侧后静脉;B. 位于心大静脉;C. 位于心中静脉。其中标识"1"者为后前位,标识"2"者为左前斜位。后前位上,侧后静脉导线与心大静脉导线、心中静脉者与右心室心尖部导线有时较难鉴别,但从左前斜位上两者有明显区别。

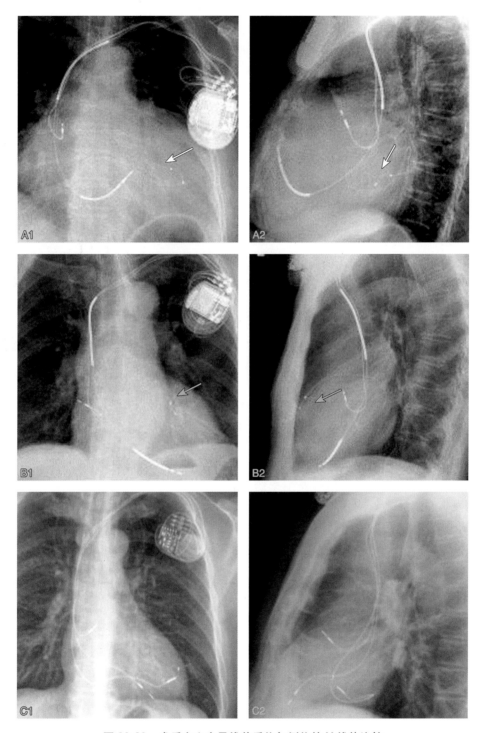

图 20-32 术后左心室导线前后位与侧位的 X 线片比较

A. 位于侧后静脉；B. 位于心大静脉；C. 位于心中静脉。其中标识"1"者为后前位，标识"2"者为侧位。后前位上，侧后静脉电极与心大静脉导线、心中静脉导线与右心室心尖部导线有时较难鉴别，但从侧位上两者有明显区别，心大静脉指向心脏前方，而心中静脉多指向位于中间或偏后。

有时手术过程中因无法找到冠状静脉窦口、导线无法到位或膈肌刺激等导致静脉途径植入左心室导线失败者,患者又不愿或无法耐受开胸植入心外膜左心室导线时,可尝试应用右心室双部位起搏,尤其是起搏依赖的患者。此时,X线影像可见右心室内2根导线,1根位于心尖部,1根位于流出道(图20-33)。但目前尚缺乏多中心、大规模临床研究来证实右心室双部位起搏的确切疗效。

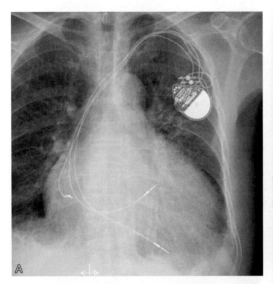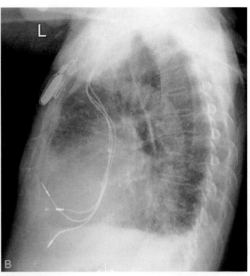

图 20-33 右心室双部位起搏
A. 前后位;B. 侧位。可见2根心室导线都位于右心室。

冠状静脉夹层或穿孔是左心室导线植入过程中较为常见的并发症,国外曾有学者统计CRT术中冠状静脉夹层或穿孔的发生率约2%。若发生心脏静脉夹层,X线造影可发现心脏静脉周围造影剂滞留伴管腔内充盈缺损影,血流不畅(图20-34)。当发生静脉穿孔导致心包积液时,X线造影可见心包腔内造影剂弥散(图20-35)以及纵隔影短时间内增大伴心影搏动减弱且快速。有时操作不慎会产生右心空气栓塞(图20-36)。

随着希浦系统起搏技术的兴起,左束支区域起搏(多采用美敦力公司3830导线)亦被较多地应用于CRT植入术中。导线植入及其与脉冲发生器的连接方式各异,目前尚无统一、公认的连接方式。常见的有:①植入右心房导线、右心室导线和3830导线,不再植入左心室心外膜导线,3830导线连接脉冲发生器左心室孔(常用于左心室心外膜导线植入失败者)(图20-37)。②植入右心房导线、3830导线和左心室心外膜导线,3830导线

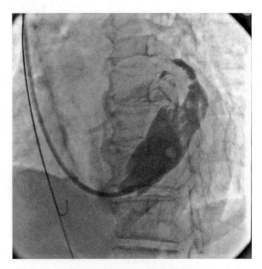

图 20-34 心脏静脉夹层
造影剂于冠状静脉周围滞留,与正常管壁光滑的血管影像明显不同。

连接脉冲发生器右心室孔（仅适用于 CRT-P）（图 20-38）。③植入右心房导线、右心室除颤导线、3830 导线和左心室心外膜导线（适用于 CRT-D），其中 3830 导线连接脉冲发生器右心室起搏/感知孔，右心室除颤线圈尾端连接脉冲发生器除颤线圈孔，其起搏/感知导线尾端包埋旷置（图 20-39）。植入术后需根据不同导线连接方式，优化时间间期，以获得最佳同步化效果。

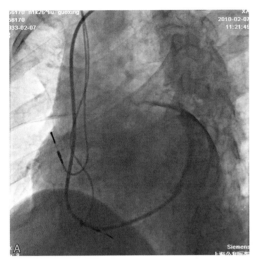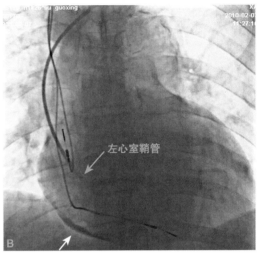

图 20-35　心脏静脉穿孔

A. 左前斜位；B. 前后位，见静脉造影时有造影剂溢出血管外而呈弥散状进入心包腔（白色箭头）。

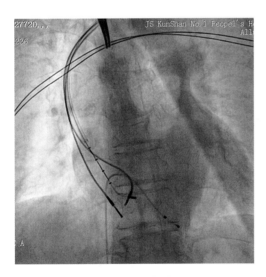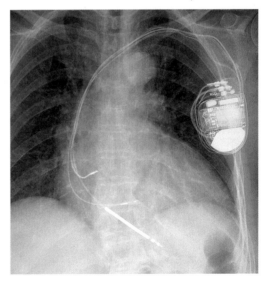

图 20-36　空气栓塞

上腔静脉及肺动脉圆锥处有局部透亮区，透视下可随心搏波动。

图 20-37　CRT-D 伴左束支区域起搏

拟植入 CRT-D 患者，因术中反复寻找冠状静脉窦失败，遂放弃左心室心外膜导线植入。将 3830 导线植入左束支区域，并连接脉冲发生器左心室孔。

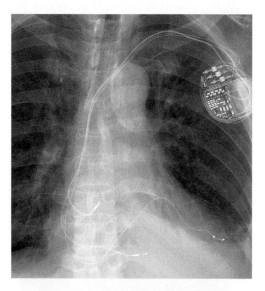

图 20-38　CRT-P 伴左束支区域起搏

经冠状静脉窦植入左心室心外膜导线,连接脉冲发生器左心室孔;3830 导线植入左束支区域,连接脉冲发生器右心室孔。

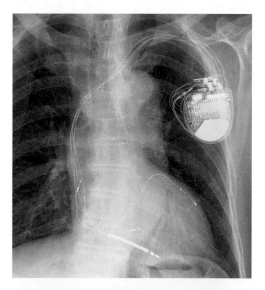

图 20-39　CRT-D 伴左束支区域起搏

经冠状静脉窦植入左心室心外膜导线,连接脉冲发生器左心室孔;右心室除颤导线植入心尖部,除颤线圈尾端连接脉冲发生器除颤线圈孔;3830 导线植入左束支区域,连接脉冲发生器右心室起搏/感知孔。

（4）导线脱位:导线脱位是起搏器手术后常见的并发症之一,是起搏和感知功能不良的常见原因。X 线影像与之前比较有明显移位的称为"显著脱位",此时导线出现于任何非原先固定的部位,如肺动脉、冠状静脉窦、心房、心室腔或上下腔静脉(图 20-40~图20-42)。若感知、起搏功能异常,但 X线影像上难以辨认的移位称"微脱位",后者需结合程控仪检测结果来确定(非影像学)。显著脱位均需行导线重置术,而微脱位偶能随着导线与心内膜之间无菌性炎症等的好转而自行恢复。

4. 导线的完整性　导线的磨损与断裂是起搏导线较为常见的并发症。绝缘层的磨损破裂在 X 线影像上常难以识别,但导线的断裂则较容易看出。经锁骨下静脉穿刺植入的导线易在肋骨、锁骨间隙造成挤压损伤(图20-43);固定起搏导线时若缝线过紧,即使有保护外套也容易损坏绝缘层(图 20-44)。

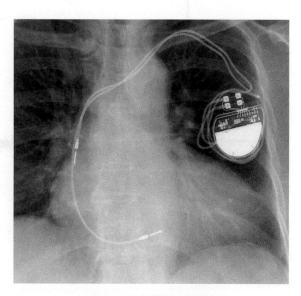

图 20-40　心房导线脱位

心房导线明显变直、脱位,已接近上腔静脉入口。

5. 多导线及多个起搏系统　在进行起搏器更换手术时,若起搏导线功能良好,一般仅更换脉冲发生器。但如若原导线完整性出现问题或局部心肌纤维化等原因造成导线故障时,

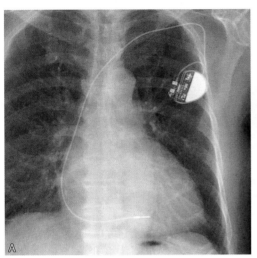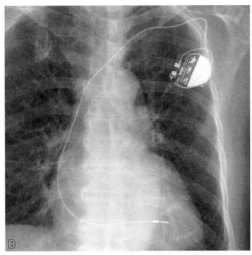

图 20-41　右心室导线脱位
A. 心室导线游离于心腔内；B. 导线重置术后，导线固定于低位流出道。

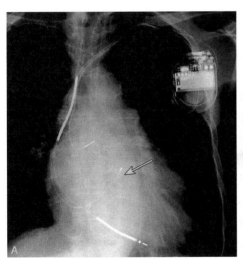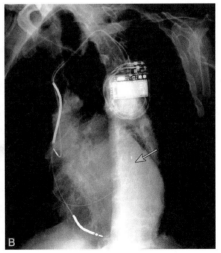

图 20-42　左心室导线脱位
左心室导线脱位至冠状静脉（箭头所示）。A. 后前位；B. 左前斜位。

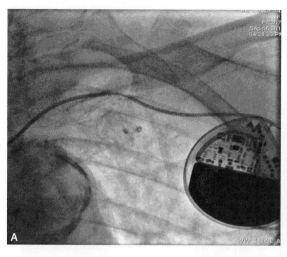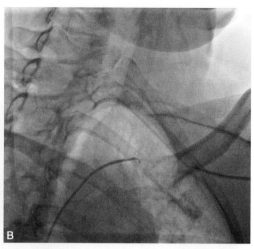

图 20-43　心室导线磨损、断裂
A. 导线经肋锁关节处绝缘层破损;B. 心室导线已完全断裂。

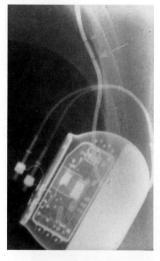

图 20-44　导线外部结扎过紧引起绝缘材料凹陷(箭头)

则需植入新的导线,而原导线通常旷置,此时 X 线影像下可见多根起搏导线。应尽量设法弄清每根起源于脉冲发生器的导线终止于心腔内或血管腔内的位置,同时需追踪已旷置的导线,证实其游离搁置,未与脉冲发生器连接(图 20-45)。若由于多种原因,如减少创伤、脉冲发生器功能互补(利用其起搏或除颤功能)等,体内可能同时存在两个起搏导线系统,影像学可能更为复杂(图 20-46)。此时,需注意避免起搏系统之间的相互干扰。

(三)　连接装置

明确导线连接器与脉冲发生器插孔连接是否紧密十分重要。若连接器未完全插入插孔或螺丝松动等原因引起接触不良,可出现间歇性或持续性感知及起搏功能障碍。此时需仔细进行 X 线检查,以确定连接器是否完全插入插孔(图 20-47)。

(四)　新型心血管植入型电子器械的影像学表现

随着心脏起搏技术的飞速发展,各种新型 CIED 不断涌现,包括微型无导线起搏器、全皮下 ICD(S-ICD)、植入型心电监测仪等。这些植入装置在国内尚属起步阶段,其影像学表现亦与传统起搏系统完全不同。

1. **微型无导线起搏器**　目前通过认证的微型无导线起搏器主要有两种:一种是 Nanos-tim™ 无导线起搏器(雅培公司),采用主动螺旋固定装置(后期因穿孔案例较多被召回);另一种是 Micra™ 无导线起搏器(美敦力公司),采用被动倒钩状固定装置。无导线起搏器基于导管的推送系统,通过介入操作,使递送系统紧贴心肌,一般推荐将递送系统送至心尖-间隔部(避免游离壁穿孔),并注射造影剂确认贴靠良好(图 20-48),然后释放无导线起搏器,使其可靠地固定于心内膜,不同体位下观察起搏器固定是否牢靠,最后移除递送系统(图 20-49)。术后胸部 X 线监视仅可见一根由高能电池、传导环路和起搏导线集成的微型"胶囊"影(图 20-50)。

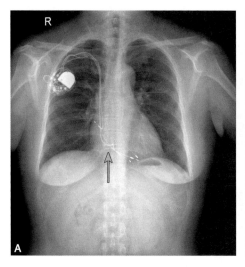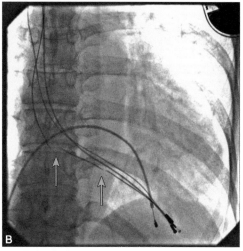

图 20-45　心腔内多根导线

A. 脱落到肺动脉的残余右心室导线,箭头示磨损、断裂的心室导线。B. 心腔内有新旧导线 3 根,其中一根导线在心腔内断为三段,另有一临时起搏导线。

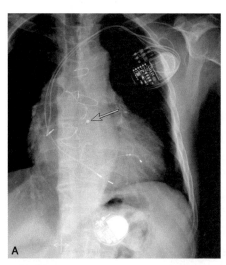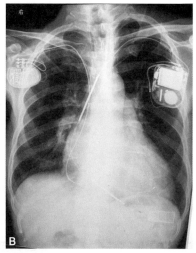

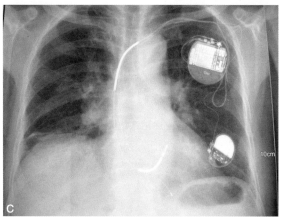

图 20-46　多个脉冲发生器共存体内

A. 心外膜导线(箭头所示)连接腹部 VVI 起搏器,后因起搏故障且心功能差而植入 CRT,位于左前胸部,原起搏器关闭; B. 示左侧为 ICD(先植入),右侧为 CRT(后因心衰而植入);C. 左下为起搏依赖患者植入的 VVI 脉冲发生器(先植入),左上为 ICD(因发生室颤而后植入)。图中各导线之间的距离已充分拉开。

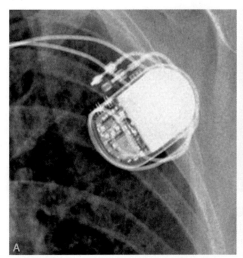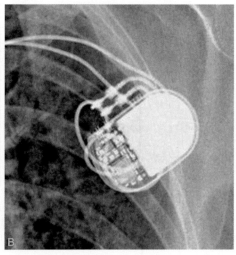

图 20-47　导线未充分插入脉冲发生器内

A. 心室导线连接器未完全插入插孔,程控仪测试心室起搏、感知功能不良;B. 重新打开囊袋,将心室电极完全插入插孔后 X 线影像。

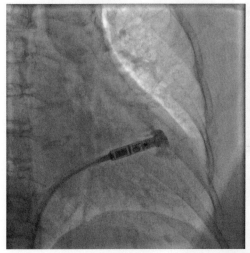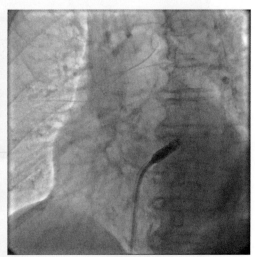

右前斜位30°　　　　　　　　　　　　　　　　左前斜位40°

图 20-48　微型无导线起搏器植入术中递送系统贴靠间隔部

递送系统将 Micra 送至间隔部,分别在右前斜位和左前斜位注射造影剂,确认递送系统位于间隔部,并贴靠良好。

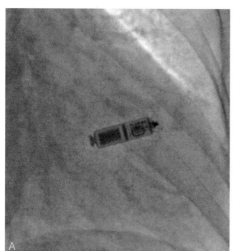

右前斜位30°

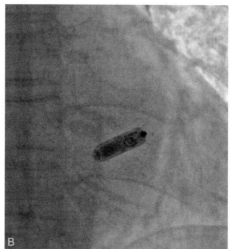

后前位

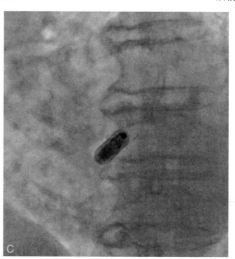

左前斜位40°

图 20-49　移除递送系统后,不同体位下 Micra 透视图
释放 Micra,移除递送系统后,不同体位观察 Micra 通过倒钩状固定翼固定于心肌。

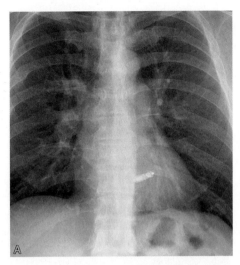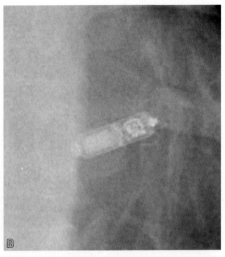

图 20-50　Micra 植入术后胸片影

A. Micra 植入术后胸部 X 线,心腔内可见一胶囊大小金属影;B. 局部放大图,可见 Micra 头端倒钩状固定翼。

2. **全皮下 ICD(S-ICD)**　顾名思义,其除颤导线和脉冲发生器均位于皮下,除颤导线不直接接触心脏及相关静脉。S-ICD 的植入以体表解剖标志为参照,不需要 X 线透视下操作。于左胸第 6 肋间水平、腋中线附近、寻找到背阔肌和前锯肌之间的深筋膜层,制作囊袋。通过两个胸骨旁切口,将除颤导线置入胸骨左缘深筋膜层,平行于胸骨中线,头端导线位于胸骨柄水平,环状导线位于剑突水平。借助隧道工具将导线置入到位并固定,尾端与脉冲发生器连接,置入囊袋中。除颤导线和脉冲发生器均紧贴深筋膜层,排除皮下残余气体。术后胸部正侧位 X 线可清晰显示除颤导线走向和脉冲发生器所在位置(图 20-51)。

3. **植入型心电监测仪(insertable cardiac monitor,ICM)**　又称为植入式循环记录仪(implantable loop recorder,ILR),包括美敦力公司的 Reveal XT、Reveal LINK 系统,雅培公司的 Confirm™ 系统,以及百多力公司的 BioMonitor 系统。其可帮助临床医师寻找可能的心律失常或不明原因的晕厥证据,自动提供可靠的连续心律失常监测,每天实时传输数据。通过体表心电图寻找合适的植入位点,一般有两种植入位点:①第 1~4 肋,从胸骨旁线到锁骨中线,平行于胸骨;②胸前导联 V_3 区域,第 4~5 肋间,垂直于胸骨。植入时确保设备与组织紧密贴靠,缝线固定,减少移动。术后胸部 X 线可见胸骨旁、胸筋膜下一个类似 U 盘大小的金属设备(图 20-52)。

（五）其他围术期并发症

1. **气胸或血气胸**　是锁骨下静脉穿刺的常见并发症。此时 X 线下可见患侧肺萎缩并向肺门处压缩,而肺与胸壁间出现无肺纹理的透亮带(图 20-53)。如出现液气胸,则同时出现肋膈角变钝、消失或出现液平。

2. **心包积液**　若心腔内导线穿透心肌或 CRT 左心室导线植入过程中心脏静脉穿孔则可能导致心包积液(图 20-35)。少量心包积液 X 线下可无异常发现;大量心包积液者心影向两侧扩大,呈"普大"型、"烧瓶型"或球形,心腰及心缘各弓的正常分界消失,心膈角变钝。

3. **肺栓塞**　较少见。发生在术后即刻至数日,与患者高凝状态、术后持续卧床等有关。除肺栓塞临床表现外,胸片可出现局部肺段或肺野高密度影(图 20-54)。

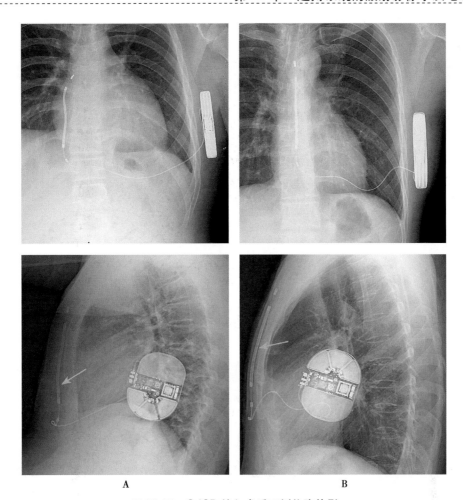

图 20-51　S-ICD 植入术后正侧位胸片影

两例植入 S-ICD 患者术后正、侧位胸片影。脉冲发生器位于第 6 肋间水平、腋中线附近;除颤导线则沿胸骨走向。A. 除颤导线与深筋膜层贴靠并非十分理想;B. 除颤导线与胸骨紧密贴靠(箭头)。

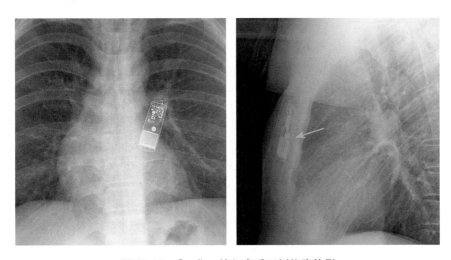

图 20-52　Confirm 植入术后正侧位胸片影

植入雅培公司 Confirm 系统的患者术后正侧位胸片影。可见一位于胸骨旁、平行于胸骨水平的植入式电子设备影。

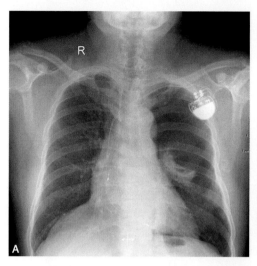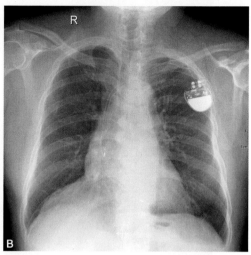

图 20-53 左侧气胸

A.起搏器植入术后左侧气胸(肺组织压缩 70%);B.经胸腔置管排气引流后,左肺复张。

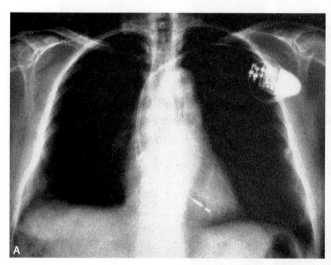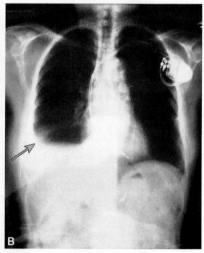

图 20-54 起搏器植入术后肺栓塞

A.术后即刻,双肺均未见异常;B.术后第 3 天,右下肺野出现高密度影。

总而言之,CIED 的术中及术后 X 线影像学检查可以提供很多信息。除了在植入术中不可或缺外,也是术后观察起搏系统功能情况的一种重要手段。有时单凭后前位透视或胸片是不够的,需结合侧位、斜位或甚或 CT 检查(如确定是否存在心肌穿孔等)来明确可能存在的问题。

二、起搏系统的电磁干扰

随着起搏技术的发展,目前植入的起搏器均为按需功能起搏器。用来感知心房和心室电信号的感知线路亦可感知到来自体内及体外的干扰信号。体内干扰信号源主要来自心脏外的肌肉运动或其他植入装置;体外干扰信号来源广泛,最常见的为体外电磁干扰(electro-magnetic interference,EMI)。心脏内的导线像天线一样感知这一电磁场,从而表现为抑制输出、非同步起搏、心房过度感知导致心室跟踪等;而对于 ICD 的影响多更为严重,多表现为误感知致误放电或对存在的室速、室颤的漏检,后者往往是致命的。严重者,强大的电磁场会造成脉冲发生器永久性破坏,而其在导线系统上产生的电流,甚至触发心律失常。

可能存在 EMI 的环境包括住宅区、工业区、公共场所及医疗机构等。EMI 可通过电磁场的传导和辐射等方式对起搏系统产生影响。起搏系统的感应性通常由 EMI 的频率、强度、距离以及在干扰中暴露的时间所决定。因起搏系统滤波器可通过的波段频率一般为 0.1~1 000Hz,故当具有该波段频率的辐射源与起搏器足够靠近时均可能被起搏器直接感知。若有足够强的能量则在较远的距离也可被感知,而强度<140V/s 的高频磁场不会对起搏器产生干扰。值得警惕的是,植入起搏器的患者应避免暴露于具有>10G(Gauss)或 1mT 的静电磁场的装置附近或环境中,在此环境中,多数起搏器的弹簧片开关被关闭,导致起搏感知功能障碍。

EMI 对接受 CIED 个体的危害性取决于不同的医疗情况。通常对于如下两种情况影响最大:①起搏依赖患者,抑制输出可导致患者心脏停搏,造成严重后果;②植入 ICD 患者,检测功能受到干扰将使患者失去 ICD 对致命性心律失常的治疗作用。

本节主要围绕公共场所和医疗环境中常见电磁干扰源对起搏器系统的影响。

(一)公共场所的电磁干扰

1. 移动电话　移动电话的工作频率为 450MHz~3GHz。现代起搏器的设计中安置了特殊的电容式滤波器,后者能在其传入起搏器感知线路之前减弱手机收发及呼叫时产生的高频信号,阻挡大多数移动电话对脉冲发生器产生影响。仅当起搏器与移动电话间距 10cm 以内时,方能产生干扰,移动电话离开患者后,干扰作用即消失。国外曾有学者对 679 例植入起搏器患者进行研究,结果发现受移动电话电磁干扰的发生率约 5.5%,其中单极导线 4.12%,双极导线 1.40%;91.7% 表现为非同步起搏模式,8.3% 表现为输出抑制(图 20-55)。

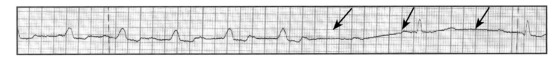

图 20-55　接听手机抑制起搏脉冲发放

患者用手机接听来电时,起搏器输出受到抑制,长间歇后出现自身 QRS 波(黑色箭头所示部位理应出现心室脉冲)。

移动电话对 ICD 的影响尚不明确,曾有体外研究显示将手机靠近 ICD(<6cm)时,可出现起搏抑制及异常高能放电,但亦有研究表明移动电话对 ICD 无干扰作用。为安全起见,建议在起搏器或 ICD 植入部位的对侧耳边使用移动电话呼叫或接收信息,保持起搏器或 ICD 与移动电话之间至少保持 15cm 的距离,不要在起搏器植入部位同侧胸壁或衬衫口袋中放置移动电话。

2. 电弧焊机(arc welding)　电弧焊通过弧焊导线产生的电场及流经弧焊导线或电缆的较强电流产生的磁场干扰起搏器和 ICD 的功能,可触发起搏频率加快等。但曾有研究结果发现当患者使用电弧焊器或患者所站之处距弧焊器 2~3cm 时,电弧焊对双极起搏器系统并无影响;更有小样本试验提示电弧焊机对 ICD 无任何明显的影响。目前尚无大规模临床试验证实电弧焊机对起搏系统的影响。通常建议植入起搏器或ICD的患者应穿戴非导电性手套,电焊机和多余的电缆与起搏器或ICD应相距60cm以上,每次焊接应间隔10s。若患者感到头晕或乏力时,应立即停止操作,离开电焊机。植入ICD的患者进行电弧焊工作时,需增加检测心动过速的间歇次数。

3. **防盗装置** 电子防盗装置(electronic antitheft system,EAS)中使用的技术包括发射器与接收台之间形成的大小不同的辐射能量,这个发射场可与一个未被购买的物品上的"标签"相互作用。电子防盗系统通常采用三种方法与标签的商品相互作用:采用极低射频信号的磁音频系统、低频信号的声磁系统及高频的扫描射频系统。有研究显示扫描射频系统并不会与起搏系统发生干扰作用。有学者将204例接受起搏治疗的患者分别置于58kHz声磁系统及73Hz磁音频系统的EAS中各30s,受电磁干扰发生率17%,其中受声磁系统干扰的发生率约为磁音频系统的2倍,其主要的干扰作用为过度感知抑制输出,少数为心室不恰当跟踪引起心室快速起搏。所有干扰作用均为一过性,患者离开该场所后起搏器恢复正常功能。关于EAS对ICD干扰作用的临床研究较少,有报道1例ICD患者在EAS附近站立过久时,出现多次ICD放电。故建议植入起搏器或ICD的患者可以正常通过EAS,但不要在其附近作不必要的停留。若患者在该处徘徊可能会发生干扰,但一般不会损坏或重设起搏器及ICD。

4. **金属探测器(metal detector)** 主要为机场的过道拱门式金属探测器。此类检测系统产生的磁场场强相对较小,一般不会干扰起搏器功能,亦不会引起ICD误感知误放电。然而手动金属探测器扫描起搏器置入部位时可引起一过性过感知而抑制输出,当探测棒频繁扫过起搏器上方时,可引起更多的干扰,还可能导致ICD高压放电治疗。因此建议手动金属探测器在1~2s内扫过起搏器或ICD所在部位,并且要在至少15~20s后才可重复。此外,由于起搏器是一个金属物件,所以当植入起搏器患者通过拱形金属探测器时则可触发警报,患者应出示起搏器证件,通知安检人员其装有起搏器。

5. **家用电器** 在一般住宅环境中良好运转及正常接地的家用电器并不会产生足够的EMI干扰起搏系统工作。有报道手提电动工具或电动剃须刀可引起短暂性干扰,但仅在直接作用于起搏器处才会发生。微波炉产生的微波对起搏器没有直接影响,但可通过50Hz的磁场影响起搏功能。目前使用的微波炉的屏蔽功能已作了很大改进,基本消除了这些干扰的危险,即使当它以最大功率工作时也是如此。

6. **内燃机的点火系统** 汽油发动机点火系统所产生的干扰并不会导致起搏系统永久性损坏,但与点火系统直接接触则可引起输出抑制或转换成非同步模式,甚至ICD高压放电。离开打火线路或将机器关掉,则可迅速恢复起搏器的正常功能。因此建议植入起搏器的患者应远离发动机至少30cm,并避免身体与运作中的发动机接触。

7. **磁悬浮列车** 上海的磁悬浮列车是全球唯一一个真正投入商业运营的磁悬浮列车,最快速度可达到430km/h。尽管上海磁悬浮列车的制造商——德国蒂森克虏伯高速悬浮列车有限公司在其网站上声明磁悬浮列车对植入心脏起搏器的患者是安全的,但缺乏证据来源。我们曾选择非起搏依赖的植入心脏起搏器患者共10例及健康对照者植入Holter记录仪乘坐磁悬浮列车,观察乘坐期间的主诉症状、Holter记录的心电图变化及乘坐磁悬浮列车前后起搏参数的变化。结果显示磁悬浮列车对植入心脏起搏器患者未造成不适,全程监护的Holter记录未发现任何干扰现象,也未发现起搏参数设置的任何变化,说明上海磁悬浮列车对心脏起搏系统无干扰作用,植入心脏起搏器患者乘坐上海磁悬浮列车是安全的。但该研究并不说明磁场对起搏系统无干扰作用,只能说明磁悬浮列车具有良好的屏蔽作用,其泄漏的磁场不足以干扰起搏系统的正常工作。

8. 其他电磁干扰源　虽然体外测试显示飞机上的无线通信发射器及雷达可以抑制起搏脉冲的输出,而实际临床中并未对患者产生影响。但对于高压变电站、电台发射站、雷达发射站等具有强磁场及强电场的环境,应避免接近。对于潜水者而言,在深达 18m 的海水下,起搏器仍可正常工作,在 40m 深的水压下起搏器开始变形,故一般植入起搏器者潜水深度不应超过 30m。然而,在超过 18m 深的海水压力下,起搏器频率适应性功能开始减弱直至丧失,但当压力减至正常时其频率适应性功能亦恢复正常。

(二) 医疗环境的电磁干扰

1. 磁共振显像(magnetic resonance imaging,MRI)　MRI 是现代医学中一个重要的诊断工具。目前的 MRI 系统可产生 1.5~3T 磁力的恒定磁场,恒定的磁场是以特斯拉(Tesla,T)为计量单位的,1T 等于 10 000G。该系统其他延展部分的磁力在 5~9T,随后产生一个速变磁场(100~200Hz)和电磁射频场(60~70MHz)。这三个磁场均可影响起搏器及 ICD 功能。早期 CIED(包括普通起搏器和 ICD)因其本身固有的铁磁性元件及潜在的电磁干扰,曾被普遍认为是 MRI 的绝对禁忌证,其可能导致磁控开关紊乱、导线过热效应、不恰当的抑制或触发起搏及程序重整、脉冲发生器移位、干扰磁共振成像等。因此,美国放射学院(ACR)与北美放射学会(RSNA)警告:MRI 系统产生的磁场会导致心脏起搏器发生故障,对患者产生直接危害。几乎所有的植入型心脏起搏器生产商网站上,都列明 MRI 检查是禁忌证。

早些年,小规模临床研究显示非起搏依赖患者在经历 0.5~1.5T 磁场环境 MRI 检查后即刻及短时间内,没有发现重大不良事件及起搏器参数改变。这些研究提示,在胸外的部位(如头颅、颈椎、腰椎及下肢)、采取一定的策略下,非起搏依赖患者可安全进行 MRI。因 ICD 能感知 MRI 过程中产生的噪声并诠释为室速或室颤,可能诱导 ICD 除颤,有学者采取与起搏器患者 MRI 扫描相类似的监控策略对植入 ICD 患者行 1.5T MRI 检查,事先关闭其治疗功能,仅保留感知功能,结果显示 ICD 起搏、感知、阻抗、充电时间及电池状态等未发生改变。个别病例将电磁射频干扰误感知为室颤,因此前已将其治疗功能关闭,故未对患者造成任何损害。就传统非 MRI 兼容起搏器而言,对于起搏依赖患者,MRI 应绝对禁忌;对于某些必需行 MRI 检查的非起搏依赖患者,可遵循以下建议小心进行:①起搏器植入 3 个月以上;②备齐可在 MRI 环境使用的多参数无创监护设备和心肺复苏抢救药品;③有心脏科医师携程控仪全程陪伴;④MRI 硬件参数和扫描序列在允许范围,若有条件,应使用低磁场(0.5T)的 MRI 探头,并将射频场吸收能量限制在 1.5~2.0W/kg;⑤ICD 患者可打开室速/室颤检测功能,但需关闭治疗功能,以免误放电;⑥MRI 检查前程控询问起搏器功能,检查后重新检测起搏器功能并程控回原来的参数。

近年来,多家起搏器公司(如美敦力公司、百多力公司等)已经上市了兼容 MRI 的起搏系统,如美敦力公司的 SureScan 系列起搏器,其技术更新包括:①簧片开关被 Hall 传感器所取代,使其在磁场下可有效调控开关;②采用最小化的铁磁元件防止电重置;③导线连接处使用滤波电容以最大限度地减少能量在导线顶端的释放;④特殊导线(CapSureFix MRI 5086)以防止与梯度场的相互作用和交互磁场的影响,减少导线发热。该起搏系统在 X 线下有特殊的标记(图 20-56)。2011 年发布的 EnRhythm MRI SureScan 研究和 2014 年发布的 ESTIMATE 研究均对植入该系列起搏器的患者行 MRI 检查,证实了其在 1.5T 环境下行 MRI 安全性,无 MRI 相关并发症发生,未发生导线阻抗、感知、起搏阈值等显著变化,亦未发生电重置或不恰当电刺激等。随后百多力公司的 ProMRI™ 和雅培公司的 Accent MRI™ MRI 兼容起搏系统相继问世,2015 年发布的 AFFIRM 研究和 2017 年发布的 Accent MRI™ 研究结果分别证实了其行 MRI 扫描的安全性,这些正面结果为世界各国批准 MRI 兼容起搏系统上市扫清了障碍,打破了植入心脏起搏器患者进行 MRI 检查的禁忌,标志着 CIED 进入新的时代。

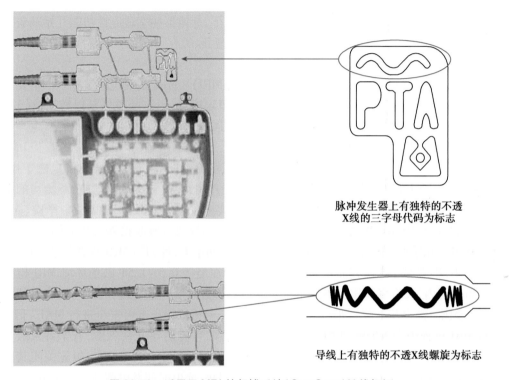

脉冲发生器上有独特的不透
X线的三字母代码为标志

导线上有独特的不透X线螺旋为标志

图 20-56　适用于 MRI 的起搏系统(SureScan)X 线标识

需要强调的是,目前国内临床上使用的 MRI 兼容起搏器只是条件性磁共振检查安全,并非毫无限制。在植入 MRI 兼容起搏器患者行 MRI 检查前后必须做好如下评估和设置:①植入的起搏器和导线均需兼容 MRI;②患者接受 MRI 扫描应在植入电子装置 6 周后;③起搏阈值应≤2.0V/0.4ms,导线阻抗 200~1 500Ω;④MRI 扫描时需打开 MRI"On"模式;⑤静磁场强度 1.5T,全身 SAR≤2.0W/kg、头部 SAR≤3.2W/kg;⑥术中严密监护血氧饱和度和心电血压、可视对讲;⑦MRI 扫描完成后检测起搏系统参数,并恢复常规设置。此外,部分临床研究 MRI 扫描部位远离胸部,因此在临床实践中 MRI 扫描部位也会有所限制(如部分产品不能行胸部 MRI 检查),具体可参阅厂家说明书或咨询工程技术人员。

关于 ICD 的 MRI 兼容问题,目前尚处于临床研究阶段。ProMRI 三期临床研究首次评价了百多力公司 ProMRI ICD 系统接受 MRI 检查的安全性。170 例植入 ProMRI ICD 的患者中153 例接受心脏或胸椎 MRI 扫描,除 1 例患者 R 波振幅下降至 4.7mV,余未发现相关参数的显著变化或不良事件,证实了 ProMRI ICD 系统在 1.5T 环境下行 MRI 检查是安全有效的。Evera MRI 研究入选了植入美敦力公司 Evera MRI 兼容的 ICD 患者 275 例,MRI 检查组在检查时无心动过速发生,检查后 30d 内无相关并发症发生。MRI 检查组随访期间发生 14 次心律失常(室速/室颤)事件,均正确识别并转复。值得注意的是,即使 MRI 兼容 ICD 系统,行

MRI 检查时仍需将 ICD 治疗功能关闭。与 MRI 兼容起搏器类似,MRI 兼容 ICD 系统亦有其专用的 MRI 模式,检查时 MRI 模式启动,检查结束时模式参数恢复至正常,重启 ICD 治疗功能。目前 MRI 兼容起搏系统尚属起步阶段,对于植入 MRI 兼容起搏器的患者,仅在无其他可替代的诊断手段时才考虑 MRI 检查,且植入 MRI 兼容起搏系统的患者行 MRI 检查需满足特定条件,同时需监测血压、心电、氧饱和度,备齐复苏设备,扫描前程控起搏参数、扫描后核查并重新优化参数。而各类 ICD 产品,目前尚处于临床试验阶段,在国内均属 MRI 禁忌。

2. 电灼术或称高频电刀(electrocautery)　自从 20 世纪初高频电刀在外科手术中应用以来,目前应用已极为普遍。它利用射频电流进行组织切割或止血,射频电的频率为 300~5 000kHz,功率为 10~500W。电灼术对正常起搏系统的干扰取决于由电刀产生的电流场,特别是负极与起搏导线的距离和几何方向。电刀头端的电流密度较高,数厘米的距离即可使其对起搏器的影响明显减弱。此外,电刀释出的电流与起搏器导线方向垂直时,亦可降低电灼术的电流效应。单极电刀由一个导线发出电流流经身体组织,组织则作为另一导线返回形成电流回路,电流有可能经由起搏系统导致严重的心律失常或损害脉冲发生器;此外电流及其肌电干扰均可影响起搏感知功能。双极电刀的电流只经过局部组织产生高热能而不向身体远处组织扩散,故离电切半径 6cm 以外的组织及起搏器不会受到影响。电灼术对起搏系统的影响主要包括:电流产生的信号被起搏器误感知,抑制输出或转换为非同步模式;电流在导线-组织界面汇合灼伤心肌,并引起急性或慢性起搏阈值升高;如果电灼术的无关导线接触不良时,起搏导线即可作为电灼回路中的阳极,此时有发生房颤和室颤的危险;电灼产生的高磁场偶尔也会损坏起搏器元件。

国外有报道对 92 例植入起搏系统患者使用单极电刀,其中 35 例为起搏器患者,57 例为 ICD 患者,电灼前将 ICD 治疗功能关闭。术后对所有脉冲发生器询查,结果显示所有起搏器均未被损害,3 例患者因心房误感知而发生模式转换,2 例患者受 EMI 影响感知心室噪声且电灼仪与脉冲发生器间距<8cm;所有 ICD 者均未感知心室事件。因此,电灼术对植入起搏系统患者并非绝对禁忌,但使用过程中需注意:①术前对起搏器进行充分评估,若为起搏依赖患者建议将起搏器程控为 VOO 或 DOO 等非同步模式,以免受电磁干扰抑制输出而导致心脏停搏;②应尽量使用双极电灼仪或共振手术刀,若使用单极手术刀,必须确保接触良好,电流回路正常,在植入脉冲发生器 15cm 的范围内不要使用电灼术;③目前起搏器厂家推荐设定 5~10s 的静止期后打开 1s 的电灼操作,可降低干扰的可能性,更好地保证起搏器正常工作;④对于 ICD 系统应关闭 ICD 治疗功能,以免误放电;⑤电灼术过程中应严密监测患者心率变化,准备好临时起搏及除颤设备;⑥电灼术后应及时检查起搏器功能及各项参数,调整起搏器功能。

3. 体外电除颤或电复律(external cardioversion)　体外经胸除颤可释放 360J 的单向电流、双向平方电流以及双向短瞬电击波。尽管现代起搏器及 ICD 均采用了特殊的防护线路以减少高电能的损坏效应,但体外电除颤或电复律仍有可能暂时或永久性提高起搏阈值、改变起搏器工作模式、损伤靠近导线组织界面的心肌甚至损坏起搏器和线路。一般而言,起搏器可承受 300J 能量的电击不致受到损害,但若反复应用 300J 的能量除颤则有可能损伤起搏线路。国外曾有学者对 44 例植入起搏器的房颤患者行体外电复律治疗,其中包括 12 例 ICD 及 3 例心脏再同步化治疗患者,ICD 的检测及治疗功能均打开。42 例患者复律成功,电复律术后即刻导线阻抗及心室感知振幅虽有下降,但1周后即恢复正常;心房及心室导线起搏阈值未发生显著变化,起搏器亦未受到损害。因此对于植入起搏器的患者是可以应用体外电复律或除颤的,但需注意:①电复律术前了解患者对起搏器依赖的程度,若为起搏依赖,应将起搏器程控为最大能量输出防止失夺获,此外双极起搏双极感知者受除颤影响可能性较小;②两个除颤导线置于后前位,与起搏器及导线路径成垂直角度,距离脉冲发生器至少8cm;③根据临床情况,应尽量采用低能量电击,最好小于300J,减少放电次数,但发生室颤威胁生命时,应首先考虑挽救生命;④体外除颤或转复后,应重新检查起搏器功能,确保其正常工作。

4. 射频导管消融术(radiofrequency catheter ablation,RFCA) 射频导管消融术目前越来越多地应用于治疗快速性心律失常。射频仪可发放400~500kHz的连续非调制正弦波,通过单极方式释放,功率为5~50W。有动物实验显示,在距起搏导线1cm以内的位点放电时,可出现起搏功能异常,如果消融位点距离起搏导线4cm以上时,则未发现起搏器功能的异常。射频消融对起搏器患者的影响主要包括诱发快速起搏、抑制起搏器输出和改变起搏模式等。有学者对86例植入心脏起搏器或ICD的患者行房颤射频消融术,发现射频电流并未影响起搏、感知阈值,亦未影响导线的阻抗及ICD导线的高压阻抗。2例患者发生心房导线脱位,25%患者脉冲发生器出现一过性功能异常但随即恢复。虽多数患者射频消融并不会造成起搏系统故障,但在进行射频消融治疗时还是应注意以下事项:①准备好临时起搏和除颤设备;②术前可将起搏依赖患者设置为非同步模式,非起搏依赖患者可设置为OOO,同时关闭频率适应性功能,避免快速起搏发生;③射频导线远端不宜距离起搏导线过近;④ICD者应关闭其检测和治疗功能;⑤消融手术后需重新检测起搏器各项功能并勿忘就重新开启ICD监测治疗功能。

5. 放射线(X-ray radiation) 一般用于诊断的X线及CT扫描对起搏系统没有影响,但用于治疗恶性肿瘤的大剂量放射线可对植入心脏起搏器或ICD的患者造成严重后果。由直线加速器或β射线产生的电磁干扰可引起起搏器电子线路暂时或永久性破坏。现代起搏器均采用金属氧化半导体(metal-oxide semi-conductor,CMOS)制成的集成线路,由于CMOS内的正电荷累积效应,其对离子射线十分敏感,较新的$3\mu m$薄层CMOS集成线路对放射线损坏具有较强的屏蔽作用,可能具有较好的抗干扰能力。已有不少文献报道,起搏器受损程度部分取决于放射线的种类、照射部位、累积照射剂量及起搏器的类型、植入位置等,但目前尚无明确植入起搏器患者接受放射治疗的安全剂量是多少,治疗性辐射对ICD的影响亦不清楚。有学者将放射治疗对起搏器的干扰分为低危、中危和高危三种情况。非起搏依赖、起搏器位于投射区以外且起搏器局部辐射剂量<2Gy者为低危(1Gy=100rad);起搏依赖、起搏器位于投射区以外且起搏器局部辐射剂量<2Gy者为中危;起搏依赖、起搏器位于投射区以外且起搏器局部辐射剂量>2Gy者为高危,若起搏器直接位于投射区,无论其辐射剂量多少均为高危。对植入起搏器患者行放射治疗并非绝对禁忌,但术前应评估患者对起搏器的依赖程度;放射线与起搏器应保持一定的倾斜角度,以便减少辐射到起搏器的放射剂量;必须避免对起搏器部位的直接照射。对植入起搏器部位进行遮挡防护不一定有帮助。放射治疗后,应对起搏器或ICD进行检测,保证其正常工作。

6. 体外冲击波碎石术(extracorporeal shockwave lithotripsy,ESWL) 体外冲击波碎

石已广泛应用于胆结石和肾结石治疗,其通过碎石仪发出的电磁冲击波及机械压力波来达到碎石目的。碎石仪可通过直接的压力波或通过电火花产生的电磁场对起搏器产生干扰。体外碎石治疗损坏埋藏在胸前区起搏器的可能性较小,而埋藏在腹部的起搏器或 ICD 则易受损坏。碎石仪与起搏器植入部位相距 15~25cm 以上相对比较安全。虽然体外研究提示碎石术可损坏起搏器,但临床上并未发现植入式起搏器被损坏的报道。目前应用的碎石仪多在感知 QRS 波后 20ms,即心室不应期内发放冲击波,以减少诱发室性心律失常的危险。有文献报道,若发放的冲击波未与 QRS 波同步化,则可抑制近 50% 心室脉冲的输出。双腔起搏器患者,碎石波若与心房刺激脉冲同步,电火花产生的电磁干扰被心室导线感知而抑制输出;此外尚可因心房误感知而引起心室快速跟踪频率。因此双腔起搏器患者在接受碎石术时,应将起搏器程控为 VVI 工作方式。体内及体外试验显示,ESWL 可引起 ICD 充电时间延长,并加速其耗电,但并未发现其检测和治疗功能异常,但起搏器生产厂家仍然建议在接受 ESWL 治疗时,关闭 ICD 检测及治疗功能。

7. 透热疗法(thermal therapy) 透热疗法是指高频电磁辐射或超声波通过人体组织时因阻力而产生的热效应。其作用主要有三种方式:超声、高频短波和微波。

超声电热效应通过传导高频声波(1~3MHz)使组织受热,尽管超声电热效应不能在起搏导线内诱导生成高能量的电磁场,但其机械能也能损坏起搏器元件。因此,超声电热效应操作应限制在治疗部位内,敷贴器和植入起搏器部位之间应相距 15cm 以上;此外,具有频率应答功能的起搏器患者应禁止采用此疗法,因超声波会干扰生物信号传感器的功能,进而影响起搏器的频率应答功能。

高频短波(13.5MHz 或 27MHz)及微波(2 450MHz)产生的电热效应可在导线上产生电流,引起导线发热;而其产生的强电磁场,会干扰起搏器工作,包括部分或完全性起搏抑制、过度感知以及 ICD 不恰当放电,同时也会损坏起搏器线路。因此对于植入起搏器或 ICD 的患者不推荐应用透热疗法。

8. 经皮神经电刺激(transcutaneous electrical nerve stimulation,TENS) 经皮神经电刺激经常用于治疗肌肉和神经的急慢性疼痛。TENS 单元通常使用频率为 0.5~100Hz 的双极电刺激,脉冲宽度为 10~1 000ms。其发放的刺激脉冲可被起搏器感知而抑制输出;对于 ICD 患者而言,若感知的 TENS 刺激频率达到心动过速诊断标准时,则可能发放一次不恰当治疗。有文献报道,若将 TENS 导线放置在与起搏导线不平行的位置上,其对起搏系统没有影响。故对于植入起搏器或 ICD 患者,应尽量避免 TENS 治疗,如必须施行 TENS,应使刺激导线尽量远离起搏器及其导线,尤其要避开胸前、颈部、肩部、腰部及胸部等部位,同时尽量使 TENS 导线相互靠近。

(三) 现代起搏器对电磁干扰的防护作用

早期的起搏器对 EMI 的耐受性比较差,缺乏密封的绝缘金属防护外壳及 EMI 保护性回路。随着科技发展,起搏器生产厂家不断采取一些手段来减少 EMI 对起搏器功能的影响。首先,现代起搏器大多被具有绝缘作用的密封钛或不锈钢机壳所屏蔽,导线的金属屏蔽则能降低导线的天线效应,加之体内组织阻碍干扰信号的传递,故现代起搏器对大多数电磁干扰具有一定的防护作用。第二,起搏器在设计时设有滤波器可滤除非心脏电信号。心肌除极的频率范围一般为 10~50Hz,起搏器中有一个电子感知放大器放大这一频率范围内的信号,只让含有 P 波和 R 波基本频率成分的信号通过,消除来自电磁干扰等心外信号的作用。当然,它并不能完全消除频率 5~100Hz 的干扰信号。第三,现代起搏器双极导线的应用进一步减少 EMI 对起搏系统的干扰。双极比单极设置对干扰的敏感性下降近 10 倍。单极起搏阴极与阳极(导线头端至脉冲发生器)空间距离大,易受 EMI 影响,而双极导线阴极与阳极间距小(端环距离一般在 1.0cm 左右),其天线样作用的空间也相对较小。

此外,当出现较强的电磁干扰时,起搏器将自动转换为固定频率工作方式,如 VOO、DOO 等,以防止输出抑制。现代起搏器还设置了噪声采样期和心室安全起搏,在噪声采样期内(心室空白期后的 60~200ms)感知到的信号被视为噪声,而后起搏器再延长该采样期,但低限频率周期不被重整,直至该周期末,起搏器将按程控规定的低限频率发放刺激脉冲。心室安全起搏(ventricular safety pacing,VSP)是指在心房脉冲发放后 110ms 的间期内(在心室空白期后),如心室电路感知到任何信号后,不但不抑制心室脉冲的发放,反而在 110ms 处触发起搏器释放心室脉冲,该脉冲则称为心室安全起搏脉冲。以上各项功能均从不同角度避免心室被干扰信号抑制而引起心室停搏的危险。

随着 CIED 植入数量的增加及公共场所、院内各种检查、治疗手段的普及,起搏系统遇到电磁干扰可能的机会越来越多,而现代起搏器对环境中 EMI 的抗干扰能力也日益增强。临床医师应了解哪些属于绝对禁忌或相对禁忌或无明显影响的情况。对于某些环境,临床医师可根据患者实际情况、对起搏器的依赖程度和检查、治疗的必要性等做出综合判断,在保证患者生命安全的情况下小心进行,必要时可咨询起搏器生产厂家,进一步了解相关信息。

(汪菁峰 宿燕岗)

参 考 文 献

[1] BENEZET-MAZUECOS J,BENEZET J,ORTEGA-CARNICER J. Pacemaker Twiddler syndrome. Eur Heart J, 2007,28(16):2000.

[2] KORKEILA P,NYMAN K,YLITALO A,et al. Venous obstruction after pacemaker implantation. Pacing Clin Electrophysiol,2007,30(2):199-206.

[3] ASBACH S,BIERMANN J,GIESLER U,et al. Persistent left superior vena cava:an unusual but conquerable obstacle in device implantation. Clin Res Cardiol,2009,98(4):268-270.

[4] LICHTENSTEIN BJ, BICHELL DP, CONNOLLY DM, et al. Surgical approaches to epicardial pacemaker placement:does pocket location affect lead survival?. PediatrCardiol,2010,31(7):1016-1024.

[5] 宿燕岗. 心脏起搏病例解析. 上海:上海科学技术出版社,2011.

[6] HUANG W,SU L,WU S,et al. Long-term outcomes of His bundle pacing in patients with heart failure with left bundle branch block. Heart,2019,105(2):137-143.

[7] EL-CHAMI MF,MERCHANT FM,LEON AR. Leadless Pacemakers. Am J Cardiol,2017,119(1):145-148.

[8] TANDOGAN I,TEMIZHAN A,YETKIN E,et al. The effects of mobile phones on pacemaker function. Int J Cardiol,2005,103(1):51-58.

[9] TRIGANO A,DELOY P,BLANDEAU O,et al. Arc welding interference recorded by an implanted cardiac pacemaker. Int J Cardiol,2006,109(1):132-134.

[10] GUREVITZ O,FOGEL RI,HERNER ME,et al. Patients with an ICD can safely resume work in industrial facilities following simple screening for electromagnetic interference. Pacing Clin Electrophysiol,2003,26(8): 1675-1678.

［11］ MUGICA J,HENRY L,PODEUR H. Study of interactions between permanent pacemakers and electronic an-titheft surveillance systems. Pacing Clin Electrophysiol,2000,23(3):333-337.

［12］ SANTUCCI PA,HAW J,TROHMAN RG,et al. Interference with an implantable defibrillator by an electronic antitheft-surveillance device. N Engl J Med,1998,339(19):1371-1374.

［13］ KOLB C,SCHMIEDER S,LEHMANN G,et al. Do airport metal detectors interfere with implantable pace-makers or cardioverter-defibrillators?. J Am Coll Cardiol,2003,41(11):2054-2059.

［14］ NAEHLE CP,STRACH K,THOMAS D,et al. Magnetic resonance imaging at 1. 5-T in patients with implant-able cardioverter-defibrillators. J Am Coll Cardiol,2009,54(6):549-555.

［15］ SOMMER T,NAEHLE CP,YANG A,et al. Strategy for safe performance of extrathoracic magnetic resonance imaging at 1. 5 tesla in the presence of cardiac pacemakers in non-pacemaker-dependent patients:a prospec-tive study with 115 examinations. Circulation,2006,114(12):1285-1292.

［16］ NAEHLE CP,KREUZ J,STRACH K,et al. Safety,feasibility,and diagnostic value of cardiac magnetic reso-nance imaging in patients with cardiac pacemakers and implantable cardioverters/defibrillators at 1. 5T. Am Heart J,2011,161(6):1096-1105.

［17］ GIMBEL JR,KANAL E,SCHWARTZ KM,et al. Outcome of magnetic resonance imaging(MRI)in selected patients with implantable cardioverter defibrillators (ICDs). Pacing Clin Electrophysiol, 2005, 28 (4): 270-273.

［18］ NAZARIAN S,HALPERIN HR. How to perform magnetic resonance imaging on patients with implantable cardiac arrhythmia devices. Heart Rhythm,2009,6(1):138-143.

［19］ WILKOFF BL,BELLO D,TABORSKY M,et al. Magnetic resonance imaging in patients with a pacemaker system designed for the magnetic resonance environment. Heart Rhythm,2011,8(1):65-73.

［20］ WOLLMANN CG,THUDT K,KAISER B,et al. Safe performance of magnetic resonance of the heart in pa-tients with magnetic resonance conditional pacemaker systems:the safety issue of the ESTIMATE study. J Cardiovasc Magn Reson,2014,16:30.

［21］ BAILEY WM,MAZUR A,MCCOTTER C,et al. Clinical safety of the ProMRI pacemaker system in patients subjected to thoracic spine and cardiac 1. 5-T magnetic resonance imaging scanning conditions. Heart Rhythm,2016,13(2):464-471.

［22］ CHING CK,CHAKRABORTY RN,KLER TS,et al. Clinical safety and performance of a MRI conditional pa-cing system in patients undergoing cardiac MRI. Pacing Clin Electrophysiol,2017,40(12):1389-1395.

［23］ BAILEY WM,MAZUR A,MCCOTTER C,et al. Clinical safety of the ProMRI pacemaker system in patients subjected to thoracic spine and cardiac 1. 5-T magnetic resonance imaging scanning conditions. Heart Rhythm,2016,13(2):464-471.

［24］ GOLD MR,SOMMER T,SCHWITTER J,et al. Full-Body MRI in Patients With an Implantable Cardioverter-Defibrillator:Primary Results of a Randomized Study. J Am Coll Cardiol,2015,65(24):2581-2588.

［25］ CHENG A,NAZARIAN S,SPRAGG DD,et al. Effects of surgical and endoscopic electrocautery on modern-day permanent pacemaker and implantable cardioverter-defibrillator systems. Pacing Clin Electrophysiol, 2008,31(3):344-350.

［26］ 宿燕岗,王蔚,柏瑾,等. 磁悬浮列车对心脏起搏系统的影响. 中国心脏起搏与心电生理杂志,2010,24 (1):16-20.

［27］ HIROSE M,TACHIKAWA K,OZAKI M,et al. X-ray radiation causes electromagnetic interference in im-plantable cardiac pacemakers. Pacing Clin Electrophysiol,2010,33(10):1174-1181.

［28］ PLATONOV MA,GILLIS AM,KAVANAGH KM. Pacemakers,implantable cardioverter/defibrillators,and extracorporeal shockwave lithotripsy:evidence-based guidelines for the modern era. J Endourol,2008,22(2): 243-247.

[29] BURRI H,PIGUET V. UninTENSional pacemaker interactions with transcutaneous electrical nerve stimulation. Europace,2009,11(3):283-284.

[30] CARLSON T,ANDRéLL P,EKRE O,et al. Interference of transcutaneous electrical nerve stimulation with permanent ventricular stimulation:a new clinical problem?. Europace,2009,11(3):364-369. .

第二部分

植入型心律转复除颤技术

第21章

心脏性猝死概论

　　心血管疾病一直是人类死亡的首要原因,随着诊断和治疗手段的飞速发展,心血管死亡率有所降低,然而心脏性猝死(SCD)作为心血管疾病的主要死亡原因,仍然是威胁人类生命的一大问题。SCD 发病突然,而且大多发生在院外,快速、有效的心肺复苏是挽救生命的唯一手段,而目前心肺复苏的公众普及工作远远不够,由此能够成功复苏的概率很小,即使在西方发达国家也仅为 5%~10%,在中国不足 1%。因此普及 SCD 的急救知识,对猝死高危人群进行积极预防,对于降低 SCD 的发生率与死亡率具有重要的意义。

一、SCD 的定义与流行病学

　　1. SCD 的定义　目前对于 SCD 公认的定义:由各种心脏原因引起的突然发生、进展迅速的自然死亡,死亡发生在症状出现后 1h 内,因此"突发""不可预测"以及"自然"为其主要特征。

　　2. SCD 的流行病学　目前全球 SCD 的发生率并不确切,估计每年有 4 000 000~5 000 000例,高于脑卒中、乳腺癌、肺癌及艾滋病的总和。文献报道,美国 SCD 发生率为 60/100 000 人年,每年有 30 万~40 万人死于 SCD。欧洲的 SCD 发生率与美国接近,亚太部分地区的调查提示,SCD 的发生率为 0.01%~0.18%。

　　相对于西方国家,我国 SCD 的发生率较低,近年公布了由中国医学科学院阜外医院牵头完成的一项关于 SCD 流行病学调查的"十五"攻关项目的研究结果。该项目采用人群监测的方法,从我国四个地区(北京市、广州市、新疆维吾尔自治区和山西省)选择了共 67.8 万人口,监测时间从 2005 年 7 月 1 日至 2006 年 6 月 30 日,总死亡 2 983 人,SCD 人数 284 人,计算 SCD 发生率为 41.84/10 万,占总死亡的 9.5%(表 21-1)。以 13 亿人口计算,我国每年有54 万人发生 SCD,总人数高于美国。

表 21-1　国家"十五"攻关项目 SCD 流行病学调查的 SCD 发生率

监测人群 (地区)	SCD 发生率(1/100 000)		SCD 例数
	男性	女性	
北京市	52.0	47.9	103
广州市	47.0	46.9	70
山西省	42.3	35.9	64
新疆维吾尔自治区	35.3	23.0	47
合计	44.6	39.0	284

SCD 的发生率随年龄增加而增长,年龄低于 30 岁 SCD 的发生率低于老年人群的 1/100;45~75 岁 SCD 发生逐渐增加,到 80 岁左右达到峰值,与冠心病的年龄分布相吻合。近年来,随着冠心病干预措施的强化,因冠心病所导致的死亡率有所下降,但由于老龄化的进展,心源性死亡以及 SCD 的绝对值并没有减少,因此预防 SCD 的发生、提高 SCD 的生存率是医学面临的一个重要问题。

二、SCD 的病理生理机制

(一) SCD 的病理基础

大多数 SCD 发生于有器质性心脏病的患者,也就是心脏结构存在异常,在其基础上出现功能变化,导致心电活动的不稳定,甚至出现致命性的快速或缓慢性心律失常,从而发生 SCD。少数情况下,SCD 也可发生于心脏结构"看起来"正常的患者,其机制几乎均为恶性心律失常,以室性心动过速(室速)或心室颤动(室颤)为主。未发现心脏结构异常可能是病变微小,临床上常用的检查不能发现;也可能是结构正常的心脏存在电活动的不稳定。

除了心脏结构异常,SCD 的发生存在着一定的遗传基础,也就是基因方面的异常,特别是编码心脏离子通道蛋白或是结构蛋白的 DNA 出现突变,例如长 QT 综合征、Brugada 综合征和肥厚型心肌病。目前均认为是由单基因位点的突变导致。另外,流行病学研究显示,SCD 有家族易患性,这种家族聚集性可能与基因多态性有关,另一方面可能与家族的环境,包括饮食、精神等因素有关。

如上所述,SCD 主要与心脏结构的变化、心电易损性增加有关,这些因素的相互作用是 SCD 病理生理的一个重要方面。而发生 SCD 的关键性事件是自主神经系统的激活,导致交感神经张力增加和副交感神经影响减弱,引起血压升高、心率加快、血小板聚集和血黏稠度增加。这些改变容易导致动脉粥样硬化斑块破裂、血小板凝聚、急性血栓形成,同时使室颤阈值降低,从而引起缺血事件(心绞痛或心肌梗死)或心电事件(心律失常),进而发生 SCD。

(二) 导致 SCD 的恶性心律失常

引起 SCD 的主要机制是恶性心律失常,其中 80% 以上为室速或室颤,其余为严重缓慢性心律失常、心脏停搏及无脉性电活动(心电-机械分离)。引起 SCD 的极少数机制为非心律失常性,包括心脏泵衰竭、心脏破裂、心脏压塞、主动脉夹层破裂等。下面简单介绍一下导致致命性心律失常的病理生理机制。

1. 室性快速性心律失常 心律失常导致的 SCD 中 80%~90% 为快速性心律失常,特别是冠心病基础上发生的室颤,可占 80%。室颤的发生大多数由持续性室速引起,自发性室颤少见;急性心肌梗死 1h 内发生的猝死最重要的原因即为室颤,在这段时间室颤的发生率较随后要高 25 倍。这种心律失常的发生往往是触发事件与易感心肌相互作用的结果:在没有心肌易感性时,许多事件(如频发或复杂的室性早搏)并不会引起严重后果;在心肌缺血时,受损的心肌细胞跨膜静息电位和动作电位振幅或时限降低,再加上其他因素的作用,导致心肌传导减慢和电活动不稳定,使之与邻近正常组织间容易产生折返性心律失常,这时再出现室性早搏(室早),则可加剧缺血心肌与正常心肌间的复极离散度,而导致室性快速性心律失常。

一般而言,室颤的患者较心室停搏或无脉性电活动患者预后要好,在合适的时间窗内除颤可使大部分患者存活,但除颤每延迟 1min,则成功率降低 7%~10%(图 21-1)。同时有研究显示,除颤的效果可被基础生命支持(即心肺复苏)所延长,从而起到提高室颤患者抢救成功率的作用。

2. 缓慢性心律失常和心脏停搏　在心律失常所致的 SCD 中,初始心电图为缓慢性心律失常的占 15%～20%。多发生于有严重器质性心脏病的患者。机制主要为窦房结或房室结丧失功能,下级逸搏点发放冲动产生逸搏心律引起心动过缓,严重时因浦肯野纤维弥漫性损害造成异位起搏点功能不全而引起心脏停搏。

3. 无脉性电活动(电-机械分离)　无脉性电活动是指心脏存在着规律的电活动,但没有有效的机械收缩,因此又称心脏电-机械分离。有学者将无脉性电活动分为原发性

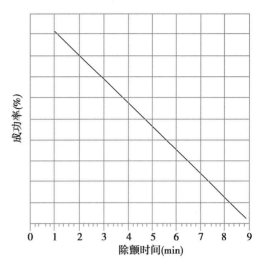

图 21-1　除颤时间早晚与复苏成功率的相关性(非线性)

和继发性,前者多见于严重的器质性心脏病,例如心肌缺血、心力衰竭晚期等;后者则可见于心脏回流突然中断,例如人工瓣膜急性功能不全、心脏压塞等。无脉电活动的特点为心电图可记录到心电活动,通常为宽大畸形的 QRS 波,频率 30～40 次/min,但心音和大动脉搏动消失,心脏无泵血功能。

研究显示,无脉性电活动和心脏电活动静止在 30% 的心脏骤停患者中出现,并与患者症状发作和心电监测之间的时间间隔有关,提示无脉性电活动和心室停搏可能是心脏骤停的晚期表现。无脉性电活动患者预后很差,存活率低,常为严重心脏病的终末期表现。

三、SCD 的病因和危险因素

(一) 结构性心脏病

1. 缺血性心脏病　在西方国家,80% 的 SCD 是由冠状动脉粥样硬化性心脏病(冠心病)引起,即使在冠心病发病率不高的地区,冠心病也是 SCD 的最主要原因。20%～25% 的冠心病患者以 SCD 为首发症状;发生过心肌梗死的患者,其 SCD 的发生率比正常人高 4～6 倍。尸检显示 90% 的 SCD 死者存在冠心病证据,50%～75% 的猝死者有心肌梗死的病史。

由于血运重建的广泛开展,缺血性心脏病的 SCD 发生率明显降低。急性心肌梗死进行血运重建前及血运重建 48h 内室性心律失常的风险很高。研究表明急性心肌梗死 48h 内发生室颤明显增加院内死亡率,但与长期死亡率无明显相关;而心肌梗死 48h 后的室性心律失常/室颤会增加长期死亡率,是 SCD 的高危人群。

另一方面,长期慢性缺血或心肌梗死后心脏的重构、瘢痕形成和纤维化等构成了室性心律失常的发生基质,特别是梗死区和非梗死区边缘以及瘢痕组织和非瘢痕区心肌之间电活动的不一致,是发生折返和触发活动的基础;有研究发现,在心肌梗死瘢痕所致的室壁活动异常区域有碎裂电位,与存活心肌细胞被梗死瘢痕隔开有关。这种兴奋性和传导的异常有致心律失常作用。此外,实验发现,在缺血叠加、机械刺激或是在自主神经张力的影响下,致

心律失常作用会明显增加,特别是梗死边缘和正常组织之间的区域;增强磁共振成像结果也得出了相似的结论(图21-2)。

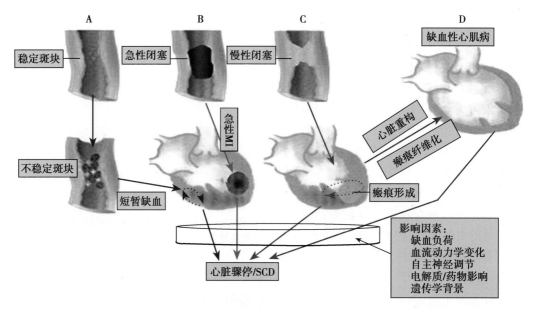

图21-2　缺血性心脏病导致 SCD 的机制

非冠状动脉粥样硬化引起的冠状动脉异常并不常见,包括先天性冠状动脉畸形、冠状动脉栓塞、冠状动脉夹层等,也是 SCD 的危险因素。冠状动脉痉挛可发生于粥样硬化或正常的冠状动脉,严重者导致恶性心律失常,甚至发生猝死。

2. **扩张型心肌病**　SCD 的病因中扩张型心肌病(DCM)约占 10%,与其他心肌病一起占 SCD 病因的 15%。DCM 的特点是心腔明显扩大,伴有心室收缩功能受损。近年来随着 β 受体阻滞剂、血管紧张素转换酶抑制剂和醛固酮受体拮抗剂的广泛应用,DCM 患者的全因死亡率明显降低,但 SCD 的发生率仍较高,合并心功能不全者平均40%会发生 SCD。DCM 患者的死亡原因主要为泵衰竭和心律失常导致的 SCD,研究显示,心功能较好者(Ⅰ级或Ⅱ级)总死亡率较心功能差者(Ⅲ级或Ⅳ级)低,但猝死所占的比率在心功能Ⅰ级或Ⅱ级的患者要更高(图21-3)。

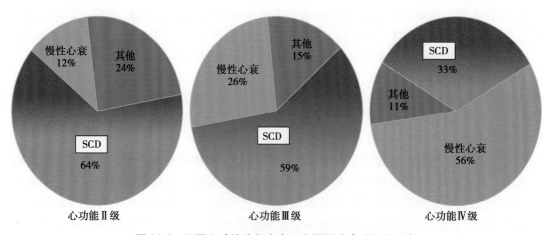

图21-3　不同心功能分级患者死亡原因分类:Merit 研究

3. **肥厚型心肌病**　肥厚型心肌病(HCM)是年轻患者发生 SCD 的最常见原因,特别是 35 岁以下的运动员。HCM 是一种编码心肌结构蛋白基因发生突变的遗传性心肌病,临床上以心肌肥厚,特别是非对称性室间隔肥厚为主要特征。根据左心室流出道有无梗阻分为梗阻性和非梗阻性。最初认为猝死机制是流出道梗阻,然而研究发现致命性心律失常往往是 SCD 发生的主要原因,年轻、有猝死家族史、室间隔厚度超过 30mm、非持续性室速以及不明原因晕厥,对 SCD 的预测具有重要价值。近期的一项研究发现,以上因素结合磁共振延迟钆显像提示心肌瘢痕可明显提高对 SCD 的预测阳性率。

4. **致心律失常性右心室心肌病**　致心律失常性右心室心肌病(ARVC)以右心室心肌受累为主,表现为正常心肌被纤维或脂肪组织替代,而出现各种室性心律失常,特别是室速的一种心肌病。近年随着对 ARVC 研究的深入,提示 ARVC 也是一种遗传性疾病,与编码心肌蛋白的基因突变有关。ARVC 患者早期以心律失常为主要表现,往往心脏结构的改变很轻,影像学检查不易发现,因此临床上对 ARVC 的诊断有一定难度,难以准确估计 ARVC 的发生率。对于 ARVC 患者,伴有持续性室速、晕厥或 SCD 家族史,以及病变范围广、累及左心室者,SCD 的风险明显增加;另外突变位点位于 *TMEM43* 或者多位点突变也是 SCD 的危险因素。

（二）心脏结构正常的患者

与 SCD 有关的原发性心电异常主要包括长 QT 综合征、短 QT 综合征、Brugada 综合征、J 波综合征等,大多与编码心肌细胞膜离子通道蛋白的基因突变有关。目前已发现了很多基因突变的位点,属于遗传性离子通道疾病的范畴,其中研究最多、临床上最为常见的主要有长 QT 综合征和 Brugada 综合征。

1. **长 QT 综合征**　长 QT 综合征(LQTS)是指具有心电图上 QT 间期延长伴 T 波改变,易产生室性心律失常,特别是尖端扭转型室速(TdP)、晕厥和猝死的一种综合征,大多数属于常染色体显性遗传。目前遗传学研究已经发现了 12 种基因突变,由此将 LQTS 分为 12 种亚型(LQT1~LQT12),其中 LQT1、LQT2 与 LQT3 较为常见。LQT1 是最常见的亚型,常与交感神经兴奋有关,晕厥可被激动、游泳或是铃声刺激所诱发,大剂量 β 受体阻滞剂治疗有效;LQT2 中 60% 与交感神经兴奋有关,晕厥多发生在白天,另外 40% 与心动过缓有关,晕厥常发生在睡眠中,因此应用 β 受体阻滞剂时要注意心率过慢,甚至需要植入永久起搏器;LQT3 晕厥均发生在睡眠时,应用钠通道阻滞剂往往能缩短延长的 QT 间期,但是否能减少晕厥与猝死并不明确。有猝死家族史的 LQTS 患者属于高危人群,另外服用 β 受体阻滞剂期间仍有晕厥发作的患者,SCD 的风险往往较高。

2. **Brugada 综合征**　Brugada 综合征是以心电图特征性的 Brugada 波,即右胸导联(V₁~V₃)ST 段穹隆型抬高,伴致命性室性心律失常或 SCD 家族史,并具有遗传异质性的心电紊乱性疾病。Brugada 综合征于 1992 年首次报道,发生率为 5/10 000~66/10 000,东南亚和日本发生率相对较高,据估计由 Brugada 综合征所引起的 SCD,至少占心脏结构正常猝死病例的 20%。心电图表现分为三种类型,其中 Ⅰ 型为 ST 段呈穹隆型抬高(≥2mm)。这三种类型可在同一个患者中顺序出现或由药物(钠通道阻断剂)所诱发。Brugada 综合征成常染色体显性遗传,目前已经发现了 8 个致病基因。临床上心电图表现为 Ⅰ 型、有多形性室速发作史或是 SCD 家族史的患者,属于高危人群。

四、SCD 的预测因素

一般人群中 SCD 的年发生率低于 2%,因而关于猝死的危险分层主要针对有器质性心脏病,特别是有心肌梗死病史或是充血性心力衰竭的患者。目前筛选 SCD 高危患者最常使用的指标是左心室射血分数(LVEF),其他指标包括室早、心率变异性、心率震荡、信号平均心电图、QT 间期离散度、T 波电交替等心电指标。最近的研究还发现,某些血清学指标(脑钠肽、C 反应蛋白等)也是室性心律失常的预测因子。不过所有这些因素预测 SCD 的作用比较有限,因此联合多种预测因素对于综合评价高危患者具有重要意义。

（一）临床指标

1. LVEF　普遍认为 LVEF 低下是器质性心脏病患者死亡和 SCD 的强烈预测因子,包括缺血性心脏病和非缺血性心脏病。研究发现,LVEF 每降低 5%,SCD 的风险增加 21%,因此大多数关于 SCD 一级预防的研究都把 LVEF≤30%~35%作为 SCD 高危人群的入选标准而进行干预治疗,并证实对于 LVEF 降低的患者预防性应用植入型心律转复除颤器(ICD)能够使死亡率降低 23%~55%。虽然 LVEF 对于 SCD 预测的价值很高,然而其敏感性和特异性均较低。有研究发现,LVEF 降低而接受 ICD 植入的患者在随访期间有 2/3 以上没有出现恶性心律失常。

2. 室性心律失常　大多数研究认为,对于没有器质性心脏病的个体,室性早搏或是非持续性单形性室速(NSVT)并不增加致命性心律失常的危险,而多形性室速对 SCD 具有预测价值。而对于伴有器质性心脏病的患者,室性早搏或是 NSVT 对 SCD 的发生在一定程度上有预测作用,但是与伴发的心脏病情况有关。已经证明,室性早搏是陈旧性心肌梗死患者总死亡率升高的一个重要标志;在心肌梗死后的第 1~2 年,Holter 发现复杂的室性早搏是 SCD 的危险因素,早搏的形态学变化或多形性室性早搏反复出现,可作为 SCD 的一个预测标志。另外,陈旧性心肌梗死伴有 LVEF 低下的患者,NSVT 的预测强度更高。

（二）无创性心电学指标

1. 心室晚电位(VLP)　VLP 是位于 QRS 波终末部的高频低幅的碎裂电位,是心室肌内存在有非同步性除极和延迟传导的电活动表现。据报道,VLP 预测心肌梗死伴恶性心律失常的敏感性为 58%~92%,特异性为 72%~100%。因其阳性预测准确率偏低,有时出现假阳性,故有一定的局限性。

2. QT 离散度(QTd)　QTd 是指标准 12 导联心电图最大 QT 间期与最小 QT 间期之差。QTd 对恶性心律失常的预测价值仍存在争议。有研究认为 QTd 与慢性心力衰竭患者的预后无明显相关,但 MADIT Ⅱ研究发现,QTd 与室性快速性心律失常和室颤的风险增加相关。另外,QTd 预测心肌梗死患者发生室速或室颤的敏感性为 70%,特异性为 78%。由于目前尚无统一测量 QTd 的方法,因而其在临床上的实用价值有限。

3. T 波电交替(TWA)与微伏级 T 波电交替(MTWA)　TWA 是指 T 波或 T、U 波的形态、幅度甚至极性发生交替性改变,而不伴 QRS 波形态和心动周期的明显改变。其发生机制可能与心肌细胞复极不一致及心肌细胞离子通道功能障碍有关。TWA 对电生理检查诱发恶性心律失常的敏感性为 81%,特异性为 84%。近年来发展的 MTWA 检测技术比传统 TWA 的检测技术更为灵敏,这种复极异常可能与折返性室性心动过速有关。一系列研究发现,不管心脏病的种类(缺血性或非缺血性)和左心室功能不全的严重程度,MTWA 对室性心律失常的阴性预测价值都很高。

4. 信号平均心电图(SAECG)　SAECG 是用来监测 QRS 波结束时的低振幅高频率电信号,例如心室晚电位。早期研究证实,SAECG 对于心肌梗死患者的预后评估有一定价值,但阳性预测值较低(<30%)。然而,SAECG 对于非缺血性心脏病患者的预后价值是不确定的,

MACAS 研究发现,SAECG 不是心律失常和死亡的预测因子。

5. 心脏自主神经功能评价　评价心脏自主神经功能的方法有很多,包括心率变异性、压力反射敏感性、心率震荡、心率减速能力等,对恶性心律失常的发生有一定预测价值。

(1) 心率变异性(HRV)和压力反射敏感性(BRS):HRV 是指心率快慢随时间发生的变化;HRV 降低提示心脏自主神经受损,恶性心律失常和 SCD 的概率升高。研究提示,对于心肌梗死的幸存者,HRV 和 BRS 受损与总死亡率和心脏原因导致的死亡事件增加有关;HRV 预测心肌梗死患者发生心律失常事件的敏感性为 58%,阳性预测值为 53%。然而,HRV 和 BRS 对于非缺血性心脏病患者的预后价值是不确定的,MACAS 研究发现,HRV 和 BRS 不是 SCD 的预测因子。

(2) 心率震荡(HRT):HRT 是指在室性早搏发生后,窦性心律出现短期的波动现象,是心脏自主神经对单发室性早搏后出现的快速调节反应,反映了窦房结的双向变时性功能。有人认为 HRT 对于心肌梗死患者的危险分层的效果优于 HRV。若干研究,包括 MPIP、EMI-AT、ATRAMI 等均显示,对于心肌梗死后患者,HRT 虽然不能预测全因死亡,但是对于 SCD 或心律失常事件具有一定的预测作用。但是,对 HRT 的研究结果并不一致,MADIT Ⅱ 和 MACAS 研究发现,HRT 不能预测全因死亡和主要心律失常事件的发生。

(三) 血清学指标

几项研究表明,血清脑钠肽(BNP)或 N-末端脑钠肽前体(NT-ProBNP)水平可预测 SCD 和室性心律失常的发生。其中一项研究纳入了 521 例急性心肌梗死的幸存者,经过矫正其他临床指标包括 LVEF 后,BNP 仍为 SCD 的强烈预测因子;另外一项关于接受 ICD 治疗的心肌梗死患者的研究发现,BNP 和 NT-ProBNP 水平的升高与室速事件有关。不过,有人认为 BNP 是心力衰竭患者的危险因素,而心力衰竭患者本身恶性心律失常和 SCD 发生率较高,因此 BNP 对于 SCD 的预测价值仍有待于进一步研究。

除了 BNP,另一个血清学指标是 C 反应蛋白(CRP),CRP 不仅是反映冠状动脉炎症病变的标志物,具有预测心肌缺血复发和死亡风险的作用,而且 AMI 患者血清 CRP 升高与心肌梗死范围的大小和 SCD 风险有关;不稳定型心绞痛患者 CRP 水平与并发症的发生和猝死率也有一定相关性。总之,尽管 CRP 和 BNP 与 SCD 的相关性需要更深入研究,目前尤其对于急性冠状动脉综合征的患者,使用 BNP 和 CRP 进行危险分层有重要价值。

五、SCD 的预防——ICD 的应用

SCD 是威胁人类生命的医疗问题,一旦发生死亡率很高,因此对 SCD 应重在预防。针对 SCD 高危患者的预防,病因治疗是基础,包括药物治疗,例如 β 受体阻滞剂、血管紧张素转换酶抑制剂、醛固酮受体拮抗剂和抗心律失常药物,植入冠状动脉支架进行血运重建,导管消融,外科手术等;针对导致 SCD 的最主要原因——恶性室性心律失常,应用 ICD 为预防 SCD 带来了革命性的影响。20 世纪末至 21 世纪初,多个关于 SCD 一级和二级预防临床试验的结果充分证实了 ICD 治疗能有效降低 SCD 高危患者的死亡率和 SCD 发生率;应用 ICD 进行 SCD 二级预防已经在国内得到重视,但一级预防工作还远远不够。

(一) ICD 的二级预防临床试验

1. 抗心律失常药物与 ICD 对比试验(AVID)　AVID 研究入选了 1 016 例心脏停搏的幸存者或伴有晕厥和严重血流动力学障碍的持续性室速且 LVEF<40% 的患者,随机分为药物

治疗组和 ICD 组,平均随访(18.2±12.2)个月。结果发现 ICD 组的死亡率为 15.8%±3.2%,药物治疗组为 24%±3.7%,ICD 组较药物治疗组的全因死亡率的相对危险性下降 29%;经多元回归分析显示,校正其他因素后,ICD 治疗的获益仍然存在;对于 EF 值低于 35% 的患者疗效更显著。

2. **加拿大植入型除颤器研究(CIDS)**　CIDS 研究入选了 659 例心脏停搏的幸存者及伴有晕厥或 LVEF<35% 的持续性室速患者,随机分为胺碘酮治疗组和 ICD 组,平均随访 5 年。结果显示 ICD 组与胺碘酮组相比,可降低总死亡率 20%,心律失常性死亡率 33%,但未达统计学差异。

3. **汉堡心脏骤停研究(CASH)**　CASH 研究入选了 346 例心脏骤停的幸存者,随机分为药物治疗组和 ICD 组,平均随访 57 个月。结果发现,ICD 组较抗心律失常药物可提高患者的生存率,使 SCD 的相对风险下降 30%;但对于 LVEF>35% 的患者,ICD 未显出更大益处。

上面三项临床研究均为 ICD 的二级预防研究,荟萃分析结果表明,对于心脏停搏和有血流动力学障碍室性心动过速的患者,ICD 可使猝死的相对危险性降低 50%,总死亡率下降 24%($P=0.0006$),尤其对于 EF 值低于 35% 的患者受益更大。根据以上结果,1998 年美国 ACC/AHA 将 ICD 作为此类患者的 I 类适应证。

(二) ICD 的一级预防临床试验

1. **多中心自动除颤器植入试验(MADIT)**　MADIT 研究入选了 196 例心肌梗死超过 3 周的患者,均有非持续性室速,且 LVEF<35%、无血运重建指征。随机分为两组,传统药物治疗组 101 例,ICD 组 95 例,平均随访 27 个月。结果发现,药物治疗组总死亡率 39%,ICD 组总死亡率 16%,研究结论得出:ICD 对于心肌梗死后高危患者可显著降低死亡率。

2. **多中心自动除颤器植入试验 II(MADIT-II)**　MADIT-II 研究入选了 1 200 例心肌梗死超过 4 周,LVEF 值低于 30%、无室性心动过速病史的患者,随机分为传统药物治疗组和 ICD 组,平均随访 20 个月而提前结束。研究结果已非常显著,ICD 组与药物组相比,总死亡率下降了 30%。

3. **心力衰竭 SCD 试验(SCD-HeFT)**　SCD-HeFT 研究是目前最大的 ICD 临床试验,共入选 2 521 例左心室功能不全、NYHA 分级 II～III 级的中度心力衰竭患者,所有患者在接受基本心力衰竭药物治疗的基础上,随机分为 3 组:安慰剂对照组、胺碘酮治疗组和 ICD 组。结果发现,在随访期 5 年内,安慰剂组的年死亡率为 7.2%,ICD 治疗使死亡率降低了 23%;胺碘酮组死亡率与安慰剂组无显著差异。由此提示,ICD 治疗能够延长充血性心力衰竭患者的生存时间;降低中度心力衰竭患者的死亡率。

以上三项临床试验为 ICD 一级预防研究,充分证明了对于 SCD 的高危患者,即心肌梗死伴 LVEF 降低或者左心室功能不全的中度心衰患者,即使临床上无持续性室速病史,ICD 治疗仍能显著降低死亡率。

(三) ICD 的适应证

根据上述循证医学研究的结果,ICD 是预防高危人群 SCD 发生最为有效的治疗措施,并且对于 SCD 的一级预防效果超过二级预防,因此,2005 年以后 ICD 预防 SCD 的适应证已上升为 I 类,至 2008 年 I 类适应证的范围又得到了进一步的扩展。

2012 年美国心脏病学会/美国心脏病协会/美国心律学会(ACC/AHA/HRS)对 2008 年的指南进行了更新,发布了新的器械治疗指南,但 ICD 治疗适应证方面并没有进行任何更新;2014 年国内也发布了《植入型心律转复除颤器治疗的中国专家共识》,其主要内容与

2008年的指南也大致相同。至2016年发表了DANISH研究结果,该研究入组了1 100余例非缺血性心肌病患者,左心室射血分数低于35%,心功能分级Ⅱ~Ⅲ级,随机分为ICD治疗组和对照组,平均随访67个月,主要终点是全因死亡率;结果发现,两组间的全因死亡无显著差异,而ICD组较对照组SCD的发生率明显降低;亚组分析发现,年龄低于68岁的患者,植入ICD与对照组相比,死亡率显著降低。该研究结果公布后引起了专家对非缺血性心肌病患者的ICD一级预防适应证的争论,然而在2017年ACC/AHA/HRS发布的室性心律失常及心脏性猝死的指南中,对于非缺血性心肌病猝死的一级预防适应证仍与2008年指南相同。

1. 缺血性心脏病

(1) 缺血性心脏病室速/室颤所致心脏骤停的生存者或有血流动力学不稳定的室速,或者非可逆因素导致的稳定室速,预期寿命>1年,推荐使用ICD(Ⅰ级)。

(2) ICD二级预防SCD的价值适中,尤其是以并发症负荷与心功能状态推断室性心律失常所致的死亡风险高,而非心律失常死亡(心脏或非心脏)的风险低者。

(3) 缺血性心脏病伴晕厥者,若电生理检查诱发单形持续性室速,预期寿命>1年,推荐植入ICD(Ⅰ级)。

(4) 冠状动脉痉挛所致心脏骤停幸存者,若药物治疗无效或不能耐受,预期寿命>1年,有理由使用ICD(Ⅱa级)。

(5) 冠状动脉痉挛所致心脏骤停幸存者,预期寿命>1年,有理由ICD与药物治疗合用(Ⅱb级)。

(6) 缺血性心脏病LVEF<35%,心肌梗死后至少40d或再血管化后90d,若在指南指导药物治疗(GDMT)的基础上心功能仍为Ⅱ或Ⅲ级者(NYHA分级),推荐ICD作一级预防(Ⅰ级)。

(7) 如上述患者心功能为Ⅰ级(NYHA分级),推荐使用ICD(Ⅰ级)。

(8) 陈旧性心肌梗死有非持续性室速且LVEF<40%,电生理检查可诱发室速或室颤者,预期寿命>1年,推荐应用ICD(Ⅰ级)。

(9) 心功能Ⅳ级的非住院患者,若等待心脏移植或左心辅助装置(LVAD),预期寿命>1年,有理由使用ICD(Ⅱa级)。

2. 非缺血性心肌病(NICM)

(1) NICM若为室速/室颤所致心脏骤停生存者,或有血流动力学不稳定的室速或非可逆因素导致的稳定性室速,预期寿命>1年,推荐使用ICD(Ⅰ级)。

(2) NICM预期寿命>1年,若在GDMT基础上,仍有心功能Ⅱ-Ⅲ级心衰症状,LVEF≤35%,推荐使用ICD(Ⅰ级)。

(3) LaminarA/C突变导致的NICM,预期寿命>1年有两个以上的危险因素(非持续性室速、LVEF<45%、非错义突变和男性),植入ICD有益(Ⅱa)。

(4) NICM预期寿命>1年,若在GDMT基础上,仍有心功能Ⅰ级心衰症状,LVEF≤35%,可考虑植入ICD(Ⅱb级)。

3. 致心律失常性右心室心肌病(ARVC)

(1) ARVC预期寿命>1年,若有SCD风险增加的其他指标(心脏骤停生存者、持续性室速、明显心功能异常、RVEF/LVEF≤35%),推荐使用ICD(Ⅰ级)。

(2) ARVC预期寿命>1年,若晕厥由室性心律失常所致,ICD有用(Ⅱa级)。

4. 肥厚型心肌病(HCM)

(1) HCM,预期寿命>1年,若为室速/室颤所致心脏骤停生存者,或有持续性自发室速导致晕厥与血流动力学障碍,推荐使用ICD(Ⅰ级)。

(2) HCM,预期寿命>1年,若合并下列一项或多项危险因素,有理由植入ICD(Ⅱa级):①左心室最大室壁厚度≥30mm;②一个或多个一级亲属中疑似因HCM引起SCD;③近6个月内出现一次或多次不明原因的晕厥。

(3) HCM,预期寿命>1年,若不具备其他引起猝死的因素,但具备以下条件,可考虑使用ICD(Ⅱb级):自发非持续性室速,运动导致血压异常。

5. 心脏离子通道病

(1) 离子通道病的心脏骤停生存者预期寿命>1年,推荐植入ICD(Ⅰ级)。

(2) 高危LQTS若β受体阻滞剂无效或不能耐受,推荐联合强化治疗,按其分型选择药物、去左心交感神经术和/或植入ICD(Ⅰ级)。

(3) 无症状LQTS、静息QTc间期>500ms者,在β受体阻滞剂及按分型用药的强化治疗基础上,可考虑去左心交感神经术及植入ICD(Ⅱb级)。

(4) Brugada综合征,预期寿命>1年,自发Ⅰ型Brugada心电图改变,若有心脏骤停、持续性室性心动过速或近期疑似室性心律失常导致的反复晕厥,推荐植入ICD(Ⅰ级)。

(戴研 华伟)

参 考 文 献

[1] HUA W,ZHANG LF,WU YF,et al. Incidence of sudden cardiac death in China:analysis of 4 regional populations. J Am Coll Cardiol,2009,54(12):1110-1118.

[2] 陈新. 临床心律失常学. 2版. 北京:人民卫生出版社,2008.

[3] 张澍. 实用心律失常学. 2版. 北京:人民卫生出版社,2019.

[4] ELLENBOGEN KA,WOOD MA. Cardiac Pacing and ICDs. 4th. Blackwell Publishing Inc,2004.

[5] DING LG,HUA W,NIU HX,et al. Primary prevention of sudden cardiac death usingimplantable cardioverter defibrillators. Europace,2008,10:1034-1041.

[6] CHUGH SS. Early identification of risk factors for sudden cardiac death. Nat Rev Cardiol,2010,7(6):318-326.

[7] GRIMM W,CHRIST M,BACH J,et al. Noninvasive arrhythmia risk stratification in idiopathic dilated cardiomyopathy:results of the Marburg Cardiomyopathy Study. Circulation,2003,108(23):2883-2891.

[8] HUIKURI HV,TAPANAINEN JM,LINDGREN K,et al. Prediction of sudden cardiac death after myocardial infarction in the beta-blocking era. J Am Coll Cardiol,2003,42(4):652-658.

[9] CHOW T,SAGHIR S,BARTONE C,et al. Usefulness of microvolt T-wave alternans on predicting outcome in patients with ischemic cardiomyopathy with and without defibrillators. Am J Cardiol,2007,100(4):598-604.

[10] GOMES JA,CAIN ME,BUXTON AE,et al. Prediction of long-term outcomes by signal-averaged electrocardiography in patients with unsustained ventricular tachycardia,coronary artery disease,and left ventricular dysfunction. Circulation,2001,104(4):436-441.

[11] GRIMM W,CHRIST M,BACH J,et al. Noninvasive arrhythmia risk stratification in idiopathic dilated cardiomyopathy:results of the Marburg Cardiomyopathy Study. Circulation,2003,108(23):2883-2891.

[12] TAPANAINEN JM,LINDGREN KS,MäKIKALLIO TH,et al. Natriuretic peptides as predictors of non-sudden and sudden cardiac death after acute myocardial infarction in the beta-blocking era. J Am Coll Cardiol,2004,43(5):757-763.

［13］ BERGER R,HUELSMAN M,STRECKER K,et al. B-type natriuretic peptide predicts sudden death in patients with chronic heart failure. Circulation,2002,105(20):2392-2397.

［14］ FIELD JM,HAZINSKI MF,SAYRE MR,et al. Part 1:executive summary:2010 American Heart Association Guidelines for cardiopulmonary resuscitation and emergency cardiovascular care. Circulation,2010,122(18 Suppl 3):S640-S656.

［15］ ANTIARRHYTHMICS VERSUS IMPLANTABLE DEFIBRILLATORS(AVID)INVESTIGATORS. A comparison of antiarrhythmic-drug therapy with implantable defibrillators in patients resuscitated from near-fatal ventricular arrhythmias. N Engl J Med,1997,337(22):1576-1583.

［16］ CONNOLLY SJ,GENT M,ROBERTS RS,et al. Canadian implantable defibrillator study(CIDS):a randomized trial of the implantable cardioverter defibrillator against amiodarone. Circulation,2000,101(11): 1297-1302.

［17］ KUCK KH,CAPPATO R,SIEBELS J,et al. Randomized comparison of antiarrhythmic drug therapy with implantable defibrillators in patients resuscitated from cardiac arrest:the Cardiac Arrest Study Hamburg (CASH). Circulation,2000,102(7):748-754.

［18］ EPSTEIN AE,DIMARCO JP,ELLENBOGEN KA,et al. ACC/AHA/HRS 2008 Guidelines for Device-Based Therapy of Cardiac Rhythm Abnormalities:a report of the American College of Cardiology/American Heart Association Task Force on Practice Guidelines(Writing Committee to Revise the ACC/AHA/NASPE 2002 Guideline Update for Implantation of Cardiac Pacemakers and Antiarrhythmia Devices):developed in collaboration with the American Association for Thoracic Surgery and Society of Thoracic Surgeons. Circulation, 2008,117(21):e350-e408.

［19］ EPSTEIN AE,DIMARCO JP,ELLENBOGEN KA,et al. 2012 ACCF/AHA/HRS focused update incorporated into the ACCF/AHA/HRS 2008 guidelines for device-based therapy of cardiac rhythm abnormalities:a report of the American College of Cardiology Foundation/American Heart Association Task Force on Practice Guidelines and the Heart Rhythm Society. J Am Coll Cardiol,2013,61(3):e6-e75.

［20］ 中华医学会心电生理和起搏分会,中华医学会心血管病学分会,中国医师协会心律学专业委员会植入型心律转复除颤器治疗专业组. 植入型心律转复除颤器治疗的中国专家共识. 中华心律失常学杂志,2014,18(4):242-253.

［21］ KØBER L,THUNE JJ,NIELSEN JC,et al. Defibrillator implantation in patients with nonischemic systolic heart failure. N Engl J Med,2016,375(13):1221-1230.

［22］ AL-KHATIB SM,STEVENSON WG,ACKERMAN MJ,et al. 2017 AHA/ACC/HRS guideline for management of patients with ventricular arrhythmias and the prevention of sudden cardiac death:a report of the American College of Cardiology/American Heart Association Task Force on Clinical Practice Guidelines and the Heart Rhythm Society. Heart Rhythm,2018,15(10):e73-e189.

［23］ TONCHEV I,LURIA D,ORENSTEIN D,et al. For whom the Bell Tolls:refining risk assessment for sudden cardiac death. Curr Cardiol Rep,2019,21(9):106.

［24］ DEFRODA SF,MCDONALD C,MYERS C,et al. Sudden cardiac death in the adolescent athlete:history,diagnosis,and prevention. Am J Med,2019,132(12):1374-1380.

［25］ KHERA AV,MASON-SUARES H,BROCKMAN D,et al. Rare genetic variants associated with sudden cardiac death in adults. J Am Coll Cardiol,2019,74(21):2623-2634.

第22章

心脏除颤基础理论

心室颤动(室颤)是心脏性猝死的主要原因。迄今为止,电除颤是终止室颤最有效的方法。1899 年 Prevost 和 Battlli 发现强电流可以终止室颤,几十年后体外除颤逐渐广泛应用于临床,20 世纪 70 年代后期植入型心律转复除颤器(ICD)的应用,进一步降低了心脏性猝死的死亡率,改善其生存率。但是,电除颤的电生理机制仍未完全明确。本章将简要介绍电除颤的基本电生理机制、各种测定除颤效果的方法以及波形、导线设计及其放置部位和药物对除颤的影响。

一、电除颤的作用机制

新技术和新理论的涌现进一步加深了对除颤机制的认识。光学标测和电生理标测通过记录除颤前、除颤时和除颤后的心脏激动,可以直接观察心脏组织对电击的反应。同时,计算机模拟实验可以帮助理解除颤的电生理机制。目前与除颤机制相关的理论主要包括易损性上限(upper limit of vulnerability,ULV)、临界质量(critical mass)和进行性除极化(progressive depolarization)。

(一) 易损性上限理论

Fabiato 等首次提出了不同的电击能量在心室易损期内可产生不同的电生理效应。正常窦性或起搏心律下,一定能量范围内的电击落在心室易损期内可以诱发室颤(图 22-1)。诱发室颤最小的电击能量称为致颤阈值(ventricular threshold,VFT)。但是,当电击能量达到一定强度,不论在易损期中何时发放都不能诱发室颤,这种不能再诱发室颤的最小电击能量称为 ULV。室颤时,足够能量的电击可终止室颤(图 22-1),终止室颤所需的最小电击能量即为除颤阈值(defibrillation threshold,DFT)。

易损区(area of vulnerability,AOV)指易损期内 T 波扫描能够诱发室颤的区域,即电击能量和偶联间期构成的二维函数。研究显示由 ULV、VFT、易损区内缘和外缘 4 个点所限定的 AOV 是均匀一致的,即在易损区内的任何一点都可以诱发室颤,而且这些点的分布是均匀的(图 22-2)。

近年来随着电生理标测技术和光学标测技术的进步,对 ULV 形成的电生理机制有了进一步的认识。研究表明心肌纤维排列方向的差异性是 ULV 形成的解剖基质,随之形成的激动传导不均一性是 ULV 产生的潜在电生理机制。计算机模拟和动物实验研究显示,发放单相波电击后,位于除颤电极附近的心肌组织可以同时产生去极化和超极化,极化状态相反的心肌组织之间所产生的电激动传导特性如同形成电极电偶的正负极,这种现象称为虚拟电

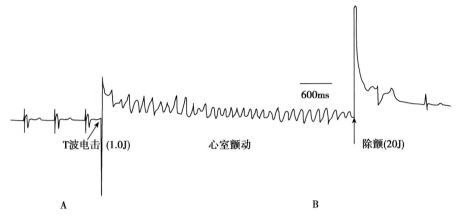

图 22-1　不同心律时不同能量电击的效应

A. 起搏心律,箭头处即 T 波波峰附近(心室易损期内),1J 的双相波电击诱发室颤;B. 侧箭头处,室颤时,更高能量(20J 双相波)的电击终止了室颤。

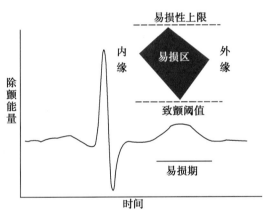

图 22-2　易损区的范围

T 波扫描诱发室颤的最短和最长的偶联间期定义为易损区的内、外缘,内缘和外缘之间的距离定义为易损区的宽度,即易损窗;ULV 和 VFT 之间的距离定义为易损区的最大高度,即诱发室颤的易损能量窗。

极极化效应(virtual electrode polarization, VEP)。电击后,去极化心肌组织和超极化心肌组织交界处的被动电紧张电位的相互作用触发碎裂波(break wave front, BWF)的形成。该波只能单向沿着刚恢复兴奋性的心肌组织传导。当发放的电击能量和偶联间期恰当时,BWF 会在心肌组织上形成折返。较弱的电击能量触发的 BWF 在超极化心肌组织上传导的速度较慢,从而虚拟阳极附近的心肌组织有足够的时间恢复其兴奋性,BWF 可以继续传导形成折返环。相反,较强的电击能量作用在超极化心肌组织上,形成的动作电位幅度较大,BWF 的传导速度也较快。当 BWF 传导到虚拟阳极周边区域的心肌组织时,由于此处心肌组织尚处于不应期,BWF 发生传导阻滞,从而无法诱发室颤。计算机模拟试验进一步提示心肌纤维走向不均一性可能是 ULV 形成的电生理机制。研究者比较了两种不同肌纤维走向的心脏立体模型在易损期内接受不同电击能量和偶联间期后产生的电效应,发现在肌纤维走向均一的二维模型中随着电击能量的增加会产生极为复杂的 8 字形折返,而且其 ULV 值趋向于无穷大。但是,在肌纤维走向不均一的模型中存在着固定的 ULV,且多处存在 BWF,其 ULV 随着肌纤维走向不均一性程度的增加而不同。

Ideker 等认为除颤的 ULV 假说与临床上 DFT 测试可能是同一机制不同的外在表现,而且 ULV 和 DFT 在数值上密切相关。除颤的 ULV 假说是指室颤期间心肌组织也存在着 ULV,而且其数值等同于正常窦性心律时的 ULV,阈下电击之所以会诱发室颤是由于电击后产生的波阵面落入到了某一块或更多心室肌的易损期内,而且其产生的电压梯度值小于某些心肌组织的 ULV,从而诱发出新的室颤,故要成功地进行除颤,除颤能量必须高于整个心室肌的 ULV。

（二）临界质量理论

能够维持室颤的最小质量心肌,称为临界质量。许多证据表明,室颤的维持需要依赖一定质量的心肌,电除颤时,只要心肌除极化的部分达到一定程度而使室颤的心肌部分在临界质量以下,则室颤部分终止。犬模型的实验发现,向右冠状动脉或左回旋支注射氯化钾(除极心肌,使其无法产生室颤)不像在左回旋支和前降支内都注射氯化钾那样经常能够终止室颤。与其相似的是,相同程度的电击,当电极板置于左心室后部和右心室心尖部时,终止室颤的机会最多;而 2 个电极板都放在右心室时效果不佳。无论注射氯化钾还是电除颤,如果能使临界质量的心肌不产生室颤,则剩余的可兴奋组织就不足以支持游动性小波,心律失常即可终止。

（三）进行性除极理论

进行性除极理论包括了前面两个理论的某些部分。Dillon 和 Kwaku 应用光学标测发现,即使对仍处于不应期的心肌,只要足够强度的电击即能使心肌产生主动反应。因此,当电击的强度足够大时,处于不应期心肌的不应期亦能被延长,其原因可能与电击致钠通道再度激活有关。额外除极时间的长短由电击的强度和时间共同决定。由于电击使复极晚期的心肌产生新的动作电位,使已除极心肌的除极时间额外延长,促使心肌再同步。因此,成功除颤的电击延长了总的心室不应期,限制了可兴奋组织产生颤动的可能性,使室颤时的激动波自行消失,达到复极再同步化,而远处的心肌同时变为可兴奋状态,从而阻止了不应期的离散和折返的再生。实验证据提示,电压高于 ULV 的电击产生时间依赖性的不应期延长。相反,低能量电击可能产生分级反应,这种反应能产生短暂的阻滞和临界点,再诱发颤动。

综上所述,跨心肌电压梯度的作用取决于场强和作用发生的时间。电击的生物学效应有可能相互重叠。极低能量的脉冲对心肌可能没有影响,而较强的脉冲可使处于兴奋期内的心肌产生动作电位,后者引起脉冲的传播。随着电场强度的增加,发生在易损期的电击可诱发室颤。当电击强度增加超过 ULV(同时也超过除颤阈值)时,电击进入除颤区。极高能量的除颤有可能产生有害效应,包括细胞膜破裂、电击后传导阻滞、机械性功能不良和诱发新的心律失常。

二、测定除颤效果

（一）阈值和能量反应曲线

在植入除颤器时,关键是确定所植入的系统是否能成功地终止室颤。评价系统终止室颤能力的最常用方法是 DFT。一定强度的电击有时可以终止室颤,但在临床状况无明显改变的情况下,对随后短时间内发生的另一次室颤无效。许多因素与除颤效果相关,包括患者的基础疾病、室颤持续时间、缺血程度和电解质、不同药物使用等。通过剂量反应曲线可以计算一定能量电击的成功概率,除颤能量增加,成功的概率也增加,这样对除颤进行更为精确地评估。曲线上的特殊点,如 ED_{50},代表 50% 成功率时的能量(图 22-3)。对除颤产生负面影响的因素可使能量反应曲线右移,这意味着

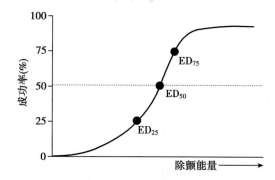

图 22-3　除颤能量反应曲线
除颤成功率与能量呈 S 形曲线,ED_{50} 代表除颤成功率 50% 时的能量,其余以此类推。

需要更高的能量才能获得 50% 成功率,改善除颤效果的因素(如良好的导线位置以及改进的除颤波形或导线设计)可以使曲线左移(图 22-4)。由于需要一定量的室颤事件才能确定一条曲线,因此,临床实际工作中无法确定能量反应曲线,但能量反应曲线仍是评价影响除颤效果各因素的一个有用的研究工具。

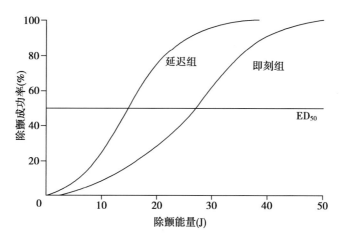

图 22-4　利用除颤能量反应曲线观察一种干预措施对除颤效果的影响
观察开胸对犬除颤效果的影响。开胸即刻使能量反应曲线右移,即需要更大的能量方能获得与开胸延迟组相似的除颤效果,说明开胸即刻降低除颤效果。

(二) 除颤阈值和能量反应曲线的关系

若除颤被描述为一条能量反应曲线,那么如何明确 DFT 在曲线的位置? 以 DFT 能量除颤的成功率与确定阈值所采用的方法密切相关。一种是能量逐步递减法,即逐步降低每次除颤的能量直至除颤失败,此时能成功除颤的最小能量为 DFT。因为开始的测试能量在能量反应曲线的上端,根据开始能量及每一步的大小,电击的成功率可能为 98%、95%、88.8%。尽管每一次单独电击都有相当高的成功率,但在该范围内的电击中,通常总有一定数量的电击在曲线较高位点失败(图 22-5A)。如果这一过程被重复多次,则产生一个 DFT

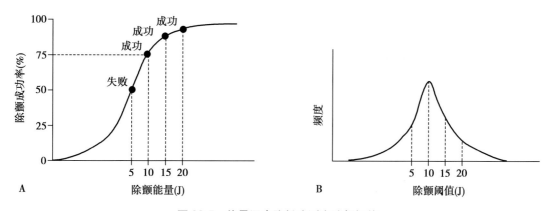

图 22-5　能量逐步降低法测定除颤阈值
A. 通过 4 次能量电击(逐步递减),从 20J 起,15J 和 10J 成功,至 5J 失败,此 DFT 为 10J,此时的除颤成功率为 75%。如果重复测试,可能在能量更高点除颤失败,若第 2 次就失败,则 DFT 为 20J。同时,在某些情况下,4 次除颤均成功。因此,重复测定 DFT,有可能获得不同的结果。B. 若果除颤次数足够,得到一个 DFT 谱。

群及其平均值和预期范围(图 22-5B)。在人体,逐步降低法获得的 DFT 的除颤成功率接近 70%,但标准差接近 25%。因此,在单次测定中,DFT 能量电击的成功率为 25%~88%,平均数为 71%。另一种 DFT 测量方法为逐步递增法,即起始以低能量电击,然后逐步增加除颤能量直至除颤成功。在此方案中,尽管每一次电击的成功率相对较低,但只要发放足够多的电击,总有一次可能成功,以此来定义 DFT,平均 DFT 的成功率为 30% 左右。应用逐步递增递减法测得的 DFT 则接近 ED_{50}。在此方案中,如果第一次电除颤成功,则降低下次除颤所用的电击能量,如果第一次除颤不成功,则提高下一次除颤所用的电击能量。

到目前为止,DFT 测定是评价除颤效果的非常有用的工具,实验表明可在 10 个室颤事件内完成的三重 DFT 测定可被复制为能量反应曲线的真性 logistic 回归模式,与其他判断能量反应曲线的模式相比具有较小的可变性。因此,在药物干预前后测定 DFT 能评估药物对除颤效果的影响。

(三) 除颤能量安全界限的确定

鉴于 DFT 测定获得的除颤阈值是能量反应曲线上的一个估计点,按常用的逐步递减法获得的 DFT 能量除颤的成功率只在 70% 左右,因此临床上所使用的除颤能量必须较 DFT 值升高一定的能量,以此来增加除颤成功的机会。虽然所有 ICD 的电击都可被程控为最大能量,但采用能稳定终止室颤的较低能量更具优势,包括充电时间减少,放电迅速(减少晕厥的机会),保存电池,降低发生房室阻滞的风险,减轻最高电压梯度区的心肌损害,减少电击后感知损伤的危险。因此,ICD 程控时的除颤能量应高于 DFT,保证电击在能量反应曲线的"平台"上,使其成功率超过 90%。人体研究显示,在 DFT 的基础上增加 10J 的能量可使首次除颤成功率达到 99.5%±4.3%。在 ICD 植入时,如果一次电击失败,则在有 10J 安全界限的情况下 3 次放电,如果 2 次成功,预期年猝死率也低于 1%。近年来,只行 1 次电除颤,甚至不诱发室颤的策略临床实践中逐渐增多,但仍需进一步的临床试验证实其安全性。

(四) 术中除颤阈值测试

在了解有关人体除颤能量反应曲线和除颤模式后,就可以采用一种实用的方法进行术中 DFT 测试。DFT 测试的最初目的:①确保高压电路的完整性;②室颤时确保感知;③确保除颤成功;④确定 DFT 以设计程序。但是,DFT 测试亦存在并发症,包括血流动力学紊乱、除颤困难、呼吸抑制、死亡等。同时,DFT 测试未被证实可以改善临床预后。DFT 测试禁忌证主要有植入时血流动力学不稳定、心内血栓或有血栓风险、严重的主动脉瓣狭窄、不稳定型心绞痛、近期卒中等。因此,目前对于是否进行 DFT 仍存在争议,临床仍有保留 DFT 测试的意见,同时存在不支持的依据。近年来 DFT 的使用呈下降趋势,很多 ICD 植入时并不进行除颤测试,而随机对照试验仍有助于确定 DFT 是否必须进行。

如果 DFT 测定结果表明没有足够的安全界限(即以低于 ICD 最大输出 10J 能量电击 3 次,成功次数少于 2 次),可按一定的顺序调整电击系统(表 22-1)。随着 ICD 工程技术的进步,目前很少需要在带有双相除颤波形的 ICD 中增加除颤导线和植入皮下电极。

表 22-1 除颤阈值测定中能量过高或安全界限不足时的调整策略

反转电击极性	排除药物引起的 DFT 升高
改变电击系统(发生器、导线)配置	再植入上腔静脉内导线
除颤波形调整(对某些发生器)	再植入皮下除颤片或电极组
调整发生器为"高输出"装置	若发生器埋在右侧,则移至左侧

（五）易损性上限对安全界限的评价

目前临床 ICD 植入术中,最常采用的 DFT 测试方法是 T 波扫描诱发室颤,然后将患者的除颤能量设置在较 ICD 最大输出能量低 10J 左右水平进行除颤。DFT 测试时,诱发室颤以及较高除颤能量对 ICD 植入术患者具有一定的危害,如心肌缺血、心肌收缩延迟、脑缺血及 DFT 相关的死亡,特别是对于需要植入心脏再同步治疗除颤器(CRT-D)的心衰患者。目前多项研究表明大多数 ICD 植入术患者采用 ULV 替代 DFT 测试时,不需要诱发室颤就可以获得临床上比较可靠的除颤能量安全窗,而且 ULV 测试时所发放的电击能量较低,对心肌组织产生的损害作用较小。故临床上 ICD 植入术时,利用 ULV 来评估除颤安全性和有效性具有确切的现实意义。

为了验证 ULV 替代常规 DFT 测试的可行性和有效性,有研究者用多个偶联间期的方法对 40 例患者进行了 ULV 的精确测定。由于人类易损窗内的易损峰值范围比较窄,平均只有 20ms 左右,20ms 的偶联间期误差将会导致 ULV 低估 5J 以上。故要精确地测量 ULV 采用多个偶联间期是必要的,这样能让电击更好的发放在易损峰内。然后利用 T 波扫描给予每例患者诱发室颤 5 次,以 ULV 相当的除颤能量进行除颤。结果显示,200 次除颤中有 180 次除颤是成功的,24 例患者 5 次除颤都成功,12 例患者 4 次成功,4 例患者 3 次成功,其除颤效率相当于理论上的 90% 成功率。一些多中心临床试验研究表明,在 ULV 的基础上加上 3~5J 除颤能量,除颤的成功率可高达 100%,但前提是采用多个偶联间期进行 T 波扫描测出较为准确的 ULV。

在窦性心律或起搏心律下,T 波扫描后局部心肌组织复极化的方式是可预测的。相反,室颤时,除颤电击后局部心肌组织复极化的方式是不可预测的。从这方面的比较可以看出,ULV 测试较 DFT 测试更具有可重复性。有临床试验直接在 25 例 ICD 植入术患者中进行了两者可重复性的比较,发现 ULV 测试的可重复性高于 DFT 测试。在 DFT 测试中,第一次除颤能量和第二次除颤能量相差 10J 以上的有 8 例患者,而 ULV 测试中则不存在相差 10J 以上的患者。再者 ULV 测试比 DFT 测试更安全,ULV 测试不仅可以减少 DFT 测试时诱发室颤所带来的风险而且可以减少 DFT 测试时高能量除颤对心肌组织的损害作用。有研究显示,在大多数 ICD 植入术患者中,ULV 测试并不需要诱发室颤或少数情况下诱发一次室颤,就足可以获得临床上比较可靠的除颤能量安全窗。最近一项多中心临床试验(ASSURE 研究)入选了 426 例 ICD/CRT-D 植入术患者,该试验比较了 ULV 测试和常规 DFT 测试诱发室颤的次数以及除颤效果。ULV 测试是先将发放的电击能量设置在 14J,然后采用 3 个不同的偶联间期(相对于 T 波波峰-20ms,0ms,20ms)进行 T 波扫描,如果三个联律间期都未能诱发室颤,说明此患者的 ULV≤14J,最后根据 ULV 和 DFT 的相关性将除颤能量设置在 21J。结果显示,ULV 测试时,76.7% 的患者并不需要诱发室颤,而且其最终的除颤成功率高达 98.4%。Green 等对 14 例 ICD 植入术患者也分别进行了 ULV 测试和 DFT 测试,他们发现 DFT 测试时室颤事件发生的次数平均为(3.9±0.8)次,而 ULV 测试时室颤事件发生的次数平均为(0.42±0.5)次,两者的差异具有统计学意义。

从以上临床试验研究可以看出,ULV 与 DFT 关系密切相关,而且 ULV 测试的安全性和可重复性都优于 DFT 测试。因此,ICD 植入术中,采用 ULV 来替代传统的 DFT 测试具有一定的应用价值和前景。

三、除颤波形的重要性

除颤波形与除颤效果密切相关。现代 ICD 多采用双相除颤波形,下文重点讨论双相波形对除颤的影响及相关原理。

(一) 除颤波形的产生

如同起搏器一样,电池是除颤器除颤时心脏刺激的电源,但是电池不可能在除颤电击这么短的时间内发放所需要的充电量,所以必须在电容器中积累充电量后才能进行高能电击。电容器通过被电介质材料(导电性很差)分开的两个具有较大表面积的导体储存充电量,电容器的大小是植入型除颤器体积的一个重要决定因素,通常占 ICD 体积的 30%。如果把电看作一种流体类似物:电压是水压而电流是水流,那么电容器就可类似于装满水的球囊,其顺应性取决于容积和压力之比。为了增加进入球囊中的水量,可以增加水压或换一种方式使其拥有电压都能增加电荷的存储量。ICD 的发展趋势一直是采用较小的电容器从而减小装置的体积。

电容器存储的充电量由以下公式决定:充电量＝电容器×电压。

电容器向固定电阻负载放电的电压波形由以下公式确定

$$V(t) = Vi \times e^{-t/RC}$$

与波形有关的能量通过下列公式表示:能量＝ $0.5CV^2$。

在较长的脉冲(≥10ms)中,波形的"尾部"使心室再产生颤动,因而临床上采用的是截距波形。经典的单相截距波形以起始电压(V_i)、终末电压(V_f),脉宽或倾斜度为特征(图 22-6B)。倾斜度表示起始电压的衰减百分比。波形的倾斜度是所用电容器大小,导线和电流所通过组织的电阻以及脉冲宽度的函数。倾斜度＝($V_i - V_f$)/V_i×100%。倾斜度对除颤效果产生重要的影响,随着倾斜度的下降,除颤效果进行性增加,因为恒定脉宽呈不规则四边形(图 22-7)。对于以前用于临床的单相波形,理想的倾斜度是 50%~80%。

(二) 双相波形

恰当的具有特征性的双相电击能明显改善除颤效果,使 DFT 下降 30%~50%。目前使用的商业除颤器都采用双相波形,经典的双相波形见图 22-6C。双相波形的除颤效果有很多优势。其具有较低的 DFT,因而具有较高的植入成功率与较大的安全界限。因为安全界限增加,大多数患者不需要高能电击,所以可以将 ICD 设计得更小。由于双相波形效果的改善,因而与单相波形相比对导线的植入位置具有更大的耐受性,使植入操作更为简单。另外,双相波电击后窦性节律恢复更快,终止持续时间较长的室颤也比单相电击更为有效。

双相波改善治疗效果的机制还不完全清楚,因而不能确定哪种双相波形更为理想。主要来自不同改良波形对 DFT 作用的经验性比较的大量证据显示:倾斜度、相宽以及电压-反转效率对双相除颤效果有明显影响。然而,不存在一个最终波形,在既定的系统中最有效的除颤波形与植入的导线、电容密切相关,患者的临床特点亦可能发挥作用。另外,由于波形特征的相互影响(如,电容器和电阻确定后,改变倾斜度可影响脉宽),很难确定某种改良的独立作用。不过,采用与目前所用除颤器相似的电路元件,某些波形特征有产生最低 DFT 的趋势,下面将讨论这些波形的一般特征。重要的是,第二个脉冲的前缘电压小于或等于第一个脉冲后缘电压的双相波形可由电容器在发放电击脉冲过程中反转极性产生。而第二个脉冲的前缘电压大于第一个脉冲后缘电压的波形需要 2 个电容器(图 22-6D)。

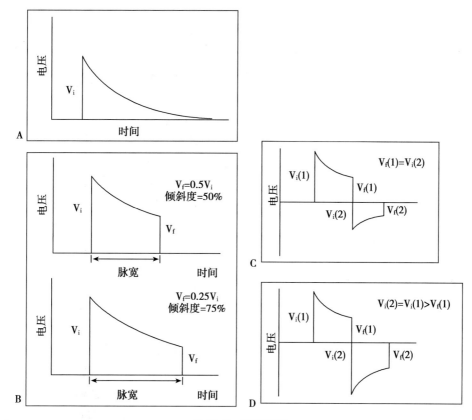

图 22-6　除颤波形

A. 标准电容器放电;B. 单相截距波形,标有起始电压(V$_i$),终末电压(Vf),脉宽和倾斜度(图 B 上方倾斜度 50%,下方 75%);C. 双相波形,第一个脉冲 V$_f$(1)= V$_i$(2),因此该波形可在第一个脉冲完成后通过反转单电容器的极性产生;D. 与图 C 波形不同,V$_i$(2)>V$_f$(1),故需要第 2 个电容器产生此种波形。

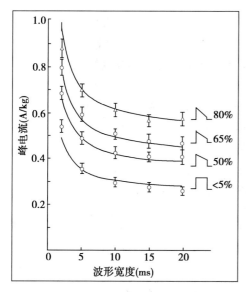

图 22-7　除颤阈值(峰电流)与除颤波形的宽度和倾斜度的关系

1. **相宽**　如果在第 1 相放电量较大,双相波的效率更高。因此,在一个单相波中加入一个小的第 2 相波时,除颤效果就提高了。就目前除颤器的电容大小来说,如果总的脉宽保持不变而把第 2 相变宽(第 1 相缩短),DFT 就会逐渐降低到最小值。但如果第 2 相延长太多,DFT 就会升高,最终会高于只发放第 1 相波的单相电击的 DFT(图 22-8)。这种相宽规律也有一些例外,将在下面的电压反转部分进行讨论。另外,这些脉宽资料是从大电容器(150μF)和心外膜导线中获得的,经静脉系统的资料还不完全。经静脉导线和较小电容器的最小资料提示,可能有两种脉宽能使 DFT 降到最低,其中之一的 2 相比第 1 相宽。

2. **倾斜度**　对于单相波形,理想的倾斜度在 50% ~ 80%。对于双相波形,在第 1 相和第

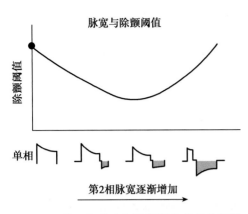

脉宽与除颤阈值

除颤阈值

单相

第2相脉宽逐渐增加

图22-8 第2相脉宽与除颤阈值关系的理想曲线

2相倾斜度相等的单电容器波形中,各种理想的倾斜度在 40%~65%。理想的倾斜度依赖于电容量和电阻,在许多 ICD 中,使用者都不能对其进行程控。另外,由于存在个体差异,适用于所有患者的理想倾斜度是不存在的。

3. 电压反转 对双相除颤来说,电压反转的程度(从第 1 个脉冲后缘转向第 2 个脉冲前缘的电压变化幅度)具有重要意义。较大的电压反转伴随除颤效果的改善。在 Tomassoni 等分析的商用波形中,Ventritex 的波形具有较小的电压反转,其第 2 相前缘电压只有第 1 相后缘电压的一半,效果明显不如体外除颤

(CPI)波形,后者采用相同的第 2 相前缘和第 1 相后缘电压。Medtronic 的波形具有与 CPI 波形相同的电压反转,其 DFT 也与 CPI 的相似。Ventritex 已不再采用小电压反转波形,很可能是因为其效率较低。

采用并联-串联电容器转换可以产生新的实验性波形,有关这方面的研究为电压反转的重要性提供了额外的支持。在这项技术中,2 个电容器开始并联,提供较大的电容量,在放电期间发生时相变化时,电容器转换为电学串联,以附加的方式降低电容量和增高电压,从而获得较大的电压反转。并联-串联模式转换波形(60/15WF)比具有较小电压反转(135/135UF 和 90/90UF)的单电容器双相波形的 DFT 低。并联-串联波形的第 2 相长于第 1 相,但效果改善了,与预期的相反。然而,因第 2 相的电容量非常小,电压下降非常快,所以,第 2 相的有效电压宽度低于第一组。假如认为较宽的波形易于再诱发室颤,而这种波形尽管未截距但未再诱发室颤,可能的解释是其电压下降较快而有效脉宽较短。

4. 极性和双相波形 极性是单相除颤的一个重要决定因素,当右心室导线电极是阳极时,经静脉系统具有较低的 DFT。有关双相极性的研究结果还不统一,一些研究显示双相研究有效,而另一些研究则显示无效。然而,有关极性效果的研究发现,右心室导线电极第 1 相是阳极的波形更有效。另外,双相极性对 DFT 升高患者的效果最大,在一项 60 例患者的研究中,采用右心室第 1 相阳极的双相波形,使 DFT ≥15J 患者的 DFT 降低 31%,而对于 DFT<15J 的患者则极性作用不明显。尽管观察极性效果的研究显示心室第 1 相阳极极性使患者群体的 DFT 获得相当一致的改善,但仍存在明显的个体差异。因而,对某一个具体患者,如果测试时未能发现足够的安全窗,进行反向极性试验是合理的,无论最初测试的极性如何。

5. 双相波 改善除颤效果的机制有几个理论被用来解释所观察到的双相波优于单相波现象,但没有一种理论能完全解释所见到的益处,其基本机制仍有待确定。

(1) 作为"调节性"脉冲的第 1 相:通常在细胞处于未接受生理刺激状态时,要成功地除颤就需要激活钠离子通道。第 1 相脉冲可使阳极周围组织超极化,从而再激活仍处于失活状态的钠离子通道。这一调节性脉冲使心肌容易为随后的脉冲所兴奋。

(2) 不应期缩短:双相脉冲的第 1 相可以缩短心肌细胞的不应期。而这一短暂的缩短可能有利于第 2 相脉冲有效地恢复钠离子通道,并最终使动作电位和不应期延长,这是一般认定的最重要的除颤机制。

（3）膜的稳定性：除了效果更好及除颤所需的电压更低外，双相波比单相波产生的不利影响小。在较高的电压梯度区域，电击可以导致膜的断裂和心肌损害。然而，双相波比单相波需要更高的电压梯度才能产生这些不利影响。有害的电击后效应可能是由于膜的微损害，后者导致离子的无选择交换。电击期间的极性转换可以促进膜的调整和修复，从而减少电击后的功能不良。

（三）临床实践中波形理论的应用

理想的双相波形对装置、导线和患者是特定的。在许多商用的装置中，唯一可程控的选项是极性。因此，如果一个患者在埋入 ICD 时没有足够的除颤安全界限，合乎逻辑的下一步做法是反转极性。如果仍未达到足够的安全界限，通常的做法是再加一个电极。对于可以改变倾斜度或脉宽的系统来说，下一步可以选择性的改变倾斜度或脉宽，尽管这一点在临床中并不常用（因为对某一具体患者而言很难预测理想的倾斜度）。

四、导线系统和除颤

最有效的导线系统是可以将电击平均分配至心肌并把高梯度和低梯度区域之间的电位差减到最小的系统。通过植入较大的心外膜电极片并使两个电极片中心的假想线穿过心室肌质量的中心可以很好地做到这一点。然而，因为心外膜电极片需要开胸植入，所以目前仅在很少情况下应用。

经静脉导线系统虽然本身效率不高，但由于采用了双相波形及脉冲发生器外壳作为活性电极的除颤器，因而目前几乎全部使用经静脉导线系统。因为脉冲发生器表面积较大，把它的外壳加做活性电极，可以比仅使用双线圈除颤导线的 DFT 降低 30%。某些研究发现，在应用单根远端除颤线圈的活性机壳系统时，加上一个近端线圈可以进一步降低 DFT。然而，如果对波形进行改良（极性反转，在较少情况下，调节倾斜度和脉宽）后，仍不能获得满意的安全窗，下一步在右心房和上腔静脉交界处植入第 2 根导线是合乎逻辑的。如果已经最佳放置了心内膜导线，仍不能获得足够的安全范围，植入皮下电极片或电极阵列可以进一步显著增加除颤导线的表面积，有利于引导更多的电流从有利的方向经过心室，使除颤获得成功。尽管皮下导线增加了系统的复杂性和合并症，但使用双相活性导线脉冲发生器的患者只有 3.7% 需要植入皮下电极（图 22-9）。当需要皮下电极时，

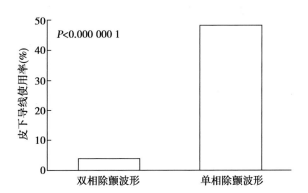

图 22-9　除颤波形对皮下导线使用率的影响
98 例单相波形除颤患者，45 例（48%）需要植入皮下导线方能满足植入标准；460 例双相除颤波形患者，仅有 17（3.7%）例需要植入皮下导线以满足植入标准。

电极阵列可能比电极片更有效，尽管我们发现这种获益在双相系统中被减弱。

虽然双相波形的有效性及脉冲发生器较大的表面积允许导线的位置不理想，但理想的导线位置可以改善除颤效果。一般来说，除颤效果随着右心室导线向三尖瓣环靠近而逐渐降低。因此，导线应尽可能放置在右心室心尖部。另外，为了使电场尽可能地覆盖左心室心

肌,理想的情况是将导线放置于间隔部位。在活性脉冲发生器机壳系统中,近端除颤线圈可以独立,放置于上腔静脉内或上腔静脉与右房交界处或左锁骨下静脉内。

因为几乎所有商用除颤器的脉冲发生器机壳都作为电极,因而其部位也可以影响除颤效果。ICD 最常放置的部位是左胸区域,典型的位置是胸前(皮下)平坦部位。然而,脉冲发生器的放置部位和血管途径受多种因素影响,包括患者和医生的喜好,解剖异常,手术史,血管系统的完整性及是否有以前植入的永久起搏系统等。除患者的特定因素外,植入位置的选择可能影响植入难易程度、除颤效果及长期的导线故障的发生率。

对于习惯使用左手的患者,以前做过乳腺切除或其他外科手术的患者,或由于解剖结构不能从左侧植入的患者,可考虑右胸植入。从右侧植入有远端和近端 2 个除颤线圈系统时,或者将近端线圈偏向右半胸(如果两个线圈在同一条导线上),或者经常将其推送至上腔静脉近心端的位置(双导线系统)。使用有电极活性的机壳脉冲发生器时,最大除颤电极面(即机壳)远离心室肌。这些对电极位置的不利因素降低了除颤效果。对双相波形,我们发现右侧植入患者的 DFT 要较左侧植入患者的 DFT 高 6J(左侧 11.3J±5.3J,右侧 17.0J±4.9J,$P<0.000\ 1$)。尽管 DFT 是升高的,但在 20 例患者中 19 例成功地从右侧植入了 ICD,1 例患者因不能获得满意的阈值而放弃右胸途径。尽管考虑到右侧活性机壳使一大部分电场偏离心室可能对除颤产生不利影响,但机壳的大表面积弥补了这一缺陷,因此,当需要右侧植入时,应选择活性机壳 ICD。然而,一般来说左侧植入优于右侧植入,只要没有不宜于左侧植入的强制性因素,则采用左侧植入。

腹部是一个选择性的 ICD 植入部位,但该部位仅在少数情况下使用。虽然除颤效果不如左胸位置,但对于活性机壳系统来说,腹部植入似乎优于右胸植入。然而,腹部植入在技术上更为复杂,需要 2 个切口,做导线隧道、解剖腹部和全麻。另外,虽然完全是经静脉系统,但该部位有较高的感染、腹膜损伤以及导线断裂的危险性,因而只有在很少情况下才被采用。

五、药物和除颤器

ICD 植入患者常需联合使用抗心律失常药来治疗室上性心动过速,减少或抑制室性心律失常的发生。研究表明,ICD 植入合并使用膜活性药物(Vaughn-Williams 分类中的 I 类或 III 类药物)者占 12%~31%。ICD 合并使用抗心律失常药物时需注意:①注意心律失常的识别。大多数药物减慢室性心动过速(室速)的频率,如果频率减慢到低于识别标准的程度,则室速就不能被识别,因而得不到治疗。室速患者在开始应用抗心律失常药物后,通常要进行 ICD 的测试来评价其对室速的识别情况。②注意起搏阈值的变化。抗心动过缓和抗心动过速起搏阈值可能受到药物的影响。③注意患者对起搏需求的变化。药物可能加重传导障碍或减慢窦性心率,增加抗心动过缓起搏频率或致起搏依赖。④注意药物的致心律失常作用。⑤注意 DFT 的改变。虽然清楚药物能调节除颤效果,但药物-除颤之间的相互作用是复杂的。不同抗心律失常药物对 DFT 的影响并不一致,而且,麻醉药的影响,不同研究所用导线系统和波形的差异以及研究对象的不均一性都会使药物对除颤效果发生差异,表 22-2 给予抗心律失常药物对除颤阈值影响的常见实验结果。一般来说,阻碍快速内向钠电流(如利多卡因)或钙通道功能的药物(如维拉帕米)升高 DFT,而抑制复极钾电流的药物(如索他洛尔)降低 DFT。胺碘酮的效果是多样的,临床上,长期应用胺碘酮增加 DFT,而静脉应用胺碘酮很少产生即刻影响。在开始应用可升高阈值的药物(特别是胺碘酮)时应该进行 DFT 测试,特别是对于 DFT 处于临界状态的患者。

表 22-2 不同抗心律失常药物对除颤阈值的影响

抗心律失常药物		对除颤阈值的影响
Ⅰ类		
Ⅰ A 类	奎尼丁	升高
	普鲁卡因胺	无变化
	N-乙酰普鲁卡因胺	降低
	双异丙吡胺	无变化
Ⅰ B 类	利多卡因	升高
	美西律	升高
Ⅰ C 类	氟卡尼	升高
	普罗帕酮	无变化
Ⅱ类	普萘洛尔	升高
	阿替洛尔	无变化
Ⅲ类	索他洛尔	降低
	伊布利特	降低
	多菲利特	降低
	胺碘酮(口服)	升高
	胺碘酮(静脉)	降低或无变化
Ⅳ类	地尔硫䓬	升高
	维拉帕米	升高

(吴立群)

参 考 文 献

[1] 2017 AHA/ACC/HRS guideline for management of patients with ventricular arrhythmias and the prevention of sudden cardiac death:executive summary:A report of the American College of Cardiology/American Heart Association Task Force on Clinical Practice Guidelines and the Heart Rhythm Society. J Am Coll Cardiol,2018, 72(14):1677-1749.

[2] DOSDALL DJ, FAST VG, IDEKER RE. Mechanisms of defibrillation. Annu Rev Biomed Eng, 2010, 12: 233-258.

[3] BECK CS,PRITCHARD WH,FEIL HS. Ventricular fibrillation of long duration abolished by electric shock. J Am Med Assoc,1947,135(15):985.

[4] ZOLL PM,LINENTHAL AJ,GIBSON W,et al. Termination of ventricular fibrillation in man by externally applied electric countershock. N Engl J Med,1956,254(16):727-732.

[5] EZEKOWITZ JA,ARMSTRONG PW,MCALISTER FA. Implantable cardioverter defibrillators in primary and secondary prevention:a systematic review of randomized,controlled trials. Ann Intern Med,2003,138(6):

445-452.

［6］ BRISTOW MR,SAXON LA,BOEHMER J,et al. Cardiac-resynchronization therapy with or without an implantable defibrillator in advanced chronic heart failure. N Engl J Med,2004,350(21):2140-2150.

［7］ KADISH A,DYER A,DAUBERT JP,et al. Prophylactic defibrillator implantation in patients with nonischemic dilated cardiomyopathy. N Engl J Med,2004,350(21):2151-2158.

［8］ HOHNLOSER SH,KUCK KH,DORIAN P,et al. Prophylactic use of an implantable cardioverter-defibrillator after acute myocardial infarction. N Engl J Med,2004,351(24):2481-2488.

［9］ BARDY GH,LEE KL,MARK DB,et al. Amiodarone or an implantable cardioverter-defibrillator for congestive heart failure. N Engl J Med,2005,352(3):225-237.

［10］ ZIPES DP,FISCHER J,KING RM,et al. Termination of ventricular fibrillation in dogs by depolarizing a critical amount of myocardium. Am J Cardiol,1975,36(1):37-44.

［11］ DILLON SM,KWAKU KF. Progressive depolarization:a unified hypothesis for defibrillation and fibrillation induction by shocks. J Cardiovasc Electrophysiol,1998,9(5):529-552.

［12］ SWEENEY RJ,GILL RM,STEINBERG MI,et al. Ventricular refractory period extension caused by defibrillation shocks. Circulation,1990,82(3):965-972.

［13］ IDEKER RE,HILLSLEY RE,WHARTON JM. Shock strength for the implantable defibrillator:can you have too much of a good thing?. Pacing Clin Electrophysiol,1992,15(6):841-844.

［14］ STRICKBERGER SA,DAOUD EG,DAVIDSON T,et al. Probability of successful defibrillation at multiples of the defibrillation energy requirement in patients with an implantable defibrillator. Circulation,1997,96(4):1217-1223.

［15］ STRICKBERGER SA,MAN KC,SOUZA J,et al. A prospective evaluation of two defibrillation safety margin techniques in patients with low defibrillation energy requirements. J Cardiovasc Electrophysiol,1998,9(1):41-46.

［16］ MOSS AJ,HALL WJ,CANNOM DS,et al. Improved survival with an implanted defibrillator in patients with coronary disease at high risk for ventricular arrhythmia. Multicenter Automatic Defibrillator Implantation Trial Investigators. N Engl J Med,1996,335(26):1933-1940.

［17］ BUXTON AE,LEE KL,FISHER JD,et al. A randomized study of the prevention of sudden death in patients with coronary artery disease. Multicenter Unsustained Tachycardia Trial Investigators. N Engl J Med,1999,341(25):1882-1890.

［18］ ANTIARRHYTHMICS VERSUS IMPLANTABLE DEFIBRILLATORS(AVID)INVESTIGATORS. A comparison of antiarrhythmic-drug therapy with implantable defibrillators in patients resuscitated from near-fatal ventricular arrhythmias. N Engl J Med,1997,337(22):1576-1583.

［19］ MOSS AJ,ZAREBA W,HALL WJ,et al. Prophylactic implantation of a defibrillator in patients with myocardial infarction and reduced ejection fraction. N Engl J Med,2002,346(12):877-883.

［20］ GOLD MR,SHOROFSKY SR. Transvenous defibrillation lead systems. J Cardiovasc Electrophysiol,1996,7(6):570-580.

［21］ TOKANO T,BACH D,CHANG J,et al. Effect of ventricular shock strength on cardiac hemodynamics. J Cardiovasc Electrophysiol,1998,9(8):791-797.

［22］ STRICKBERGER SA,KLEIN GJ. Is defibrillation testing required for defibrillator implantation?. J Am Coll Cardiol,2004,44(1):88-91.

［23］ RUSSO AM,SAUER W,GERSTENFELD EP,et al. Defibrillation threshold testing:is it really necessary at the time of implantable cardioverter-defibrillator insertion?. Heart Rhythm,2005,2(5):456-461.

［24］ SWERDLOW CD,RUSSO AM,DEGROOT PJ. The dilemma of ICD implant testing. Pacing Clin Electrophysiol,2007,30(5):675-700.

［25］ VISKIN S,ROSSO R. The top 10 reasons to avoid defibrillation threshold testing during ICD implantation. Heart Rhythm,2008,5(3):391-393.

［26］ MARKOWITZ SM. To test or not to test during defibrillator implantation? A reassessment of the conventional wisdom. J Cardiovasc Electrophysiol,2008,19(4):406-408.

［27］ SWERDLOW CD,DAVIE S,AHERN T,et al. Comparative reproducibility of defibrillation threshold and upper limit of vulnerability. Pacing Clin Electrophysiol,1996,19(12 Pt 1):2103-2111.

［28］ DAY JD,DOSHI RN,BELOTT P,et al. Inductionless or limited shock testing is possible in most patients with implantable cardioverter-defibrillators/cardiac resynchronization therapy defibrillators:results of the multicenter ASSURE Study(Arrhythmia Single Shock Defibrillation Threshold Testing Versus Upper Limit of Vulnerability:Risk Reduction Evaluation With Implantable Cardioverter-Defibrillator Implantations). Circulation,2007,115(18):2382-2389.

［29］ GREEN UB,GARG A,AL-KANDARI F,et al. Successful implantation of cardiac defibrillators without induction of ventricular fibrillation using upper limit of vulnerability testing. J Interv Card Electrophysiol,2003,8(1):71-75.

［30］ FEESER SA,TANG AS,KAVANAGH KM,et al. Strength-duration and probability of success curves for defibrillation with biphasic waveforms. Circulation,1990,82(6):2128-2141.

［31］ TOMASSONI G,NEWBY K,DESHPANDE S,et al. Defibrillation efficacy of commercially available biphasic impulses in humans. Importance of negative-phase peak voltage. Circulation,1997,95(7):1822-1826.

［32］ ZHOU X,SMITH WM,JUSTICE RK,et al. Transmembrane potential changes caused by monophasic and biphasic shocks. Am J Physiol,1998,275(5):H1798-807.

［33］ FRIEDMAN PA,RASMUSSEN MJ,GRICE S,et al. Defibrillation thresholds are increased by right-sided implantation of totally transvenous implantable cardioverter defibrillators. Pacing Clin Electrophysiol,1999,22(8):1186-1192.

［34］ HUANG J,WALCOTT GP,RUSE RB,et al. Ascending-ramp biphasic waveform has a lower defibrillation threshold and releases less troponin I than a truncated exponential biphasic waveform. Circulation,2012,126(11):1328-1333.

［35］ ZIJLSTRA JA,KOSTER RW,BLOM MT,et al. Different defibrillation strategies in survivors after out-of-hospital cardiac arrest. Heart,2018,104(23):1929-1936.

［36］ ANTONELI PC,GOULART JT,BONILHA I,et al. Heart defibrillation:relationship between pacing threshold and defibrillation probability. Biomed Eng Online,2019,18(1):96.

［37］ PATEL KK,SPERTUS JA,KHARITON Y,et al. Association between prompt defibrillation and epinephrine treatment with long-term survival after in-hospital cardiac arrest. Circulation,2018,137(19):2041-2051.

第23章
植入型心律转复除颤系统治疗及基本功能

1980年2月4日,Mirowski医师成功地为1例反复发作室性心动过速(室速)、心室颤动(室颤)的女性患者植入第一台植入型自动除颤器(automatic implantable defibrillator,AID)。最初的这种手术均需要开胸直视下将网状除颤导线缝合在心外膜,并且由于其脉冲发生器体积较大(160~190cm³)较重(>200g),迫使其只能在腹壁皮下或腹直肌下植入,然后通过皮下隧道与导线相连。第一代植入型心律转复除颤器(ICD)只能识别室颤,并且只能以最大能量电击使之终止,没有抗心动过缓和遥测程控功能。1986年,经静脉的除颤导线第一次应用于临床。1988年,ICD开始有了低能量电复律和部分遥测程控功能。1989年ICD增加了抗心动过缓起搏功能,并且能对室速进行分层治疗,即抗心动过速起搏、低能量电复律和高能量电除颤3个层次的治疗功能。20世纪90年代初期,ICD引进了双相除颤脉冲波,提高了导线除颤的成功率。同时,随着心内膜植入技术和经静脉除颤导线的广泛开展、ICD体积和重量显著减小(目前ICD发生器平均体积仅为35cm³),使得大多数病例可以在胸部筋膜植入,其植入过程几乎与植入型心脏起搏器一样简便,手术创伤小,手术相关死亡率由心外膜植入的3%快速下降到最新一代经静脉ICD低于1%的发生率,使ICD预防猝死的广泛应用成为现实。1995年,双腔ICD的问世,提高了ICD对室性心律失常的正确识别率,进一步减少了ICD的误识别和误放电。2001年,首次在心力衰竭患者中应用了ICD和心脏再同步治疗(CRT)整合在一起的心脏再同步治疗除颤器(CRT-D),大大减低了心力衰竭患者中因恶性心律失常导致的猝死率。近年来,全皮下ICD、可穿戴式除颤器的上市以及相关技术的改进包括针对室速的治疗、心动过速鉴别的算法、抗心动过缓起搏模式、心力衰竭的预警机制、无线程控遥测技术、网络程控随访技术等,进一步提高了ICD的临床价值和安全性,给患者带来更多的个体化选择。

ICD的基本功能包括ICD对快速性室性心律失常的感知、识别功能、ICD对快速性室性心律失常的分层治疗功能以及抗心动过缓起搏功能。

一、ICD对快速性心律失常的感知和识别功能

(一)感知功能

感知是指ICD感知系统感知ICD导线的心内电信号,即心室除极所产生的每一个除极波,是对心脏电活动事件的确定。ICD的心室感知与传统的抗心动过缓起搏器有所不同,因

为 ICD 不但要适当地感知振幅较大的 QRS 波以确定心室频率;最重要的是还要有足够的感知灵敏度以感知到低幅的颤动波,以便及时发放相应的治疗;同时又要避免感知过度(如中等幅度的 T 波或心外电干扰)而导致不适当的治疗发放。要准确感知差异如此明显的电信号,这就要求 ICD 在感知中采用一种动态的工作方式,不同厂家采用的动态感知方式不一样,常用的有自动调整感知灵敏度与自动增益控制两种方式。

1. 自动调整感知灵敏度　是指增益固定,但感知阈值随心动周期而改变。其设置的心室感知灵敏度是 ICD 在心室所能感知的最低振幅,在感知或起搏的心室波后,感知灵敏度数值会按一定的规则升高(感知灵敏度降低),随后按一定的时间常数衰减,最低不低于设置的心室感知灵敏度数值(最高感知灵敏度),其中还设有一些空白期,从而既避免了对 T 波等信号的误感知,又能感知到低幅的颤动波。

2. 自动增益控制　是指感知阈值固定,但增益随心动周期而调整。当主导节律由窦性心律转为室颤时,放大器的增益会按一定的规则自动增高,使低幅的颤动波被感知。当恢复窦性心律时,心室波增大,增益则自动下降,以避免对 T 波等信号的误感知。

目前临床常用的 ICD 主要采用自动调整感知灵敏度的方法。

(二) 识别功能

识别功能是 ICD 对最近出现的心室除极波进行逐搏的动态分析及诊断,并确定是否发生了心动过速且是否为快速性室性心律失常。一旦诊断明确,再决定是否按预先设置的治疗方案给予治疗。可以分为识别指标和再识别指标两个部分。

1. ICD 的识别指标　包括基本识别指标和增强识别指标。基本识别指标主要用于识别室速和室颤,包括心率标准和持续时间标准。这两种心律特征均可被程控以适应具体患者的要求。增强识别指标用以提高识别的特异性,避免不适当的电击造成不良的影响,主要用于鉴别室速与室上性心动过速(室上速),常用的有突发性、稳定性、ORS 波宽度标准等。由于室性和室上性心律失常的频率重叠主要是在"慢"频率 VT 区(室速区),而在 VF 区(室颤区)识别的非常快速的心律失常频率一般都>200 次/min,且大多数情况下血流动力学不稳定,需要立即给予治疗,因此,增强识别指标通常只用于 VT 区。

(1) 心率标准:是 ICD 用以自动识别室速和室颤的最主要和最基本的方法。所有 ICD 均首先应用心率标准来界定节律,以区分快速性心律失常和正常心律。当达到设定的诊断标准时,其他标准则被启动。根据感知的心动过速的频率,ICD 系统设置诊断室速、快室速、室颤的定义和心率标准,并相应分为 3 个检测区,对不同的区给予不同的检测程序与治疗程序。如果患者只有室颤而没有室速,也可以只设置 VF 区;或只设 VT、VF 两个区。例如 VT 区的心动周期值设为 450ms,VF 区心动周期值设为 300ms,则当感知到的心动周期在 450~300ms 时,划入室速计数器累计;当感知到的心动周期<300ms,则列入室颤计数器累计(图 23-1)。对于心率在 VT、VF 区波动的心律失常,为了避免识别延迟,一些 ICD 会应用室速、室颤计数器的联合计数。在室速、室颤检测都开启的情况下,当室颤计数器累积到一定数目,如 6 时,应用联合计数,当室速与室颤的计数总和达到联合计数的标准时(如室颤计数标准中的 X×7/6),回顾最后 8 个心动周期,如最短的心动周期在 VF 区则识别为室颤,如最后 8 个心动周期都在 VT 区则识别为室速。在这种情况下,可能室速、室颤的计数分别都没达到标准,但联合计数达到标准,室速或室颤即被识别。此外,在室速与室颤之间,ICD 可设置第 3 个心动过速区:FVT 区(快室速区)。在快室速区,可根据需要选择室速或室颤计数器。

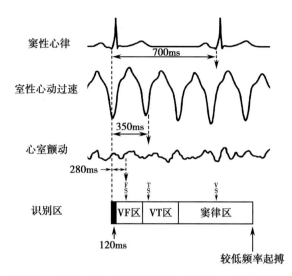

图 23-1 ICD 以心率/RR 间期作为鉴别心动过速的主要标准分为窦性心律、室性心动过速和心室颤动区
VF:心室颤动;VT:室性心动过速;FS:室颤感知;TS:室速感知;VS:心室感知。

如经室颤区识别快室速,则按室颤的计数方法,由室颤计数器检测记录快室速的感知事件,满足识别标准后,最后 8 个心动周期如有一个达到室颤标准,则识别为室颤,启动室颤治疗,否则按快室速治疗。如经 VT 区识别快室速,则按室速的计数方法,由室速计数器检测记录快室速的感知事件,满足识别标准后,最后 8 个心动周期如有一个达到快室速标准,则识别为快室速,启动快室速治疗,否则按室速治疗。

(2) 持续时间标准:在确定了室速和室颤不同的心率标准后,还要预先设定心动过速持续时间(周期)的标准,用以防止对非持续性快速性心律失常作出不必要的治疗反应。室颤波幅变化大,检测到的周期值常不规则,可能会有心电信号被漏感知,为提高诊断敏感性、给予及时有效的治疗,通常用识别数目(NID)来表示,采用 X/Y 的计数方法。例如室颤的初次识别 NID 一般设置为 12/16,即 16 个心动周期中有 12 个 V-V 间期符合室颤频率标准,室颤的诊断即成立。室速的心动周期通常较稳定,因此,室速诊断的成立往往需要连续的达到标准的心动周期,例如室速初次识别 NID 可设置为 16/16 个,即连续 16 个心动周期均要满足室速的诊断标准,室速的诊断才会成立。如有其中 1 个心动周期未能达到标准,计数器即在未达标的周期清零。为了缩短恶性室性心律失常持续时间而达到快速有效的治疗,再次识别的诊断标准要比初次识别宽松,例如对室颤的诊断标准,再次识别可设为 9/12,对于室速再次识别时可设定为 8 个周期。在临床实际中,设定识别数目时应根据室速/室颤频率及可能导致的血流动力学改变等指标进行调整(图 23-2、图 23-3)。

(3) 突发性标准:为一种增强识别指标。该标准主要用于鉴别窦性心动过速和室速,因为窦性心动过速发生时,心率逐渐增加,而绝大多数室速发作时心率突然增加,具有突发性,因此可将两者进行鉴别。突发性标准仅为一次性评价,它可以将 64%~98% 的心率落在 VT 区的窦性心动过速鉴别出来,但也有 0.5%~5% 的室速可能被漏诊。由于窦性心动过速与慢

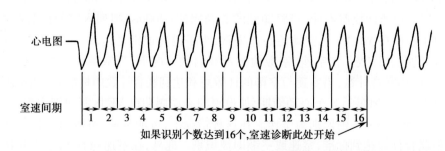

图 23-2 ICD 设置的室速记数标准为 16/16,16 个心动周期满足室速心率标准即诊断室速

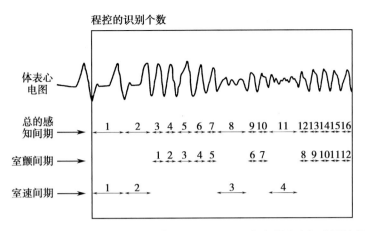

图 23-3　ICD 连续监测 16 个窗口满足 12/16 即 12 个室颤心率标准即诊断室颤

VT 区重叠的危险最大,因此,突发性标准最好用于慢 VT 区(心率<140~150 次/min),这样可以有效地避免漏诊室速。突发性标准通过观测非心动过速间期的长度与心动过速间期长度间的差异来判断,该差值称为 Delta 值,可程控,一般设置为 100ms 或一个百分比。通常观测 4 个心动周期的 Delta 值并计算其平均值。如果 Delta 平均值>100ms 或变化值超过设定的百分比值,则 ICD 认为心动过速有突发性,室速诊断成立并发放相应治疗;反之,如果 Delta 值<100ms 或变化值小于设定的百分比值,则 ICD 认为心动过速没有突发性,诊断为窦性心动过速,不发放治疗。

(4)稳定性标准:为一种增强识别指标。该标准主要用于鉴别伴有快速心室率的心房颤动(房颤)。其设计的原理是室速的频率间期是相对稳定的,而房颤是绝对不规则的,其RR 间期的变化要明显大于室速。有研究显示,室速发作时 RR 间期变异性为(16±15)ms,而房颤则高达(49±15)ms,利用稳定性标准可以鉴别出 95% 以上房颤的不适当识别,仅轻度降低 VT 诊断的敏感性。稳定性标准设定的数值可在 30~100ms 选择,一般可设为 50ms。心动过速发生时,检测 8~20 个心动周期,若心室的 RR 间期变化超过设定值时,ICD 将其识别为房颤而不是室速。在设置稳定性数值时,应参考患者室速发作的特点,兼顾敏感性和特异性,因为室速发生时亦可能有一定范围的心率变异,当该值设定过低时(例如 30ms),可能会漏诊部分室速,延误治疗。

(5)腔内电图(EGM)宽度标准:为一种增强识别指标。该标准通过对心动过速发作时心室除极波的宽度与窦性心律时 QRS 波宽度进行比较并鉴别诊断。当心动过速时的 QRS波宽度超过设定值时,室速的诊断成立,反之认为是室上速。设置前要预先测定室速未发作时的 EGM 宽度,并以此为依据设置室速的 EGM 时限。另外,要先设定斜率,QRS 波宽度的测定值与受检测选定的波形斜率有关,斜率过大时 QRS 波宽度小,反之 QRS 波宽度增大。当患者室上速发作伴室内传导障碍(功能性束支传导阻滞或室内差传),或服用抗心律失常药物时,可以导致 QRS 波宽度增加,使得 EGM 宽度标准无法进行鉴别。

(6)形态识别标准:也就是 QRS 波形态标准,为一种增强识别指标。ICD 可以定期获取窦性心律状态下 QRS 波形作为模板。当心动过速发作时,ICD 将发作时的 QRS 形态与之前储存的标准 QRS 波形模板进行比较,包括比较 QRS 波的数目、顺序、极性、振幅及波峰下的面积等,相似时得分,不相似时不得分,比较两者的匹配率。若两者匹配度达到一定程度

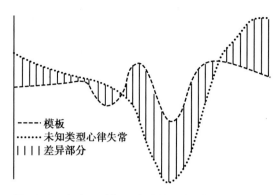

图 23-4　室速图形与正常窦性心律模板比较结果不匹配

--- 模板
…… 未知类型心律失常
|||| 差异部分

时(如>70%),提示心动过速的 QRS 波与窦性心律 QRS 波相似而诊断为室上速,反之,则诊断为室速并发放相应的治疗(图 23-4)。

(7) P-R Logic 诊断标准:双腔 ICD 分别置有心房、心室导线,可以各自感知心房信号 P 和心室信号 R,通过分析 P 波和 R 波之间的逻辑关系(包括频率、PR 模型、规整性、房室分离、远场 R 波及房颤证据等要素),可以更准确地鉴别室上性心动过速和室性心动过速,并对远场 R 波等干扰信号进行识别。例如,当心动过速的 P 波小于 R 波时,室速或室颤的诊断确定,立即发放相应的治疗;当心动过速的 P 波大于或等于 R 波时,心动过速的诊断不能确定,需要进一步通过 QRS 波形态学及其他标准进行鉴别诊断。利用这种分析 P 波和 R 波逻辑关系的方法而设计的程序被称为 P-R Logic™ 模式或房室关系模式,可以明显提高对室速、室颤诊断的准确性,减少误识别和误放电的发生(图 23-5)。

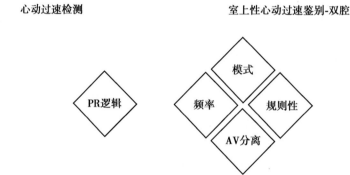

心动过速检测　　　　　　室上性心动过速鉴别-双腔

PR逻辑

模式
频率　　规则性
AV分离

	腔内图宽度	稳定性	突发	PR逻辑
窦性心动过速	×		×	×
心房颤动	×	×		×
心房扑动	×			×
房性心动过速	×			×

图 23-5　ICD 的鉴别诊断功能汇总及适用的心律失常

(8) T 波识别技术:T 波过感知可以引起不恰当电击,目前临床上解决 T 波过感知的方法为降低心室感知灵敏度、程控 tip-ring 为 tip-RV coil(V3D device)、Wavelet、Sensing Threshold decay。这四种方法对患者来说未必安全,且有部分老型号的 ICD 没有这些功能。T 波识别技术是在保证室速/室颤检测敏感性前提下,识别 T 波过感知且抑制治疗的发放。

在原先的 ICD 中,信号被过滤而分离 R 波,这可能过感知 T 波。T 波过感知技术应用信号频率成分和模式分析识别 R-T 模式,确定 VS 是 T 波还是 R 波,确保不抑制对室颤的治疗。这个算法不是消除T波过感知,而是抑制对T波过感知的误治疗和电击。相关临床证实100%室速/室颤识别的敏感性,96.6%T波过感知识别的特异性。

另外一个解决T波过感知的方案是可程控的右心室(RV)感知环路:传统ICD的RV感知环路默认为Bipolar,无法程控。可程控的RV感知环路通过非创伤的程控可以帮助解决过感知或感知不良。

上述各项识别指标均有一定的局限性,不能完全避免ICD误识别和误治疗的发生,尤其是在单腔ICD比双腔ICD更常见。如稳定性标准可以用来鉴别快室率房颤与室速,但与窦性心动过速、规则的快速室上性心律失常如心房扑动(房扑)、室上速等无法鉴别。突发性标准可以鉴别窦性心动过速与室速,但不能完全区分房扑、阵发性室上速与室速的差别。另外,过多的或不合理设置室速的增强识别指标,虽然可以增加鉴别室速的特异性,但也会降低检测的敏感性。因此,临床上应根据个体化原则程控参数,合理选择、组合使用不同的增强识别指标。

2. ICD 的再识别 再识别是任何一次ICD治疗发放以后的再次识别过程。手动改变的治疗后,也会发生再次识别。再识别的时间要求比初始识别的时间更短,通过监测分析可能有三种识别结果:①快速性心律失常已经终止;②心动过速未终止,再识别原来的心律失常;③心动过速未终止,再识别一个与原来不同的新的心律失常,也可能是室速的加速或恶化为室颤。再识别治疗发放以后的心律可能与初次识别时起自正常心律的心律失常不完全相同,各公司生产的ICD所用的识别算法间存在一定的,甚至较大的差异,具体可参考各类产品的"系统参考指南"来指导参数的程控和设置的选择。

二、ICD 对快速性室性心律失常的治疗功能

ICD具有感知、识别和治疗心动过速的功能。针对不同的室性心律失常,目前大多数ICD可采用三种不同强度的方式进行分层治疗(tiered therapy),即抗心动过速起搏治疗、低能量同步电转复、高能量除颤。后两种方式实际上是一种形式,电转复是针对室速而言,而除颤电击仅为室颤而发放。此外,有分层治疗功能的ICD也都有支持性抗心动过缓起搏的功能。

(一) 抗心动过速起搏

抗心动过速起搏(anti-tachycardia pacing,ATP)是一种通过发放比ICD识别到的心动过速更快的频率起搏,以超速抑制终止心动过速发作的方法。具有治疗发放快、患者无痛苦、电池消耗少等优点,通常能有效地终止折返引起的心动过速,可应用于一些单形性室速。但是,抗心动过速起搏对于有些患者是无效的,甚至有加速室速或使之恶化为室颤的风险,需要有电转复或除颤作为后备治疗(图23-6)。

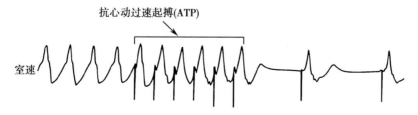

图 23-6 ICD 抗心动过速起搏成功转复室速为窦性心律

1. 常用的 ATP 的脉冲发放方式 包括短阵快速起搏(Burst)、周长递减起搏(Ramp)和 Ramp+刺激等类型,三种方式中没有哪一种明确优于其他两种方式。

(1) 短阵快速起搏(Burst pacing):是发放一阵相同间期的脉冲(常用4~12个),脉冲间期为室速心动周期的一个设置的百分比(如70%~90%)或者是一个绝对数值。如果第1阵电脉冲不能有效地终止心动过速,则释放第2阵、第3阵,最多10阵,一般设置为3~5阵。各阵序列间的起搏间期可以相等或是递减,递减幅度可以程控设置(如 10ms、20ms、30ms、40ms)。

(2) 周长递减起搏(Ramp pacing):为一阵间期递减的起搏脉冲,每阵序列末增加一个脉冲。其联律间期也是室速心动周期的一定百分比,第2个起搏间期开始递减,一般每次递减 10ms,直至起搏间期达到设置的最小值(一般限定最小周长为200ms)为止。如果第1阵电脉冲不能有效地终止心动过速,则第2阵序列末增加一个起搏脉冲,以此类推。

(3) Ramp+刺激:为 Burst 与 Ramp 的结合。例如,一阵 Ramp 序列(2个脉冲)后紧跟一阵 Burst 序列,每阵序列末增加一个起搏脉冲。阵内起搏间期递减,各阵序列间的起搏间期也递减。

2. 可程控的参数

(1) 序列(sequence):一次治疗中 ATP 发放的次数(最多10阵),一般设置3~5阵。

(2) 脉冲(pulse):每阵序列中发放脉冲的个数(1~15个),Burst 常用4~12个,Ramp 常用3~4个。

(3) 发放脉冲的频率:(%或 ms),通常设置为室速平均心动周期的一个百分比,如70%~90%。

(4) ATP 最小间期/频率限制:ATP 治疗允许的最快程控频率(最短间期),一般限定最小周长为200ms。

(5) 输出能量:脉宽、电压振幅。ATP 治疗的振幅和脉宽不同于备用抗心动过缓起搏的振幅和脉宽,其能量必须设置在较高的水平,以保证 ATP 起搏夺获并侵入室速折返环路而终止室速。

3. ATP 治疗室速的机制是发放稍短于心动过速周长的短阵起搏脉冲刺激心室,并进入折返环路,激动并夺获心动过速波阵前缘可兴奋的心肌组织,使其处于不应期,从而终止心动过速。起搏刺激能否进入折返环路并终止心动过速取决于多种因素,包括起搏部位是否靠近折返环、心动过速的周长、可激动间隙的大小、起搏刺激的设置等。如果室速频率过快、可激动间隙小以及起搏部位远离折返环时,ATP 治疗较难终止室速,而且有可能使室速加速甚至变为室颤。

虽然大部分患者可以较好地耐受 ICD 治疗,但仍有30%~50%的患者在植入 ICD 后会产生心理压力,其主要的原因是 ICD 高能量电击所产生的痛苦。不管电击是否适当,经常电击的心理压力可能降低患者的生活质量。同时,对于 ICD 仍存在一种错误理解:认为 ICD 的唯一治疗是释放电击。而事实上大多数电击可以被无痛的 ATP 治疗所取代。

对 ICD 所存储心电图的研究分析发现,在 ICD 的患者中所识别的室性心律失常绝大多数是室速或者快室速,其比例在90%以上,而室颤只有不到10%。室速的常见机制有自律性升高、折返机制和触发活动三种,其中折返相关性心动过速通常可以通过起搏刺激诱发或终止,因此用 ATP 治疗最为有效。例如对于冠心病慢性缺血性心脏病患者,其发生的单形性室速常由折返激动引起,ATP 治疗的成功率高;而在非缺血性扩张型心肌病中,单形性室速发生率低,并且较少由折返引起,对 ATP 治疗的反应也较差。

另外,已有大量的研究证实,对于较慢的室速,ATP 有效终止率85%~90%,而使心动过速进一步加速的概率较低,仅 1%~5%。PainFREE Rx 的研究结果也发现,对于冠心病快室速(平均心动周期240~320ms),ATP 治疗也具有相似的高成功率、低加速与晕厥率。

由此可见,ATP 治疗可以减少高能量电击,不仅减轻患者痛苦,而且在一定程度上延长了 ICD 的使用时间。因此,目前 ATP 也应用于快室速和充电过程中。但需要注意的是有些患者经 ATP 起搏治疗后反而导致室速频率加速,甚至恶化成室颤,此时需要进行同步电转复或自动除颤以避免发生心律失常恶化而导致不良后果。因此,在 ATP 治疗程序后一般最后应设置高能量电击以作为后备。

(二) 同步电转复

低能量电转复(cardioversion,CV)主要用于终止室速,特别是对于一些单形性室速,尤其是规整的、心室率<200 次/min 的心动过速,在 ATP 治疗无效后 ICD 可根据预先设置的治疗步骤,给予 15J 以下的低能量进行同步电复律,以避免高能量电击。电转复是非约定式(noncommitted)的电击治疗,必须与一个感知的 R 波同步化放电,也就是说在快速心律失常诊断成立、电容充电后,ICD 还要再次确定快速心律失常仍然持续才发放电击治疗。如果因心律失常终止而不能同步,则 CV 治疗夭折,ICD 继续监测心脏节律。对于某一阵快速心律失常来说,只有第一次电击可以程控为非约定式,而再识别后发放的电击治疗都是约定式的。低能量同步电转复充电时间较短且节省能量,同时患者自觉不适感相对略轻,其成功率较高,但也有使室速加速甚至恶化为室颤的危险,在其后面一定要设置高能量电击作为成功治疗的保障。如果在随访中发现低能量电转复治疗不能有效终止室速甚至有恶化为室颤的可能时,必须要首先保证患者的安全,应在 ATP 治疗无效后直接设置高能量同步电转复,以免延误治疗。

(三) 高能量除颤

高能量除颤(defibrillation,CD)是室颤和快速室速的主要治疗手段,室颤的除颤成功率在 98% 以上,是 ICD 治疗程序中最强的也是最后的选择。原则上其能量的设置必须保证在除颤阈值以上一定的安全范围。ICD 除颤安全范围是指 ICD 系统能释放的最高除颤能量应高于 ICD 植入术中所测定的除颤阈值(DFT)的一个差值,通常该安全范围应>10J。虽然除颤阈值测试通常是低风险的,但是往往伴有并发症,并且除颤阈值测试并不能改善 ICD 电击治疗的疗效或减少死亡率,因此,目前 ICD 植入一般不推荐实施除颤阈值测试(图 23-7)。

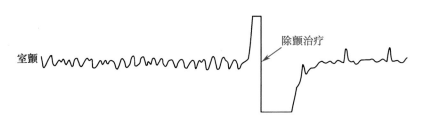

室颤   除颤治疗

图 23-7 ICD 高能量除颤成功转复室颤为窦性心律

目前,大多数 ICD 的最高除颤能量为 35~40J,ICD 在识别并确认室颤后,即进入自动充电除颤程序。除颤是约定式(committed)治疗,在第一个非不应期 R 波同步放电,如果不能同步,则在同步间期结束时非同步放电。目前应用较多的 ICD 可以连续发放电击治疗 6~8次,除颤能量可以分别程控设置,可以根据除颤阈值选择从低能量逐渐依次增加,直到 ICD

能够提供的最大能量输出，也可根据临床情况直接从最高能量开始。除颤能量越高，转复室颤的可能性越大、成功率越高，两者实际上是一个量-效函数关系。终止的标准一般为 8 个慢于 VT 区的窦性心律和/或起搏事件。

ICD 的脉冲发生器容纳了电池、电容器和运行电路。ICD 的电池并不能快速释放足以除颤的电流与电压，而电容器中的电流也会很快流失，因此电容器需在除颤前充电，当电池与电容接通时，电通过一个特殊的高压电路，从电池流向电容，并将电池的电压转化为电容器中的高压。当电池与电容器断开时，电容器释放高压电流，完成高能量电击。传统的 ICD 系统长期不使用时，电容器的初次充电时间会延长，因此，电容器需要周期性的充放电，称为电容器重整。通常为每 6 个月电容器进行一次满能量充电，包括自动电容重整或释放电击治疗。目前新型电池、电容技术，存储能量提高，电池放电曲线可提供更准确的寿命预估。同时，电容电解质非常稳定，不再需要满能量电容重整，延长了装置的使用寿命。

发放电击的波形有单相波（monophasic，释放的能量向一个方向）和双相波（biphasic，释放的能量可从一个方向翻转至对侧）两种。目前 ICD 电除颤所采用的脉冲波形多为双相波，其具有除颤阈值较低、成功率较高、减少短时间的心肌损伤，电击后能更快地恢复窦性心律等优点。除了除颤能量外，除颤时放电的方向也可以进行选择。以 A 表示机壳，X 表示上腔静脉除颤导线，B 表示心室除颤导线。单线圈导线：A>B 表示电流从机壳向心室除颤导线，B>A 则表示电流方向从心室向机壳。双线圈导线：AX>B 表示电流从机壳、上腔静脉除颤导线向心室除颤导线，B>AX 则表示电流从心室向机壳、上腔静脉。大部分研究显示单线圈和双线圈除颤电极导线在电极导线相关并发症、全因死亡率、首次电击疗效、除颤阈值等方面比较无显著差异，但双线圈导线更容易导致静脉狭窄，导线拔除的难度也更大。

在 ICD 的各个心动过速区，都可按需要设置一系列的治疗程序。如 VT 区可先设置 ATP 治疗与低能量同步电复律，但其后应设置高能量除颤作为保障。VF 区直接设置高能量除颤，可有能量及除颤方向的选择。在设置 3 个快速心律失常区的 VT 区，ATP 治疗可以被设置作为唯一的治疗方法，而关闭心律转复和除颤电击选择。如果这样，在所有的 ATP 治疗结束后，即使心动过速仍未终止也不会有进一步的治疗发放，除非原来的心动过速有新的变化而被识别在较高的区内。快速性心律失常发作一旦被识别，ICD 就按照预先的设置依次发放治疗，直到心动过速被终止或这一级别所设置的所有治疗全部发放完毕。每个相继的治疗程序，依次进行，其后一个治疗的能量设置必须大于或等于前一个治疗，也就是说如果电击治疗被发放，ATP 治疗就不能再发放，或者说高能量释放后不能再设置低能量释放，以确保安全。

ICD 植入术后应根据患者的不同情况进行个体化的程控设置。对于心动过速发作频率较慢，血流动力学相对稳定、患者较易耐受或经常容易自动转复的患者应相应延长识别时间，尽量多利用 ATP 治疗来终止心动过速，以减少 ICD 能量的消耗，同时减轻患者的痛苦。而对于那些心功能本身较差，容易引起血流动力学变化的，不易耐受的患者应加快治疗节奏，在程控设置上更为积极一些。另外，每次随访均应对前次随访以来 ICD 储存的信息进行仔细分析，特别是出现过心律转复的患者，了解其心动过速发作的性质、次数、ICD 的识别、诊断及治疗过程和结果，并判断是否需要调整参数。

三、抗心动过缓起搏

目前的 ICD 也都具有与传统起搏器相似的抗心动过缓起搏的功能。ICD 提供的支持性起搏可以防止电击尤其是高能量电击治疗后出现的较严重的心动过缓或有一段较长的停搏时间,以避免患者出现严重的血流动力学变化。同时,也可以预防在心动过缓的基础上可能发生的快速性心律失常。对于没有显著心动过缓病史而植入 ICD 的患者,其起搏模式通常是 VVI,起搏频率可程控到相对较低水平(如 30～40 次/min),以减少不必要的右心室起搏。但有些患者可能需要大剂量的 β 受体阻滞剂或使用其他抗心律失常药物,这可能导致症状性心动过缓,并需要改变起搏频率与模式;或有些 ICD 植入的患者本身就需要心脏起搏治疗甚至是起搏依赖的患者。双腔 ICD 具有 DDD 的起搏功能,可使起搏的患者恢复房室的同步性,减少对心功能的影响,是生理性起搏的方式。对于同时需要心脏起搏治疗的患者,可以根据起搏器的常规程控原则来进行设置。

（吴立群）

参 考 文 献

[1]　MIROWSKI M,REID PR,MOWER MM,et al. Termination of malignant ventricular arrhythmias with an implanted automatic defibrillator in human beings. N Engl J Med,1980,303(6):322-324.

[2]　FRAZIER DW,STANTON MS. Pseudo-oversensing of the T wave by an implantable cardioverter defibrillator:a nonclinical problem. Pacing Clin Electrophysiol,1994,17(7):1311-1315.

[3]　FRIEDMAN PA,STANTON MS. The pacer-cardioverter-defibrillator:function and clinical experience. J Cardiovasc Electrophysiol,1995,6(1):48-68.

[4]　WOOD MS,SWERDLOW C,OLSON WH. Clinical cardiac pacing and defibrillation. 2nd ed. Philadelphia:WB Saunders Company,2000.

[5]　BRUGADA J,MONT L,FIGUEIREDO M,et al. Enhanced detection criteria in implantable defibrillators. J Cardiovasc Electrophysiol,1998,9(3):261-268.

[6]　SCHAUMANN A,VON ZUR MüHLEN F,GONSKA BD,et al. Enhanced detection criteria in implantable cardioverter-defibrillators to avoid inappropriate therapy. Am J Cardiol,1996,78(5A):42-50.

[7]　SCHAUMANN A,VON ZUR MüHLEN F,HERSE B,et al. Empirical versus tested antitachycardia pacing in implantable cardioverter defibrillators:a prospective study including 200 patients. Circulation,1998,97(1):66-74.

[8]　WATHEN MS,SWEENEY MO,DEGROOT PJ,et al. Shock reduction using antitachycardia pacing for spontaneous rapid ventricular tachycardia in patients with coronary artery disease. Circulation,2001,104(7):796-801.

[9]　WATHEN MS,DEGROOT PJ,SWEENEY MO,et al. Prospective randomized multicenter trial of empirical antitachycardia pacing versus shocks for spontaneous rapid ventricular tachycardia in patients with implantable cardioverter-defibrillators:Pacing Fast Ventricular Tachycardia Reduces Shock Therapies(PainFREE Rx II)trial results. Circulation,2004,110(17):2591-2596.

[10]　AMMER R,ALT E,AYERS G,et al. Pain threshold for low energy intracardiac cardioversion of atrial fibrillation with low or no sedation. Pacing Clin Electrophysiol,1997,20(1 Pt 2):230-236.

[11]　HAMMILL SC,PACKER DL,STANTON MS,et al. Termination and acceleration of ventricular tachycardia with autodecremental pacing,burst pacing,and cardioversion in patients with an implantable cardioverter defibrillator. Multicenter PCD Investigator Group. Pacing Clin Electrophysiol,1995,18(1 Pt 1):3-10.

[12]　NEUZNER J,LIEBRICH A,JUNG J,et al. Safety and efficacy of implantable defibrillator therapy with programmed shock energy at twice the augmented step-down defibrillation threshold:results of the prospective,randomized,multicenter Low-Energy Endotak Trial. Am J Cardiol,1999,83(5B):34D-39D.

[13]　WILKOFF BL,WILLIAMSON BD,STERN RS,et al. Strategic programming of detection and therapy parame-

ters in implantable cardioverter-defibrillators reduces shocks in primary prevention patients：results from the PREPARE（Primary Prevention Parameters Evaluation）study. J Am Coll Cardiol，2008，52（7）：541-550.

［14］ POOLE JE，JOHNSON GW，HELLKAMPAS，et al. Prognostic importance of defibrillator shocks in patients with heart failure. N Engl J Med，2008，359（10）：1009-1017.

［15］ CAO J，GILLBERG JM，SWERDLOW CD. A fully automatic，implantable cardioverter-defibrillator algorithm to prevent inappropriate detection of ventricular tachycardia or fibrillation due to T-wave oversensing in spontaneous rhythm. Heart Rhythm，2012，9（4）：522-530.

［16］ KUTYIFA V，HUTH RUWALD AC，AKTAS MK，et al. Clinical impact，safety，and efficacy of single-versus dual-coil ICD leads in MADIT-CRT. J Cardiovasc Electrophysiol，2013，24（11）：1246-1252.

［17］ LUNATI M，PROCLEMER A，BORIANI G，et al. Reduction of inappropriate anti-tachycardia pacing therapies and shocks by a novel suite of detection algorithms in heart failure patients with cardiac resynchronization therapy defibrillators：a historical comparison of a prospective database. Europace，2016，18（9）：1391-1398.

［18］ AURICCHIO A，SCHLOSS EJ，KURITA T，et al. Low inappropriate shock rates in patients with single-and dual/triple-chamber implantable cardioverter-defibrillators using a novel suite of detection algorithms：PainFree SST trial primary results. Heart Rhythm，2015，12（5）：926-936.

［19］ BARDY GH，SMITH WM，HOOD MA，et al. An entirely subcutaneous implantable cardioverter-defibrillator. N Engl J Med，2010，363（1）：36-44.

［20］ AL-KHATIB SM，STEVENSON WG，ACKERMAN MJ，et al. 2017 AHA/ACC/HRS Guideline for Management of Patients With Ventricular Arrhythmias and the Prevention of Sudden Cardiac Death：A Report of the American College of Cardiology/American Heart Association Task Force on Clinical Practice Guidelines and the Heart Rhythm Society. Circulation，2018，138（13）：e272-e391.

［21］ RUDIC B，TüLüMEN E，FASTENRATH F，et al. Incidence，mechanisms，and clinical impact of inappropriate shocks in patients with a subcutaneous defibrillator. Europace，2020，pii：euaa026.

第 24 章
植入型心律转复除颤器植入适应证

心脏性猝死(SCD)已成为严重危害健康的世界性公共卫生问题。美国每年约有 40 万人死于 SCD。相比国外,虽然我国 SCD 发生率较低,但由于人口基数大,SCD 总人数高达 54.4 万/年,位居全球各国之首,防治工作任务异常艰巨。植入型心律转复除颤器(ICD)可以终止恶性快速性室性心律失常,一系列随机对照临床研究已经证实,ICD 可以改善 SCD 高危患者的生存率,是目前 SCD 最有效的预防措施。ICD 自 20 世纪 80 年代开始应用至今已经近 40 年,随着大型临床试验的开展与公布,其应用建议也几经更新,充分体现了与时俱进和循证原则,本章节就 ICD 应用指南进行系统回顾。

一、1980 年公布的 ICD 植入指南

限定至少有两次心脏骤停发作病史。

二、1985 年美国食品药品监督管理局（FDA）批准的 ICD 适应证

放宽至如下条件:
1. 在无急性心肌梗死的情况下,发生过至少一次心脏骤停的患者。
2. 虽未经历过心脏骤停发作,但抗心律失常药物治疗情况下,仍有反复发作的室性快速心律失常,且在心电生理检查时可诱发出伴有血流动力学异常的持续性室性心动过速(室速)和/或心室颤动(室颤)。

三、1991 年北美心脏起搏与心电生理学会(NASPE)和美国心脏病学会/美国心脏学会(ACC/AHA)的 ICD 指南

1991 年 NASPE 和 ACC/AHA 分别制定了 ICD 指南,内容基本相同。将 ICD 适应证分为Ⅰ、Ⅱ、Ⅲ类。

Ⅰ类:意见一致,需要植入 ICD,相当于绝对适应证。
Ⅱ类:意见分歧,又分为Ⅱa 类:意见倾向于使用 ICD,Ⅱb 类:意见倾向于不用 ICD,Ⅱ类相当于相对适应证。
Ⅲ类:意见一致,不同意应用 ICD,亦即非适应证。

指南对于Ⅰ级和Ⅱ级适应证都强调了药物治疗和/或其他治疗（外科手术和/或导管消融）无效，或不可耐受药物治疗或难以预测药物治疗的疗效，才是 ICD 治疗适应证，提示 ICD 非一线治疗。1991 年 NASPE 指南具体如下。

Ⅰ类适应证

1. 有一次或一次以上的持续性室速和/或室颤，而心电生理检查和/或自发的室性心律失常不能用来准确地预测其他治疗手段的效果。

2. 尽管接受了心电生理检查或无创性方法指导下选择的抗心律失常药物治疗，仍有自发的持续性室速/室颤反复发作。

3. 有自发的持续性室速/室颤，但不能耐受或不能依从抗心律失常药物治疗。

4. 有自发的持续性室速/室颤，虽经可能得到的最佳药物治疗或外科手术/导管消融治疗，仍然持续不断地诱发有重要临床意义的持续性室速/室颤。

Ⅱ类适应证

原因不明的晕厥，在心电生理检查时可诱发有临床重要意义的持续性室速/室颤，但抗心律失常药物治疗无效、不能耐受或不依从。

Ⅲ类适应证

1. 由急性缺血/梗死或中毒/代谢原因引起的持续性室速/室颤，而这些原因可被纠正或是可逆的。

2. 原因不明的晕厥反复发作，但无可诱发的持续性室速。

3. 无休止的室速/室颤。

4. 在预激综合征（WPW 综合征）患者继发于心房颤动（房颤）的室颤，而房室旁路可以用外科手术或导管消融治疗。

5. 外科手术、内科或精神病方面的禁忌证。

四、1998 年 ACC/AHA/NASPE 的 ICD 指南

随着新一代抗心动过速起搏功能的 ICD 系统的开发和应用，1998 年 ACC/AHA/NASPE 适应证进一步放宽。适应证制定的依据级别分为 A、B、C 三级。A 级：资料来源于多个前瞻性随机的临床试验，包含了大量临床病例。B 级：资料来源于数目有限的临床试验，包含的病例数相对较少，或来源于设计合理的非随机试验资料分析或是观察性注册资料。C 级：以专家们的一致意见作为建议的重要依据。

Ⅰ类适应证

1. 非一过性或可逆性原因引起的室速/室颤导致的心脏骤停（A）。

2. 自发性持续性室速（B）。

3. 原因不明的晕厥，在心电生理检查时能诱发出有血流动力学显著临床表现的持续性室速/室颤，而药物治疗无效、不能耐受或不可能（B）。

4. 伴发于冠心病、陈旧性心肌梗死和左心室功能低下者非持续性室速，在心电生理检查时可诱发持续性室速/室颤，而不能被Ⅰ类抗心律失常药物所抑制（B）。

Ⅱa 类适应证：无。

Ⅱb 类适应证

1. 推测心脏骤停是由于室颤所致，而由于身体的其他原因不能行心电生理检查（C）。

2. 在等待心脏移植术时,有归咎于持续性室性快速心律失常的严重症状(C)。

3. 诸如长 QT 综合征或肥厚型心肌病等有致命性室性快速心律失常高危的家族性或遗传性疾病(B)。

4. 伴发于冠心病、陈旧性心肌梗死和左心室功能障碍的非持续性室速,在心电生理检查时可诱发持续性室速/室颤(B)。

5. 病因未确定的晕厥反复发作,伴有心室功能障碍和心电生理检查诱发出室性心律失常,而排除了其他可引起晕厥的原因(C)。

Ⅲ类适应证

1. 原因不明的晕厥,没有可诱发的室性快速心律失常(C)。

2. 无休止的室速或室颤(C)。

3. 室速或室颤,其起源处可被外科手术或导管消融所消除,例如伴随预缴综合征的房性心律失常、右心室流出道室速、特发性左心室室速或分支性室速(C)。

4. 由于一过性或可逆性病症(如急性心肌梗死、电解质紊乱、药物、创伤)所致的室性快速心律失常(C)。

5. 明显的精神性疾患,可能被器械植入术所加重或是不能进行系统的随访(C)。

6. 预期生存期≤6 个月的终末期疾病(C)。

7. 有左心室功能障碍和 QRS 时限延长而无自发的可诱发的持续或非持续性室速的、准备进行紧急冠状动脉旁路移植手术的冠心病患者(B)。

8. NYHA 分级Ⅳ级的、非等候心脏移植术的药物难治性充血性心力衰竭者(C)。

五、2002 年 ACC/AHA/NASPE 的 ICD 指南

最新的 ICD 治疗适应证是 ACC/AHA/NASPE 专家组制定的,发表于 2002 年 10 月 *Circulation*。从这一新制定的适应证中可以看出,ICD 的治疗已从过去的"最后治疗选择"发展为今日的"首选治疗",从二级预防上升为一级预防。

Ⅰ类适应证

1. 非一过性或可逆性原因引起的室颤或室速所致的心脏骤停(A)。

2. 伴有器质性心脏病的自发的持续性室速(B)。

3. 原因不明的晕厥,在心电生理检查时能诱发有血流动力学显著临床表现的持续性室速或室颤,药物治疗无效,不能耐受或不可取(B)。

4. 伴发于冠心病、陈旧性心肌梗死和左心室功能障碍的非持续性室速,在心电生理检查时可诱发持续性室速或室颤,不能被 Ⅰ 类抗心律失常药物所抑制(A)。

5. 无器质性心脏病的自发性持续性室速,对其他治疗无效(C)。

Ⅱa 类适应证

心肌梗死后 1 个月和冠脉血运重建术后 3 个月,左心室射血分数(LVEF)≤30%的患者(B)。

Ⅱb 类适应证

1. 推测心脏骤停是由于室颤所致,而由于身体其他原因不能进行心电生理检查(C)。

2. 在等待心脏移植时,有归咎于持续性室性快速心律失常的严重症状(即晕厥)(C)。

3. 有致命性室性快速心律失常高危的家族性或遗传性疾病,如长 QT 综合征或肥厚型

心肌病等（B）。

4. 伴发于冠心病、陈旧性心肌梗死和左心室功能障碍的非持续性室速,在心电生理检查时可诱发持续性室速或室颤(B)。

5. 病因未确定的晕厥反复发作,伴有心室功能障碍和心电生理检查诱发出室性心律失常,而排除了其他可引起晕厥的原因(C)。

6. 不明原因晕厥或有家族史的不明原因晕厥,伴有典型或不典型的右束支阻滞和ST段抬高(C)。

Ⅲ类适应证

1. 原因不明的晕厥,没有可诱发的室性快速心律失常(C)。

2. 无休止的室速或室颤(C)。

3. 室速或室颤起源处可被外科手术或导管消融所消除,例如伴随预激综合征的房性心律失常、右心室流出道室速、特发性左心室室速或分支性室速(C)。

4. 因一过性或可逆性损伤(如急性心肌梗死、电解质紊乱、药物、创伤)所致的室性快速心律失常(B)。

5. 明显的精神性疾患,可能被器械植入所加重或不能进行系统的随访(C)。

6. 预期生存期≤6个月的终末期疾病(C)。

7. 有左心室功能不良和QRS时限延长而无自发的或可诱发的持续性或非持续性室速的,准备进行紧急冠状动脉旁路移植手术的冠心病患者(B)。

8. NYHA分级Ⅳ级,非等候心脏移植术的药物难治性充血性心力衰竭(C)。

六、2005年ACC/AHA心力衰竭治疗指南对于ICD适应证的规定

Ⅰ类适应证

1. 对有心脏性猝死、室颤或血流动力学不稳定室速病史的症状性心力衰竭患者,推荐植入ICD作为二级预防以延长生存期(A)。

2. 符合以下条件的缺血性心脏病患者,推荐植入ICD作为一级预防减少心脏性猝死从而降低总死亡率:心肌梗死后至少40d;LVEF≤30%;长期最佳药物治疗后NYHA分级Ⅱ或Ⅲ级;合理预期生存期超过一年且功能良好(A)。

3. 符合以下条件的非缺血性心肌病患者,推荐植入ICD作为一级预防减少心脏性猝死从而降低总死亡率:LVEF≤30%;长期最佳药物治疗后NYHA心功能Ⅱ或Ⅲ级症状;合理预期生存期超过一年且功能良好(B)。

Ⅱa类适应证

1. 符合以下条件的任何原因导致的心力衰竭患者,可以考虑植入ICD:LVEF 30%~35%;长期最佳药物治疗后NYHA心功能Ⅱ或Ⅲ级症状;合理预期生存期超过一年且功能良好(B)。

2. 符合以下条件的缺血性心脏病患者,可以考虑植入ICD:心肌梗死后至少40d;LVEF≤30%;长期最佳药物治疗后NYHA分级Ⅰ级;合理预期生存期超过一年且功能良好(B)。

Ⅱb类适应证

符合以下条件的非缺血性心肌病患者可以植入 ICD：LVEF≤30%；长期最佳药物治疗后 NYHA 心功能Ⅰ级；合理预期生存期超过一年且功能良好（C）。

ACC/AHA/NASPE 2002 年 ICD 治疗适应证指南与 1998 年以前的指南相比，有较大改变，体现在以下方面。

1. 心脏骤停幸存者，只要心脏骤停不是一过性或可逆性原因诱发的危及生命的室性心律失常所致，就是 ICD 治疗的指征，不再需要以前的指南中的一些限制性条款，诸如药物治疗无效、不能耐受药物的副作用、外科手术或导管消融无效、电生理检查能诱发持续性室速/室颤以及室速伴有血流动力学异常等。在有器质性心脏病的自发的持续性室速，虽未经历心脏骤停，也不需要符合上述的附加条件，也是 ICD 治疗独立的Ⅰ类适应证。ICD 是对心脏性猝死十分有效的二级预防和显著降低总病死率的一线治疗方法。

2. 自发的持续性室性心动过速，这是 1998 年指南中列入的适应证，不需要室速伴有血流动力学变化的临床表现，以及药物治疗后进行的心脏电生理检查是否仍可诱发持续性室速。2002 年指南则强调该自发性持续性室速与器质性心脏病有关，因为非器质性心脏病的室速通常可采用药物或导管消融治疗。

3. 原因不明的晕厥发作，电生理检查时可诱发伴有血流动力学改变的持续性室速/室颤，而药物治疗无效、不能耐受或不可取，列为 ICD 治疗的Ⅰ类适应证，而在 1991 年 ACC/AHA 的指南中是Ⅱ类适应证。

4. 非持续性室速，发生在冠心病、陈旧性心肌梗死的患者，LVEF≤35%，经药物治疗无效，就是Ⅰ类适应证。这个适应证是新的，也是心脏性猝死一级预防的唯一适应证。2002 年指南进一步将其等级由 B 升至 A。

5. 新指南的Ⅰ类适应证中增加一条，无器质性心脏病的自发性持续性室速用其他方法治疗失败的患者，也是植入 ICD 的指征。

6. 原指南无Ⅱa类，新指南将心肌梗死后 1 个月和冠状动脉血运重建术后 3 个月 LVEF≤30% 的患者列入此项，这是经过随机试验的研究结果，证明此类患者接受 ICD 治疗后其绝对危险度下降 5.6%，相对危险度下降 31%，从中获益。

七、2008 年 ACC/AHA/HRS 心脏节律异常器械治疗指南中 ICD 应用适应证

美国心脏病学会、美国心脏病协会和美国心律协会（ACC/AHA/HRS）于 2008 年 5 月正式公布了《心脏节律异常的装置治疗指南》。抗心律失常装置植入心脏起搏器指南首次在 1984 年发布，1991 年、1998 年和 2002 年分别进行了更新。2002 年以来，随着人们对各种缓慢性心律失常和快速心律失常认识的不断深化，以及新的循证医学证据的不断积累，ACC/AHA/HRS 三个协会联合再次对该指南进行了修订，其中也包括了近几年来新的临床研究和进展部分。

SCD 二级预防是指在发生心脏骤停或持续性室速的幸存者中预防 SCD 的发生。一级预防是指未发生过心脏骤停或持续性室速的患者预防 SCD。具有 SCD 的高危因素，曾经发生过不明原因的晕厥，推测晕厥可能是由于室性心律失常导致者属于二级预防的范畴。

Ⅰ类适应证

1. 非可逆性原因引起的室颤或血流动力学不稳定的持续性室速所致的心脏骤停（证据水平：A）。

2. 伴有器质性心脏病的自发的持续性室速，无论血流动力学是否稳定（证据水平：B）。

3. 原因不明的晕厥，在心电生理检查时能诱发有血流动力学显著临床表现的持续性室速或室颤（证据水平：B）。

4. 心肌梗死所致 LVEF<35%，且心肌梗死 40d 以上，NYHA 心功能Ⅱ或Ⅲ级（证据水平：A）。

5. NYHA 心功能Ⅱ或Ⅲ级，LVEF≤35%的非缺血性心肌病患者（证据水平：B）。

6. 心肌梗死所致 LVEF<30%，且心肌梗死 40d 以上，NYHA 心功能Ⅰ级（证据水平：A）。

7. 心肌梗死所致非持续室速，LVEF<40%且心电生理检查能诱发出室颤或持续室速（证据水平：B）。

Ⅱa 类适应证

1. 原因不明的晕厥，伴有明显左心室功能障碍的非缺血性扩张型心肌病（证据水平：C）。

2. 心室功能正常或接近正常的持续性室速（证据水平：C）。

3. 肥厚型心肌病，有一项以上主要 SCD 危险因素（证据水平：C）。

4. 致心律失常性右心室发育不良/心肌病（CARVD/C），有一项以上主要 SCD 危险因素（证据水平：C）。

5. 服用β受体阻滞剂期间发生晕厥和/或室速的长 QT 综合征（证据水平：B）。

6. 在院外等待心脏移植的患者（证据水平：C）。

7. 有晕厥史的 Brugada 综合征患者（证据水平：C）。

8. 有明确室速记录但没有引起心脏骤停的 Brugada 综合征患者（证据水平：C）。

9. 儿茶酚胺敏感性室速，服用β受体阻滞剂后仍出现晕厥和/或室速（证据水平：C）。

10. 心脏结节病、巨细胞性心肌炎或 Chagas 病（证据水平：C）。

Ⅱb 类适应证

1. 非缺血性扩张型心肌病，LVEF≤35%，NYHA 心功能Ⅰ级（证据水平：C）。

2. 有 SCD 危险因素的长 QT 综合征患者（证据水平：B）。

3. 有晕厥和严重器质性心脏病，侵入性和非侵入性检查不能明确原因（证据水平：C）。

4. 有猝死史的家族性心肌病患者（证据水平：C）。

5. 左心室致密化不全患者（证据水平：C）。

Ⅲ 类适应证

1. 即使符合上述Ⅰ、Ⅱa 和Ⅱb 类适应证，但预期寿命短于 1 年（证据水平：C）。

2. 无休止的室速或室颤（证据水平：C）。

3. 存在明显的精神疾病，可能被器械植入术加重，或是不能进行系统的随访（证据水平：C）。

4. 没有条件行心脏移植或心脏再同步治疗除颤器（CRT-D）治疗，药物难以控制的 NYHA 心功能Ⅳ级的心力衰竭患者（证据水平：C）。

5. 原因不明的晕厥，既没有可诱发的室性快速性心律失常也不合并器质性心脏病者（证据水平：C）。

6. 合并预激综合征的房性心律失常、右心室或左心室流出道室速、特发性室速或无器质性心脏病的分支相关性室速,经手术或导管消融可治愈者(证据水平:C)。

7. 没有器质性心脏病,由完全可逆病因导致的室性快速性心律失常(如电解质紊乱、药物或创伤)(证据水平:B)。

2008 年指南与 2002 年指南相比:①对 ICD 的心脏性猝死一级预防患者,强调必须有理想药物治疗和良好生活质量下预期寿命>1 年。②因一级预防与二级预防存在重叠,故把 ICD 一级预防和二级预防建议合并后进行论述。③ICD 植入前应进行独立的危险因素评估和危险分层,同时应当考虑患者自己的意愿。④对长 QT 综合征,ARVD/C,左心室致密化不全,电生理异常性疾病(特发性室颤、短 QT 综合征、Brugada 综合征、儿茶酚胺敏感性多形性室速),特发性室性心动过速,严重心力衰竭和心脏移植后等情况下 ICD 的应用也进行了详细阐述。⑤ICD 一级预防的 LVEF 标准,以入选指南的临床试验患者入选标准为基础,对不同临床情况尽可能接近这些临床试验的入选标准。如 MADIT Ⅱ研究以 LVEF<30% 为标准,MUSTT 研究 ICD 植入标准为 LVEF<40%,而在 MADIT Ⅰ和 SCD-HeFT 研究中以 LVEF<35% 为入选标准,ICD 植入适应证的规定是基于这些临床试验中 LVEF 的特殊入选标准的。⑥对生命终末期 ICD 和起搏器的程控进行了专门阐述。

ICD 的应用建议,特别是应用于一级预防时,仅适用于那些已经接受最佳药物治疗且生存状态良好,预期寿命超过 1 年的患者。一般人群心力衰竭患者的生存率很难估计,因为不同临床试验的预测模型中,研究人群的并存疾病和年龄各不相同。因心衰反复住院特别是伴有肾功能损害的患者,其死于心衰早期的风险较高。

八、2014 年 ICD 的中国专家共识

随着循证医学的进展及国外指南的不断更新,2014 年中华医学会心电生理和起搏分会(CSPE)组织国内专家,复习国内外文献,结合近年 ICD 在我国的应用情况,对于 ICD 植入适应证进行了更新。其指南内容与 2008 年 ACC/AHA/HRS 心脏节律异常器械治疗指南基本相似。

Ⅰ类适应证

1. 非可逆性原因导致的室颤或血流动力学不稳定的持续室速,引起的心脏骤停存活者。

2. 合并自发持续室速的器质性心脏病患者。

3. 不明原因的晕厥患者,电生理检查诱发出血流动力学不稳定持续室速或室颤。

4. 心肌梗死 40d 以上,LVEF≤35%,心功能Ⅱ或Ⅲ级患者。

5. 心功能Ⅱ或Ⅲ级,LVEF≤35% 的非缺血性心肌病患者。

6. 心肌梗死 40d 以上,LVEF<30%,且心功能Ⅰ级患者。

7. 心肌梗死后非持续室速,LVEF≤40%,电生理检查诱发出室颤或持续性室速。

Ⅱa 类适应证

1. 不明原因晕厥患者,伴随明显左心室功能障碍和非缺血性扩张型心肌病。

2. 心室功能正常或接近正常的持续室速患者。

3. 伴随 1 个或以上 SCD 主要危险因子(心脏骤停史、自发性持续性室速、猝死家族史、不明原因晕厥、左心室壁厚度>130mm、异常的运动后血压反应、自发性非持续性室速)的肥厚型心肌病患者。

4. 伴随 1 个或以上 SCD 主要危险因子(心脏骤停史、室速引起的晕厥、广泛右心室受累的证据、左心室累及、存在多形性室速和心尖室壁瘤)的致心律失常性右心室心肌病患者。

5. 服用 β 受体阻滞剂期间有晕厥和/或室速史的长 QT 综合征患者。

6. 等待心脏移植的非住院患者。

7. 有晕厥史的 Brugada 综合征患者。

8. 没有引起心脏骤停,但有明确室速记录的 Brugada 综合征患者。

9. 服用 β 受体阻滞剂期间有晕厥和/或记录到持续室速的儿茶酚胺敏感的多形性室速患者。

10. 心脏肉瘤病、巨细胞心肌炎或 Chagas 疾病。

Ⅱb 类适应证

1. LVEF≤35%且心功能 Ⅰ 级的非缺血性心肌病患者。

2. 有 SCD 危险因素的长 QT 综合征患者。

3. 合并严重器质性心脏病的晕厥患者,全面的有创和无创检查不能明确病因的情况下。

4. 有猝死史的家族性心肌病患者。

5. 左心室致密化不全患者。

Ⅲ类适应证

1. 满足以上 Ⅰ、Ⅱa 和 Ⅱb 类适应证,但患者不能以较好的功能状态生存 1 年以上时。

2. 无休止室速或室颤患者。

3. 存在明显的精神疾病,可能由于 ICD 植入而加重,或不能进行系统的随访者。

4. 心功能Ⅳ级,不适合心脏移植或心脏再同步治疗(CRT)的顽固性充血性心衰患者。

5. 不合并器质性心脏病的不明原因晕厥患者,且无诱发的室性心律失常。

6. 手术或导管消融可治疗的室颤或室速患者。

7. 无器质性心脏病患者,由完全可逆因素(如电解质紊乱、药物或创伤)引起的室性快速性心律失常。

九、全皮下植入型心律转复除颤器植入适应证

传统 ICD 植入方法需要通过静脉将除颤导线送入右心系统,存在诸多问题,比如锁骨下或上腔静脉异常导致植入困难、术中穿刺并发症、导线脱位与断裂、导线相关感染等。全皮下植入型心律转复除颤器(S-ICD)系统于 2009 年获得欧洲 CE 认证、2012 年获得美国 FDA 认证、2016 年底获得国家食品药品监督管理总局(CFDA)认证并应用于临床。

2015 年,S-ICD 第一次作为部分患者的 Ⅱa 类适应证列入《2015 年 ESC 室性心律失常处理和心脏性猝死预防指南》。《2017 年 ACC/AHA/HRS 室性心律失常处理和心脏性猝死预防指南》将 S-ICD 升级为 Ⅰ 类适应证。

1. 对于存在 ICD 植入指征,且没有足够静脉通路或者有高感染风险,同时不需要也预期不需要心动过缓起搏或终止室速起搏或 CRT 治疗的患者,推荐植入 S-ICD(Ⅰ类适应证,B 级证据)。

2. 对于存在 ICD 植入指征,同时不需要也预期不需要心动过缓起搏或终止室速起搏或 CRT 治疗的患者,植入 S-ICD 是合理的(Ⅱa 类适应证,B 级证据)。

十、可穿戴心律转复除颤器预防心脏性猝死共识

ICD 可以降低心脏性猝死风险,但临床中有一组患者虽可以受益于自动紧急心律转复除颤,但却在当时不适于植入 ICD,如短期内 SCD 风险高,但暂时无 ICD 植入指征或有 ICD 植入禁忌证、无法确定 SCD 风险持续时间、因感染 ICD 移除后的空白期、等待心脏移植前的桥接治疗等。

2016 年 AHA 指南特别提出可穿戴心律转复除颤器(WCD)的推荐适应证如下:

1. 当有明确的植入性/永久性的 ICD 适应证但是同时存在暂时的禁忌证时,或是由于感染等使 ICD 治疗中断时,使用 WCD 是合理的。(Ⅱa,C)

2. WCD 作为桥接治疗适用于更为明确的治疗措施,如心脏移植。(Ⅱa,C)

3. 当所涉及的 SCD 的高危因素在一段时间内可能恢复或左心室功能不全可治疗时,例如缺血性心脏病近期再血管化治疗、新诊断的非缺血性扩张型心肌病患者开始指南导向的药物治疗或基本病因可治疗的继发性心肌病(心动过速介导、甲状腺相关等),此时使用 WCD 是合理的。(Ⅱb,C)

4. WCD 作为心肌梗死后 40d 内伴有死亡风险增加的患者的桥接治疗是适当的,这些患者中 ICD 可降低 SCD 但不影响总体生存。(Ⅱb,C)

5. WCD 不能用于预期非心律失常风险明显超过心律失常风险的患者,尤其是预期存活不超过 6 个月的。(Ⅲ,C)

总之,由于 ICD 的功能更加完善,体积变小,植入技术简化,使其成为对危及生命的室性快速心律失常的有效治疗手段。随着技术进步,S-ICD 及 WCD 的应用也逐渐增多,在心脏性猝死的预防领域有了更多的选择。

(张澍 丁立刚)

参 考 文 献

[1] GREGORATOS G,ABRAMS J,EPSTEIN AE,et al. ACC/AHA/NASPE 2002 guideline update for implantation of cardiac pacemakers and antiarrhythmia devices:summary article:a report of the American College of Cardiology/American Heart Association Task Force on Practice Guidelines(ACC/AHA/NASPE Committee to Update the 1998 Pacemaker Guidelines). Circulation,2002,106(16):2145-2161.

[2] HUNT SA,ABRAHAM WT,CHIN MH,et al. ACC/AHA 2005 Guideline update for the diagnosis and management of chronic heart failure in the adult:a report of the American College of Cardiology/American Heart Association Task Force on Practice Guidelines(Writing Committee to Update the 2001 Guidelines for the Evaluation and Management of Heart Failure):developed in collaboration with the American College of Chest Physicians and the International Society for Heart and Lung Transplantation:endorsed by the Heart Rhythm Society. Circulation,2005,112(12):e154-e235.

[3] EPSTEIN AE,DIMARCO JP,ELLENBOGEN KA,et al. ACC/AHA/HRS 2008 guidelines for device-based therapy of cardiac rhythm abnormalities:executive summary. Heart Rhythm,2008,5(6):934-955.

[4] 中华医学会心电生理和起搏分会,中华医学会心血管病学分会,中国医师协会心律学专业委员会植入型心律转复除颤器治疗专家组. 植入型心律转复除颤器治疗的中国专家共识. 中华心律失常学杂志,2014,18(4):242-253.

[5] SR PJP,ALLEN LA,KUDENCHUK PJ,et al. Wearable cardioverter-defibrillator therapy for the prevention of

sudden cardiac death: A Science Advisory From the American Heart Association. Circulation, 2016, 133(17): 1715-1727.

[6] NAZER B, DALE Z, CARRASSA G, et al. Appropriate and inappropriate shocks in hypertrophic cardiomyopathy patients with subcutaneous implantable cardioverter-defibrillators: An international multicenter study. Heart Rhythm, 2020, pii: S1547-5271(20)30110-7.

[7] RUDIC B, TüLüMEN E, FASTENRATH F, et al. Incidence, mechanisms, and clinical impact of inappropriate shocks in patients with a subcutaneous defibrillator. Europace, 2020.

[8] ZIPES DP, CAMM AJ, BORGGREFE M, et al. ACC/AHA/ESC 2006 guidelines for management of patients with ventricular arrhythmias and the prevention of sudden cardiac death: a report of the American College of Cardiology/American Heart Association Task Force and the European Society of Cardiology Committee for Practice Guidelines(writing committee to develop Guidelines for Management of Patients With Ventricular Arrhythmias and the Prevention of Sudden Cardiac Death): developed in collaboration with the European Heart Rhythm Association and the Heart Rhythm Society. Circulation, 2006, 114(10): e385-484.

[9] AL-KHATIB SM, STEVENSON WG, ACKERMAN MJ, et al. 2017 AHA/ACC/HRS guideline for management of patients with ventricular arrhythmias and the prevention of sudden cardiac death: Executive Summary: A Report of the American College of Cardiology/American Heart Association Task Force on Clinical Practice Guidelines and the Heart Rhythm Society. Circulation, 2018, 138(13): e210-e271.

第25章

植入型心律转复除颤器植入技术

　　心脏性猝死是现代医学面临的一个重要问题,在美国每年夺去大约40万人的生命。心脏性猝死的主要原因以前一直不清楚,直至心电图监测技术的应用,证实了医院外心脏停搏者多数是由心室颤动(室颤)引起的,大部分患者(>80%)先出现室性心动过速,持续恶化发生室颤。因为室颤自行转复非常少见,因此,决定室颤患者生存最重要的因素是从室颤发生至得到除颤治疗的时间。由于不能得到及时有效的除颤治疗,医院外心脏停搏的总死亡率很高(>75%)。由Mirowski最早设计的植入型自动除颤器,为恶性室性心律失常的治疗提供了一个确实有效的治疗方法,开辟了一个新的治疗领域。体内自动除颤器可以在心律失常发生10~20s内释放电击除颤,在这段时间除颤成功率近100%,这种装置可以对自发性室颤作出有效的反应,感知危及生命的恶性室性心律失常,并进行有效的治疗防止心脏性猝死的发生。在过去十多年的应用中,植入型心律转复除颤器(implantable cardioverterdefibrillator,ICD)已经被证明了其防止院外心脏性猝死的效果。ICD技术发展非常迅速,具有诊断和多种治疗功能的新一代ICD开始在临床应用。ICD的临床适应证也不断放宽。至20世纪90年代,ICD技术的发展已经对心脏性猝死的治疗产生了深远影响,因此越来越多的患者得到了ICD治疗。

一、ICD 基本构造的组成

　　ICD最基本的组成:①用于监测心电信号和释放电治疗的导线系统(图25-1)。②脉冲发生器(图25-2),包括感知和处理信号的电路以及决定治疗的线路装置。此外脉冲发生器还包括用于通过导线释放治疗所需的电池能量装置。与起搏器能量输出所不同的是,起搏器能量以电流毫安(mA)为单位计算,每个脉冲输出25μJ,而ICD释放能量大约30J。为

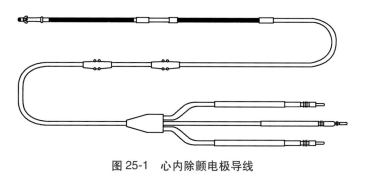

图 25-1　心内除颤电极导线

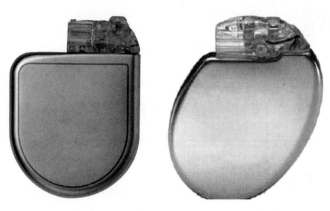

图 25-2 植入型心律转复除颤器(ICD)的脉冲发生器

了完成放电,ICD 的电池必须能在电容里 10s 左右充电 1~2A。以往的 ICD 采用锌泵电池,而这种电池技术有很多局限性,不能产生所需的高能量电流。锂碘电池已使用 20 多年了,它可拥有大的电容,但不能进行快速地充电。理想中的 ICD 电池应该具有低自身放电率,可控制放电,安全可靠植入人体,并能够提供高强度电流,锂钒五氧化物电池在 20 世纪 60 年代中期开发用于美国国家航空航天局(NASA),后来用于第一个植入除颤器。这种电池可以连续放出 2A 的电流,以及具有每小时 800mA 的电容。为了防止任何的电池内容物的泄漏,生产厂家将电池密封在钛金属外壳内,因为电池提供的电压仅仅大约 3.2V 或 6.4V,直流电与直流电的电压转换线路用于产生高电压以对电容进行充电,从而产生高能量电击。20 世纪 80 年代末,锂银钒五氧化物电池作为技术改进的除颤器电池,已经得到广泛的应用。这种技术提供了更好的电流能量密度以及较低的内部阻抗。

电容用于储存电池的充电能量。ICD 内低电压电池使电容充电需要几秒钟,电容储存充电的高电压(可高至 750V)能量。当治疗时,储存的能量通过导线系统在很短的时间(大约 10ms)释放出来。最初用在 ICD 的电容为铝电解电容,它是由闪光灯的原理开发的。这些电容已经改进了,但仍采用铝电解电容。两个导体被一个绝缘体分开。一般来讲,两个小的铝线圈被铵电解质分开。这样铝氧化物在阳极形成,产生高电压,这一氧化物提供了一个薄电子层,传导构成电容,其余的电离子构成阴极。因为不充电将减少电容的功效,并导致充电时间延长,因此须使电容定期充电。治疗电击或定期使电容充电可解决这一问题。

除颤波形:早期 ICD 采用单相除颤波进行电击,而双相除颤波(图 25-3)的许多优点已经被公认,目前已常规应用在 ICD 上。双相除颤波与旧的 ICD 系统使用的单相电击波相比具有更低的除颤阈值(DFT)。目前经静脉 ICD 系统采用两个弹簧电极双极除颤,一个弹簧电极位于右心室,另一个更靠近近端,这两个弹簧电极放在同一根经静

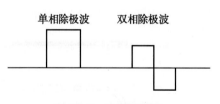

图 25-3 双相除颤波

脉导线上(图 25-4),双相除颤波,加上双极除颤,已使除颤所需能量大大降低。近年来,ICD 系统应用 ICD 外壳本身作为电极导线系统的一部分。电击线路由外壳本身和经静脉的位于右心室的弹簧电极构成(单极除颤)(图 25-5)。

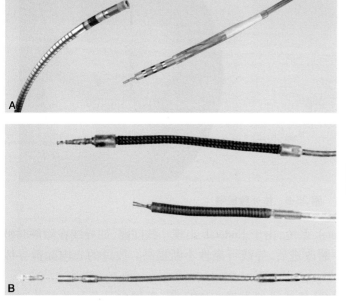

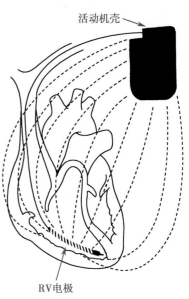

活动机壳

RV电极

图 25-4 心内除颤导线
两个弹簧导线在同一根经静脉除颤导线上。

图 25-5 单极除颤系统
除颤器外壳本身和心内位于
右心室的弹簧电极构成除颤
电路。

二、ICD 的植入和测试

目前,几乎所有 ICD 植入均采用非开胸导线系统。通过锁骨下静脉或头/腋静脉送入导线,ICD 植入于胸前。经正中切口,左侧或腋下切口开胸植入心外膜片状电极与非开胸导线植入系统相比,具有较高的并发症及死亡率,现在已基本被放弃。但同时进行其他心脏手术需要正中或侧切口开胸时,仍然可植入心外膜片状电极及心外膜频率感知电极。然而,大多数外科医师及电生理医师目前一致认为开胸手术与非开胸植入 ICD 手术分开进行更好。一般非开胸植入系统植入手术应在左侧胸前进行,这样可使除颤电流通过大面积的心肌,提高除颤效果。

(一) 设备和条件

1. **导管室** ICD 植入手术必须在有 X 线透视设备的导管室进行。此外必须在无菌条件下进行,导管室应配有心电监测设备,麻醉机气管插管设备以及抢救药品。

2. **人员** 包括手术医师及助手、麻醉师、护士,以及熟悉 ICD 测试技术的工程技术人员。手术医师应具有较丰富的心内科临床经验,以及较熟练地掌握心脏起搏器的植入技术。

3. **设备** 必须配备一台体外除颤器。在 ICD 除颤阈值测试时,一旦 ICD 不能有效除颤,最后必须由体外除颤器除颤(图 25-6),以保证患者的安全。此外还须配备体外程控分析仪和起搏器分析仪。

(二) 非开胸导线植入

非开胸导线植入系统目前广泛应用于临床。临床上首次应用非开胸导线植入系统始于

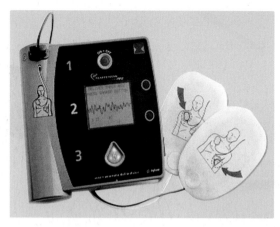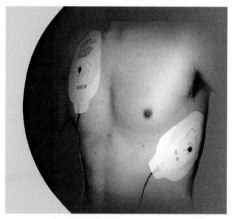

图 25-6　体外除颤器

1988 年,由 CPI 公司首先推出 Endotak 系统,由于 Endotak 出现一些问题,如导线在除颤时破裂等而限制了其广泛应用。经过不断改进后,导线可靠性不断提高。改进的心内除颤导线正在临床广泛应用。

非开胸的 ICD 系统在 20 世纪 90 年代迅速发展。1993 年,美国食品药品监督管理局(FDA)正式批准通过了第三代的非开胸除颤 ICD 系统,使 ICD 的植入量进一步增长。自1994 年以来,经静脉导线除颤系统开始在临床应用,进一步简化了手术过程,提高了除颤效果,推动了临床的广泛应用。初步临床应用结果表明,至少 80% 的患者采用非开胸 ICD 系统可以得到满意的除颤阈值。国内自 1996 年开始应用非开胸 ICD 系统,发展较快。中国医学科学院阜外医院 1996 年报道了 15 例非开胸 ICD 的经验,15 例患者均成功地植入了经静脉单导管 ICD。平均除颤阈值为 12.8J(5~15J)。R 波振幅为 9.9mV(3.7~14.6mV)。所有ICD 埋于患者胸前的肌肉下囊袋里,无手术并发症发生。

目前在临床上应用的非开胸植入 ICD 系统根据除颤导线的构成大致可以分为两类:

1. 以心内线圈导线为主的除颤系统
虽然各个厂家设计有所不同,但右心室的三极感知和除颤导线基本相同,经静脉植入的心内膜三极感知和除颤导线,在此之后为一用于除颤的线圈电极。此线圈导线需与另一电极构成除颤电路。另一除颤电极的设计各厂家有所不同。例如 CPI 的 Endotak 系统在心室感知除颤导线的心房段加设另一线圈电极,构成除颤电路(图 25-7)。这些系统在临床应用时,大多数患者可得到满意的除颤效果,但仍有一少部分患者不能得到满意的除颤阈值,而改用其他非开胸 ICD 系统或开胸植入 ICD 系统。

2. 单极除颤系统　单极除颤系统是指除颤器外壳本身作为除颤的一个电极,与

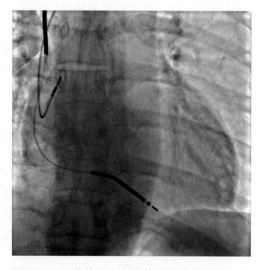

图 25-7　X 线片示心内弹簧除颤电极在同一导线上

心内的线圈除颤导线构成除颤电路(图 25-8)。该系统具有以下特点:①手术操作进一步简化,只需经静脉植入一根三极的感知与除颤导线,将除颤器直接埋于左胸前的皮下或胸肌下,由右心室的线圈导线与左胸前的除颤器外壳构成除颤电路;②除颤阈值低,因为除颤器外壳作为除颤电极,大大地增加了除颤电极的面积,从而进一步有效地降低了除颤阈值。

手术操作:手术切口一般选择左锁骨下横切口或斜切口。手术一般在局部麻醉下进行,仅在除颤阈值测试时,需要短时间全身麻醉。选择锁骨下静脉或头静脉送入导线,除颤导线较粗,通过左锁骨下静脉送入较为理想,与右锁骨静脉穿刺相同(图 25-9)。导线顶端通常置于右心室心尖部或右心室低位间隔部。

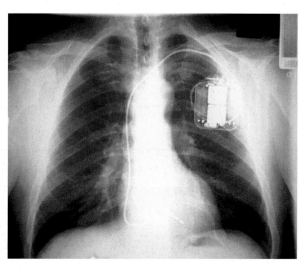

图 25-8　X 线片示单极除颤系统
由右心室的线圈电极与左胸前的除颤器外壳构成除颤电路。

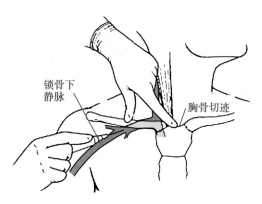

图 25-9　右锁骨下静脉穿刺示意图

（三）起搏和感知参数测试

应用起搏器分析仪来测量患者在基础心律时的 R 波振幅。R 波振幅至少要 >5mV。保证 ICD 在患者窦性心律、室性心动过速(室速)和室颤时感知所有的心室激动,并精确地感知在这些心律时的心室率。在 R 波<5mV 时,对室颤时 R 波潜在的感知不足是令人担心的。有时,需要重新放置导线于右心室心尖部以外的其他位置,如靠心尖的间隔部、流入道或流出道,以获得可接受的 R 波幅度。当感知满意后,需要测试起搏阈值,应<1.5V(0.5ms 脉宽时)。导线的阻抗应反复测试,不同厂家生产的电极阻抗应在 300~1 200Ω 的范围内。反复测试导线阻抗稳定提示电极与心内膜稳定的接触。所有测试参数,包括 R 波幅度、阻抗和起搏阈值在导线固定于肌层或通过皮下隧道后均应重新测试。在导线插入 ICD 连接头并用螺丝刀固定后,应再

重复测试。通常在诱发室性快速心律失常前,通过高电压电流在患者基础心律时,同步释放1J的低能量电击,以评价系统的阻抗。

(四) 除颤阈值测试

当感知和除颤导线固定后,完成起搏阈值和感知参数测定后,将脉冲发生器与导线连接,诱发室颤,检验整个ICD系统感知心律失常和除颤功能及效果。

导线与体外除颤测试系统连接进行DFT测定。测试DFT是整个测试过程最重要的部分,进行DFT测定时,首先需要诱发室颤。室颤的诱发方法有两种:一种为T波电击,即在T波易损期上以低能量电击诱发室颤(图25-10);另一种方法为50Hz交流电刺激(图25-11)。两种方法均能非常有效地诱发出室颤。应用这些方法诱发出的室颤,所需除颤能量没有差别。在有些服用胺碘酮或索他洛尔的患者,有时诱发室颤很困难。图25-12显示了诱发和DFT测试的过程。

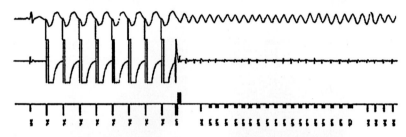

图25-10 T波易损期上以低能量电击诱发心室颤动

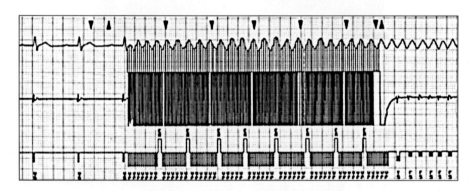

图25-11 50Hz交流电刺激诱发室颤

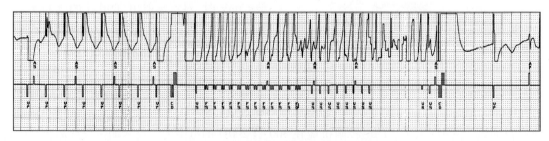

图25-12 诱发室颤和除颤阈值测试的过程

在植入手术中,有两种主要的方法来决定 DFT。一种常用的方法是逐渐降低除颤能量,直到不能终止室颤。DFT 是指可以终止室颤的最小除颤能量。另一种方法,主要应用于高危患者。仅仅证明在 ICD 最大除颤能量下安全界限范围内可有效地终止室颤的能量值。临床研究证明应用测量二次 DFT 的方法,90%的室颤可成功除颤。在测试 DFT 时,70%的室颤可终止。逐渐降低除颤能量的方法,其优点是可较精确地测出实际 DFT。另外,可以评价 ICD 是否能在除颤失败后,立刻重新识别室性心律失常,而通常感知这时的心室电活动是困难的。临床上,在植入手术中,可以接受的除颤能量与 ICD 最大释放能量之间的安全界限为 10J。目前非开胸导线系统的平均 DFT 在 10J 左右。虽然 DFT 的标准各个医学中心有所区别,但大多数医院采用连续两次 20J 或以下的能量能有效除颤作为成功标准,即 DFT≤20J。也有某些医院采用 15J 作为植入 ICD 的标准。目前 ICD 系统最大除颤能量在 30~40J,DFT 应低于最大的除颤能量 10J 以上(安全界限),以保证最大能量释放时高于 95%的成功率。某些新的 ICD 系统最大释放能量可达 35~40J,可以允许植入 ICD 时 DFT 为 20~24J。

在手术过程中,评价除颤器功能,标记导联在评价感知诱发的室速或室颤时,提供了有价值的信息。在室颤波较小时,不能识别或延迟识别称为感知不足,并不是不常见。许多生产厂家推荐程控感知灵敏度,根据最新一次的感知测试结果进行设定。用这种方法,以保证在较小幅度的室颤波可被 ICD 所感知。因为室颤波的振幅在某一个发作时下降或在除颤失败后波幅减小。许多电生理医师用较长的识别时间和至少一次除颤失败后,在高能量除颤前测试,评价感知情况。最初,除颤测试在心外膜导线系统植入时进行。后来早期的非开胸导线植入时用体外支持设备模仿除颤器功能,通过消毒的电缆与导线相连进行测试。随着非开胸系统及除颤波形的改进,使 DFT 降低,目前,直接采用 ICD 进行测试。用这种方法,ICD 通过静脉植入与放在右心室心尖部的导线相连,所有测试通过体外程控仪直接程控 ICD 进行。直接用 ICD 测试有许多优点,包括可以用标记导联和程控感知灵敏度,另外可缩短手术时间,从而减少感染的危险,以及与手术相关的并发症。

（五）除颤器植入

以往由于除颤器体积较大,只能埋藏于患者腹部,通常为左上腹,然后通过经胸腔的长隧道与经静脉植入的除颤导线相连接。由于设计的不断改进,除颤器的体积和重量不断减少,目前临床上应用除颤器均埋藏于患者胸前(图 25-13),避免了由长隧道引起的一些电极并发症。作为单极除颤系统的一个极,除颤器必须埋藏在左胸前。ICD 胸前植入可埋于肌肉下囊袋或皮下囊袋,视患者胸前皮下组织而定,若患者较瘦,皮下脂肪少,可将 ICD 埋于肌肉下(图 25-14),对于皮下脂肪较多的患者,可将 ICD 埋于皮下囊袋(图 25-15)。以往的 ICD 植入手术通常在手术室进行,非开胸手术目前绝大多数在导管室进行,由心内科医师植入 ICD。

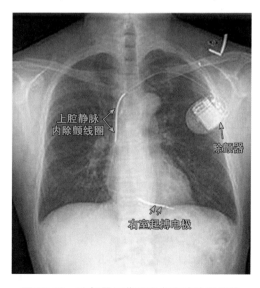

图 25-13　除颤器埋藏于患者胸前的 X 线片

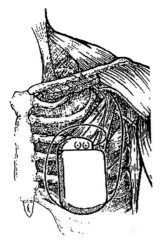

图 25-14　ICD 埋于肌肉下囊袋示意图

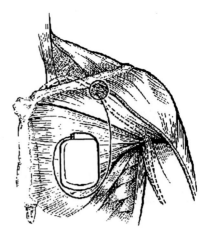

图 25-15　ICD 埋于皮下囊袋示意图

三、双腔 ICD

研究表明,ICD 经常会发生误放电,误放电的比例可达 27%~41%,使植入 ICD 的患者生活质量下降,而误放电多发生于患者出现室上性的快速心律失常时,如心房颤动、心房扑动、室上性心动过速、窦性心动过速等。因此,准确地识别室速和室上性快速心律失常是减少误放电的关键。双腔 ICD 增加了心房导线,可直接记录心房的电活动,为准确识别室上性快速心律失常提供了条件。以美敦力公司 Gem DR 双腔 ICD 为例,双腔 ICD 通过识别心房 P 波与心室 R 波的逻辑关系来准确区分室上性与室性心律失常(图 25-16)。另外结合心率指标 R-R 间期规律指标等进一步提高了识别的准确率。

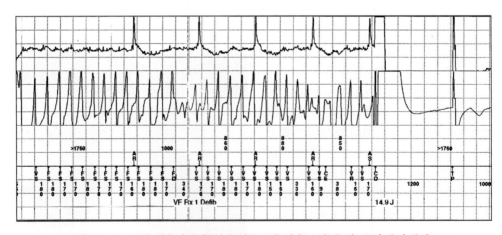

图 25-16　双腔 ICD 在室颤时分别显示 P 波与心室 R 波,两者完全分离

应用双腔 P-R 逻辑分析指标可明显减少不适当识别导致的误放电。临床研究报道,300 例应用双腔 ICD 患者采用 P-R 逻辑分析指标,在随访过程发生的 1 092 次心动过速中,室速和室颤识别率为 100%。92% 的发作被准确分类和识别,与单腔 ICD 单纯应用频率识别指标相比,减少误放电 72%,明显地提高了植入 ICD 患者的生活质量。

许多植入 ICD 的患者伴有心动过缓,需要双腔起搏治疗,与单腔 ICD 相比,双腔 ICD 除了可更准确识别和治疗快速室性心律失常外,可更有效地治疗心动过缓。此外,合并快速房性心律失常以及心功能不全患者,双腔起搏优于单腔起搏。Higgins 等报道了 122 例植入 ICD 患者中,有 35 例(28.7%)符合 ACC/AHA 的 I 类起搏适应证。Iskos 等报道了 398 例接受 ICD 治疗患者,随访 3 年,最终 22%患者还植入了或需要植入双腔起搏器。

Best Study 于 1999 年公布结果,该研究回顾分析了美国梅奥医学中心 253 例植入 ICD 的患者,分析有多少患者需要双腔 ICD 治疗,其中,11%因心动过缓明确需要起搏治疗(已植入起搏器患者或 NASPE 的 I 类起搏适应证患者),约 28%患者需要双腔起搏(为 NASPE II 类适应证患者,NYHA 心功能分级 III、IV 级),14%为可能需要双腔 ICD(阵发性房颤时或射血分数<20%时)。因此,约 53%的植入 ICD 患者可能需要双腔 ICD 治疗,使患者从中受益。因此双腔 ICD 与单腔 ICD 相比,有下列优点:

1. 植入 ICD 的部分患者需要心动过缓起搏治疗。
2. 房室顺序起搏对于心功能不全者可改善或保持心功能。
3. 基于心房起搏的双腔起搏可防止一些快速房性心律失常发作。
4. 双腔 ICD 可以准确识别室上性快速心律失常,减少误放电。

（顾敏　华伟）

参 考 文 献

[1] MIROWSKI M, REID PR, MOWER MM, et al. Termination of malignant ventricular arrhythmias with an implanted automatic defibrillator in human beings. N Engl J Med, 1980, 303(6):322-324.

[2] GOLD MR, SHOROFSKY SR. Transvenous defibrillation lead systems. J Cardiovasc Electrophysiol, 1996, 7 (6):570-580.

[3] ZIPES DP, ROBERTS D. Results of the international study of the implantable pacemaker cardioverter-defibrillator. A comparison of epicardial and endocardial lead systems. The Pacemaker-Cardioverter-Defibrillator Investigators. Circulation, 1995, 92(1):59-65.

[4] NEUZNER J, PITSCHNER HF, HUTH C, et al. Effect of biphasic waveform pulse on endocardial defibrillation efficacy in humans. Pacing Clin Electrophysiol, 1994, 17(2):207-212.

[5] LAVERGNE T, DAUBERT JC, CHAUVIN M, et al. Preliminary clinical experience with the first dual chamber pacemaker defibrillator. Pacing Clin Electrophysiol, 1997, 20(1 Pt 2):182-188.

[6] MATTKE S, FIEK M, MARKEWITZ A, et al. Comparison of a unipolar defibrillation system with a dual lead system using an enlarged defibrillation anode. Pacing Clin Electrophysiol, 1996, 19(12 Pt 1):2083-2088.

[7] KENKNIGHT BH, JONES BR, THOMAS AC, et al. Technological advances in implantable cardioverter-defibrillators before the year 2000 and beyond. Am J Cardiol, 1996, 78(5A):108-115.

[8] Antiarrhythmics versus Implantable Defibrillators (AVID) Investigators. A comparison of antiarrhythmic-drug therapy with implantable defibrillators in patients resuscitated from near-fatal ventricular arrhythmias. N Engl J Med, 1997, 337(22):1576-1583.

[9] KUCK KH, CAPPATO R, SIEBELS J, et al. Randomized comparison of antiarrhythmic drug therapy with implantable defibrillators in patients resuscitated from cardiac arrest: the Cardiac Arrest Study Hamburg (CASH). Circulation, 2000, 102(7):748-754.

[10] CONNOLLY SJ, GENT M, ROBERTS RS, et al. Canadian implantable defibrillator study(CIDS): a randomized trial of the implantable cardioverter defibrillator against amiodarone. Circulation, 2000, 101(11): 1297-1302.

［11］ BIGGER JT Jr. Prophylactic use of implanted cardiac defibrillators in patients at high risk for ventricular arrhythmias after coronary-artery bypass graft surgery. Coronary Artery Bypass Graft(CABG)Patch Trial Investigators. N Engl J Med,1997,337(22):1569-1575.

［12］ MOSS AJ,HALL WJ,CANNOM DS,et al. Improved survival with an implanted defibrillator in patients with coronary disease at high risk for ventricular arrhythmia. Multicenter Automatic Defibrillator Implantation Trial Investigators. N Engl J Med,1996,335(26):1933-1940.

［13］ MUSHLIN AI,HALL WJ,ZWANZIGER J,et al. The cost-effectiveness of automatic implantable cardiac defibrillators:results from MADIT. Multicenter Automatic Defibrillator Implantation Trial. Circulation,1998,97(21):2129-2135.

［14］ BUXTON AE,LEE KL,FISHER JD,et al. A randomized study of the prevention of sudden death in patients with coronary artery disease. Multicenter Unsustained Tachycardia Trial Investigators. N Engl J Med,1999,341(25):1882-1890.

［15］ SAGAWA Y,NAGATA Y,YAMAGUCHI T,et al. Long-term performance of right ventricular implantable cardioverter-defibrillator leads in arrhythmogenic right ventricular cardiomyopathy and hypertrophic cardiomyopathy. Int Heart J,2020,61(1):39-45.

［16］ JOHN RM,STERN DL. Use of Implantable electronic devices in patients with cardiac amyloidosis. Can J Cardiol,2020,36(3):408-415.

［17］ ALI-AHMED F,MATLOCK D,ZEITLER EP,et al. Physicians' perceptions of shared decision-making for implantable cardioverter-defibrillators:Results of a physician survey. J Cardiovasc Electrophysiol,2019,30(11):2420-2426.

第26章
植入型心律转复除颤器 手术并发症及处理

心脏起搏治疗并发症是指在植入起搏器患者的正常诊疗过程中出现不良反应,并产生了一定的临床后果。植入型心律转复除颤器(ICD)作为一种特殊类型的兼有起搏、转复、除颤功能的植入型装置,其手术相关并发症与普通起搏器类似。然而因其具有转复和除颤功能,在程控随访方面尚具有其特有的并发症。本文所介绍的手术并发症可以与手术操作有关,也可以与起搏系统有关,甚至可以和患者本身有关。此外,并发症可发生在手术过程中,也可发生在 ICD 植入术后早期和晚期。本章介绍 ICD 植入具体并发症及其处理策略。

一、锁骨下静脉/腋静脉穿刺相关并发症

在 ICD 植入术中,最常用的静脉穿刺方法是 Seldinger 穿刺法,而采用的静脉途径主要为锁骨下静脉或腋静脉。由于锁骨下静脉/腋静脉的特殊解剖结构特点,其可能的穿刺相关并发症如下。

1. **气胸** 由穿刺误入胸腔刺破肺脏引起,也有个别患者因心房导线穿孔引起(图 26-1)。文献报道气胸发生率 0.9%~2.0%。这是锁骨下静脉盲穿的常见并发症。患者可表现为胸闷、

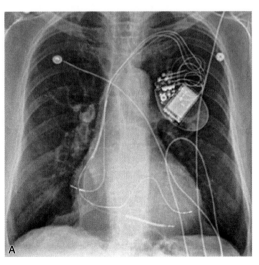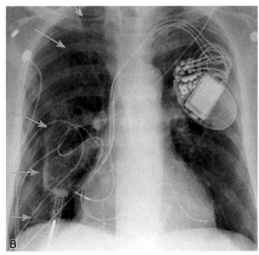

图 26-1　气胸
A. 植入 CRT-D 后即刻透视;B. 植入 CRT-D 后 2h 患者胸痛、气促时透视。

气促等不适,个别患者可表现为胸痛,术中利用 DSA 设备进行 X 线透视可发现和诊断。少量气胸(10%以内)症状不明显可不必特殊处理,患者可自行吸收,必要时作胸腔负压引流,张力性气胸时应紧急处理。

2. **血胸** 如血管穿刺时血管被损伤且有通道流到胸腔则可致血胸,单纯血胸少见,常为血气胸。患者症状视出血量大小、急缓,肺部压缩情况以及患者基本状况等综合而定,X线透视和 CT 可确诊。血气胸一旦发生,后果往往较单纯气胸严重,必要时应请胸外科医生协助积极处理。

3. **误入锁骨下动脉** 可见鲜红的搏动性血液流出,此时只要拔出针头,局部压迫大部分患者动脉穿刺部位可自行闭合,如果患者术中血压较高,可适当静脉使用血管活性药物降低血压,有利于穿刺部位止血。但切记不可在未明确进入锁骨下静脉前植入血管扩张鞘,否则一旦对锁骨下动脉进行穿刺点扩张后处理将十分棘手。这时盲目拔除血管鞘将可能发生灾难性后果。针对这种情况,一旦发现穿刺入锁骨下动脉并植入血管鞘后,应沉着冷静。目前有多种方法可以应用,如采用血管闭合器封闭锁骨下动脉破口,也可通过植入带膜支架覆盖锁骨下动脉破口,当然必要时仍然需要外科协助解决。

4. **锁骨下动静脉瘘** 常由于进针太深,穿过静脉而达动脉,形成通道引起,较少见。必要时需外科作修补术。

5. **空气栓塞** 发生率<1%,因为胸腔在吸气时为负压,可不慎因吸入空气致肺梗死(图26-2)。特别见于 ICD/心脏再同步治疗除颤器(CRT-D)手术中,选择鞘管较大(一般 8~10F),以及患者麻醉,呼吸深大时,大量空气可经鞘管进入锁骨下静脉,经血流进入肺动脉,患者可诉胸部不适、呼吸困难、咳嗽、烦躁,甚至因循环障碍出现昏迷。严重时可发生心脏骤停,甚至突然死亡。术中注意拔出内鞘时及时用拇指按住外鞘入口,并于呼气时进入导线;同时选择与导线大小匹配的外鞘;也可以选择带活瓣的外鞘,即可避免空气栓塞。

6. **其他少见并发症** 喉返神经损伤、血栓、胸导管损伤及臂丛神经损伤等。患者症状各异,应在术中注意预防和观察。

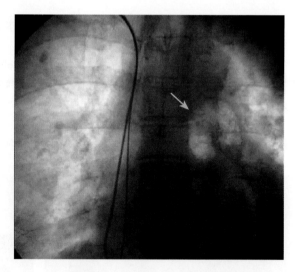

图 26-2 ICD 植入术中空气栓塞

国内大的中心目前更青睐腋静脉穿刺放置导线。腋静脉投影在胸廓外,经此放置导线可以进一步减少气胸和导线损伤的机会。术前行腋静脉造影,了解具体血管行程,更有利于穿刺,但此时需要注意肾功能。有时候可以选择手持超声指导血管穿刺,国内不常用。头静脉切开也是一种血管入路方法,可以减少气胸及空气栓塞,但国内少用。

对于预防上述并发症,基本原则措施:熟悉解剖结构及 X 线影像特点,X 线指导下(必要时造影)分步前进、步步确认,认识解剖学标记变异。按照规范的手术程序操作,切忌粗暴操作和未明确解剖结构下的盲目操作。

二、导线植入相关并发症

1. **心律失常**　心律失常可能是由于 ICD 导线或导丝刺激心内膜引起,也可能是疾病本身所致,因为 ICD 植入患者本身就是心律失常高发人群。

如果 ICD 植入过程中发生房性心律失常尤其是心房颤动(房颤)/心房扑动(房扑),这将影响心房导线参数的测定。大多数时候停止操作观察,心律失常可自行停止;若持续发作,必要时需要采取直流电复律。如果术中出现频发室性早搏(室早),可停止手术操作以观察是否与操作相关,若术中出现持续性室性心动过速(室速)甚至心室颤动(室颤),常需要直流电复律或除颤。因此术前需要常规贴好皮下除颤电极贴。需要注意的是,如果 ICD 植入术后需要测试除颤阈值,术中使用抗心律失常药物转复可能影响除颤阈值测试结果。

2. **心脏或血管穿孔**　永久性心脏起搏器植入术中或术后发生心脏穿孔心包积液甚至心脏压塞的案例并不罕见。ICD 导线因为较普通起搏导线更粗、张力更大,因此相对而言更容易出现心脏穿孔。文献报道 ICD 植入患者穿孔发生率 0.6% ~ 5.2%。穿孔可出现在心房或心室游离壁,也可出现在房间隔或室间隔部位。穿孔有多种表现,可能表现为无症状而单纯的参数改变,或反映在影像学中。患者症状的严重程度与穿孔部位、出血速度、出血量大小以及患者基础疾病和其耐受性有关。穿孔后如何处理取决于临床结果。静脉穿孔而并发心包积液或心脏压塞,一旦发生可参照冠状动脉穿孔的处理方法进行处理,如球囊的贴壁等;心脏或血管穿孔一旦发生并导致心包积液时,往往需要心包引流,出血量大时甚至需要紧急外科修补(图 26-3)。

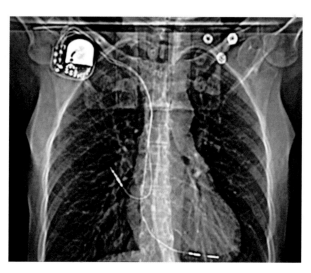

图 26-3　右心房导线穿孔

3. **导线移位**　导线移位(含微移位)是起搏器植入术常见的并发症,常在术后 1 周左右发生,发生率为 1% ~ 2%。通常心房导线脱位率高于心室导线,表现为起搏阈值、感知或阻抗的改变。大的移位可通过 X 线检查发现,微移位只能通过起搏器程控来判断。如果无明显移位,只是起搏参数的一些变化而不影响起搏器功能,可能和微移位有关,也可能与术后心肌组织水肿有关,可严密观察后再作处理。如果明显移位甚至影响起搏器功能,那么需要适时起搏导线重置。

4. 心外刺激 最常见的是膈肌刺激,是由膈神经受起搏电流刺激而引起的膈肌收缩。在 CRT 起搏器植入术中或术后最为常见,通常由于冠状窦处左心室心外膜导线刺激左侧膈神经导致;有时候也见于心房导线脱位刺激右侧膈神经。CRT-D 植入术中可通过调整起搏导线位置而避免;目前最有效的方法是选择左心室四极导线,可明显减低膈神经刺激发生率。术后发生可采取起搏参数程控的方法避免,可尝试通过调整起搏输出和脉宽或改变起搏模式(双极变单极或极性变换);使用四极导线的患者,有多种起搏位点和向量选择,可以尝试不同组合而达到满意效果。如果经多种起搏参数调整均难以避免则需要再次手术调整导线位置。有时候可能出现胸大肌刺激,见于导线绝缘层破坏或单极起搏时以大能量起搏(阈值增高)。需要检查起搏系统完整性以及导线参数,有些可以通过程控调整导线极性解决,有些则需要更换系统。

5. 静脉血栓形成 起搏器术后静脉血栓形成并不少见,不少患者表现为起搏导线植入侧手臂肿胀,甚至疼痛,部分患者可并发肺栓塞;而无症状的血栓形成更常见。因 ICD 导线较普通起搏导线更粗,因此静脉血栓形成概率可能更大。诊断依据患者症状和临床表现,超声检查可确诊,必要时可行 CT 血管造影。肝素和华法林抗凝可以改善患者症状,但使用这些药物有增加囊袋血肿的风险。一些患者症状的缓解是由于抗凝药物的使用使血管再通,而有些患者则是静脉侧支循环的建立所致。

三、脉冲发生器相关并发症

1. 囊袋血肿 起搏器植入术后常见局部淤血,无论面积大小,如果不继续扩大,可只进行加压包扎或进行观察。囊袋出血可引起囊袋血肿,容易导致囊袋感染,需非常小心。囊袋血肿的主要原因是术中伤及小血管而止血不彻底,另一原因是术前未及时停用抗血小板药物或抗凝药物。为避免引起囊袋血肿,首要的前提是术中彻底止血,如发现累及小动脉者必须结扎处理,另外术中使用电刀也可减少出血。既往认为对于必须抗凝的患者,围术期应使用低分子肝素桥接。而实际应用中发现,对于血栓高危患者,继续使用华法林抗凝优于桥接。一般认为国际标准化比值(INR)≤2 时植入器械是合适的。抗血小板药物方面,单用阿司匹林或氯吡格雷(波立维)一般被认为是安全的,而双抗则明显增加出血风险。

在临床实践中,有许多患者来不及停用抗凝药物,或停用抗凝药物风险较高。因此,术中的操作显得更为重要。我们的经验是只要术中注意止血,多不会引起囊袋出血的发生。如术中出血明显,电凝止血是有效的;还可以使用明胶海绵和局部喷洒凝血酶/止血粉,可以快速止血。术后一旦出现囊袋血肿,建议尽量保守治疗,可采用加压包扎,沙袋压迫处理。如果囊袋张力不大,经观察无继续出血倾向,多数患者可以吸收。对张力过大,必须穿刺或切开引流者,一定要在严格的消毒下完成,避免发生囊袋感染。

2. 起搏器移位 脉冲发生器植入周围组织松弛、脉冲发生器固定不良或囊袋太大等可能引起术后 ICD 移位。部分患者是由于 ICD 植入后发生旋弄综合征而致。如无不良影响可不予处理,如造成不良影响如导线脱位、起搏故障或影响生活,那么可考虑再次手术重新固定。

3. 皮肤破溃 起搏器植入后期,对皮下组织较少的患者可能会因为起搏导线和起搏器磨破皮肤的情况,通常由于起搏器囊袋过小,造成皮肤张力过大,使局部血液循环差,导致皮肤坏死、破溃。这种破溃一旦出现可能会导致囊袋感染,需要紧急处理。ICD 的脉冲发生器比常规起搏器的大,容易发生囊袋张力过大。因此手术时必须注意囊袋要做得充分;尽可能使脉冲发生器贴在胸大肌表面;对于明显消瘦的患者,甚至可以放在肌肉深面。

4. 旋弄综合征(twiddler syndrome) 指患者有意识或无意识地旋弄植入的脉冲发生器,对起搏器连续地旋弄可导致导线的扭转缠绕,可引起导线断裂和/或导线逐渐缩短并最终脱落。起搏器囊袋过大或皮肤松弛容易导致起搏器移位,均可导致旋弄综合征的发生。如果是由于起搏器移位或囊袋不合适引起旋弄综合征,则应重新处理囊袋。

5. 设备感染 随着心脏起搏器植入量的不断增加,设备相关感染的病例数也不断增加。虽然抗生素的种类越来越多,抗菌效能越来越强,但却未见起搏器植入患者设备相关感染率的逐渐降低,反而是随着起搏器植入量的增加,其感染发生率也呈逐渐增加趋势。简单来说,与起搏器植入有关的感染分为局部感染和全身感染,而局部感染处理不当又极容易转化为全身感染,造成严重后果。起搏器植入后一旦发生感染尤其是局部严重感染或全身感染处理起来往往十分棘手。因此,对起搏器植入术中的严格无菌操作以及术前、术后的规范管理显得十分重要。一旦出现囊袋局部红肿、疼痛,立即加强抗生素治疗。对囊袋破溃感染的患者,主要有两方面原因:一是囊袋过小,发生无菌性炎症和坏死继而破溃,继发细菌感染;另一种原因则是细菌感染引发。多数情况下常需要对囊袋清创,去除整套系统,在对侧重新植入起搏器。少数病例可能会通过清创后在原部位再次植入而免于再次手术。全身感染主要是指继发于起搏器感染后的感染性心内膜炎,由于起搏系统均在右心系统,附着在导线上的菌栓主要遗留在右心系统内。根据感染细菌,临床可表现为急性或亚急性感染性心内膜炎。这些患者通过抗生素治疗而得以根治的较少,而且保守治疗的风险极高,因此往往需要拔除起搏系统并在充分抗感染治疗痊愈后重新植入新的起搏系统。对于起搏依赖患者,在积极抗生素治疗的同时,可植入临时起搏器以保护;如无可用的血管入路,可采取心外膜起搏。

6. 起搏导线断裂或绝缘层破裂 导线断裂可发生在导线的任何部位,最常见于脉冲发生器近端、导线经常弯曲的部位,如三尖瓣水平及锁骨下转折等处。导线断裂与导线本身质量有关,也与植入技术或导线周围解剖结构相关。植入时锁骨下静脉穿刺点不能靠锁骨太近,避免锁骨对导线直接压迫,而且穿刺如果损伤锁骨骨膜,则会引起骨质增生而加重压迫。断裂时可发生起搏导线突然中断,经 X 线摄片可明确诊断(图 26-4),对于 X 线无法发现的导线断裂或绝缘层破裂,可通过起搏参数变化来判断,前者主要表现为阻抗的显著增加,后者则表现为阻抗的显著降低,两者均可合并存在局部肌肉的刺激症状。对于 ICD 而言,不管是导线断裂或是绝缘层破裂,都有可能产生噪声,而该噪声可能被 ICD 误识别为快室速或室颤,从而导致不恰当的电击。虽然通过程控可部分改善这种误识别和误放电,但通常一旦出现该功能障碍,原则上均需重新植入新的心室感知导线或植入新的 ICD 导线。

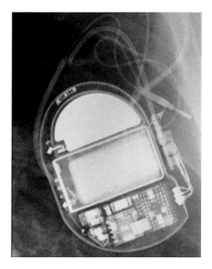

图 26-4 ICD 植入术后 X 线示导线发生断裂

总之,ICD 作为一种具备特殊功能的起搏器,它具有普通起搏器的功能和常见并发症,也具有其特有的并发症。如何避免各种并发症? 最重要的措施仍然是预防为主,尤其是需要做好术前、术中和术后的管理,注意好各种细节的处理,从而尽可能地减少并发症。因此,熟悉心脏的解剖和影像学特点,严格的正规培训和规范操作是避免并发症的重要因素。同时,在临床工作中遇到并发症尤其是面临严重并发症时处理应沉着冷静,必要时要紧急通知其他科室(尤其是心胸外科)协助处理,以使患者的损失降到最低水平。

(袁沃亮 王景峰)

参 考 文 献

[1] AGGARWAL RK,CONNELLY DT,RAY SG,et al. Early complications of permanent pacemaker implantation: no difference between dual and single chamber systems. Br Heart J,1995,73(6):571-575.

[2] SHETTY SV,KWOLEK CJ,GARASIC JM. Percutaneous closure after inadvertent subclavian artery cannulation. Catheter CardiovascInterv,2007,69(7):1050-1052.

[3] MICHA JP,GOLDSTEIN BH,LINDSAY SF,et al. Subclavian artery puncture repair with Angio-Seal deployment. GynecolOncol,2007,104(3):761-763.

[4] PASTORES SM,MARIN ML,VEITH FJ,et al. Endovascular stented graft repair of a pseudoaneurysm of the subclavian artery caused by percutaneous internal jugular vein cannulation:case report. Am J Crit Care,1995,4(6):472-475.

[5] CORREIA M,ARAúJO C,REIS H,et al. Fracture of a pacemaker lead. Rev Port Cardiol,2010,29(10):1641-1642.

[6] MOND HG,IRWIN M,ECTOR H,et al. The world survey of cardiac pacing and cardioverter-defibrillators:calendar year 2005 an International Cardiac Pacing and Electrophysiology Society(ICPES)project. Pacing Clin Electrophysiol,2008,31(9):1202-1212.

[7] JOHANSEN JB,JøRGENSEN OD,MøLLER M,et al. Infection after pacemaker implantation:infection rates and risk factors associated with infection in a population-based cohort study of 46299 consecutive patients. Eur Heart J,2011,32(8):991-998.

[8] STARCK CT,SCHAERF R,BREITENSTEIN A,et al. Transcatheter aspiration of large pacemaker and implantable cardioverter-defibrillator lead vegetations facilitating safe transvenous lead extraction. Europace,2020,22(1):133-138.

[9] KAWAMURA I,NAKAJIMA M,KITAMURA T,et al. Patient characteristics and in-hospital complications of subcutaneous implantable cardioverter-defibrillator for Brugada syndrome in Japan. J Arrhythm,2019,35(6):842-847.

[10] 戴研,陈柯萍,华伟,等. 植入型心律转复除颤器临床应用现状(20家医院注册研究). 中华心律失常学杂志,2017,21(1):26-30.

第27章
植入型心律转复除颤器
随访和程控

植入型心律转复除颤器(ICD)是预防心脏性猝死唯一有效的治疗手段。对已植入ICD的患者进行定期随访是ICD治疗过程中的重要环节,通过随访可了解ICD的治疗效果,及时发现和处理手术及ICD本身可能出现的并发症及其故障,了解ICD是否处于最佳工作状态,使患者得到最优治疗效益。而且,植入ICD的患者往往同时合并严重的心脏疾病或危及生命的恶性室性心律失常,因此更需加强ICD的随访工作。

一、植入型心律转复除颤器的随访

(一) 随访目的

植入ICD的患者应定期到起搏器/ICD门诊进行随访,其主要目的:①了解患者植入ICD后的全身状况、症状改善、生活质量及心理影响。②了解患者心律失常发作情况及药物治疗情况(包括基础心脏疾病的治疗和抗心律失常药物治疗)。③及时发现和处理ICD的并发症。④ICD程控检查,优化ICD参数,减少ICD放电;了解ICD治疗情况,评价其功能,对ICD的抗心动过速的识别和治疗程序进行优化程控。⑤对ICD故障进行识别和处理。⑥延长ICD电池寿命、评价ICD电池状态、预计ICD使用寿命,择期更换ICD。⑦对患者及其家属进行有关ICD知识的宣传及教育,对患者进行心理治疗。

(二) 随访时间和方式

随访时间及方式由多种因素决定,包括患者基本心脏病情况、心律失常发作、ICD的种类及植入时间、患者居住地医疗情况及与随访门诊的路途远近和方便情况等。ICD的常规随访时间通常分为三个阶段:①植入ICD最初6个月,随访频度要高些,要评价ICD治疗效果及病人症状改善情况,检查有无新的并发症,并测试及调整相关参数。②植入6个月后,一般ICD工作稳定可每3~6个月随访一次,保持ICD以最优状态工作。③预计快到ICD电池寿命耗竭时,应加强随访,可每月1次。另外,患者一旦出现ICD放电情况,需及时随访,以便医生了解ICD工作情况,即ICD是否正确识别了心律失常,并给予了合适的治疗。若发现有误识别、不适当放电或漏识别和漏治疗的情况,需及时调整参数。若仍不能解决,则需根据情况,采取相应的处理,包括重新手术调整。随访方式主要是门诊随访:包括病史询问、查体、心电图及Holter、胸片检查以及ICD程控。考虑到患者专门为ICD随访来医院的不方便性,有条件的医院建议患者使用经电话传输心电记录装置(TTM)对ICD进行遥测检查,以评价其工作情况。此方法可以减少患者来医院就诊次数,增加随访频度,尤其适于路途遥远、交通不便的患者。但此设备在我国尚未普及。

（三）随访内容

作为起搏器/ICD 随访门诊基本设备要求应包括心电图监护及记录装置、各公司产品程控仪、必要的抢救设备。随访门诊应建立独立的患者及 ICD 档案和资料库。随访内容应包括①病史采集：了解患者的症状改善情况，心律失常发作情况，重点询问患者是否有过电击？多少次？并询问每次电击前有无心悸、头晕、晕厥等症状；电击当时患者的状态（在干什么？）；电击后患者的情况以及心动过速有无终止。②体格检查：除常规体外检，重点检查囊袋是否红肿、溃烂、感染以及脉冲发生器是否移位；脉冲发生器周围肌肉是否抽动；植入侧颈部与手臂有无肿胀及静脉曲张、有无静脉血栓形成等。③12 导联心电图及 Holter：记录了解患者心律失常发作情况，对于需要心动过缓起搏的患者了解有无持续的或间歇性起搏、感知功能异常。④X 线胸片：了解心脏和肺的情况，评价心功能状态，确定有无导线移位、导线绝缘层破裂、导线断裂、导线与脉冲发生器连接问题、心肌穿孔等。⑤ICD 程控检查：评估 ICD 和导线的功能状态；及时识别和处理 ICD 故障，合理调整参数；了解 ICD 的电池状态。

随访工作的重点是确定 ICD 治疗的有效性，分析诊断 ICD 系统故障和明确 ICD 更换指征。常规更换 ICD 是指电池正常耗竭。如果 ICD 程控提示初始电池电压降低，建议更换 ICD 称为择期更换指征（elective replacement indicator, ERI），并不表示 ICD 已改变了其工作状态。而程控提示电池耗竭达到使用寿命终末期（end of life, EOL）指征时，需立即更换 ICD。此时，ICD 将失去对所有快速性心律失常的治疗功能。ICD 的使用寿命取决于心动过缓起搏参数的设置、起搏百分比、起搏电压输出和高电压电容器的充电频率。遇到以下情况，使用寿命会减少：起搏频率增加、起搏电压增加、起搏电阻减小、起搏脉宽增加、心动过缓起搏百分比增加、充电频率增加。当启动 Holter 遥测记录（超过 24h）时，ICD 使用寿命也会减少。

目前有部分 ICD 具有一项可程控的提醒患者接受随访的患者警报（patient alert™）监测系统。如果发生任何所程控的报警情况，则每日自动发出报警声（表 27-1）。下列的每一种情况均可被程控为高度或低度紧急的患者警报状况：自动的每日电极阻抗测量超出界限（除颤导线 10~200Ω；起搏导线 200~2 000Ω）、电池电压在连续 3d 内均低于程控的阈值、充电时间过长大于程控的阈值、在一次发作中发放了多种电击（阈值可程控）、在一个区内的所有治疗均未成功。即使所有的可程控的患者警报 TM 状态均为 Off，电路故障（例如 Power-On Reset）时，ICD 将发出高度紧急警报声。

表 27-1　部分 ICD 具有的患者警报监测系统

报警状态	声音	行　动
高度紧急	高/低双音	安排紧急随访。询问 ICD，调出患者警报事件日志；评价报警情况
低度紧急	间歇性 on/off 声	安排紧急随访。询问 ICD，调出患者警报事件日志；评价报警情况
系统 OK	稳定的声音（只能回放）	所程控的患者警报 TM 状况未发生

二、植入型心律转复除颤器的程控

ICD 程控检查是 ICD 患者随访的重要组成部分，通过 ICD 程控可以了解 ICD 的工作状态、优化 ICD 的工作参数,及时发现和处理 ICD 故障、检查 ICD 的电池状态。目前 ICD 系统的诊断和治疗功能均通过体外程控仪进行程控。ICD 对于快速室性心律失常的诊断和识别,绝大多数采用心率作为心律失常的感知参数,也有些系统除了心率外,还应用其他参数。应用心率作为心律失常感知参数时,当心率超过 ICD 预先设定的心律失常心率标准,则心律失常被感知,并触发 ICD 系统充电及通过除颤导线释放电能除颤,如果第一次电击不成功,则 ICD 系统重新工作和释放另外的电击进行除颤,一般可连续释放 3~6 次电击,直至除颤成功。目前 ICD 系统除了转复/除颤功能外,还具有抗心动过速起搏(ATP 治疗)以及抗心动过缓起搏治疗,这些系统可以对一种或多种心律失常给予不同的反应。例如,对于持续性室性心动过速(室速),ICD 系统识别后首先进行 ATP 以终止心动过速,若无效或心动过速恶化,则进行低能量的心律转复电击治疗,若仍无效则进行较高能量的除颤治疗。除颤治疗后,若心率慢,还可进行起搏治疗。所有这些治疗方式可以通过体外程控加以选择以及设定参数。除颤能量大小可以通过体外程控设定,对于心室颤动(室颤),通常除颤能量为 15~30J,对于单形性室速的转复则选择更低的能量。

　　现代 ICD 还具有强大的信息储存记忆功能,可将心律失常发作以及治疗过程的信息(包括数据以及心内电图)储存起来(图 27-1),医师可根据临床需要,随时通过体外程控仪,读取储存的信息,以帮助临床诊断,判断 ICD 治疗效果,以便及时地调整诊断和治疗参数。以 Medtronic 美敦力公司 Gem DR 7273 型双腔 ICD 为例,可将每次随访期间发生的室颤事件、室速事件、快室速事件、慢室速和非持续性室速事件、模式转换事件以及心动过缓事件记录并储存在 ICD 中。若发生除颤或 ATP,它可详细记录室速或室颤发生时间、发作时的心率、得到 ATP 或除颤治疗的情况,以及治疗前后的心内电图。ICD 记录了每个疗法进行的次数、每个疗法成功和不成功的次数,以及被介入所取消的次数。随着技术进步,ICD 的信息储存容量不断增加,目前新一代的 ICD 可储存长达 30min 的心内电图,为医师判断和分析 ICD 的工作情况提供了有价值的信息。

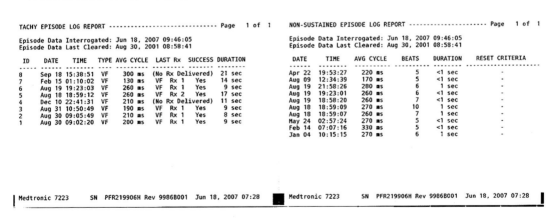

图 27-1　ICD 存储的室性心动过速和心室颤动的事件记录

(一) 植入型心律转复除颤器的程控方法

1. 程控的主要步骤

　　(1) 检查 ICD 电池状况及电容充电时间:了解剩余电池电压,了解 ICD 的初始(before of life,BOL)电池电压和终末期(end of life,EOL)电池电压的资料。

（2）检查导线阻抗：起搏阻抗、高压阻抗、电击阻抗。

（3）起搏和感知功能测试：有助于明确 ICD 的功能状态，异常的起搏和感知有助于及时发现 ICD 的工作异常。

（4）分析存储的事件记录和腔内心电图：室速/室颤发作情况：发作次数、时间及类型；发作持续时间及平均周长。室速/室颤治疗情况：ATP 治疗效果；低能量转复（cardioversion）治疗效果；高能量电击（shock）治疗效果。

（5）根据测试结果和事件记录调整参数：①识别参数，室速/室颤频率或周长、室速/室颤识别数目。②增加识别参数，突发性、稳定性、EGM 宽度或形态。③治疗参数，ATP 治疗、低能量转复、高能量除颤。

（6）ICD 的故障识别和处理。

2. 程控内容

（1）抗心动过缓参数的程控：起搏频率、起搏方式、输出能量、感知敏感度、不应期等。

（2）室速/室颤识别参数的程控

1）室速/室颤频率或周长：临床发作的室速频率低于设定的室速识别频率时，降低室速频率，以防止 ICD 对室速的漏识别。当临床发作的室上性心动过速尤其是窦性心动过速的频率超过室速识别频率，又低于临床发作的室速频率时，可适当增加室速识别频率，防止 ICD 对窦性心动过速的误识别。临床或 ICD 记录的室速，血流动力学不稳定，很快恶化成室颤。可降低室颤识别频率，将其放置在室颤识别区，给予高能电击治疗。

2）室速/室颤识别数目：增加室速/室颤识别个数，以避免 ICD 对短阵的、能自行终止的室速/室颤的识别和治疗；降低室速/室颤识别个数，以提高室速/室颤识别的敏感性，避免漏识别，或者对某些血流动力学不稳定的室速，通过降低室速识别个数，使 ICD 快速识别并给予治疗，避免室速持续时间长引起血流动力学恶化。

3）增加快频率的室速（快室速）识别区：当临床发作的快室速血流动力学稳定，可增设快室速识别区，并相应设置快室速的 ATP 治疗。加强对室速的无痛性治疗，减少 ICD 放电次数。

4）增强识别指标：是否需要打开或关闭下列指标：突发性指标，与窦性心动过速鉴别；稳定性指标，与心房颤动（房颤）鉴别；腔内心电图宽度，与室上性心动过速鉴别（图 27-2）。

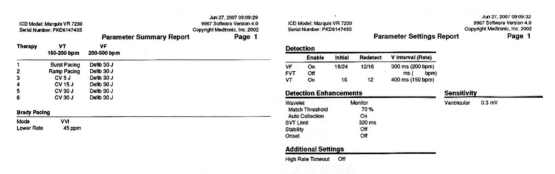

图 27-2 ICD 的识别参数设置报告

（3）室速/室颤治疗参数的程控

1）ATP 治疗：常用的抗心动过速的脉冲释放方式有固定频率的短阵快速刺激（Burst）

和自动递减扫描刺激(Ramp)。根据患者的室速情况,设置合适的脉冲释放方式、刺激脉冲的个数及周长。对于血流动力学不稳定的室速应谨慎使用 ATP 治疗,以免延误室速治疗,或使室速加速恶化。

2）低能量转复:低能量转复的电击能量一般在 5J 以下,主要用于终止室速,特别对于 ATP 终止室速无效,或室速时血流动力学不稳定的患者,应用时通常需要 R 波同步。

3）高能量除颤:大多数除颤器最大释放能量为 30~35J。ICD 在感知并确认发生室颤后,经过几秒钟的充电后释放高能量除颤脉冲,目前新一代 ICD 可连续释放 1~6 个高能量除颤脉冲。医生可根据临床以及术中测试除颤阈值情况程控设定除颤能量(图 27-3)。

Jun 27, 2007 09:09:41
ICD Model: Marquis VR 7230　　9967 Software Version 4.0
Serial Number: PKD614743S　　Copyright Medtronic, Inc. 2002

Parameter Settings Report　　**Page 4**

VT Therapies	Rx1	Rx2	Rx3	Rx4	Rx5	Rx6
VT Therapy Status	On	On	On	On	On	On
Therapy Type	Burst	Ramp	CV	CV	CV	CV
Initial # Pulses	6	8				
R-S1 Interval=(%RR)	84 %	91 %				
S1S2(Ramp+)=(%RR)						
S2SN(Ramp+)=(%RR)						
Interval Dec	10 ms	10 ms				
# Sequences	2	1				
Smart Mode	Off	Off				
Energy			5 J	15 J	30 J	30 J
Pathway			AX>B	AX>B	AX>B	AX>B

Anti-Tachy Pacing Minimum Interval　200 ms

Shared Anti-Tachy Pacing Therapy

V. Amplitude　8 V
V. Pulse Width　1.6 ms
V. Pace Blanking　240 ms

Shared VF, FVT, and VT Therapy

Progressive Episode Therapies　Off
Active Can　On

A

Jun 27, 2007 09:09:45
ICD Model: Marquis VR 7230　　9967 Software Version 4.0
Serial Number: PKD614743S　　Copyright Medtronic, Inc. 2002

Parameter Settings Report　　**Page 5**

Modes/Rates

Mode　VVI
Lower Rate　45 ppm
Hysteresis　Off

Ventricular Rate Stabilization

V. Rate Stabilization　Off

Ventricular Lead

Amplitude　3 V
Pulse Width　0.4 ms
Sensitivity　0.3 mV
Pace Blanking　200 ms

Post Shock Ventricular Pacing

Amplitude　6 V
Pulse Width　1.6 ms

B

图 27-3　ICD 治疗参数设置报告

A. 对室速治疗参数的设置;B. 对心动过缓治疗参数的设置。

（二）如何减少植入型转复除颤器的不适当电击

不适当电击是植入 ICD 后的一个主要并发症,也是导致 ICD 患者再住院的最主要原因。ICD 不适当电击可诱发室速、室颤;增加放电次数;加速 ICD 电池耗竭;反复电击损伤心肌并使心功能恶化;不适当电击可影响患者的生活质量,产生一系列心理问题。与以往 ICD 相比,新一代 ICD 除了频率标准诊断室速,还可以通过增加识别标准鉴别室上速和室速。但即使有这些增加识别标准,仍有许多患者发生不适当电击,国外文献报道 ICD 不适当电击发生率达 20%~30%。国内陈柯萍等报道了中国医学科学院阜外医院单中心的临床随访结果,22%患者发生了不适当电击。结果显示尽管新一代 ICD 具有更完善的识别和算法,仍有较高的不适当识别和不适当治疗事件发生率。因此,对 ICD 不适当电击需要及时识别和处理。

不适当电击常见原因及识别方法:发生 ICD 不适当电击主要是由于不适当识别慢室速引起,其次为导线故障或感知过度。Nunain 报道 21%的 ICD 患者因不适当识别慢室速而导致不适当电击。早期常见原因是对室上性心动过速的误识别,最常发生在植入后 1 年内。晚期常见原因是导线问题。具体原因如下:

1. **室上性快速心律失常**　房颤、心房扑动(房扑)伴快心室反应(图 27-4)和窦性心动过速(图 27-5)。

2. **感知过度**　T 波感知;噪声感知(图 27-6),典型的由导线引起,如线圈断裂、绝缘层破裂、接口松动等。

3. QRS/T 波的双重感知。

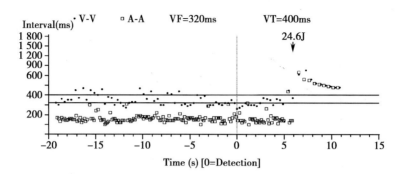

A

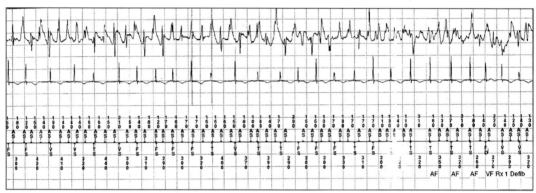

B

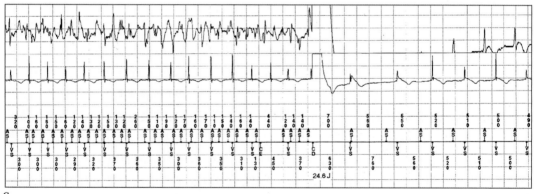

C

图 27-4　ICD 不适当识别心房颤动合并快心室率

A. ICD 中记录的事件散点图, 其中 ● 为 QRS 波, □为 P 波。散点图中心室率不规整, 频率达 180 次/min, 触发 ICD 识别并发放了 24.6J 电击治疗。B、C. ICD 中连续记录的事件腔内电图。图中从上至下分别为心房腔内电图、心室腔内电图和通道标识。其中, 心房腔内电图中可见快于心室率的快速不规整心房波, 心室腔内电图中 R 波形态与窦性 QRS 相似, RR 间期差别超过 50ms。由于房颤时心室率超过室颤识别标准, ICD 发放了 24.6J 电击治疗。治疗发放后房颤终止, 恢复窦性心律, 心室腔内电图中 R 波形态与窦性 QRS 波相似。VS: 心室感知; TS: 室速识别; FS: 室颤识别; FD: 室颤诊断成立; AS: 心房感知; 室颤; Rx: 室颤治疗; CE: 充电完成; CD: 电击治疗发放。

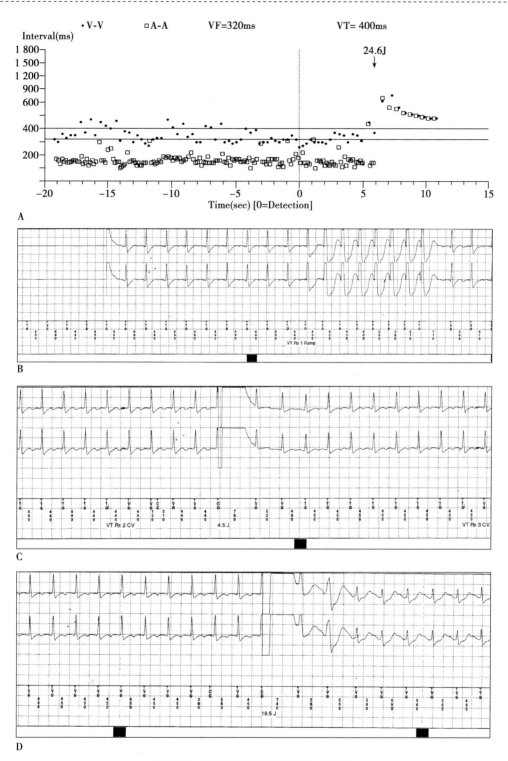

图 27-5　ICD 不适当识别窦性心动过速

患者,男性,植入单腔 ICD,某日晚在跑步时,感电击 2 次,停止奔跑后,未再被电击。来医院程控检查提示为窦性心动过速导致的误放电。A 为 ICD 中记录的事件散点图,其中 ● 为 QRS 波,散点图中心室率逐渐增加,频率达到室速诊断频率,触发 ICD 识别并给予治疗。B、C 和 D 为 ICD 中连续记录的事件腔内电图。B 为给 ATP(RAMP)治疗心动过速未终止;C 为给予 4.5J 低能量转复未终止心动过速;D 为给予 19.5J 高能量转复,心率逐渐减慢,ICD 诊断心动过速终止。室速:室性心动过速。VS:心室感知;TS:室速识别;CE:充电完成;CD:电击治疗发放。

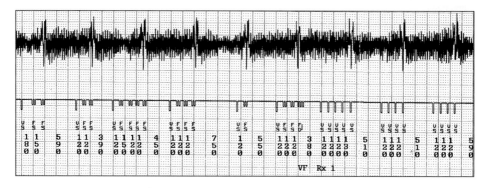

图 27-6　电磁干扰引起 ICD 不适当电击

腔内电图可见 50Hz 高频刺激信号,ICD 误识别为心室颤动。VS:心室感知;FS:室颤识别;
FD:室颤诊断成立;室颤 Rx:室颤治疗。

通过详细询问病史以及 ICD 程控检查可以有助于识别不适当电击。病史包括患者既往的室上性心动过速病史,主要是有无房颤病史,以及每次电击的情况。在电击前患者的活动情况,安静的或正在活动中;电击前患者有无心悸、头晕、黑矇及晕厥等;电击时患者的体位等。ICD 程控检查是确定不适当放电的最主要的方法,通过事件存储资料分析,主要 ICD 记录的室速和室颤时的腔内心电图的分析,有助于判断是否为 ICD 不适当放电。另外通过对 ICD 及导线系统的评估,导线阻抗、起搏感知测试;检查 ICD 参数设置是否合适,识别参数是否合适,增强识别标准是否打开等,可以了解 ICD 不适当放电的原因。

不适当电击的解决方法:由于不适当治疗快速性室上性心律失常是 ICD 不适当电击的主要原因,因此,在新一代 ICD 中增加许多识别标准,力求提高识别的特异性。但许多增强识别标准在术后并不常规打开,而是在患者发生不适当识别或治疗后才酌情打开。因此,快速性室上性心律失常不适当识别常常发生在植入术后早期,多在术后 1 年内。一旦打开了增加识别标准,快速性室上性心律失常不适当识别发生率就明显下降。中国医学科学院阜外医院研究结果显示既往有房颤病史患者,不适当识别发生率高,因此对于这类患者预防性打开相应鉴别诊断标准是很有必要的。导线故障常常发生在 ICD 植入术后 2 年左右,是导致不适当电击的另一个主要原因。导线故障包括导线断裂、绝缘层破裂和接头松动,发生率高达 1%~5%,常常是在患者发生不适当识别和治疗时被确诊。导线完整性可以通过起搏/感知阈值、起搏/除颤阻抗异常变化确诊。因此,定期随访测试导线参数有助于及早发现可能存在的导线故障,避免不适当识别和治疗事件。但一旦发生导线完整性破坏,要避免因导线故障再次发生不适当电击,最可靠的方法是更换新的导线。临床上防止 T 波感知较困难。降低感知灵敏度或增加室速/室颤识别个数也许能减少不适当识别事件,但这种调整有时可能会影响 ICD 对危及生命的室性心律失常的识别,因此多数医生在做出这种决定时十分慎重,有时情愿忽视 T 波感知而避免可能出现的室速/室颤不感知。Decay Delay 能延迟感知灵敏度的衰减,是防止 T 波感知一种新办法,但目前尚未应用于所有 ICD 中。综上所述,预防和解决 ICD 不适当放电的具体措施如下:

1. **ICD 程控调整参数**　调整识别频率、打开增强识别功能;对于室速,设置 ATP 治疗;对于感知过度者,降低感知敏感度,但是有室速漏识别的危险,应慎重处理。

2. **导线调整或导线重置**　对于导线移位和导线绝缘层破裂、导线断裂或接口问题的患者,调整导线位置或重置导线。

3. 药物治疗　对于室上性心律失常引起者,加用抗心律失常药物或使用减慢心室率的药物。

4. 其他　对于阵发性室上性心动过速、典型房扑和阵发性房颤可以通过射频导管消融治疗。

(三) 如何减少植入型心律转复除颤器的不必要放电

一级预防和二级预防的临床试验均证实 ICD 能明显减少心脏性猝死的发病率及全因死亡率,但是 ICD 放电也给患者带来了痛苦,AVID 试验显示 1 次以上的电击与生活质量的下降有关。CABG 试验结果表明 ICD 患者的生活质量明显低于无 ICD 患者,但是没有发生电击的 ICD 患者的生活质量与无 ICD 患者相同。说明 ICD 放电对患者的生活质量产生了明显的不良影响,而且 ICD 频繁放电还可以加重患者的心功能,引起患者的心理问题,还影响 ICD 电池寿命。因此,如何减少 ICD 的不必要放电是临床迫切需要解决的问题。

减少不必要放电的临床试验:国外进行了多项临床试验以确定减少 ICD 放电的可行性及安全性。PainFREE 研究是一项前瞻性、非随机研究,共 25 个中心参加,220 例首次植入 ICD 的冠心病患者入选。程控 188～250 次/min 为快室速,平均随访(6.9±3.6)个月。结果表明:快室速是常见的,占所有事件的 40%,在传统的室颤区检测到的 93% 事件是快室速。ATP 治疗是有效的,经校正后 ATP 成功率仍高达 77%。而加速风险低,仅为 4%～7%,加速比例与在传统室速区中室速的 ATP 研究相同;晕厥发生的风险也低,为 2%,与其他 ICD 的研究相同。PainFREE Rx Ⅱ Trial 是另一项前瞻性、随机研究,42 个中心参与,634 例患者入选,平均随访(11±3)个月。结论显示为单一经验性 ATP 终止快室速的成功率 72%(校正),ATP 不增加室速加速、晕厥和死亡的负性结果;与电击治疗的患者相比,ATP 治疗的患者生活质量评分明显增加。PainFREE Rx Ⅱ 试验的研究者推荐在大多数 ICD 患者中 ATP 作为首选治疗。EMPIRIC 试验为 ICD 植入后电击预防研究,以评价标准化的 ICD 程控策略能否与医生个体化的设定相符。为一前瞻性、单盲、平行、非劣效性试验,1∶1 随机入选。结果显示室速/室颤标准经验性 ICD 程控与患者个性化、医生设定的程控至少是一样有效的,简单、非个性化的程控是可行的,没有增加相关电击的发生率。PREPARE 研究的程控策略为避免对频率较慢的室性心动过速的诊断成立,避免对非持续性的室性事件的诊断成立,避免将慢室速诊断为室速/室颤,对快室率应用 ATP 治疗,第一阵高能量电击治疗(图 27-7)。结果表明对于一级预防的 ICD 患者,策略性程控可以减少 ICD 的放电次数、心律失常性晕厥以及降低对持续性室速/室颤的治疗缺失的联合终点发生率。

Detection	Heart Rate	Beats to detect	Terapies
VF ON	>250bpm	30 of 40	30~35J
FVT Via VF	182~250bpm	(30 of 40)	1 seq ATP, 30~35J
VT Monitor	167~181bpm	32	None

PR Logic ON: AF/Afl, Sinus Tach (1:1 VT-ST=66%) or
Wavelet ON; SVT Limit=200bpm

图 27-7　Prepare 研究:室速/室颤的识别参数设置

4 个临床试验总结:PainFREE 研究表明无痛治疗是安全有效的(3/4 快室速可被 ATP 终止);EMPIRIC 研究显示与标准经验性程控相比,医师个体程控减少了电击,无论是室速的正确放电或者是慢室速的误放电均减少；对于 EMPIRIC 研究没有解决的问题，如何减少非持续室性事件的电击，PREPARE 得到了圆满解释，PREPARE 研究中策略性程控减少了 63% 不必要的电击事件，只有 3.6% 的患者受到了一阵不适当的治疗。总之，上述临床研究表明对于 ICD 患者要优化 ICD 的诊断参数和治疗参数，加强无痛性 ATP 治疗，从而减少 ICD 的不必要放电。但是上述程控策略均需要医生主动参与进行程控，是否能有一种 ICD 可以不需要特殊程控，却能保证减少不必要放电呢？EnTrust 研究回答了这个问题，Entrust 研究入选了 222 例植入新型 ICD 的患者，此 ICD 应用了新型的充电电池和充电技术，具有在放电过程中能释放 1 次 ATP 治疗（ATP during charging）及放电前能释放 1 次 ATP 治疗（ATP before charging）的功能（图 27-8）。结果显示用 ATP during charge 治疗 71 个室颤区的自发事件，ATP 成功终止 53 个事件，ATP 治疗有效率 70%；而且由于自动转换到 ATP before charging 功能减少充电 36 次；在 ATP during charging 治疗组合事件中没有晕厥或头晕的报道，识别到第一次放电的平均时间为 4.9s。Entrust 研究表明 ATP during charging 功能应用减少了程控难度，能减少 ICD 放电，ATP before charging 的应用能延长 ICD 寿命。因此，随着新型 ICD 在临床的广泛应用，减少 ICD 不适当和不必要放电的问题将得到更好解决。

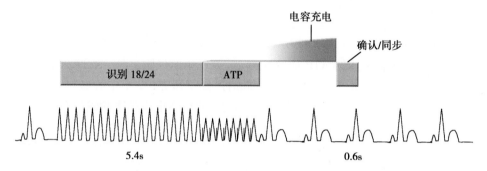

图 27-8 ATP during charging 的工作示意图

ICD 诊断室颤成立，诊断时间为 5.4s，在充电过程，ICD 给予 1 阵 ATP 治疗后，终止了这次心动过速。ICD 确认后放弃放电治疗。

（顾　敏）

参 考 文 献

［1］ WILKOFF BL,AURICCHIO A,BRUGADA J,et al. HRS/EHRA Expert Consensus on the Monitoring of Cardiovascular Implantable Electronic Devices（CIEDs）:description of techniques,indications,personnel,frequency and ethical considerations:developed in partnership with the Heart Rhythm Society（HRS）and the European Heart Rhythm Association（EHRA）;and in collaboration with the American College of Cardiology（ACC）,the American Heart Association（AHA）,the European Society of Cardiology（ESC）,the Heart Failure Association of ESC（HFA）,and the Heart Failure Society of America（HFSA）. Endorsed by the Heart Rhythm Society,the European Heart Rhythm Association（a registered branch of the ESC）,the American College of Cardiology,the American Heart Association. Europace,2008,10（6）:707-725.

［2］ 陈新,陈柯萍,田青,等. 植入型心律转复除颤器治疗//陈新. 临床心律失常学. 北京:人民卫生出版社,2000:1973-2094.

［3］ 陈柯萍,陈若菡,王方正,等. 植入型心律转复除颤器不适当识别和治疗的发生率及常见原因. 中华心律失常学杂志,2006,10（6）:409-413.

［4］DEISENHOFER I,KOLB C,NDREPEPA G,et al. Do current dual chamber cardioverter defibrillators have advantages over conventional single chamber cardioverter defibrillators in reducing inappropriate therapies? A randomized,prospective study. J Cardiovasc Electrophysiol,2001,12(2):134-142.

［5］NUNAIN SO,ROELKE M,TROUTON T,et al. Limitations and late complications of third-generation automatic cardioverter-defibrillators. Circulation,1995,91(8):2204-2213.

［6］DEISENHOFER I,KOLB C,NDREPEPA G,et al. Do current dual chamber cardioverter defibrillators have advantages over conventional single chamber cardioverter defibrillators in reducing inappropriate therapies? A randomized,prospective study. J Cardiovasc Electrophysiol,2001,12(2):134-142.

［7］WATHEN MS,DEGROOT PJ,SWEENEY MO,et al. Prospective randomized multicenter trial of empirical antitachycardia pacing versus shocks for spontaneous rapid ventricular tachycardia in patients with implantable cardioverter-defibrillators:Pacing Fast Ventricular Tachycardia Reduces Shock Therapies(PainFREE Rx Ⅱ) trial results. Circulation,2004,110(17):2591-2596.

［8］WILKOFF BL,WILLIAMSON BD,STERN RS,et al. Strategic programming of detection and therapy parameters in implantable cardioverter-defibrillators reduces shocks in primary prevention patients:results from the PREPARE(Primary Prevention Parameters Evaluation)study. J Am Coll Cardiol,2008,52(7):541-550.

［9］GLIKSON M,SWERDLOW CD,GUREVITZ OT,et al. Optimal combination of discriminators for differentiating ventricular from supraventricular tachycardia by dual-chamber defibrillators. J Cardiovasc Electrophysiol, 2005,16(7):732-739.

［10］WILKOFF BL,KüHLKAMP V,VOLOSIN K,et al. Critical analysis of dual-chamber implantable cardioverter-defibrillator arrhythmia detection:results and technical considerations. Circulation,2001,103(3): 381-386.

［11］DAUBERT JP,ZAREBA W,CANNOM DS,et al. Inappropriate implantable cardioverter-defibrillator shocks in MADIT Ⅱ:frequency,mechanisms,predictors,and survival impact. J Am Coll Cardiol,2008,51(14): 1357-1365.

［12］WEBER M,BöCKER D,BäNSCH D,et al. Efficacy and safety of the initial use of stability and onset criteria in implantable cardioverter defibrillators. J Cardiovasc Electrophysiol,1999,10(2):145-153.

［13］BORIANI G,BIFFI M,DALL'ACQUA A,et al. Rhythm discrimination by rate branch and QRS morphology in dual chamber implantable cardioverter defibrillators. Pacing Clin Electrophysiol,2003,26(1P2): 466-470.

［14］KOUAKAM C,KACET S,HAZARD JR,et al. Performance of a dual-chamber implantable defibrillator algorithm for discrimination of ventricular from supraventricular tachycardia. Europace,2004,6(1):32-42.

［15］MLETZKO R,ANSELME F,KLUG D,et al. Enhanced specificity of a dual chamber ICD arrhythmia detection algorithm by rate stability criteria. Pacing Clin Electrophysiol,2004,27(8):1113-1119.

［16］THEUNS DA,KLOOTWIJK AP,GOEDHART DM,et al. Prevention of inappropriate therapy in implantable cardioverter-defibrillators:results of a prospective,randomized study of tachyarrhythmia detection algorithms. J Am Coll Cardiol,2004,44(12):2362-2367.

［17］SWEENEY MO,HELLKAMP AS,ELLENBOGEN KA,et al. Adverse effect of ventricular pacing on heart failure and atrial fibrillation among patients with normal baseline QRS duration in a clinical trial of pacemaker therapy for sinus node dysfunction. Circulation,2003,107(23):2932-2937.

［18］WILKOFF BL,COOK JR,EPSTEIN AE,et al. Dual-chamber pacing or ventricular backup pacing in patients with an implantable defibrillator:the Dual Chamber and VVI Implantable Defibrillator(DAVID)Trial. JAMA,2002,288(24):3115-3123.

［19］NIEHAUS M,NEUZNER J,VOGT J,et al. Adjustment of maximum automatic sensitivity(automatic gain control)reduces inappropriate therapies in patients with implantable cardioverter defibrillators. Pacing Clin Electrophysiol,2002,25(2):151-155.

[20] NAKAMURA T,TANIGAWA S,SCHAEFFER B,et al. A 16-year odyssey of cardiac sarcoid masquerading as idiopathic premature ventricular contractions and then arrhythmogenic cardiomyopathy. HeartRhythm Case Rep,2018,4(6):260-263.

[21] WATHEN MS,SWEENEY MO,DEGROOT PJ,et al. Shock reduction using antitachycardia pacing for spontaneous rapid ventricular tachycardia in patients with coronary artery disease. Circulation,2001,104(7):796-801.

[22] YEE R,FISHER JD,BIRGERSDOTTER-GREEN U,et al. Initial clinical experience with a new automated antitachycardia pacing algorithm:feasibility and safety in an ambulatory patient cohort. Circ Arrhythm Electrophysiol,2017,10(9):e004823.

[23] OGINOSAWA Y,KOHNO R,HONDA T,et al. Superior rhythm discrimination with the smartshock technology algorithm-results of the Implantable Defibrillator With Enhanced Features and Settings for Reduction of Inaccurate Detection(DEFENSE)Trial. Circ J,2017,81(9):1272-1277.

[24] AGIELSKI D,ZYŚKOD,NADOLNY K,et al. Predictors of inappropriate shocks from implantable cardioverter-defibrillators. Wiad Lek,2019,72(7):1243-1246.

[25] GASPARINI M,KLOPPE A,LUNATI M,et al. Sex differences in implantable cardiac defibrillator therapy according to arrhythmia detection times. Heart,2020,106(7):520-526.

第28章
植入型心律转复除颤器
故障识别与处理

众所周知,植入型心律转复除颤器(ICD)的功能包括治疗心动过缓和治疗室性快速心律失常两部分。前者发生的故障及处理与治疗缓慢心律失常的普通起搏器无区别,本章不再述及。本章主要讨论 ICD 对室性快速心律失常治疗方面故障的识别与处理。

ICD 对快速室性心律失常诊治方面的故障分为器械本身(脉冲发生器和除颤/起搏感知导线完整性)的硬件问题和包括患者病情变化/工作参数设置不当等非硬件问题两个原因,其中,后者占绝大多数。

随着国内 ICD、心脏再同步治疗除颤器(CRT-D)植入数量的逐年增加,植入医师近年来已开始陆续遇到了 ICD 术后故障患者的诊断、处理问题。虽然对 ICD 本身的程控分析很多时候都依赖公司的技术服务人员,但植入医师必须摒弃重植入、轻随访的观念,尤其是 ICD,因为相对于普通起搏器,植入 ICD 的患者多有器质性心脏病或恶性快速心律失常。因此,对 ICD 故障的及时处理显得更加紧急、更加重要,尤其需要紧密结合具体患者的临床表现进行综合分析和处理。本章从临床实用角度出发,分为 ICD 故障识别步骤、ICD 频繁电击的诊断和处理、不治疗的诊断和处理以及治疗无效的诊断和处理等四节进行阐述。

一、ICD 故障识别的步骤

可通过包括病史、程控分析仪检查、发作时心电图或 Holter 和 X 线影像等方法对 ICD 的常见故障进行识别。

(一) 病史
非常重要。应仔细询问患者发病时及电击前后的症状。

1. 如电击前有晕厥(或近乎晕厥)、黑蒙、心悸、胸闷等,电击后前述症状消失,则多提示治疗是正确且成功的。通常可维持原设置,此时应加强其他诸如药物等治疗措施,预防下一次室性快速心律失常的发生;如频繁发生,可考虑射频消融治疗。

2. 电击前无任何不适时,提示该治疗事件可能是误治疗或 ICD 的识别频率设置太敏感。对于前者,应仔细检查器械本身的信息等;对于后者,应提高识别标准,尽量采取无痛治疗措施。

3. 有明显症状,如持续心悸、胸闷、头晕等,应判断症状的严重性(血流动力学、患者的感受等)。如症状轻微,无明显的血流动力学改变,则即或识别、治疗均正确,仍建议将识别频率提高,或只 ATP 而不电击。如症状明显但未感觉到 ICD 发放治疗,可能原因:①室上性心动过速(室上速),包括阵发性心房颤动(房颤)等;②程控参数设置不合理,未达到 ICD 识别标准,例如未达到心室颤动(室颤)诊断标准或达到室性心动过速(室速)诊断标准,但抗心动过速起搏(ATP)未成功;③患者本身原因造成 ICD 未识别,如心室 R 波太小等;④ICD系统本身原因造成该快速室性心律失常未识别,如脉冲发生器或导线故障。

4. 如在数分钟内连续被电击,可能原因有①误识别,如误将窦性心动过速判断为室速、室颤或发生 ICD 的误感知(如肌电干扰等);②电击未能成功终止室速/室颤;③虽治疗成功但室速/室颤反复发作。

另外,询问电击前患者的活动状态也能对诊断提供帮助。①如电击多由植入侧上肢运动或体位变化等诱发,且患者电击前无明确不适,应高度怀疑导线本身故障或存在肌电误感知,而上述动作加重导线断裂程度而产生噪声;②运动时被电击应怀疑可能是对窦性心动过速的误治疗,当然不能除外运动时诱发的室速。

目前有些 ICD 具有报警功能,在诸如 ICD 电池电压接近择期更换指数(ERI)、导线阻抗发生明显变化时可发出报警声,应告知患者在发生类似情况时及时前来就诊。

(二)　程控分析仪检查

这是判断 ICD 故障的最主要和可靠的诊断方法。除让患者常规定期随访外,应告知患者在发生电击事件或出现明显心悸、头晕症状时及时就诊,用程控仪遥测调出相关时间段的参数进行分析。

1. R 波振幅、阻抗和起搏阈值等常规参数测定　对这些参数的测定有助于判断导线的完整性和导线是否脱位等。

(1) R 波振幅:术中正常的 R 波在术后有可能发生降低,其影响因素包括导线微脱位、局部心肌纤维化、药物、心力衰竭、导线周围右心室肌发生梗死等。当 R 波振幅<5mV 时除了会导致不能感知低振幅的室颤波外,尚容易导致误感知 T 波而发生双倍计数从而产生误电击。

(2) 阻抗:包括起搏感知导线的阻抗和除颤导线的阻抗,应分别进行测量。它反映了导线的完整性以及与脉冲发生器连接的紧密性。①起搏导线的阻抗因导线的不同类型而有不同的数值范围,但通常如高于或低于植入时的 30%时应考虑导线体断裂或绝缘层破损,可通过 X 线影像进一步证实。②除颤导线的完整性同样可通过测定阻抗来判断,其意义同一般起搏导线。以往测试需要进行低能量试验性电击,需麻醉,新近的除颤导线可以通过无痛的方式进行测量,无须麻醉。

(3) 起搏阈值:多数植入 ICD 的患者并不需要针对缓慢性心律失常的心室起搏,但测试起搏阈值仍然很重要。一方面可协助判断导线的完整性和导线是否脱位(多与 R 波振幅、阻抗等出现一致性变化);另一方面是保证 ATP 能有效夺获心室(有时心动过速发生时心室的起搏阈值会增高)。现代 ICD 其抗心动过缓起搏和 ATP 的输出电压可分别进行程控。

(4) 电池电压和电容充电时间测定:电池电压接近耗竭时可出现充电时间过长和治疗无效等,充电时间过长的原因尚包括电容器本身的故障。厂家的使用手册中可查阅其建议更换脉冲发生器的电池电压数值及电容器充电时间。

2. 事件存储资料的分析　ICD 能储存心律失常事件的有关信息,包括:①治疗前后的腔内心电图。目前使用的 ICD 都能分别记录远场(两个除颤电极线圈之间)和近场(导线头与环状电极之间或与远端除颤线圈之间)心内电图,仔细分析可大概确定故障的部位。②心律失常的周长、持续时间等。③启用的治疗程序及治疗效果。④如采用的电击治疗,还可提供充电时间、实际发放的电能等。分析这些结果有利于判断 ICD 的治疗是否恰当及其有效性等。

仔细阅读和分析发作时的腔内心电图及其标注有助于了解每阵心律失常的具体诊断过程,从中可以帮助医师判断 ICD 的诊断是否正确,是否存在过感知或漏感知,过度感知的信号是否为心电信号抑或心外干扰信号等。

(三) 发作时心电图或 Holter

如患者来院时正在发生心动过速,立即进行心电图检查和心电监测是最确切的判断患者快速心律失常性质(室上性抑或室性)的金标准。另外,ICD 对心律失常的诊断都是依赖腔内心电图,如后者判断失误则会导致误识别和误治疗,而程控仪显示屏呈现给我们的可能是一组看似正确的数据和图形(应属于系统误差),有时难以鉴别真伪。此时发作时标准导联心电图能提供确切的证据。

另外,如怀疑识别及治疗存在问题时,也可给患者做 Holter 或心电监护等检查,尤其是针对发作频繁者,并与程控所见相互印证,不能过分相信后者,以免延误病情。

其缺点是缺乏时效性:患者发作时多在院外,就诊时快速心律失常事件往往已经终止。

(四) X 线影像

如怀疑导线相关的问题,应及时做 X 线胸片或至心导管室进行透视检查。常见的可以发现的问题:①导线脱位,但有时微脱位时并不能发现明显异常;②导线磨损,尤其要注意锁骨与第一肋骨之间的“锁肋三角处”。但有时仅仅绝缘层的破损 X 线上并无特殊表现;③导线与脉冲发生器连接问题,应在透视下放大局部进行仔细观察,通常此时相应导线的阻抗会变得无穷大;④发现心腔内其他残余导线问题,例如怀疑原旷置 ICD 导线与目前正在使用的导线发生相互摩擦(尤其是除颤线圈之间)导致噪声干扰等。

二、ICD 频繁电击的诊断和处理

(一) 电击的弊端

电击的弊端是显而易见的,具体体现在:①降低患者的生活质量。有多个研究显示,ICD 患者的生活质量明显低于无 ICD 患者,而没有发生过电击的 ICD 患者的生活质量与无 ICD 患者相同,即电击是导致 ICD 术后患者生活质量降低的主要原因。②增加患者因为电击的随访。电击通常会导致患者的就诊,由此增加医患双方的各种负担。③减少植入装置的接受程度。有不少因患者不堪忍受 ICD 的频繁电击而导致极端行为的个案报道。④缩短装置的使用寿命。31J 的电击能量相当于 76d 的 VVI 起搏和 102 500 个 ATP Burst(每阵 8 个脉冲刺激)。⑤增加心肌的损伤、诱发电风暴。电击对心肌都会带来不同程度的损伤,尤其是对 ICD 及 CRT-D 一级预防的患者,后者所占 ICD 植入人群的比例近年来明显增加(基础心脏疾病为缺血性心脏病或心力衰竭者)。电击无疑会加重这些患者心肌缺血和心力衰竭的症状,并由此可能诱发 ICD 电风暴(24h 内发生 ≥3 次互不相关的 ICD 治疗事件,每次事件相隔 5min)。已证实 ICD 电风暴明显增加患者住院率和病死率。减少电击对这些患者更加具有重要的临床意义。

实际上,ICD 是一个双刃剑。一方面,如无 ICD,一次室速/室颤发作就可能导致猝死,从这个角度讲,ICD 能挽救患者的生命。另一方面,如无 ICD,也许患者的非持续性室速会自行终止,下一次室速可能相当长的时间后才发生;而此时 ICD 若识别并电击,后者会导致患者疼痛、心肌损伤和心力衰竭等,由此很快引发下一次室性快速心律失常甚或交感风暴,导致恶性循环,明显恶化预后。

(二)频繁电击的常见原因与处理

引发频繁电击的常见原因包括对室性快速心律失常的"正确电击"、对非室性快速心律失常的误电击以及少见的患者感觉异常。

1. 针对室性快速心律失常的"正确电击"　即使发放的电击治疗都是正确的,但频繁的电击通常都是严重的临床事件。如处理不当,会导致预后明显恶化甚至迅速死亡。室速/室颤导致反复电击的原因:①电击不能成功终止室速/室颤,后者再次触发 ICD 感知、充电和放电;②电击后能够终止室速/室颤,但后者反复复发;③ATP 加速原有室速到室颤区。

(1)电击不能终止室速/室颤(图 28-1):原因包括①导线脱位或断裂或电池耗竭;②设置的除颤能量小于除颤阈值;③心肌本身因素,包括心肌梗死、心力衰竭、心肌缺血等;④电解质紊乱或药物影响,如胺碘酮可升高除颤阈值;⑤气胸。

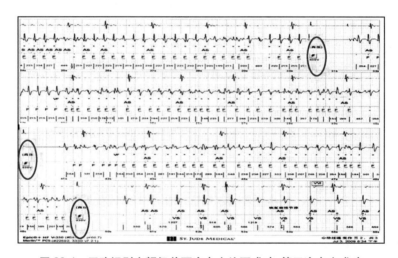

图 28-1　正确识别室颤但前两次电击均不成功,第三次电击成功

采取的程控措施:①增加 ICD 放电能量:如发现未程控到最大值,可程控到首次电击能量为最大,以增加首次电击成功率。②关闭上腔静脉除颤线圈。③改变除颤方向:右心室至上腔静脉(SVC)和机壳或 SVC 和机壳至右心室,另外,可改变除颤极性为右心室阳极。④改变双相除颤波的脉宽和斜率。程控后可通过重新测试 DFT 的方法判断其有效性。

如上述无创程控措施不能解决,则必须通过手术方法解决。①更换为除颤能量更大的脉冲发生器或新的除颤导线;②附加缝合除颤导线贴片以增加除颤面积;③更换或重新放置除颤导线的位置等。

(2)针对电击有效,但室速/室颤频繁发生:应首先寻找室速/室颤反复发生的原因,并对其产生的基质及诱因进行治疗。常见原因:如心力衰竭、心肌缺血、电解质紊乱(尤其低钾,电击造成心肌细胞损伤更易使细胞内失钾)、感染、药物不良反应或突然停药等进行迅速积极的治疗。但只有约50%可找到相关诱因。采取的措施:

1) 如发作的室速并未引起明显的血流动力学障碍,可适当提高室速的识别和治疗频率。工程学上,植入 ICD 的目的是对发现的所有室速都能成功进行治疗以显示其敏感性;但自临床角度上,最好只是对有临床意义(出现血流动力学问题者)的事件进行治疗,而后者因患者的病情(心功能、缺血程度等),对室速频率的耐受性会有很大的不同。器质性心脏病、心力衰竭患者可能不能耐受较低频率室速,治疗应积极(降低识别和干预频率)。而对无明确器质性心脏病、能耐受高室速频率的患者,尤其是非持续性室速者,应提高识别和干预标准。因此,ICD 出厂设置并不适合每个患者,应针对不同个体的基础心脏疾病以及对室性快速心律失常的耐受程度个体化调整室速/室颤的识别治疗频率,不应千篇一律。通常其治疗频率都应>180 次/min 或 200 次/min。

2) 开启无痛治疗措施,包括室上速的鉴别程序、充电时的再确认、设定快室速(FVT)区、抗心动过速起搏策略优化、充电中和充电前抗心动过速起搏等。

发表于 2001 年 PainFREE Rx 和 2004 年的 PainFREE Rx Ⅱ 的研究结果表明:①在快速室性心律失常事件中,快室速是常见的事件,室颤事件只有 3% ~ 10%;②快室速可以被 ATP 终止,总有效率达到 72%;③ATP 不增加额外的晕厥或加速室速的危险性。因此建议植入 ICD 的患者多数应先行 ATP 治疗,ATP 是多数患者快室速事件的首选治疗方法。

现代 ICD 对室性快速心律失常的诊断时间约需 5s,充电时间只有 6 ~ 10s,而每阵 ATP 的发放时间大约 3s。因此,整个室性心律失常诊断和治疗的过程(包括心动过速的识别、一阵 ATP 以及 ICD 从充电开始到放电)多在 20s 以内。而临床上遇到的心脏骤停从开始发现到开始电击的过程最快也通常都要在数分钟以上。因此,在快室速区域增加几次 ATP 的机会对最后高能量电击的成功率应无明显影响。而一旦 ATP 能够终止室速(3/4 的可能性),则相对于电击治疗,无论从对患者的疼痛刺激,还是对心肌的损伤程度,都有重要的临床意义,利明显大于弊。此外,即或 ATP 不能终止心动过速,现代 ICD 的快速充电也不会明显影响患者的整个治疗时间和安全性。

3) 加强针对快速心律失常的药物或非药物治疗措施。包括增加 β 受体阻滞剂及胺碘酮的用量,或两者联合应用,当然,前提是患者的血压、心功能等能耐受较大剂量的 β 受体阻滞剂。必要时可采取射频方法消融室速以减少室速的发作。

4) 加强针对交感风暴的其他治疗措施。实际上,如反复发生室速的电击,多数应该属于电风暴的范畴。针对其治疗措施包括:①尽快对因/对症处理(见前述)。②镇静、抗焦虑药物、心理安慰,甚至可采用冬眠或亚冬眠疗法,减少应激和心肌耗氧等。③静脉应用 β 受体阻滞剂:可通过竞争性与受体结合后,逆转交感神经的过度兴奋,发挥其抗心肌缺血和提高室颤阈值的功能。可用美托洛尔 5mg 静脉注射,必要时重复或加大原来的口服剂量(须注意心功能及血压)。

(3) ATP 加速原有室速到室颤区:患者室速频率进入 VT 区,但 ATP 加速室速频率至室颤区而发放电击治疗(图 28-2),较少见。此时应调整 ATP 策略或提高 ATP 识别频率。

2. 针对非室性快速心律失常的不适当电击　引发不适当电击的常见原因主要是过感知,后者包括过感知自身的心电信号及心外噪声。

(1) 过感知自身的心内电信号:包括心房激动经房室路径下传的 QRS 波(室上速)和非QRS 波。

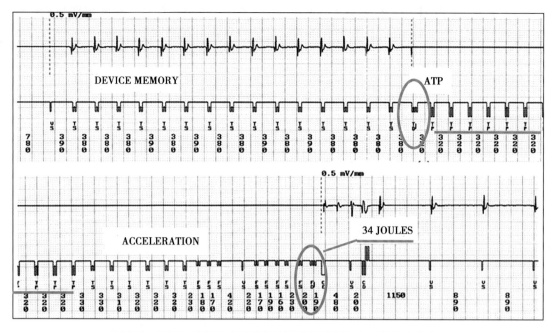

图 28-2　ATP 加速原有室速频率达到室颤诊断标准而发放电击治疗

1）室上性快速心律失常：室上性快速心律失常是导致不适当频繁电击的最常见原因，见图 28-3。曾有室上速、房性心动过速、房颤和房扑史的患者发生频繁电击时要考虑该原因。处理：①开启鉴别室上速的程序，包括稳定性（主要是用于鉴别房颤快心室率下传与室

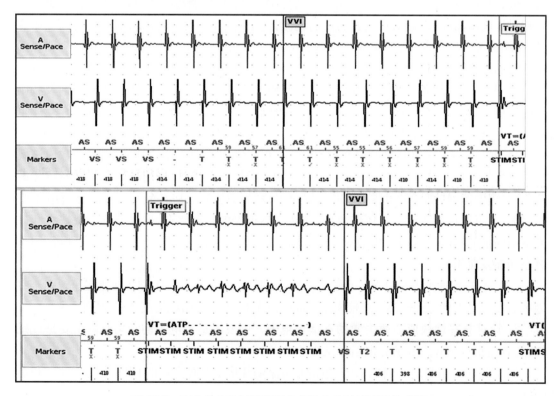

图 28-3　室上性心动过速误判为室性心动过速而发放 ATP

速)、突发性(主要用于鉴别窦性心动过速和室速)、腔内心电图 QRS 波宽度(通过其鉴别心动过速是室速抑或是室上速)、形态学(比较发作心动过速前后 QRS 波的形态能协助鉴别是室速和还是室上速伴束支传导阻滞或伴差异性传导或旁道下传)、房、室频率标准(如为双腔 ICD 或 CRT-D,则可通过比较心动过速发生时心室率和心房率的频率来协作判断心动过速的来源)等(图 28-4)。②对存在的室上性心律失常给予积极的治疗,包括药物和射频消融术。对存在阵发性房颤患者,尽量采取节律控制措施;对决定进行室率控制的房颤患者,应比无 ICD 患者更加严格的控制心室率。

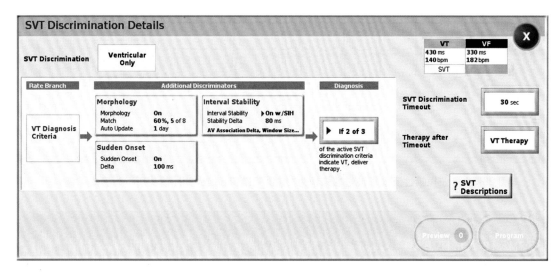

图 28-4　单腔 ICD 的室上性心动过速鉴别程序

2) 过感知非 QRS 波:主要包括 T 波和远场心房感知。与普通起搏器感知灵敏度的设置不同,ICD 采用自动调整感知灵敏度或动态增益的方法来达到既能感知到正常除极的较大 QRS 波,也能保证感知较小的室颤波,即 ICD 心室感知灵敏度是个不断变换的动态值。当自身 R 波振幅减少、T 波振幅上升或 QT 间期延长时,则有可能将感知到的 T 波误认为是 QRS 波,即误将每一个心动周期双倍计数,如能达到设定的识别频率时 ICD 便发放治疗(图 28-5)。心房的远场感知比较少见,多见于心室除颤导线过分靠近右心房时。

应针对过感知非 QRS 波的原因调整自动感知灵敏度的设置,包括程控感知灵敏度的下降速率、阈值起始或衰减延迟等。程控右心室感知环路(如将 RV tip to RV coil 更改为 RV tip to RV ring)能解决部分 T 波双重计数的问题。另外,当 R 波足够高时,降低感知灵敏度,能解决部分的 T 波双重计数问题。如不能奏效,应及时更换感知导线的位置。

(2) 过感知心外噪声:后者主要指①肌电感知;②导线或绝缘层破损(图 28-6);③目前工作状态的除颤导线与原废弃 ICD 导线的摩擦所致的噪声感知;④同时装有起搏器患者对起搏信号及后续 R 波的双重感知;⑤体外电磁干扰等(图 28-7),通常如果超过 300 次/min 的心室感知频率,应首先考虑为非生理性的心外感知信号;⑥皮下 ICD(S-ICD)植入术中脉冲发生器接头、感知导线或皮下囊袋排气不充分,在术后发生过感知与误治疗(图 28-8)。

上述对心外电信号的过感知通常都是间歇性的。可分别通过肢体活动、X 线检查和程控测试导线阻抗等方法进一步明确原因。针对不同的原因可采取更换导线、拔除废弃 ICD 导线、远离电磁干扰源和更换 S-ICD 感知向量等措施。

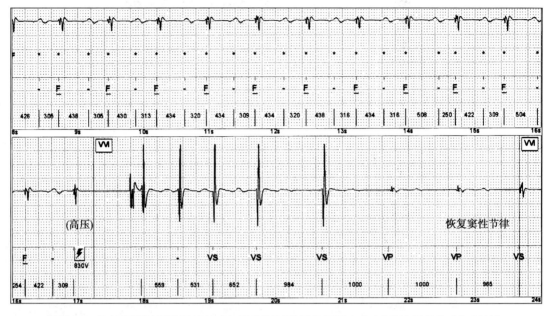

图 28-5　R 波振幅过低致 T 波过感知误为"室颤"引起不适当电击（箭头所示为感知 T 波）

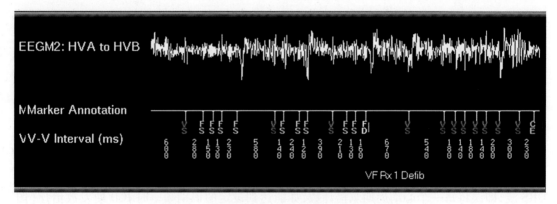

图 28-6　导线断裂致过感知而发放不恰当电击

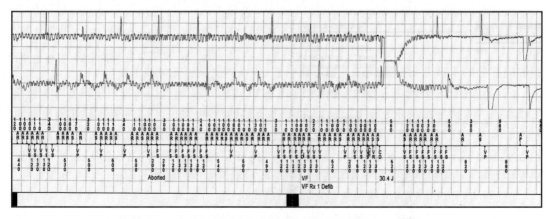

图 28-7　在强电磁场下发生不恰当电击，电击前无任何不适

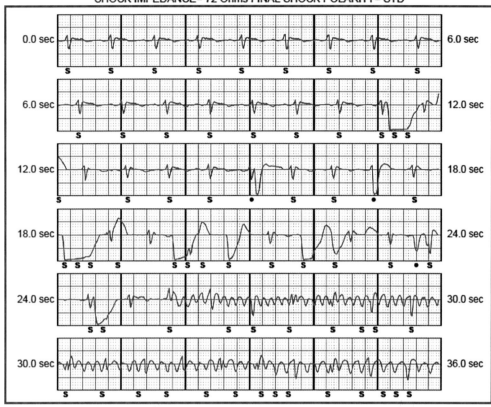

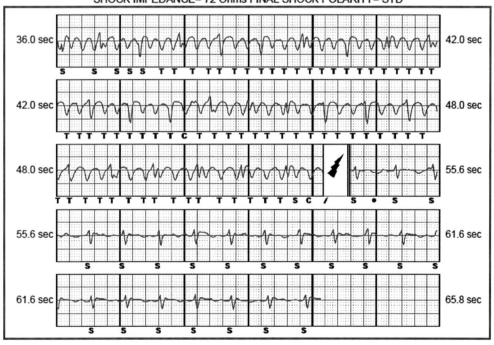

图 28-8　S-ICD 因脉冲发生器接头未充分排气，发生过感知与不恰当电击

3. 患者感觉异常时常能遇到　某些曾发生过电击的患者会产生被电击的幻觉,由此产生疼痛、焦虑等不良情绪。通过程控分析仪、心电监护等措施能鉴别其真伪。针对这类患者,应进行心理疏导、安慰,必要时给予抗焦虑、抗抑郁药物治疗。

4. 频繁电击的紧急处理　发生频繁电击是心内科的急症。对于因此而就诊的患者,需采取的步骤:

(1) 连接监护导联,记录全导联心电图,明确电击的正确与否。

(2) 迅速用相应程控分析仪对 ICD 系统进行询问。

(3) 如判断为正确电击:①应迅速根据可能的诱因及心律失常本身进行治疗,防止其复发;②根据患者发作时血流动力学症状的严重性调整 ICD 的设置参数。

(4) 如判断为误电击:①应尽快查明原因并采取针对性措施;②必要时可暂时关闭 ICD 的感知心动过速功能。

三、ICD 不治疗的诊断和处理

ICD 不治疗的诊断和处理,即 ICD 对已证实存在的室速/室颤不能发出治疗(ATP 或电击)的情况。相对于其他故障,不治疗的发生率较低,但后果更加严重。不治疗可能源于 ICD 对室速/室颤的感知、识别障碍,也可能发生在治疗程序中。常见的原因包括心室感知不足、程控设置参数不当及 ICD 脉冲发生器问题或除颤导线故障及药物影响等。

(一) 心室感知不足

1. 原因　显而易见,如系统不能感知心室的自身除极波,则 ICD 不能识别存在的室速/室颤。造成心室感知不足的常见原因:①导线局部心肌纤维化(心肌疾病的发展)、右心室心肌梗死、心肌炎症等;②ICD 电击后对周围心肌的损伤作用使局部心内电图振幅减少;③导线故障:包括脱位、断裂、绝缘层破坏、心肌穿孔等,如心房导线脱位至心室可能将室速不适当识别为室上速而不发放治疗,而心室导线脱位可发生感知不良;④脉冲发生器本身故障:如感知电路发生故障(少见);⑤脉冲发生器与起搏感知导线连接不良(此时可用手推挤囊袋,观察阻抗和腔内心电图变化);⑥如患者同时装有起搏器,起搏器通常不能感知室颤波(普通起搏器其感知数值的设置为固定值,且较高)而发放起搏脉冲,尤其是单极起搏的情况下,ICD 会以感知到的该高大刺激脉冲为初始值开始调整感知灵敏度,其结果必然导致不能有效感知到振幅很小的室颤波。

2. 诊断　发现心电图存在超过设置识别频率的室性心律失常事件而 ICD 未发放治疗是确诊的主要证据。另外,通过存储的腔内心电图分析、系统的放射影像检查、激发动作时的实时起搏感知导线阻抗和高压阻抗的测定等有助于查明原因。应注意由于其未感知,因此程控仪显示的可能都是正常的数据。

3. 处理　①如系 R 波感知问题,多需重置导线位置或另外再单独放置一根起搏感知导线。当导线起搏感知环路故障时,可加一根新起搏感知导线来取代原除颤电极感知环路,但仍利用原除颤导线除颤环路(避免重新放置 1 根除颤导线,图 28-9)。②导线本身或脉冲发生器故障时多需要再重新更换新的导线或新的脉冲发生器。③如证实存在普通起搏器对 ICD 系统的干扰,应果断取出普通的脉冲发生器。

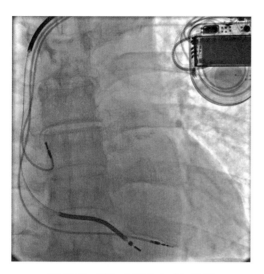

图 28-9　附加 1 根心室感知导线
原 ICD 导线发生感知问题，重新再放置 1 根
起搏感知导线负责快速心律失常的感知。

（二）程控设置参数不当

此时心室感知、ICD 系统硬件无异常，只是由于设置的参数不当，导致感知到的 R 波不能被正确的判断为室速/室颤，从而不能触发 ICD 的治疗。包括：①设定的室速诊断标准高于患者实际发生室速的频率；②ICD 设置的稳定性标准（用于鉴别室速与房颤或不规则房扑）影响了不规则室速的判断（将其误判断为室上速）；③运动中的发生的室速（此时突发性标准不能将其与窦性心动过速鉴别）。

当证实遇到以上情况时需调整 ICD 设置的参数，如打开 QRS 波宽度或形态鉴别标准或房室鉴别标准（双腔 ICD 或 CRT-D）。

（三）ICD 脉冲发生器问题或除颤导线故障

1. 脉冲发生器问题　ICD 脉冲发生器问题主要为电池耗竭，此时 ICD 不能充电或充电时间明显延长。

另外，如曾将 ICD 关闭（如 ICD 植入手术中、外科手术和射频消融术中等）而忘记再开启，另外，遇到强磁场或磁铁后 ICD 也将暂时性不能检测和治疗快速室性心律失常。

2. 除颤导线故障　经静脉植入的 ICD 导线虽然集起搏感知和除颤功能于一身，但实际上其内部起搏感知和除颤电路是独立分开的。如除颤导线发生故障，包括导线的完整性问题或与脉冲发生器的连接出现问题（图 28-10），则此时 ICD 虽能正确感知室速/室颤，但 ICD 发放的治疗不能到达心肌。

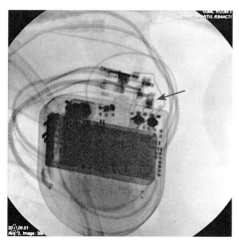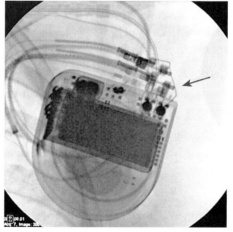

图 28-10　导线与脉冲发生器连接松动
A. 除颤导线未充分插入脉冲发生器的相应孔内；B. 再次手术后连接恢复正常。

如能证实上述情况,通常需要重新手术更换脉冲发生器或除颤导线或重新手术将两者充分连接。

（四）药物影响

药物可导致:①心律失常事件的突发性、稳定性或持续时间改变导致不能识别;②室速频率变慢,低于识别频率,致不发放治疗。

如证实,可根据患者具体病情采取继续用药、改变药物或程控参数等措施。

四、ICD 治疗无效的原因和处理

治疗无效包括 ATP 及电击治疗两部分。

1. **ATP 治疗无效** 本来有效的 ATP 可能在今后发生的室速中无效。原因包括心律失常折返途径或基质发生改变、起搏脉冲不能夺获心室(局部心肌纤维化、心肌坏死、心力衰竭、高血钾、药物影响等)等。

处理:可重新调整 ATP 参数,发放 ATP 脉冲的参数包括周长、脉冲数目以及发放的程序,后者包括 Burst、Ramp 以及它们之间的不同组合形式。必要时可再做电生理检查协助 ATP 有效策略的制定。

2. **电击治疗无效** 电击无效十分危险,不能被及时终止的室颤会立即致命。

五、出厂器械故障

器械本身的硬件问题也会导致 ICD 错误地诊断与治疗心律失常事件,这些硬件问题常于术后随访过程中发生,其中一部分实际与器械(包括脉冲发生器与导线)的设计与生产有关,即出厂器械故障。换句话说,在相同的手术与术后随访条件下,这部分器械较其他器械更易发生误诊断与误治疗。其经典案例是美敦力公司的 Sprint Fidelis 系列导线。由于设计缺陷,Fidelis 导线的起搏-感知线圈易发生断裂(图 28-11),术后 3 年故障率高达 10%~12%。在此缺陷引起足够重视与此系列导线被召回时,已有约 26 800 根导线被植入患者体内。

ICD 是精密度极高的医疗器械,生产制造过程中细微的差错即可能导致危及患者生命的严重后果。起搏器厂商对各自的器械均有常规的上市后监测。植入医师应密切关注起搏器厂商的通知,必要时可至美国食品药品监督管理局(FDA)的医疗器械召回数据库(网址:https://www.accessdata.fda.gov/scripts/cdrh/cfdocs/cfRES/res.cfm)查询存在出厂故障的器械。值得提及的是,由于目前国内的绝大部分 ICD 为进口器械,其通过国家药品监督管理局(CFDA)的批准时间往往晚于 FDA,因此部分 FDA 召回器械可能并未在国内上市。但一方面很多器械是上市多年后发生故障,另一方面有越来越多的患者在国外植入后在国内随访,因此了解出厂器械故障对解决部分临床问题仍是有较大帮助的。

如果在植入术后,发生故障之前或之后知晓为存在出厂故障的器械,处理如下:①向患者告知真实情况,充分沟通;②如果条件允许,进行软件系统升级,例如部分植入 Fidelis 导线的患者,可予更新升级软件系统增加导线集成警报(LIA)功能,以在发生导线故障时及时通过远程监测系统发现异常;③如果发生严重的误诊断与误治疗事件,应重新植入新的脉冲发生器或导线系统。

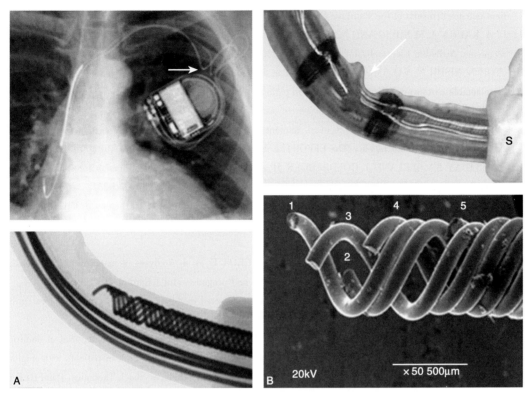

图 28-11　Fidelis 导线断裂
A. 胸部正位 X 线示起搏感知线圈断裂；B. 实体线圈断裂外观与微观表现。

（宿燕岗　梁义秀）

参 考 文 献

[1] RANASINGHE I, PARZYNSKI CS, FREEMAN JV, et al. Long-Term Risk for Device-Related Complications and Reoperations After Implantable Cardioverter-Defibrillator Implantation: An Observational Cohort Study. Ann Intern Med, 2016, 165(1): 20-29.

[2] ZEITLER EP, AL-KHATIB SM, FRIEDMAN DJ, et al. Predicting appropriate shocks in patients with heart failure: Patient level meta-analysis from SCD-HeFT and MADIT II. J Cardiovasc Electrophysiol, 2017, 28 (11): 1345-1351.

[3] SCOTT PA, SILBERBAUER J, MCDONAGH TA, et al. Impact of prolonged implantable cardioverter-defibrillator arrhythmia detection times on outcomes: a meta-analysis. Heart Rhythm, 2014, 11(5): 828-835.

[4] GUERRA F, PALMISANO P, DELL'ERA G, et al. Implantable cardioverter-defibrillator programming and electrical storm: Results of the OBSERVational registry On long-term outcome of ICD patients (OBSERVO-ICD). Heart Rhythm, 2016, 13(10): 1987-1992.

[5] KUTYIFA V, DAUBERT JP, SCHUGER C, et al. Novel ICD programming and inappropriate ICD therapy in CRT-D versus ICD patients: a MADIT-RIT sub-study. Circ Arrhythm Electrophysiol, 2016, 9(1): e001965.

[6] STERNS LD, MEINE M, KURITA T, et al. Extended detection time to reduce shocks is safe in secondary prevention patients: the secondary prevention substudy of PainFree SST. Heart Rhythm, 2016, 13(7): 1489-1496.

[7] STRICKBERGER SA, CANBY R, COOPER J, et al. Association of antitachycardia pacing or shocks with survival in 69,000 patients with an implantable defibrillator. J Cardiovasc Electrophysiol, 2017, 28(4): 416-422.

［8］ SEARS SF,ROSMAN L,SASAKI S,et al. Defibrillator shocks and their effect on objective and subjective patient outcomes:results of the PainFree SST clinical trial. Heart Rhythm,2018,15(5):734-740.

［9］ LI A,KAURA A,SUNDERLAND N,et al. The significance of shocks in implantable cardioverter defibrillator recipients. Arrhythm Electrophysiol Rev,2016,5(2):110-116.

［10］ TOH N,NISHII N,NAKAMURA K,et al. Cardiac dysfunction and prolonged hemodynamic deterioration after implantable cardioverter-defibrillator shock in patients with systolic heart failure. Circ Arrhythm Electrophysiol,2012,5(5):898-905.

［11］ BOERSMA L,BARR C,KNOPS R,et al. Implant and midterm outcomes of the subcutaneous implantable cardioverter-defibrillator registry:The EFFORTLESS study. J Am Coll Cardiol,2017,70(7):830-841.

［12］ HALLIDAY BP,CLELAND J,GOLDBERGER JJ,et al. Personalizing risk stratification for sudden death in dilated cardiomyopathy:the past,present,and future. Circulation,2017,136(2):215-231.

［13］ NAGAHARA D,FUJITO T,MOCHIZUKI A,et al. Predictors of appropriate ICD therapy in Japanese patients with structural heart diseases:amajor role of prior sustained ventricular tachycardia in secondary prevention. J Arrhythm,2018,34(5):527-535.

［14］ FERNáNDEZ-CISNAL A,ARCE-LEóN Á,ARANA-RUEDA E,et al. Analyses of inappropriate shocks in a Spanish ICD primary prevention population:predictors and prognoses. Int J Cardiol,2015,195:188-194.

［15］ ROTH GA,POOLE JE,ZAHA R,et al. Use of guideline-directed medications for heart failure before cardioverter-defibrillator implantation. J Am Coll Cardiol,2016,67(9):1062-1069.

［16］ WATHEN MS,DEGROOT PJ,SWEENEY MO,et al. Prospective randomized multicenter trial of empirical antitachycardia pacing versus shocks for spontaneous rapid ventricular tachycardia in patients with implantable cardioverter-defibrillators:Pacing Fast Ventricular Tachycardia Reduces Shock Therapies(PainFREE Rx Ⅱ)trial results. Circulation,2004,110(17):2591-2596.

第29章
全皮下植入型心律转复除颤器技术

经静脉植入型心律转复除颤器(ICD)在心脏性猝死(SCD)预防上的价值不言而喻。尽管拯救了无数患者,临床应用多年的实践也逐渐将其弊端展现出来。首先经静脉除颤导线较粗大,对于血管畸形的患者植入十分困难,对于锁骨下静脉闭塞的患者更是无从下手。其次,植入时容易发生心肌穿孔,长期应用容易造成导线磨损甚至断裂,拔除除颤导线难度大且风险极高,这对于预计生存期长的年轻患者是难以接受的。另外,经静脉系统植入导线有发生感染、心内膜炎、瓣膜损坏等风险,尤其对于糖尿病、长期应用激素等感染高危患者。尽管经心外膜途径植入除颤导线可避免经静脉植入导线所带来的并发症,但因为创伤较大,成功率较低,临床实际应用仍有限。基于此,无须接触血管系统的全皮下植入型心律转复除颤器(S-ICD)横空出世。由于其除颤导线与脉冲发生器均埋于皮下,除颤导线不接触心脏及相关静脉,进而可有效避免导线所致的相关并发症并减少心肌损害。

一、S-ICD 系统的简介

S-ICD 由脉冲发生器以及带除颤线圈的电极组成(图 29-1)。脉冲发生器埋置于患者左心室下缘的第 5 肋间水平延长线与腋中线交界处,通过建立与囊袋连接的横向隧道与位于胸骨旁的纵向隧道,植入可以与脉冲发生器联合包裹心脏的全皮下感知和除颤导线,电极为实心电极,可以耐受体外按压,靠近囊袋的近端电极位于剑突旁,远端电极通常接近胸骨上窝。全麻或局麻下,S-ICD 可仅根据体表解剖标志植入,植入过程无须 X 线透视,避免了射线损伤和经静脉相关并发症。

S-ICD 首次人体植入尝试始于 2002 年。随后,2008 年 S-ICD 的临床试验获得批准,2009 年获得欧盟认证。2012 年获得美国食品药品监督管理局(FDA)批准。首代 S-ICD(SQ-RX^{TM})体积为 69ml,厚度为 15.7mm,脉冲发生器预计寿命 5.1 年。2015 年第二代 S-ICD(EMBLEM^{TM} model:A209)(图 29-2A)上市,体积和厚度(12.7mm)进一步减小,脉冲发生器预计寿命提高至 7.3 年(真实世界 LATITUDE^{TM} 数据显示患者平均使用寿命可达 8.7 年),增加 ImageReady^{TM} 技术全身兼容 1.5T 核磁检查和 SMART Pass^{TM} 功能,减少 82% 的 T 波过感知。第三代 S-ICD(EMBLEM^{TM} model:A219)(图 29-2B)在第二代的基础上,增加了房颤监测功能 AF Monitor^{TM},目前我国国家药品监督管理局还未批准第三代 S-ICD 的临床应用,仅允许在海南博鳌医疗先行区应用。

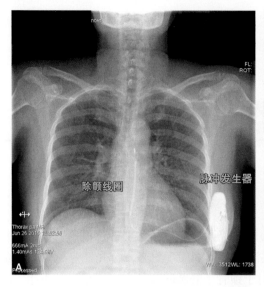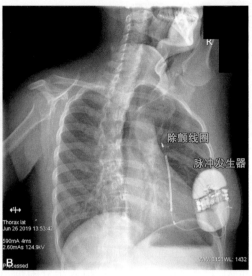

图 29-1　胸部 X 线透视下 S-ICD 组成结构及植入部位
A. 正位；B. 右前斜位。

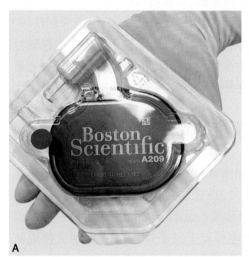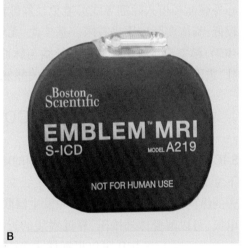

图 29-2　S-ICD 脉冲发生器
A. 第二代（A209）；B. 第三代（A219）。

二、S-ICD 的工作原理

S-ICD 内置双区算法及独特的 INSIGHT™ 算法。双区算法为 S-ICD 依据心率快慢，将心动过速分为两个区：条件放电区与放电区，当心率处于条件放电区时，INSIGHT™ 算法确认阶段算法启动，鉴别心律失常并决定是否治疗；当心率处于放电区时，S-ICD 不使用 IN-SIGHT™ 鉴别心律失常，仅使用概率计数器和充电、放电确认算法等。以往的单区设置仅根据概率计数器及充电、放电确认算法决定是否放电治疗，双区设置允许对室上性心动过速（室上速）/心房颤动（房颤）及室性心动过速（室速）/心室颤动（室颤）进行鉴别，降低了因室上速导致的不恰当放电率。双区算法显著降低了因室上速导致的不恰当放电率(文献报道双区程控减少误治疗达 34%)。

S-ICD 与静脉 ICD 算法基础不同,首先通过多个不同类型的滤波器与多个感知模块和双重计数鉴别算法排除外界噪声、肌电干扰及 T 波、宽 QRS 波等造成的多重计数。

其次,S-ICD 不像静脉 ICD 一样以逐搏的方式计算心率,而是以四个 RR 间期平均值进行平均心率计算。在计算心率之前,会对每一搏进行鉴别,在排除 T 波、宽 QRS 波、噪声等可能造成双重计数的基础上,使用准确的心搏计算平均心率。识别准确心搏的算法叫双重计数鉴别算法,包括静态模板分析、宽复合波分析、间期分析、交替波形分析 4 个算法,排除 T 波、宽 QRS 波后以准确的心源性信号计算平均心率。最后,当平均心率落入设置的条件放电区,S-ICD 会使用逻辑判断流程(图 29-3A)即 INSIGHT™ 算法确认阶段算法进行 SVT/VT 的鉴别。

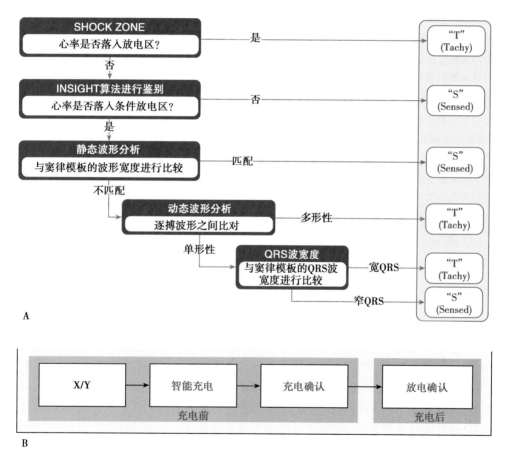

图 29-3　S-ICD 的 INSIGHT™ 算法
A. INSIGHT 算法示意图;B. 概率计数器工作示意图。

经过 INSIGHT™ 算法鉴别被标记的 T(快速心搏)、S(正常心搏),通过概率计数器判断是否需要进行放电治疗(图 29-3B)。满足概率计数器 X/Y 基础上,同时达到智能充电时间,可以进入充电确认阶段。在充电确认/放电确认阶段,只有 T 与 S 的计数器达到一定条件,才能确认充电过程中室速仍然持续,从而进行放电。

通过以上三个阶段,S-ICD 不仅对于室上速/室速进行有效鉴别,同时还可以通过智能充电、充电确认和放电确认算法对于非持续性室速延长检测时间,从而减少不必要的放电。

三、S-ICD 临床适应证

2015 年欧洲心脏病学会(ESC)首次将 S-ICD 写进指南,作为经静脉 ICD 的替代治疗方式,2017 年美国心脏病协会(AHA)/美国心脏病学会/美国心律学会(HRS)将 S-ICD 上调至Ⅰ类推荐。有关 S-ICD 的最新指南推荐见表 29-1。

表 29-1　最新指南推荐的 S-ICD 适应证

临 床 特 点	推荐级别	证据水平
2015 年 ESC 室性心律失常患者管理和 SCD 预防指南		
对于符合 ICD 适应证的患者,如果不需要心动过缓起搏、作为 CRT 的治疗组成部分以及抗心动过速起搏,S-ICD 可考虑作为静脉 ICD 的替代方式	Ⅱa	C
对于静脉通路复杂、因感染拔除静脉 ICD 系统以及年轻患者,S-ICD 可考虑作为静脉 ICD 的替代方式	Ⅱb	C
2017 年 AHA/ACC/HRS 室性心律失常患者管理和 SCD 预防指南		
对于符合 ICD 植入指征的患者,如果存在没有合适的静脉通路、感染风险高、不需要也预期不需要心动过缓起搏、抗心动过速起搏及作为 CRT 治疗的组成部分	Ⅰ	B-NR
对于符合 ICD 植入标准的患者,如果不需要或不打算心动过缓起搏、抗心动过速起搏及作为 CRT 治疗的组成部分	Ⅱa	B-NR
患者有心动过缓、CRT 起搏适应证,以及抗心动过速起搏需要	Ⅲ	B-NR

注:CRT=心脏再同步治疗。B-NR=证据水平为 B 类,证据来源于 1 个或多个中等质量随机对照临床研究或荟萃分析。

四、植 入 流 程

1. **术前患者筛选**　尽管患者具有 S-ICD 的植入指征,但术前患者筛选是首要的一步(图 29-4)。S-ICD 用于检测室性心律失常的算法依赖皮下电极具备足够的 QRS 和 T 波感知,否则会存在因 QRS 波感知不足或 T 波过感知导致误放电。目前波士顿科学公司通过其程控仪的自动筛选工具(AST)可以实现自动化筛选。它采用与 S-ICD 脉冲发生器同等范围的滤波器,通过向量选择算法,能够尽可能模拟 S-ICD 植入后的感知模式,自动对三个感知配置进行评估。自动筛选比手动筛选的结果更接近 S-ICD 的向量选择算法。

具体步骤:将 3 个心电图电极片分别贴于患者体表左侧腋中线 5~6 肋间,剑突左侧1cm,靠近锁骨上窝距离剑突电极 14cm 分别模拟的是植入后 S-ICD 的位置与皮下电极感知环的位置,第 4 个电极作为基线贴在腹部即可(图 29-5A)。

连接波士顿科学公司的程控仪,分别在卧位(必须)和站位/坐位下对患者产生的 3 种向量进行自动筛选。AST 可以对记录到的心电图进行自动分析,通过患者筛选的标准:至少有1 个向量在两个体位下(卧位必选)都满足筛选条件,并且通过肉眼判断 QRS 波向量和波形没有随体位发生改变,则标记通过(图 29-5B)。

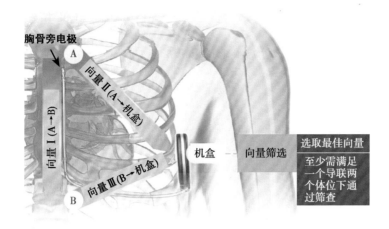

图 29-4　患者筛查示意图

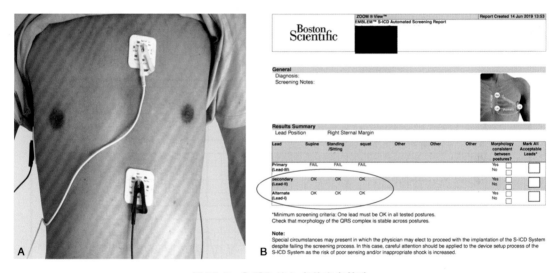

图 29-5　S-ICD 植入术前患者筛选

A. 患者平卧位进行筛查；B. AST 筛查结果显示，该患者三个体位下通过 Secondary 和 Alternate 两个
向量。

2. 器械植入

（1）准备工作：患者术前禁食禁水，常规心电、血压血氧密切监测，连接除颤电极片。

（2）标记囊袋与电极植入部位：通过影像判断，在植入前用标记笔在患者体表标记囊袋
与电极植入位置，保证脉冲发生器与电极之间包裹最大的心脏面积（图 29-6）。

（3）S-ICD 植入：全麻或局麻下，切开左腋下标记部位的皮肤，钝性分离皮下组织至筋
膜层，推荐采用肌间囊袋：找到背阔肌与前锯肌之间的天然间隙。制作脉冲发生器囊袋。其
后，在剑突左侧 1cm 做剑突切口，胸骨左缘 1cm 剑突切口上面 14cm 做上切口，通过隧道工
具将除颤导线分别经皮下隧道牵拉到目标位置，并固定于筋膜层，最后与脉冲发生器相连接
后进行缝合加压包扎。

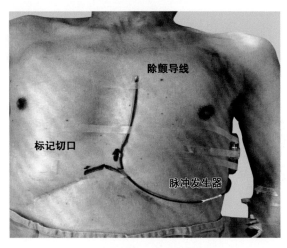

图 29-6 标记囊袋与电极植入部位示意图

为了帮助确认装置和电极处于最佳位置,在标记切口位置前使用导线(模型)和装置(模型)用胶布粘在将要植入的位置,X线投影确认它们的位置与心影的关系。

(4)诱颤测试:《2015HRS/EHRA/APHRS/SOLAECE植入型心律转复除颤器程控及测试优化专家共识》提出,对于S-ICD植入的患者,建议常规进行除颤测试(I类)。通常建议采用单区程控,50Hz 200mA交流电进行诱颤,2s空白期后,S-ICD开始进行节律感知识别,诊断充电,65J放电,平均时间为15~20s,如果除颤后需要起搏,则在放电后3.5s,以50次/min,7.5ms脉宽,200mA进行起搏,最多30s(图29-7)。

(5)程控设置:《2019 HRS/EHRA/APHRS/LAHRS指南》推荐S-ICD的除颤设置为建议放电区≥230次/min;条件放电区:≥200次/min或既往发作室速频率基础上减少10~20次/min。推荐常规开启除颤后起搏功能。

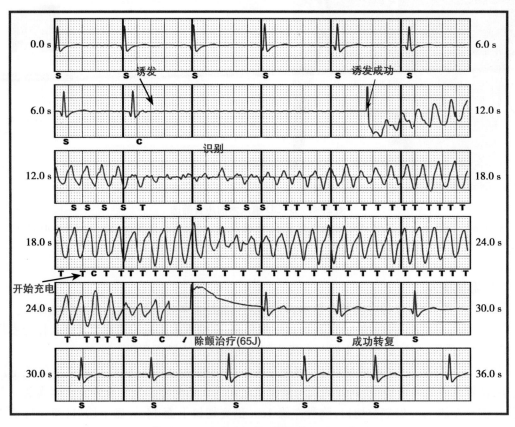

图 29-7 患者术中进行诱颤记录到的心电图

五、S-ICD 安全性和有效性的循证依据

1. 早期研究　首次在临床上评价 S-ICD 系统的研究于 2010 年发表在《新英格兰医学杂志》的临床研究首次报道了 S-ICD 的临床应用情况。该研究分为以下几部分。

（1）导线及除颤器配置研究（2001 年 9 月至 2004 年 2 月）：该研究入选 78 例有 S-ICD 适应证的患者，设计了四种导线及除颤器配置方案，证实了除颤导线位于胸骨旁，脉冲发生器埋置于左腋下（最优配置方案）这种配置方案除颤所需能量最少（平均 32.5J ± 17.0J），奠定了 S-ICD 系统植入部位的统一化。

（2）除颤阈值研究（2004 年 4 月至 2005 年 6 月）：该研究入选了 49 例有适应证患者，均按照最优配置方案植入 S-ICD，与传统静脉 ICD 植入患者比较除颤阈值，结果显示，平均 S-ICD 除颤阈值显著高于静脉 ICD（36.6J± 19.8J 比 11.1J± 8.5J，$P<0.001$）。

（3）初次植入研究（2008 年 7 月）：研究对于首次临床植入的 6 例患者，植入时患者 65J 连续 2 次成功转复诱发的室颤。

（4）进一步植入研究（2008 年 12 月至 2009 年 2 月）对于 55 例植入 S-ICD 的患者进行随访发现，在 137 阵诱发的室颤中，S-ICD 的识别率达 100%。在 52/53（98%）患者中连续 2 次成功转复诱发的室颤。2 例患者发生囊袋感染，4 例患者导线需要探查，无不恰当放电事件发生。

2. 代表性研究

（1）IDE 研究：S-ICD 治疗危及生命的室性心律失常的安全性和有效性研究。该研究为前瞻性、非随机多中心临床研究，入选 2010 年 1 月至 2011 年 5 月植入 S-ICD 患者 330 例。安全性终点定义为术后 180d 无并发症率，而有效性终点定义为诱发室颤即刻转复效果。

结果显示，安全性和有效性终点均符合预期。对于有效性终点，术中诱发室颤的即刻转复率高达 100%；安全性终点上，术后 180d 无并发症率高达 99%，无全身感染或心内膜炎发生，无心律失常相关死亡。21 例患者共发生 119 次自发室速/室颤事件，92% 的患者首次电转复成功，100% 患者 80J 转复或自发转复。不恰当电击发生率为 13.1%（主要为宽 QRS 波、T 波或外部电噪声的过感知）。

（2）PAS 研究：美国最大的 S-ICD 注册研究。该研究分析了 2013 年 2 月~2016 年 5 月来自美国 86 个中心共计 1 637 例植入 S-ICD 患者的临床特征和围术期结果。结果发现，患者平均年龄（53.2 ± 15.0）岁，左心室射血分数（LVEF）为 32.0%±14.6%。一级预防比例占 76.7%。植入患者中 13.4% 为透析患者。64.1% 的患者使用全麻，52.2% 为两切口术式。86.3% 患者进行了除颤测试，其中诱发的室速/室颤转复成功率达 98.7%（≤65J 为 91.1%）。30d 无并发症率达 96.2%，预测并发症的因素包括糖尿病、年轻患者以及高体重指数。

本研究认为，S-ICD 有着很高的植入成功率，短期并发症发生率是可以被接受的。

（3）EFFORTLESS 研究：目前关于 S-ICD 的最大系列、最长随访时间研究。该研究旨在通过评价并发症和不恰当电击率来确定 S-ICD 的安全性。研究的预设终点为 30d 和 360d 的并发症，以及因房颤或室上速导致的不恰当电击。

自 2009 年 8 月至 2014 年 12 月，入选 994 例 S-ICD 患者，最终 985 例纳入最后分析。结果显示，S-ICD 总的除颤成功率达 97.4%，在 30d 随访和 360d 随访的并发症总发生率分别为 4.1% 和 8.4%。98% 的患者未发生 S-ICD 相关的并发症，98.5% 的患者未出现因房颤或室上

速而导致的不恰当电击,98.9%的患者不需要将 S-ICD 调整为传统经静脉 ICD。

因此,S-ICD 实现了安全性和有效性的预设终点。S-ICD 在并发症、不恰当放电和转复效能方面与传统经静脉 ICD 相当。

(4) UNTOUTHED 研究:S-ICD 在 LVEF 降低心衰患者一级预防的效果。2019 年 HRS 年会上公布了 S-ICD 在 LVEF 降低患者 SCD 一级预防的治疗效果。

UNTOUCHED 研究为全球多中心、前瞻性、非随机对照研究。患者入选标准:①LVEF ≤ 35%符合 SCD 一级预防指征;②通过 S-ICD 患者筛选。排除标准:①既往有明确记录到的持续性室速或室颤;②有起搏适应证;③心力衰竭晚期或肾功能衰竭晚期。研究的主要终点为除颤转复效果和术后 30 天并发症。

自 2015 年 6 月至 2018 年 4 月,来自 110 个中心共 1 173 例患者符合入选条件,最终 1 103 例完成随访纳入最后分析。结果显示,平均手术时间为 58.1min,术后 30d 无并发症发生率为 95.8%,大部分并发症发生在术中或术后 24h。患者术中诱颤后 S-ICD 转复成功率高达 99.2%,其中超过 90%的患者除颤能量 ≤65J,52 例(5.7%)患者需要超过 65J 的能量转复。更高的体重指数[比值比(OR)0.94(0.91~0.98);$P=0.002$]和糖尿病[OR 2.4(1.1~5.2);$P=0.03$]是除颤测试需要 65J 以上能量转复的独立预测因素。

因此,S-ICD 能够有效转复 LVEF 降低患者术中除颤测试诱导发生的室速和室颤,且有着更低的围术期相关并发症发生率,奠定了其在这类患者 SCD 一级预防中的应用价值。

3. 其他或正在进行的研究

(1) PRAETORIAN 评分研究:评估植入部位和预测 S-ICD 成功率的新工具。

2019 年最新发表在 *Heart Rhythm* 上的 PRAETORIAN 评分是基于临床和计算机模型中影响除颤阈值的因素,包括线圈下脂肪、脉冲发生器下脂肪和 S-ICD 脉冲发生器的前后定位,根据综合得分将转复失败风险分为 3 组:30~90 分为低风险组;90~150 分为中等风险组;≥150 分为高风险组。研究纳入 181 例 S-ICD 患者的数据资料来建立评分模型,另外 321 例患者作为验证组。结果显示,对于中等和高风险组患者,PRAETORIAN 评分阳性预测率为 51%,而对于低风险组患者,该预测率高达 99.8%。

PRAETORIAN 评分可以通过常规胸部 X 线检查识别具有高除颤阈值风险的患者,并向植入者提供反馈。尽管如此,它仍需要经过随机对照临床研究的进一步验证。

(2) MADITS-ICD 研究:合并糖尿病及左心室收缩功能不全的心肌梗死后患者,植入 S-ICD 是否能够获益?

对于左心室收缩功能不全心肌梗死后患者,具有很高的 SCD 发生风险,因此对于这类患者 SCD 的一级预防,传统抗心律失常药物和植入 S-ICD 究竟哪个获益最大?该研究入选标准:①年龄≥65 岁;②合并糖尿病;③LVEF 在 36%~50%;④心肌梗死化验酶阳性,梗死史超过 3 个月。对于符合标准的患者随机分入传统药物组和 S-ICD 植入组,研究的主要终点为全因死亡率。

研究自 2017 年 4 月入选了首例患者,拟入选 1 800 例患者。目前研究正在进行,期待其结果的公布。

六、国内外应用现状

目前美国和欧洲 S-ICD 植入量一直保持领先,植入量已超过 6 万台。我国应用较晚,

2014 年 12 月 23 日由华伟教授和张澍教授共同完成了第一代 S-ICD 在中国的首例植入。截止到 2019 年 7 月,国内共计植入 S-ICD 95 台。

国外在 S-ICD 的临床应用上已积累了丰富的经验。而我国关于 S-ICD 的临床研究匮乏,仅 2017 年华伟等公布了 S-ICD 国内初步临床应用结果。该研究连续纳入国内 9 家中心筛选并成功植入 S-ICD 的 12 例患者。结果显示,2014 年 12 月 23 日~2016 年 12 月 31 日,全国 9 家中心共成功植入 S-ICD 12 例,其中男性 9 例(75%),年龄 35~78(51.9±15.5)岁。平均植入手术时间为 70~120(93.3±18.7)min,术中测试除颤阻抗 57~103(70±15.4)Ω,室性心律失常诱发后诊断至除颤成功时间为 12~30(16.4±5.0)s。术中未发生严重并发症。该研究首次分析了 S-ICD 初步应用于国人的经验和临床资料,为将来进一步普及 S-ICD 的临床应用提供一定的循证依据。此外,由香港大学玛丽医院 Hung-Fat Tse 教授牵头的"亚洲 S-ICD 的前瞻性临床登记计划"是目前亚洲关于 S-ICD 的一项最新临床研究,旨在探讨 S-ICD 系统对于比欧美人体型较小的亚洲人群中长期应用的安全性和可行性。华伟教授作为共同研究者参与该研究。

七、技术突破和展望

S-ICD 是传统经静脉 ICD 的重要替代治疗方式,尤其对于不适合经静脉植入除颤导线患者(如深静脉解剖异常、三尖瓣机械瓣置换术后、高感染风险)。此外,对于年轻预计生存期长可能需要反复更换除颤导线者,也具有明显的优势。然而,无法提供长期起搏功能仍然是制约 S-ICD 临床适应证进一步拓宽的主要因素。当今科学技术日新月异的时代,兼容无导线起搏器的第四代 S-ICD(图 29-8)也正在加速研发中。相信在不久的将来,具备体积小、长寿命、提供稳定起搏功能 S-ICD 的问世,会在预防心脏性猝死领域展示出巨大的临床实用价值。

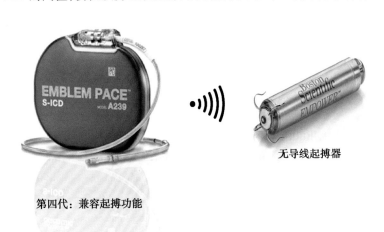

无导线起搏器

第四代：兼容起搏功能

图 29-8　第四代 S-ICD 组成结构示意图

(华伟　胡奕然)

参 考 文 献

[1] 华伟.心脏性猝死-华伟 2018 观点.北京:科学技术文献出版社,2018.

[2] LEWIS GF,GOLD MR. Clinical experience with subcutaneous implantable cardioverter-defibrillators. Nat Rev Cardiol,2015,12(7):398-405.

[3] BURKE MC,GOLD MR,KNIGHT BP,et al. Safety and efficacy of the totally subcutaneous implantable defibrillator:2-year results from a Pooled Analysis of the IDE Study and EFFORTLESS Registry. J Am Coll Cardiol,2015,65(16):1605-1615.

[4] WILKOFF BL,FAUCHIER L,STILES MK,et al. 2015 HRS/EHRA/APHRS/SOLAECE expert consensus statement on optimal implantable cardioverter-defibrillator programming and testing. Europace,2016,18(2):159-183.

[5] WEISS R,KNIGHT BP,GOLD MR,et al. Safety and efficacy of a totally subcutaneous implantable-cardioverter defibrillator. Circulation,2013,128(9):944-953.

[6] THEUNS D,BROUWER TF,JONES PW,et al. Prospective blinded evaluation of a novel sensing methodology designed to reduce inappropriate shocks by the subcutaneous implantable cardioverter-defibrillator. Heart Rhythm,2018,15(10):1515-1522.

[7] STILES MK,FAUCHIER L,MORILLO CA,et al. 2019 HRS/EHRA/APHRS/LAHRS focused update to 2015 expert consensus statement on optimal implantable cardioverter-defibrillator programming and testing. Heart Rhythm,2020,17(1):e220-e228.

[8] QUAST A,BAALMAN S,BROUWER TF,et al. A novel tool to evaluate the implant position and predict defibrillation success of the subcutaneous implantable cardioverter-defibrillator:The PRAETORIAN score. Heart Rhythm,2019,16(3):403-410.

[9] PRIORI SG,BLOMSTRöM-LUNDQVIST C,MAZZANTI A,et al. 2015 ESC Guidelines for the management of patients with ventricular arrhythmias and the prevention of sudden cardiac death:The Task Force for the Management of Patients with Ventricular Arrhythmias and the Prevention of Sudden Cardiac Death of the European Society of Cardiology(ESC) Endorsed by:Association for European Paediatric and Congenital Cardiology (AEPC). Europace,2015,17(11):1601-1687.

[10] KUTYIFA V,BECK C,BROWN MW,et al. Multicenter automatic defibrillator implantation trial-subcutaneous implantable cardioverter defibrillator(MADIT S-ICD):design and clinical protocol. Am Heart J,2017,189:158-166.

[11] GOLD MR,KNOPS R,BURKE MC,et al. The design of the understanding outcomes with the S-ICD in primary prevention patients with Low EF Study(UNTOUCHED). Pacing Clin Electrophysiol,2017,40(1):1-8.

[12] GOLD MR,AASBO JD,EL-CHAMI MF,et al. Subcutaneous implantable cardioverter-defibrillator Post-Approval Study:clinical characteristics and perioperative results. Heart Rhythm,2017,14(10):1456-1463.

[13] BOERSMA L,BARR C,KNOPS R,et al. Implant and midterm outcomes of the subcutaneous implantable cardioverter-defibrillator registry:The EFFORTLESS Study. J Am Coll Cardiol,2017,70(7):830-841.

[14] BARDY GH,SMITH WM,HOOD MA,et al. An entirely subcutaneous implantable cardioverter-defibrillator. N Engl J Med,2010,363(1):36-44.

[15] AL-KHATIB SM,STEVENSON WG,ACKERMAN MJ,et al. 2017 AHA/ACC/HRS guideline for management of patients with ventricular arrhythmias and the prevention of sudden cardiac death:Executive summary:A Report of the American College of Cardiology/American Heart Association Task Force on Clinical Practice Guidelines and the Heart Rhythm Society. Heart Rhythm,2018,15(10):e190-e252.

［16］华伟,丁立刚,郑黎辉,等.全皮下植入型心律转复除颤器的临床应用一例.中华心律失常学杂志,2014,18(6):469-470.

［17］华伟,牛红霞,李学斌,等.全皮下植入型心律转复除颤器的国内初步临床应用.中华心律失常学杂志,2017,21(2):112-116.

［18］RUDIC B,TüLüMEN E,FASTENRATH F,et al. Incidence,mechanisms,and clinical impact of inappropriate shocks in patients with a subcutaneous defibrillator. Europace,2020:euaa026.

第30章

植入型心电监测

　　《中国心血管病报告》显示：我国心血管病患病率及死亡率仍旧连续多年处于上升阶段，推算心血管病现患人数 2.9 亿。心血管病死亡率占居民疾病死亡构成的 40% 以上，居疾病死亡首位，高于肿瘤和其他疾病。其中，每年发生心脏性猝死数量已超过 50 万例。心脏性猝死 90% 为恶性心律失常，如果能够对患者早期进行连续心电监测就可发现心律失常，这为预防心脏性猝死提供了宝贵的治疗时间。植入型心电监测仪（insertable cardiac monitors，ICM）可长时间持续进行心电监测，有助于帮助反复发作的不明原因晕厥和不明原因卒中的患者明确心源性相关诊断，早期识别恶性心律事件。使患者获得更加有效的治疗，从而降低整体医疗成本，为预防严重并发症、改善患者不良预后发挥着积极重要的作用。

一、发 展 史

　　在临床工作中，大多数体外监测设备，包括 Holter、心律失常捕捉仪、移动式心脏遥测检测仪等，对于怀疑偶发心律失常所导致的不明原因心悸、晕厥、脑卒中等，由于症状发作间隔时间长、持续时间短，加之设备携带不方便，常常监测不到事件的发生，从而使进一步明确诊断困难。ICM 是植入皮下的无导线监测设备，可以根据医师的要求设定监测节律范围和识别特殊事件，患者还可以在发生有症状事件时或之后立即激活器械来记录其心律。自 1947 年 Norman 发明第一个体外监测仪，重量达 35kg 左右，持续工作时间以小时记；到 2015 年获美国食品药品监督管理局（FDA）批准的皮下 ICM 产品 Reveal LinQ™（美敦力公司）仅有 2.5g，持续工作时间以年记。心电监测设备更新换代数批产品，从体外到皮下，从有 12 根电极导线到无导线，ICM 的诞生被认为是心律学监测史里的一个里程碑。与体外监测设备相比较，ICM 监测持续时间更长，更易发现偶发心律失常，且体积最为小巧、便捷、诊断率高（图 30-1）。

　　ICM 亦被称为植入型循环记录仪（implantable loop recorders，ILR），第一代产品诞生于 1990 年，用于检测晕厥的病因，与起搏器不同，第一代监测仪即仅局限在皮下，并无导线植入到血管或心脏内，但具有体积较大的致命缺点。至 1998 年开始出现的 Reveal™（美敦力公司）明显体积缩小，1999 年 Reveal Plus™ 增加自动探查快速和缓慢心律失常的功能，避免患者出现症状必须手动激活的功能。2007 年 Reveal DX™ 的出现不仅将电池使用期限延长至 3 年，还适用于行磁共振检查，与既往设备不同，Reveal DX™ 同时具备远程传输储存数据的功能，可迅速识别心律失常事件，最大限度减少随访工程师的工作量（图 30-2）。2009

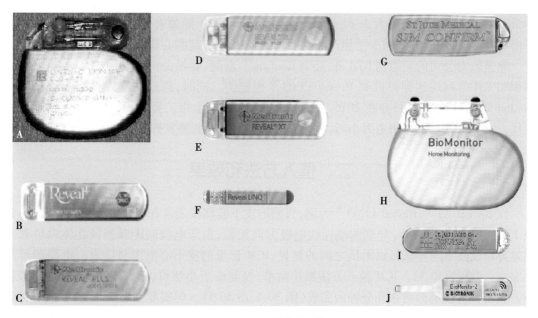

图 30-1　不同代的 ICM

A. 第一代美敦力皮下心电监测仪；B. Reveal™；C. Reveal Plus™；D. Reveal DX™；E. Reveal XT™；
F. Reveal LinQ™；G. St. Jude Medical Confirm™；H. Biotronik BioMonitor™；I. Confirm Rx™；
J. Biotronik BioMonitor 2™。

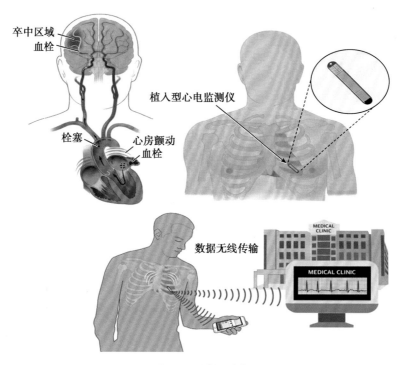

图 30-2　ICM 功能

年初,Reveal XT™ 上市,进一步增加了心房颤动的识别功能。最新一代 Reveal LINQ™ (Medtronic)于 2014 年被 FDA 批准上市,是当前应用于临床上体积最小的监测仪,仅有 7mm ×45mm×4mm,工作时间仍为 3 年,兼容磁共振检查,功能上除原有的 Reveal 系列性能外,额外增加"P 波感知"功能,减少了原产品对心房颤动(房颤)此类心律失常的 46% 的误识别。

除美敦力公司的一系列 ICM 外,还有 Confirm™ 系列(雅培公司),新一代 Confirm™ 甚至体积和工作时间均达到可以和 Reveal LINQ™ 相媲美。同时,原仅在欧洲批准上市的 Bio-Monitor 2™(百多力公司)亦在 2016 年被批准同时在欧美上市。短短十几年,ICM 技术更新换代,功能更为强大,体积更为小巧,为心血管疾患的心律监测发挥了巨大的作用。

二、植入方法和效果

以 Reveal XT™、Reveal LINQ™ 为例,目前的皮下监测仪通常在左侧第 4 肋间植入,与常规 12 导联心电图 $V_2 \sim V_3$ 导联两端连线电极方向相似,由于电极间距和器械在体内位置上的差异以及皮下与体表接触阻抗之间的差异,ICM 记录的皮下心电图与体表心电图图形并不完全一致(图 30-3)。ICM 植入方法操作简单,仅需皮下小切口,植入工具简便易行,术者不需具备特殊技能即可在几分钟内完成(图 30-4、图 30-5)。但需要注意,ICM 所有植入部位都需要进行植入后感知性能验证,以确定 R 波幅度可能达到最高、最稳定水平。

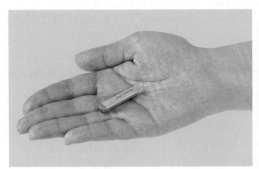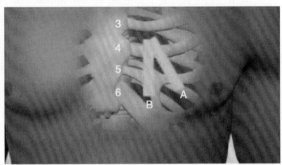

图 30-3　患者 ICM 植入位置

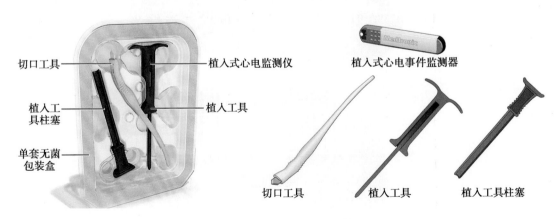

图 30-4　患者 ICM 植入工具

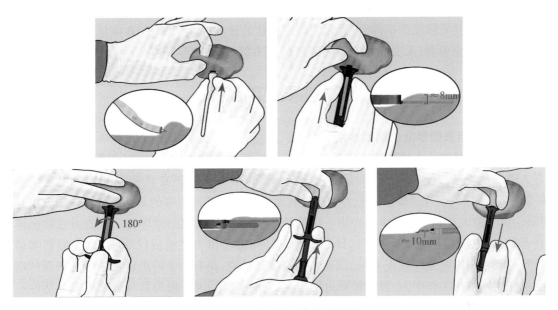

图 30-5　ICM 植入步骤流程图

实际上,ICM 也存在局限性,包括设备和程序的高成本、为有创性操作、设备植入亦有移位可能,但 ICM 植入并没有已知的禁忌证。近期 Reveal In-office(RIO)和 Reveal LINQ In-office 2(RIO 2)研究即证实,植入 ICM 并发症为植入时出血和设备移位,发生率均低于 1%,证明 ICM 安全性能良好。由于 ICM 的优良性能,适用范围逐渐拓宽。临床上目前 ICM 应用的主要适应证包括不明原因的晕厥、心悸和房颤的处理。在房颤管理方面,ICM 已被研究用于心律控制策略中的房颤监测、导管消融后房颤监测以及隐源性卒中后亚临床房颤的检测。

ICM 能够记录累积的房颤负荷,并存储固定数量的心电波形。如上文提到的 Reveal LINQ™,利用 R-R 波在 2min 周期内的间隔变异性,开发了自动的房颤检测算法。由于此种先进的算法从而增加了心房波识别来提高房颤检出的特异性。已有研究证实,与 Holter 监测和事件的专家裁决的黄金标准相比,Reveal XT™ 和 Reveal LINQ™ 在识别房颤方面表现良好。已发表的研究中,对于房颤持续时间分析的敏感性、特异性、阳性预测值和阴性预测值分别可达到 98.1%、98.5%、91.9% 和 99.7%。Confirm™ 可达 83.9%、99.4%、97.3% 和 98.5%。BioMonitor 2™ 相关研究正在进行中,采用相似的房颤持续时间分析,初步报道敏感性、特异性、阳性预测值和阴性预测值已经分别达到 93.6%、99.2%、93.4% 和 99.3%。

当前 ICM 被推荐的指南包含:①2017 年国际心电学会(ISHNE)/美国心律学会(HRS)关于动态心电图和心脏外部监测的专家共识声明;②2017 年美国心脏病学会(ACC)/美国心脏协会(AHA)/HRS 晕厥患者评估与管理指南;③2009 年欧洲心脏病学会(ESC)/欧洲心律协会(EHRA)/欧洲心力衰竭协会(HFA)晕厥诊断与治疗指南;④2018 年 ESC 晕厥诊断与治疗指南。所有的指南一致认为,使用 ICM 治疗晕厥的决定在很大程度上取决于患者的特征、晕厥事件的发生频率以及检测前发生心律失常的可能性。2017 年 ACC/AHA/HRS 晕厥指南建议,对于怀疑心源性晕厥的患者植入 ICM 给予Ⅱa 级、B-NR 推荐。2018 年 ESC 晕厥指南中关于 ICM 应用:①反复晕厥患者病因评估的早期阶段,尚未达到高风险标准且在设备的电池寿命内复发的可能性很高的患者;晕厥达到高风险标准的患者中,综合评估未能发现导致晕厥的原因、不能采取特定治疗的;均提供了Ⅰ级、A类推荐。②对于疑似晕厥发作或周期性反射性晕厥发作事件,可能需要特定治疗的患者;给予Ⅱa级、B类推荐。③怀疑或未经证实的癫痫患者;无法解释的摔倒患者;为Ⅱb级、B类推荐。

三、主要应用范围

(一)不明原因晕厥的病因诊断

晕厥是当前临床上亟待解决的难题,据美国疾病预防管理中心统计,美国每年超过200万人经历过晕厥,大约75万人因晕厥而至急诊。Framingham研究显示,每年1 000人中有6.2人发生晕厥,出现过晕厥的患者发生猝死是无晕厥患者死亡率的2倍。人口学研究统计30%~40%的人在一生中至少会经历一次晕厥,但当前临床常用的晕厥查因检查方法检出率并不高:心电图检出率2%~11%,Holter为2%,外置心律失常捕捉仪20%,直立倾斜实验11%~87%,心内电生理检查11%,即使是联合上述检查,仍有1/3的患者无法诊断晕厥的病因。在实际临床工作中,心源性晕厥占据很大的比例,其原因一般为具有致死风险的恶性心律失常。但恶性心律失常的突发性、瞬时性使得目前临床常用的晕厥查因检查方法对其检出率并不高。ICM长程监测可协助医师明确心律失常相关晕厥的诊断并采取正确的治疗从而将患者不良风险降至最低(图30-6)。

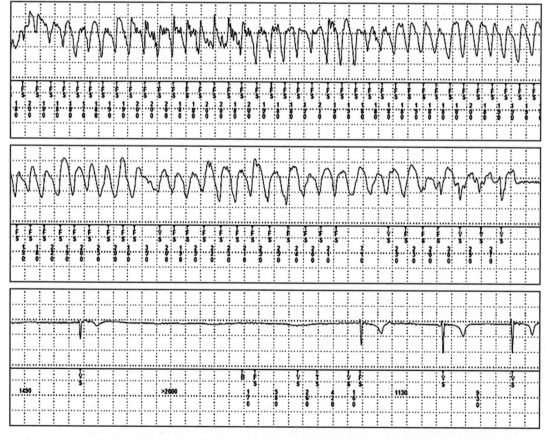

图30-6 不明原因晕厥患者植入ICM后记录到有突发多形性室速(后自行终止,终止时停搏)

　　ACC 将不明原因晕厥定义为病因在初步评估后仍未确定的晕厥,包括但不限于详尽的病史、体格检查和心电图。心电图监测评价不明原因晕厥的目的是捕捉和识别任何与症状相关的心动过缓、传导阻滞或快速心律失常。经过 12 导联心电图和住院遥测心电监视的初步诊断,当其他诊断试验结果不确定时,ICM 可用于复发性但不常见症状患者的晕厥评估。多项随机对照试验和观察研究表明,ICM 在不明原因晕厥的诊断中具有实用价值(图 30-7)。

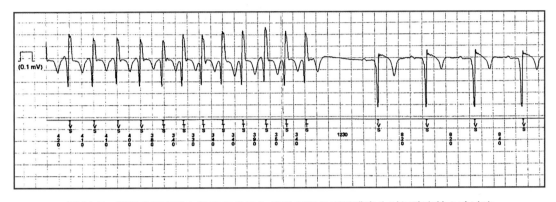

图 30-7　肥厚非梗阻型心肌病患者植入 ICM 后记录到黑矇发生时短阵室性心动过速

　　1995 年 Krahn 首先报道使用 ICM 评估晕厥病因获得关注,随之 ISSUE 观察性研究结果提示,即使是在心电图、心内电生理检查均阴性的无器质性心脏病的患者中早期使用 ICM,亦可成功诊断晕厥病因。ISSUE-2 进一步证实,通过使用 ICM 可指导患者个体化治疗,使反复晕厥发生率降低至 10%。即使是 13% 已经被诊断为神经性晕厥的患者,亦经 ICM 证实,实为恶性心律失常导致的晕厥。也正是因为众多临床研究的结果,2009 年 ESC/HRS 晕厥指南建议,在不明原因晕厥的患者中,应早期植入 ICM 以便明确诊断和获得及时的治疗。

　　2011 年著名的 PICTURE 注册研究对 570 例患者进行长达 10 个月的监测随访进一步证实,不明原因的晕厥主要是心源性,可以通过长程心律监测捕捉到晕厥发生时的心律变化。研究中有 78% 的患者通过植入 ICM 获得明确诊断,3/4 的患者被明确诊断为心源性晕厥,并通过相应的治疗治愈。随后一年发表的 ISSUE-3 试验,研究人员给 511 例 2 年内发生 3 次以上不明原因晕厥的患者植入 ICM。复发性晕厥及设备检测到的停搏时间超过 3s 或停搏时间超过 6s 而无晕厥的患者,接受双腔起搏器治疗,随机分为心率下降反应起搏组和单纯感觉起搏组,起搏患者晕厥复发的风险降低了 57%(CI 4~81)。

　　EaSyAs 大型随机研究将初始常规检查未确诊的晕厥患者分为 ICM 组和常规治疗组,随访 17 个月,ICM 组有 88% 患者被捕捉到心律失常,而常规组仅有 19% 的检出率。RAST 随机研究将 60 例晕厥患者分为即刻植入 ICM 组、常规检查组。初期 ICM 组即显现出比常规检查组高 20% 的检出率,随后在长期监测中,额外 62% 的患者被检出心律失常。2014 年 FRESH 随机对照研究虽然只纳入了 78 例患者,但结果显示出 ICM 组与常规检测组相比,花费更少、检出率更高的优势。2015 年 EaSyAsⅡ前瞻性随机研究进一步证实 ICM 与常规检测组对比,检出时间更短、检出率更高、性价比最高,被视为目前最高效的检测方法。2016 年的系统回顾和荟萃分析纳入 4 项研究和 579 例患者,发现接受 ICM 植入的患者诊断率更高,相对风险:0.61;CI 0.54~0.68。随后,Krahn 等的成本分析研究表明,ICM 虽然植入成本较常规检测手段更高,但与复发性不明原因晕厥的反复常规检测相比,ICM 对单个诊断的成本反而更低(图 30-8)。

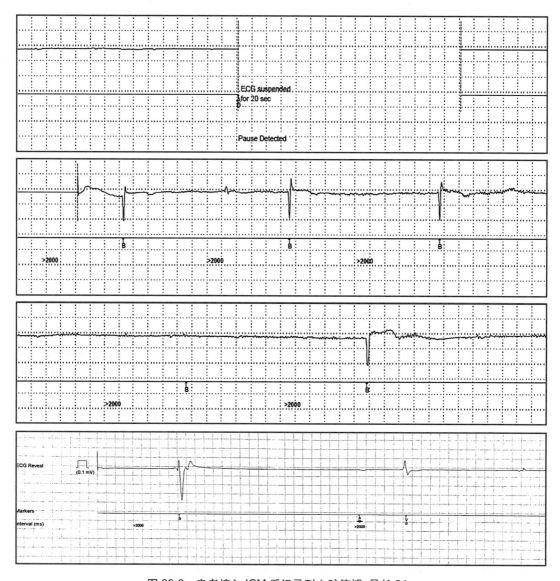

图 30-8 患者植入 ICM 后记录到心脏停搏,最长 24s

2018 年 SPRITELY 试验,研究人员将 115 例至少有 1 次晕厥发作并伴有双束支阻滞的患者随机分为经验性起搏器植入组和 ICM 植入组,以进一步监测心律。在平均随访 30 个月后,与 ICM 组(无事件生存率 22%)相比,经验起搏器组的主要综合转归死亡率、晕厥发生次数、症状性心动过缓、无症状可动性心动过缓和器械并发症发生率(63%)较低($P<0.001$)。在 ICM 组中,之后约 59% 的患者亦植入了心脏起搏器。此研究为临床上双束支传导阻滞合并晕厥发作的患者起搏治疗提供了有利的证据。

就中国目前的临床现状而言,不明原因的晕厥患者仍是目前 ICM 的主要适用人群。除前述该类患者在临床具有反复发作难以明确诊断的特点之外,其多次晕厥入院的检查费用也十分巨大,因此 ICM 的明确诊断有助于患者进一步获得有效治疗,从而减低整体医疗成本。在新疆医科大学附属第一医院早期对考虑心源性晕厥的患者植入 ICM 的随访中证实,ICM 可明确记录到晕厥时的窦性停搏,特异性敏感性均高。

（二）捕捉心悸发作

心电监测在心悸的诊断中起着重要作用,研究表明,大约 2/3 的患者即使根据心悸发作的病史症状、体格检查和 12 导联心电图仍不能明确心悸的病因。早前 RUP 研究证实,对于不明原因心悸者分别给予电生理、Holter 等常规检查,以及植入 ICM,用于判别诊断不明原因严重心悸的病因,性价比最高的为 ICM 组。2009 年 EHRA 关于使用 ICM 诊断适应证,推荐在某些情况下,当其他心电监测系统无法记录严重的偶发心悸病因时,ICM 作为ⅡA 类推荐。2017 年 ISHNE/HRS 专家共识声明建议根据症状频率,对不明原因心悸进行 24~48h 到2 周的心电图监测;虽然对于心悸发作的患者,植入 ICM 并不是指南常规使用的高级别推荐,但也不可或缺,ICM 依然可作为不明原因严重心悸患者的选择之一(图 30-9~图 30-11)。

（三）心房颤动的检出与监测

最早 ICM 诞生于检测晕厥的病因,现在逐渐发展为心律失常领域的评估,尤其是对于心房颤动的监测。心房颤动是临床最常见的心律失常,40 岁以上的 1/4 人群中,一生中至少发生过一次房颤,据 Miyasaka 团队统计结果,美国罹患房颤的约有 230 万人,预计 2050 年将会

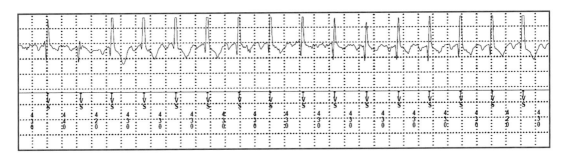

图 30-9　患者植入 ICM 后记录到心悸时室上性心动过速发作

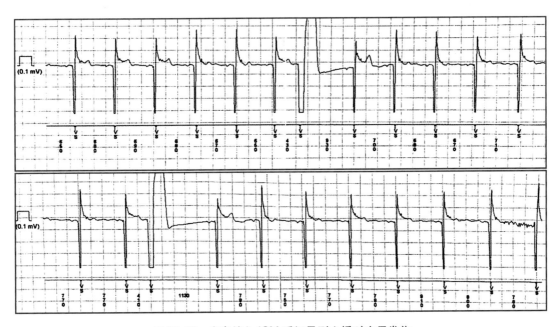

图 30-10　患者植入 ICM 后记录到心悸时室早发作

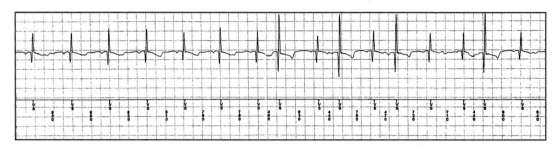

图 30-11　患者植入 ICM 后记录到心悸时频发房性早搏

达到 560 万人。2010 年 ESC 指南指出房颤的患病率已升高到 1%~2%。同时指出,由于众多房颤可因无症状而长期未获诊断,使得房颤患病率一直被低估,真实的患病率应该更高。我国胡大一等早前发表的《中国房颤现状的流行病学研究》显示,我国房颤患病率为 0.77%,年发生率为 12%。有 30% 的患者年龄 <60 岁,为无器质性疾病的隐匿性心房颤动,并没有心肺疾病的临床及超声证据。Framingham 研究证实,房颤患者的卒中发生率较无房颤者增加 5 倍;房颤相关的卒中死亡率增加 2 倍,致残率上升 50%;房颤患者卒中的复发率增加 47%;与房颤相关卒中的治疗费用已成为社会的沉重负担。

在临床实际工作中,鉴于房颤与卒中的关系,以及房颤诊断后影响重要的治疗选择(如是否抗凝、是否选择房颤消融术根治等),大量可疑房颤和房颤消融管理的患者或不明原因卒中的患者,应该根据临床实际情况予以动态监测心律变化,但短时监测并不能发现众多的偶发房颤,而 ICM 即可实现检出大量隐匿性房颤的发作。2009 年,XPECT 研究显示植入 Reveal XT™ 对房颤检出率高达 98.5%。2016 年 Sanderss 等研究团队对 Reveal LINQ™ 植入后观察,对房颤的检出准确率达 99.4%,同时,敏感度、特异度、阳性预测值、阴性预测值分别为 98.4%、99.5%、97.2%、99.7%。以上观察性研究均提示 ICM 在房颤检出率的巨大优势,相信未来隐匿性房颤、甚至隐匿性心律失常将会在 ICM 面前无所遁形。

各指南对于卒中后房颤的监测推荐中,讨论卒中后房颤心电监测指南:①2017 年 ISHNE/HRS 关于动态心电和体外心脏监测或遥测的专家共识声明;②2016 年 ESC/EHRA/欧洲卒中组织(ESO)房颤管理指南;③2014 年 AHA/美国卒中学会(ASA)卒中及短暂性脑缺血发作(TIA)患者卒中预防指南;④2014 年加拿大卒中二级预防最佳实践指南;⑤2014 年加拿大心血管学会重点更新房颤管理指南。另外,2014 年 AHA/ACC/HRS 发布的房颤患者管理指南,虽然总结了亚临床房颤和卒中的证据,但没有进一步讨论心电监测用于隐源性卒中患者的房颤检测。

其中,2017 年 ISHNE 专家共识声明根据 CRYSTAL-AF 研究,为 ICM 的使用提供最强的代言。CRYSTAL-AF 研究证实,在 6 个月的随访过程中,ICM 较对照组传统监测方法对 >30s 的房颤检出率提高了 6 倍。当前,官方指南支持对不明原因卒中和未确诊房颤患者进行持续心电监测,但是没有推荐持续时间或方法。2016 年 ESC/EHRA/ESO 指南建议考虑使用无创心电监护仪或 ICM 进行长期监测,以记录卒中患者的隐匿性房颤。这些指南均没有指定监测的持续时间。更早的 2014 年 AHA/ASA 指南提供了最具体的建议,建议在无明显原因的急性缺血性卒中或 TIA 发作 6 个月内的患者中,给予 30d 以上的节律监测,但此指南没有指定监测方法。2014 年加拿大卒中最佳实践建议,对于怀疑是心源性栓塞的卒中患者,在初始心电图或 24~48h 心电监测并未检出房颤,推荐延长心电图监测时间,但亦未指定具体的方法和确切时间。2014 年加拿大心血管协会指南,选择可能接受口服抗凝药治疗的老年、隐源性卒中患者,建议超过 24h 动态心电监测用于房颤检测。目前,北美和欧洲对脑卒中患者隐匿性房颤的最佳时间、持续时间和心脏监测方法缺乏专家共识(图 30-12)。

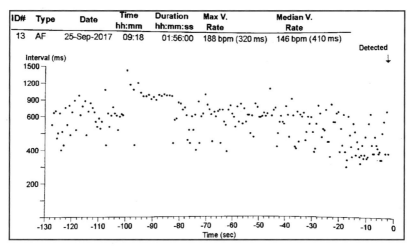

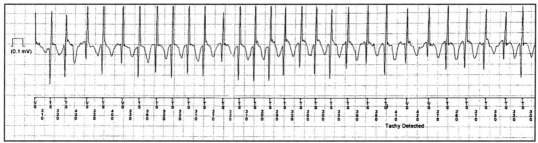

图 30-12　患者植入 ICM 后记录到心房颤动发作

(四) 不明原因卒中

临床上常见的卒中人群,往往在神经内科就诊,患者需要经过脑血管成像检查、凝血功能测试以及心脏心律评估等明确卒中的来源。而患者虽然经过完善的评估,但仍有高达 40% 的心源性栓子导致的脑栓塞被漏诊。这部分患者被划分为“不明原因卒中”。据统计,每年全世界有 1 500 万不明原因卒中患者,而病因诊断的不明确将会直接导致患者治疗方案的不确定,抗血小板还是抗凝? 是经常需要面临的问题。针对此种情况,当前大多数指南推荐,首发卒中事件后对卒中患者至少连续心律监测 30d,以判断是否是心源性所致。实际上,30d 的连续监测依然不能检出多数的心源性病因。

研究表明,短暂的亚临床房颤发作与缺血性卒中有关,占不明原因卒中的 30%。然而,亚临床房颤与卒中风险之间的因果关系尚未明确。既往亚临床房颤与卒中风险的大部分证据来自对使用现有起搏器或除颤器而无卒中病史的患者心房快速心律失常检测的观察性研究。2003 年 MOST 研究的亚组分析显示,起搏器器械植入患者的无症状心房高频事件 (AHRE)持续至少 5min 以上,房颤的风险增加 6 倍甚至更高,卒中和死亡的风险增加 2 倍。

2012 年 ASSERT 研究发现,植入设备检测到的 AHRE>190 次/min、>6min 的发作,房颤风险增加 5 倍以上;缺血性卒中或全身性栓塞的年发生率增加 2 倍(图 30-13)。

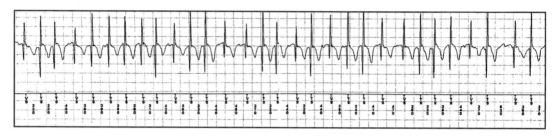

图 30-13　患者不明原因卒中植入 ICM 后记录到无症状心房颤动

　　直至 2013 年 Ritter 研究团队在 *Stroke* 发表观察性结果,对于不明原因卒中患者进行连续 7d 的 Holter 监测以及植入 ICM,Holter 组检出 1.7% 的房颤患者,而 ICM 在 2 周时检出率为 17%,平均在 64d 时检出率最高。使用 ICM 对房颤的检出率是 Holter 的 10 倍。同年,Etgen 团队、Cotter 团队、Rojo-Martinez 等以及 2014 年 SURPRISE 研究分别发表类似观察性研究结果,对于 ICM 给予高度评价。但也显示,大多数不明原因卒中给予监测心律,首次发现房颤均在 30d 以后,这给当前指南给予了指导性补充意见。2014 年被誉为里程碑式的 CRYSTAL AF 大型多中心对照研究,对于过往隐源性卒中/TIA 史的 441 例患者,分别使用 ICM 与常规检测对照组相比,6 个月内检测到房颤的患者数量是对照组的 6 倍,12 个月内监测出的患者数是对照组的 7 倍,且首次监测出房颤发作平均时间是在卒中/TIA 之后的 84d。CRYSTAL AF 研究显示:隐源性卒中患者植入 ICM,房颤检出率显著提高。

　　2016 年 JorgBurkowitz 荟萃分析证实:ICM 使隐源性脑卒中患者房颤检出率显著提高。2017 年 Van Gelder 等使用 Cox 回归模型再次对 ASSERT 研究进行分析,针对亚临床房颤持续时间对随后卒中风险的影响,研究人员发现,亚临床房颤持续时间超过 24h 与卒中风险显著增加相关(危险比 3.24;95%CI 1.5~6.95;$P = 0.003$)。亚临床房颤持续时间小于 24h 的患者与无亚临床房颤证据的患者相比,卒中风险差异无统计学意义。近期 Mahajan 等进行了系统回顾,纳入 11 项研究,对临床设备检测到的亚临床房颤与卒中风险进行分析。用于预测卒中风险的亚临床房颤持续时间的截止时间因研究而异(6~60min、>5.5h 每日总负荷)。该分析的结果包括:①亚临床房颤的检出预示未来临床房颤的发生风险提高了 6 倍;②亚临床房颤使患者卒中风险增加 2.4 倍,总体绝对年风险为 1.89/100 人年;③亚临床房颤患者 $CHADS_2$ 评分(充血性心力衰竭、高血压、年龄、糖尿病、卒中)平均分为 2.1 分,预计每 100 人年卒中发生率为 2.76;④短时间的亚临床房颤与较低的卒中风险(0.93/100 人年)有关。

　　这些研究均表明,亚临床房颤,尤其是持续时间较长的房颤,与缺血性卒中风险增加有关,但却没有证明因果关系。需要更多的数据来量化亚临床房颤的临床重要性,并证明这种情况的发现和治疗可以预防卒中。因此,不明原因卒中的患者需要使用新的监测技术和手段,来发现这种难以发现但又极其危险的心律失常。

（五）抗凝的决策选择

　　对于阵发性房颤患者,即便是通过治疗恢复窦性心律后,指南均推荐在高危患者中需持续服用抗凝药物,这对部分同时具备高出血风险的患者则面临选择的困境。ICM 可明确记录患者的房颤负荷,并依据房颤负荷高低来制定抗凝策略。如果患者为长时间维持窦性节律的低房颤负荷,且具有高出血风险,则在 ICM 的监测下中断抗凝治疗是不错的选择。

近期 Mascarenhas 等对 70 例阵发性房颤脑卒中高风险(CHA_2DS_2-VASc 评分≥2)同时合并高出血风险(HAS-BLED 评分≥3)的患者植入 ICM。对于维持窦性心律或房颤负荷低的患者停用抗凝药物,在近 2 年的随访时间里,76% 的未服用抗凝药物的患者,未发生脑卒中、TIA 等事件,更没有出现出血事件。而没有停用抗凝药物的患者中,四分之一因发生严重出血事件而再次入院。Zuern 等对房颤消融术后患者的观察中,观察到了类似的结果,常规消融术后 3 个月,65 例 $CHADS_2$ 卒中评分在 1~3 分的患者植入 ICM,并停用抗凝药物。随访近 3 年,63% 的房颤负荷低(每天持续发作时间<1h)患者,停用抗凝药物后并未见栓塞事件的发生。这些研究均为以后 ICM 指导抗凝药物服用方面提供了有益的探索。

（六）心力衰竭高风险人群监测

在现行指南中,左心室射血分数(LVEF)>35% 患者是否属于心力衰竭高风险人群,是否具有植入 ICD 的适应证尚未确定。大型前瞻性 CARISMA 研究评估了心肌梗死后 LVEF 在 40% 左右的心力衰竭患者,给予早期植入 ICM,监测出心肌梗死后 2 年内室性心动过速(室速)、心室颤动(室颤)发生率 6%,但却意想不到监测到缓慢性心律失常的高发病率。虽然此研究没有提供 LVEF>35% 心力衰竭人群是否具有植入 ICD 的适应证,但却显示出 ICM 在心力衰竭患者风险分层中的效用。由于目前缺乏相关的大型随机对照研究,对于此部分心力衰竭患者是否也具有较高的心脏性猝死的风险,是否亦可考虑植入 ICD 来预防心脏猝死,ICM 的长期心电监测有可能为临床提供新的证据。

（七）其他

除以上适用范围之外,对于临床上给予抗癫痫药物的癫痫患者,无法判断是抗癫痫药物引起的抽搐还是致心律失常副作用导致的抽搐。在 Zaidi 等的研究中,癫痫患者给予 ICM 植入,可发现 42% 患者被误诊为癫痫发作,其抽搐的原因实为严重的缓慢性心律失常或心因性精神障碍,抑或血管迷走性晕厥。除此之外,2017 年 ARREST 研究结果显示,射血分数保留的急性心肌梗死患者,植入 ICM 后随访 2 年,检出房颤是最常见的心律失常,其中 93% 的房颤发生时无症状。而此部分患者检出房颤可决定患者的治疗方案,如是否改用抗凝药物。以上研究中,ICM 不再局限于最初用于晕厥和房颤的识别,在临床的多个领域能帮助医务人员提高对各种疾病的准确认知。

四、展　望

经过近十年的技术革新与发展,ICM 目前已覆盖了全球 30 多个国家,惠及超过数十万患者。随着 ICM 适用范围的扩大,未来还将会被广泛应用于遗传性离子通道病和心肌病的危险分层、不明原因摔倒的监测、心力衰竭药物治疗效果的动态监测、心肌梗死后高危猝死人群的筛查等。但不管将来的发展趋势如何,ICM 完全满足精准医疗时代发展的需求,为有效治疗心律失常类疾病、明确诊断打下夯实基础。

（汤宝鹏　芦颜美）

参 考 文 献

［1］中国心血管病报告编写组.《中国心血管病报告 2016》概要. 中国循环杂志,2017,32(6):521-530.

［2］TOMSON TT,PASSMAN R. Current and emerging uses of insertable cardiac monitors:evaluation of syncope and monitoring for atrial fibrillation. Cardiol Rev,2017,25(1):22-29.

［3］TOMSON TT,PASSMAN R. The Reveal LINQ insertable cardiac monitor. Expert Rev Med Devices,2015,12(1):7-18.

［4］CHEUNG CC,KRAHN AD. Loop recorders for syncope evaluation:what is the evidence? Expert Rev Med Devices,2016,13(11):1021-1027.

［5］SOTERIADES ES,EVANS JC,LARSON MG,et al. Incidence and prognosis of syncope. N Engl J Med,2002,347(12):878-885.

［6］GANZEBOOM KS,MAIRUHU G,REITSMA JB,et al. Lifetime cumulative incidence of syncope in the general population:a study of 549 Dutch subjects aged 35-60 years. J Cardiovasc Electrophysiol,2006,17(11):1172-1176.

［7］KAPOOR WN. Evaluation and management of the patient with syncope. JAMA,1992,268(18):2553-2560.

［8］KRAHN AD,KLEIN GJ,NORRIS C,et al. The etiology of syncope in patients with negative tilt table and electrophysiological testing. Circulation,1995,92(7):1819-1824.

［9］UNGAR A,SGOBINO P,RUSSO V,et al. Diagnosis of neurally mediated syncope at initial evaluation and with tilt table testing compared with that revealed by prolonged ECG monitoring. An analysis from the Third International Study on Syncope of Uncertain Etiology(ISSUE-3). Heart,2013,99(24):1825-1831.

［10］EDVARDSSONN,FRYKMANV,VANMECHELENR,et al. Use of an implantable loop recorder to increase the diagnostic yield in unexplained syncope:result from the PICTURE registry. Europace,2011,13(2):262-269.

［11］FARWELL DJ,FREEMANTLE N,SULKE N. The clinical impact of implantable loop recorders in patients with syncope. Eur Heart J,2006,27(3):351-356.

［12］KRAHN AD,KLEIN GJ,YEE R,et al. Randomized assessment of syncope trial:conventional diagnostic testing versus a prolonged monitoring strategy. Circulation,2001,104(1):46-51.

［13］PODOLEANU C,DACOSTA A,DEFAYE P,et al. Early use of an implantable loop recorder in syncope evaluation:a randomized study in the context of the French healthcare system(FRESH study). Arch Cardiovasc Dis,2014,107(10):546-552.

［14］SULKE N,SUGIHARA C,HONG P,et al. The benefit of a remotely monitored implantable loop recorder as a first line investigation in unexplained syncope:the EaSyAS Ⅱ trial. Europace,2016,18(6):912-918.

［15］GIADA F,GULIZIA M,FRANCESE M,et al. Recurrent unexplained palpitations(RUP)study comparison of implantable loop recorder versus conventional diagnostic strategy. J Am Coll Cardiol,2007,49(19):1951-1956.

［16］MIYASAKA Y,BARNES ME,GERSH BJ,et al. Secular trends in incidence of atrial fibrillation in Olmsted County,Minnesota,1980 to 2000,and implications on the projections for future prevalence. Circulation,2006,114(2):119-125.

［17］ELLENBOGEN KA,LOWE JE,ESTES 3RD NA,et al. ACCF/AHA/HRS. 2011 ACCF/AHA/HRS focused update on the management of patients with atrial fibrillation(updating the 2006 guideline):a report of the American College of Cardiology Foundation/American Heart Association Task Force on Practice Guidelines. J Am Coll Cardiol,2011,57(2):223-242.

［18］周自强,胡大一,陈捷,等. 中国心房颤动现状的流行病学研究. 中华内科杂志,2004,43(7):491-494.

［19］ LLOYD-JONES DM，WANG TJ，LEIP EP，et al. Lifetime risk for development of atrial fibrillation：the Framingham Heart Study. Circulation，2004，110（9）：1042-1046.

［20］ HINDRICKS G，POKUSHALOV E，URBAN L，et al. Performance of a new leadless implantable cardiac monitor in detecting and quantifying atrial fibrillation：results of the XPECT trial. Circ Arrhythm Electrophysiol，2010，3（2）：141-147.

［21］ SANDERS P，PURERFELLNER H，POKUSHALOV E，et al. Performance of a new atrial fibrillationdetection algorithm in a miniaturized insertable cardiac monitor：results from the Reveal LINQUsability Study. Heart Rhythm，2016，13（7）：1425-1430.

［22］ RITTER MA，KOCHHAUSER S，DUNING T，et al. Occult atrial fibrillation in cryptogenic stroke：detection by 7-day electrocardiogram versus implantable cardiac monitors. Stroke，2013，44（5）：1449-1452.

［23］ ETGEN T，HOCHREITER M，MUNDEL M，et al. Insertable cardiac event recorder in detection of atrial fibrillation after cryptogenic stroke：an audit report. Stroke，2013，44（7）：2007-2009.

［24］ COTTER PE，MARTIN PJ，RING L，et al. Incidence of atrial fibrillation detected by implantable loop recorders in unexplained stroke. Neurology，2013，80（17）：1546-1550.

［25］ ROJO-MARTINEZ E，SANDíN-FUENTES M，CALLEJA-SANZ AI，et al. ［High performance of an implantable Holter monitor in the detection of concealed paroxysmal atrial fibrillation in patients with cryptogenic stroke and a suspected embolic mechanism］. Rev Neurol，2013，57（6）：251-257.

［26］ CHRISTENSEN LM，KRIEGER DW，HøJBERG S，et al. Paroxysmal atrial fibrillation occurs often in cryptogenic ischaemic stroke. Final results from the SURPRISE study. Eur J Neurol，2014，21（6）：884-889.

［27］ SANNA T，DIENER HC，PASSMAN RS，et al. Cryptogenic stroke and underlying atrial fibrillation. N Engl J Med，2014，370（26）：2478-2486.

［28］ BURKOWITZ J，MERZENICH C，GRASSME K，et al. Insertable cardiac monitors in the diagnosis of syncope and the detection of atrial fibrillation：A systematic review and meta-analysis. Eur J Prev Cardiol，2016，23（12）：1261-1272.

［29］ MASCARENHAS DA，FAROOQ MU，ZIEGLER PD，et al. Role of insertable cardiac monitors in anticoagulation therapy in patients with atrial fibrillation at high risk of bleeding. Europace，2016，18（6）：799-806.

［30］ ZUERN CS，KILIAS A，BERLITZ P，et al. Anticoagulation after catheter ablation of atrial fibrillation guided by implantable cardiac monitors. Pacing Clin Electrophysiol，2015，38（6）：688-693.

［31］ BLOCH THOMSEN PE，JONS C，RAATIKAINEN MJ，et al. Long-term recording of cardiac arrhythmias with an implantable cardiac monitor in patients with reduced ejection fraction after acute myocardial infarction：the Cardiac Arrhythmias and Risk Stratification After Acute Myocardial Infarction（CARISMA）study. Circulation，2010，122（13）：1258-1264.

［32］ ZAIDI A，CLOUGH P，COOPER P，et al. Misdiagnosis of epilepsy：many seizure-like attacks have a cardiovascular cause. J Am Coll Cardiol，2000，36（1）：181-184.

［33］ ROMANOVA，MARTINEK M，PÜRERFELLNER H，et al. Incidence of atrial fibrillation detected bycontinuousrhythmmonitoring after acutemyocardial infarction in patients with preservedleft ventricular ejection fraction：results of the ARREST study. Europace，2017，20（2）：263-270.

［34］ SAKHI R，KAULING RM，THEUNS DA，et al. Early detection of ventricular arrhythmias in adults with congenital heart disease using an insertable cardiac monitor（EDVA-CHD study）. Int J Cardiol，2020，305：63-69.

［35］ DE ANGELIS MV，DI STEFANO V，FRANCIOTTI R，et al. Cryptogenic stroke and atrial fibrillation in a real-world population：the role of insertable cardiac monitors. Sci Rep，2020，10（1）：3230.

[36] MAERVOET J,BOSSERS N,BORGE RP Jr,et al. Use of insertable cardiac monitors for the detection of atrial fibrillation in patients with cryptogenic stroke in the United States is cost-effective. J Med Econ,2019,22(11):1221-1234.

第31章

可穿戴式除颤技术

植入型心律转复除颤器(ICD)已经被多项临床研究证实是预防心脏性猝死(SCD)的首选治疗方式。尽管如此,临床上仍有部分 SCD 发生高风险的患者存在 ICD 植入的禁忌证(如近期因感染拔除 ICD 导线装置),或不符合临床指南 ICD 的植入推荐(如存在恶性肿瘤晚期病史,预计生存期不足 1 年)。可穿戴式除颤技术通过提供便携穿戴式具有除颤功能的设备,具有穿戴简单方便、设备可充电重复使用、除颤效果可靠等优点,很好地解决了上述患者 SCD 的预防难题。

一、简 介

可穿戴式除颤技术的核心设备是可穿戴式除颤器(WCD)。它是从体外自动除颤器发展而来,外观类似背心,重约 1.8 磅(约 810g),主要由除颤机盒、除颤背心及背心内电极板和电极片组成(图 31-1、图 31-2)。WCD 可以连续监测心律,如果探测到异常心律,会自动发出响亮的笛音报警,以判断患者是否清醒。如果患者意识清醒并且能够做出响应,那么患者按住设备上的响应按钮,可防止除颤治疗的发生;如果患者发生危及生命的恶性心律失常,患者失去意识且无法响应,此时 WCD 会自动进行除颤治疗,达到预防 SCD 的目的。与此同时,WCD 的心电记录功能能够帮助医生识别存在致命性心律失常风险的患者。

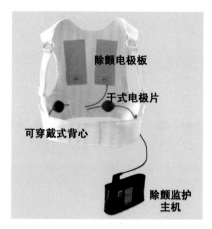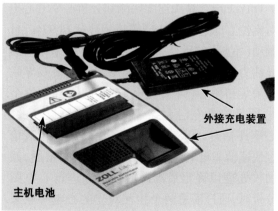

图 31-1 WCD 外观及组成示意图

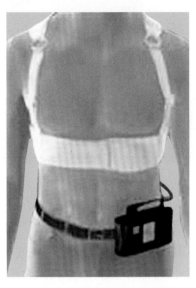

图 31-2　患者穿戴 WCD 示意图

目前唯一获得美国食品药品监督管理局(FDA)批准的 WCD 产品为美国 ZOLL 公司生产的 LifeVest 系列。2002 年,FDA 首次批准了 ZOLL 公司的第一代 WCD(LifeVest 2000)。最新一代的 WCD(LifeVest 4000)于 2014 年获得批准。WCD 已经在美国、欧洲和以色列上市。在美国,年使用约 9 万人次,德国约 6 000 人次。在我国,自 2018 年 6 月 28 日开展了国内首例 WCD 的临床应用。截止到 2019 年 7 月底,共计 53 例患者接受了 WCD。

二、可穿戴式除颤器的工作原理和使用方法

WCD 可以连续监测心电活动。一旦探测到异常心律,WCD 会发出响亮的笛音报警,判断患者是否清醒。如果患者意识清醒并且能够做出响应,那么患者按住设备上的响应按钮,可防止除颤治疗的发生;如果患者心律变得危及生命,患者失去意识且无法响应,此时 WCD 会自动放电进行除颤治疗。

ZOLL 公司穿戴式除颤背心 LifeVest 采用了 ZOLL 公司独有的 TruVector™ 心律不齐探测算法。TruVector™ 算法连续探测和分析心率和心电形态来定义可治疗的心律失常。该探测算法对室性心动过速(室速)的敏感性达到 97%,对心室颤动(室颤)的敏感性为 100%,对室速和室颤的特异性为 100%。该穿戴背心采用四电极双导联系统来采集和评估心率和心电形态(图 31-2),这个心电电极系统是专门为穿戴式除颤背心设计的。进行心率评估时,QRS 传感器搜集心电信号,该信号通过快速傅里叶转换(FFT)处理心电向量图,并进行加权处理以确定最准确心率。在进行心电图形态分析时,通过汇总两个相互对立的心电导联来创建一个穿过心脏水平面的矢量回路,以形成双导联心电向量图(VCG,图 31-3)。VCG 通过分析出心

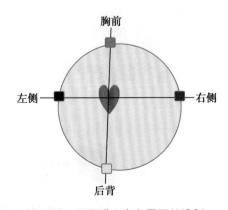

图 31-3　双导联心电向量图(VCG)

率高于室速阈值或低于室颤阈值时是否出现 QRS 形态变化,而确认是否存在可被治疗的心律失常。但是,仅形态学变化并不是判断可治疗性心律失常的标准,例如心率过缓或 QRS 较宽的心房颤动(房颤)需要排除在该判定之外。

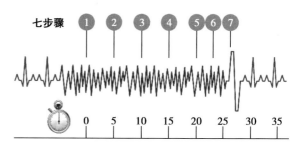

当探测到心室率异常的时候,WCD 将按照以下步骤进入治疗流程(图 31-4):

图 31-4 WCD 对于监测到的异常心率进行七步骤(分析+治疗)流程示意图

1. 监测到心律失常,激活震动报警开关(持续的贯穿于程序序列)。
2. 警报器报警开始(持续的贯穿于程序序列)。
3. 警报器警报声音增大。
4. 语音提示患者"按下响应按钮,延迟治疗"。
5. 背心内蓝色凝胶释放。
6. 语音提示旁观者"旁观者请勿干扰"。
7. 执行除颤治疗。

通过以上步骤,WCD 能够在 1min 内对于室上性心动过速(室上速)/室速进行有效鉴别,同时还可以通过对患者是否失去意识来确认最终的治疗放电过程,避免误除颤的发生。从现有的使用数据来看,误除颤的发生概率<0.2‰。

三、可穿戴式除颤器临床适应证

WCD 临床应用的最大优势在于设备是非侵入式。因此,在 2002 年 FDA 批准 WCD 的临床应用短短 4 年后,《2006 年 ACC/AHA/ESC 室性心律失常患者管理和心脏性猝死预防指南》便将 WCD 列入指南,推荐用于有短暂高危室颤发生风险的心脏性疾病患者。2016 年美国心脏病协会(AHA)发布了关于 WCD 预防 SCD 的科学声明,是目前临床应用 WCD 的重要参考指南(表 31-1、表 31-2)。

表 31-1 2016 年 AHA 关于 WCD 应用于 SCD 的科学声明

临 床 特 点	推荐级别	证据水平
有明确指征的已植入的/永久性的装置因出现暂时性禁忌或由于感染等原因需中断 ICD 时,推荐使用 WCD	Ⅱa	C
推荐将 WCD 作为一种桥接治疗方式用于心脏移植等这类明确治疗	Ⅱa	C
对于 ICD 可能降低 SCD 风险但不改善总存活率的患者,如急性心肌梗死 40d 内的患者,WCD 可能适用于作为桥接治疗	Ⅱb	C
考虑增高的 SCD 风险随时间或随着左心室功能障碍治疗而解决时(如新诊断的非缺血性扩张型心肌病患者),可能有理由使用 WCD	Ⅱb	C
当预计非心律失常风险显著超过心律失常风险时,不应使用 WCD,特别是预计生存期不超过 6 个月	Ⅲ	C

注:推荐级别Ⅱa=临床获益大于风险;推荐级别Ⅱb=临床获益小于风险;推荐级别Ⅲ=没有获益甚至可能有害;证据水平 C=证据来源于小样本人群。

表 31-2 目前临床常用的 WCD 适应证归纳

> ➤ 心肌梗死后早期(40d 内)伴有严重左心功能不全,LVEF<35%
> ➤ 急诊血管再通治疗后(3 个月内)伴有 LVEF≤35% 的患者
> ➤ 新诊断的非缺血性心肌病,LVEF<35%
> ➤ 等待心脏移植且具有高危猝死风险患者
> ➤ 由于感染等原因暂不能植入 ICD 者
> ➤ 有猝死家族史合并不明原因晕厥患者的诊断

注:LVEF=左心室射血分数。

四、可穿戴式除颤器安全性和有效性的循证依据

1. **首次证实 WCD 治疗效果的临床研究** Aurichio 等入选了 15 例因室速/室颤导致心脏骤停的存活者,接受 WCD。其中 10 例在电生理实验室成功诱发出室颤后,除颤背心单次 230J 能量均一次成功转复(100%)。WCD 仅耗时 20s 即完成识别、充电和放电过程。与 ICD 相比,二者识别心律失常所需的时间是相似的。该研究首次证实了 WCD 除颤治疗的有效性。

2. **WEART/BIROAD 研究:无 ICD 指征患者接受 WCD 能够临床获益** ICD 之所以是 SCD 的一线治疗方式,因为它能够提高有心脏骤停病史患者的生存率。可是,对于部分不满足安装 ICD 的指征或是因各种原因无法植入 ICD 的患者,是否可从 WCD 中受益呢?

WEART/BIROAD 研究入选 289 例有 SCD 发生高风险的患者,包括症状性心力衰竭合并 LVEF<30%,急性心肌梗死或冠脉旁路移植术后早期有猝死可能的患者接受 WCD 治疗。结果显示,8 次放电治疗有 6 次成功(75%),余 2 次未能成功转复为电极放置方式有误(电极反置或电极片未直接接触皮肤)。研究表明,对于 SCD 风险高但并无 ICD 植入绝对适应证的患者,以及作为患者置入 ICD 前的临时措施,WCD 可以有效地发现并治疗恶性心律失常。

3. **美国可穿戴式自动体外除颤器上市后研究** 作为美国首次公布的 WCD 在国内应用的情况,该研究纳入了 3 569 例因各种原因接受 WCD 的患者。结果显示,ICD 装置移除(23.4%)是最常见的适应证。52% 的患者日均穿戴时间可达(19.9±4.7)h。对于 59 例患者记录到的 80 次室速/室颤事件,WCD 首次除颤成功率达到 100%,且无器械相关不良事件。所有患者 WCD 应用期间,无事件生存率高达 99.2%(3 541/3 569)。因此,WCD 使用依从性整体情况较好,预防 SCD 安全可靠。

4. **欧洲多中心 WCD 调查研究** 来自欧洲 50 个中心的数据显示,因感染拔除 ICD 是最常见的 WCD 使用原因,其次为心肌炎合并 LVEF 降低以及等待心脏移植。55% 的中心报道患者使用依从性很好(穿戴时间超过 90%)。临床医师反映 WCD 应用过程中最突出的问题为费用昂贵(44.4%),其次为依从性差和不会正确使用设备。大部分中心首次除颤终止成功率在 95%~100%,不恰当治疗报道率<5%。

5. **日本单中心 WCD 初次应用研究** 日本于 2014 年也报道了首批 WCD 患者临床应用情况。对于 9 例因存在高危室性心律失常发生风险接受 WCD 的患者,5 个月的使用期观察结果显示,中位穿戴时间 23.7(23.6~23.9)h/d,中位使用天数 21(7~31)d。1 例患者发生持续室速,WCD 识别并及时除颤终止。6 例(67%)患者之后接受了 ICD 治疗,1 例诊断为心脏淀粉样变患者在使用期死于心力衰竭。

6. **WEARTI-Ⅱ研究:全球首个关于 WCD 的前瞻性注册研究** 该研究共纳入 2 000 例患者,其中包括缺血性心肌病(40%)患者,非缺血性心肌病患者(46%)及先天性心脏病及遗传性心脏病患者。患者平均年龄 52 岁,其中 70% 为男性,平均 LVEF 为 25%。随访过程中患

者依从性较好,平均佩戴时间为 22.5h/d。平均佩戴时间 90d 时,41 例患者发生 120 例室速/室室颤事件。22 例患者首次放电治疗成功。不恰当放电率仅为 0.5%。最终 42% 的患者植入了 ICD,未植入 ICD 者中主要原因为 LVEF 改善。

7. 急性心肌梗死早期患者接受 WCD 是否获益 急性心肌梗死并 LVEF 降低是 SCD 发生的高危人群,但心肌梗死后 40～90d 内并不是 ICD 植入的指征,WCD 能否改善这类患者的预后是个热点话题。

2018 年发表在《新英格兰医学杂志》的随机对照临床研究入选了 2 302 例急性心肌梗死合并 LVEF≤35% 患者,2∶1 随机分入 WCD 组(1 524 例)和无干预对照组(778 例)。两组均接受指南推荐的标准药物治疗。主要终点事件设为 90d 内死于猝死或室性心律失常复合死亡终点。

结果显示,WCD 组平均日穿戴时间为 18h。相较于对照组,WCD 组主要终点事件发生风险上下降约 33%,但差异无统计学意义($P=0.18$)。因此,对于急性心肌梗死合并 LVEF≤35% 的患者,使用 WCD 并不能降低心律失常死亡风险。

8. 针对特殊人群应用 WCD 的安全性及有效性研究 Rao 等对于先心病及遗传性心律失常疾病患者应用 WCD 进行随访,随访过程中遗传性心律失常组 3 次室速全部成功治疗,先心病组未发生室速/室颤事件。无患者在使用 WCD 期间死亡,1 年后随访,遗传性心律失常疾病组生存率(97%)高于先心病组(87%,$P=0.02$)。另外,Saltzberg 等纳入 107 例围生期心肌病及 159 例非缺血性扩张型心肌病患者,随访过程中围生期心肌病患者未发生 SCD 事件,非缺血性扩张型心肌病患者仅有 1 例发生室速/室颤事件 2 次,全部正确识别并成功除颤,无不恰当放电发生。

目前 FDA 只批准 WCD 应用于成人,且装置可接受的最小胸围为 66cm,因此 WCD 在儿童中应用的安全性有效性研究鲜有报道。Everitt 等给予 4 例 9～17 岁的儿童 WCD 治疗,尽管研究过程中并未发生不恰当放电,但儿童的依从性较差,且需要重新修改背心尺寸才能符合儿童的身型。其中 1 例 14 岁的儿童随访过程中发生室颤时,因背心未良好接触皮肤并未能识别并给予治疗,幸运的是,他接受了急救医疗系统治疗。

五、可穿戴式除颤器的中国临床观察性研究

"可穿戴式除颤器的中国临床观察性研究"是正在进行的一项前瞻性、多中心临床研究,旨在观察中国患者的临床应用特点,指导 WCD 在国内的开展使更多的患者受益。研究自 2018 年 6 月启动,预计纳入 100 例有 WCD 适应证的患者。由中国医学科学院阜外医院张澍、华伟教授牵头,北京医院、首都医科大学附属北京朝阳医院、中国人民解放军总医院共同参与。

入选标准要求:①年龄在 16～80 岁(含 16、80 岁)。②符合 2016 年 AHA 指南推荐的适应证,主要包括:急性心肌梗死早期(40d 内)伴有严重左心功能不全(LVEF≤35%);急诊血管再通治疗后(3 个月内)伴有 LVEF≤35%;新诊断的非缺血性心肌病伴 LVEF<35%;等待心脏移植且具有高危猝死发生风险;由于感染等原因暂时不能植入 ICD;有猝死家族史合并不明原因晕厥患者的诊断。另外将"SCD 的二级预防但预计生存期不足 1 年"这一条纳入入选标准以加快研究进度。③同意并接受 WCD 的使用,并签署知情同意书。排除标准包括:①已怀孕或在研究期间内怀孕;②存在精神类疾病,或因为身体状况而导致研究者认为不符合接受 WCD;③已植入起搏器装置、需行血液透析等其他原因不适宜 WCD 使用。

截止到 2019 年 3 月,初步接受 WCD 治疗的 15 例患者基线和随访结果显示:男性为主(80%),中位年龄 50(38~63)岁。40%的患者存在冠心病,66.7%的患者有持续室速/室颤发作史。患者使用 WCD 的主要适应证为等待心脏移植且具有高危猝死发生风险(40%),其次为急性心肌梗死伴 LVEF≤35%(34%)。患者中位穿戴天数为 31(18~80)d,最长 123d,最短 12d,仅有 5 例患者随访 3 个月期间内坚持穿戴超过 1 个月,无一例患者随访期间内持续穿戴。患者反映的两个主要问题是除颤背心影响睡眠和机盒无故报警。无一例患者发生误放电。仅 1 例患者监测到 13 次室颤发生,均予 1 次除颤治疗成功转复(图 31-5)。目前研究仍正在进行,期待其最终结果的公布。

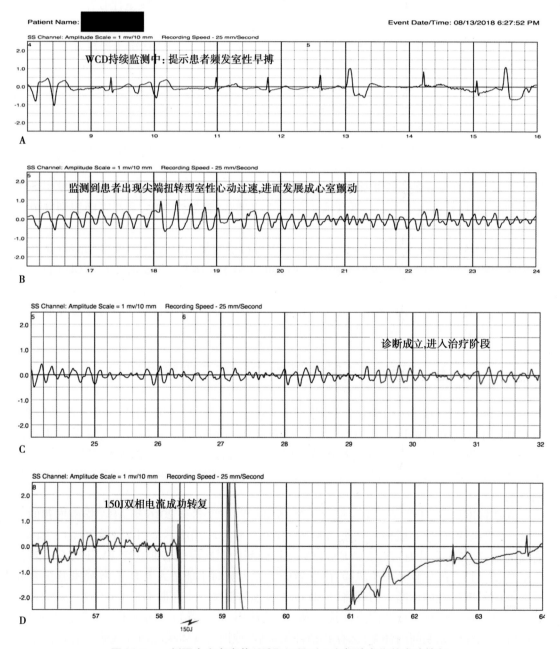

图 31-5 一例国人患者穿戴 WCD 记录到心室颤动发作并成功转复

六、局限性和展望

1. 缺少起搏功能　目前 WCD 无法提供起搏功能,因此意味着尽管患者恶性心律失常得以终止,但可能因心脏停搏无法提供支持性起搏功能。Klein 等的研究中有 2 例患者发生过心脏停搏,且这 2 例患者均死亡。美国一项上市后研究中也有 23 例患者(0.6%)出现过心脏停搏或心动过缓。这一特点提示临床医生在决定是否应用 WCD 时应严格掌握适应证,针对需要起搏功能的患者可能不适用于 WCD。

2. 依从性问题　患者依从性也是影响 WCD 治疗的重要因素。尽管摆脱了无需经静脉植入除颤导线和脉冲发生器的问题,对于患者坚持穿戴这种背心装置的依从性带来了挑战。天气炎热、背心尺寸不合适、报警声音过大等因素都会影响患者穿戴的依从性。随着技术的革新,通过减小机盒大小、提高穿戴舒适度等方式是技术发展的主要方向,提高患者依从性是 WCD 临床应用不容忽视的问题之一。

3. 其他局限性　WCD 治疗长期应用的舒适度同样是值得关注的问题。患者的体型、胸部外伤等情况等会限制 WCD 的使用。体外除颤会给患者带来其他负面影响,包括疼痛及皮肤灼伤导致的生活质量下降等。

4. 展望　WCD 仍在不断完善及改进中。外观角度而言,WCD 体积及重量将进一步减小,提高患者使用感受的满意度。技术角度而言,减少电极噪音干扰及改善信号/噪音比从而减少错误识别及不恰当放电。目前针对 WCD 的随机对照注册研究业已展开,随着研究结果的公布将更加明确可得到最大获益的患者,从而进一步指导 WCD 的发展方向。

随着可穿戴技术和智能算法技术的快速发展,WCD 具有很大的技术发展空间和更多的临床使用空间。值得注意的是,现有的美国 WCD 产品存在着使用成本高(3 000 美元/月)、穿戴舒适度欠佳等问题,很大程度上限制了国内临床使用和推广。因此,增加 24h 心电数据连续记录功能以及开发更加轻便舒适的具有交互式功能的个性化定制国产化替代产品,一定会在中国大大扩展 WCD 在治疗恶性心律失常事件上的临床应用,并提高治疗的经济效能。

(华伟　胡奕然)

参 考 文 献

[1] 华伟.心脏性猝死-华伟 2018 观点.北京:科学技术文献出版社,2018.

[2] ADLER A,HALKIN A,VISKIN S. Wearable cardioverter-defibrillators. Circulation,2013,127(7):854-60.

[3] SR PJP,ALLEN LA,KUDENCHUK PJ,et al. Wearable Cardioverter-Defibrillator Therapy for the Prevention of Sudden Cardiac Death:A Science Advisory From the American Heart Association. Circulation,2016,133(17):1715-1727.

[4] SHARMA PS,BORDACHAR P,ELLENBOGEN KA. Indications and use of the wearable cardiac defibrillator. Eur Heart J,2017,38(4):258-267.

[5] AURICCHIO A,KLEIN H,GELLER CJ,et al. Clinical efficacy of the wearable cardioverter-defibrillator in acutely terminating episodes of ventricular fibrillation. Am J Cardiol,1998,81(10):1253-1256.

[6] CHUNG MK,SZYMKIEWICZ SJ,SHAO M,et al. Aggregate national experience with the wearable cardioverter-defibrillator:event rates,compliance,and survival. J Am Coll Cardiol,2010,56(3):194-203.

[7] FELDMAN AM,KLEIN H,TCHOU P,et al. Use of a wearable defibrillator in terminating tachyarrhythmias in

patients at high risk for sudden death：results of the WEARIT/BIROAD. Pacing Clin Electrophysiol，2004，27（1）：4-9.

［8］ LENARCZYK R，POTPARA TS，HAUGAA KH，et al. The use of wearable cardioverter-defibrillators in Europe：results of the European Heart Rhythm Association survey. Europace，2016，18（1）：146-150.

［9］ SASAKI S，TOMITA H，SHIBUTANI S，et al. Usefulness of the wearable cardioverter-defibrillator in patients at high risk for sudden cardiac death. Circ J，2014，78（12）：2987-2989.

［10］ KUTYIFA V，MOSS AJ，KLEIN H，et al. Use of the wearable cardioverter defibrillator in high-risk cardiac patients：data from the Prospective Registry of Patients Using the Wearable Cardioverter Defibrillator（WEARIT-II Registry）. Circulation，2015，132（17）：1613-1619.

［11］ OLGIN JE，PLETCHER MJ，VITTINGHOFF E，et al. Wearable Cardioverter-Defibrillator after Myocardial Infarction. N Engl J Med，2018，379（13）：1205-1215.

［12］ RAO M，GOLDENBERG I，MOSS AJ，et al. Wearable defibrillator in congenital structural heart disease and inherited arrhythmias. Am J Cardiol，2011，108（11）：1632-1638.

［13］ SALTZBERG MT，SZYMKIEWICZ S，BIANCO NR. Characteristics and outcomes of peripartum versus non-peripartum cardiomyopathy in women using a wearable cardiac defibrillator. J Card Fail，2012，18（1）：21-27.

［14］ EVERS PD，ANDERSON JB，RYAN TD，et al. Wearable cardioverter-defibrillators in pediatric cardiomyopathy：A cost-utility analysis. Heart Rhythm，2020，17（2）：287-293.

［15］ YOUNIS A，GOLDENBERG I. Patient selection for wearable cardioverter defibrillator therapy after myocardial infarction：How can we incorporate compliance into decision-making?. J Cardiovasc Electrophysiol，2020，31（5）：1019-1021.

［16］ OLGIN JE，LEE BK，VITTINGHOFF E，et al. Impact of wearable cardioverter-defibrillator compliance on outcomes in the VEST trial：As-treated and per-protocol analyses. J Cardiovasc Electrophysiol，2020，31（5）：1009-1018.

第三部分

心脏再同步
治疗技术

第32章

心力衰竭治疗概论

一、心力衰竭分类及流行病学

心力衰竭(心衰)是多种原因导致心脏结构和/或功能的异常改变,使心室收缩和/或舒张功能发生障碍,从而引起的一组复杂临床综合征,主要表现为呼吸困难、体力活动受限和体液潴留等。根据左心室射血分数(LVEF),分为射血分数降低的心衰(heart failure with reduced ejection fraction,HFrEF)、射血分数保留的心衰(heart failure with preservedejection fraction,HFpEF)和射血分数中间值的心衰(heart failure with mid-range ejection fraction,HFmrEF)(表32-1)。根据心衰发生的时间、速度,分为慢性心衰和急性心衰。多数急性心衰患者经住院治疗后症状部分缓解,而转入慢性心衰;慢性心衰患者常因各种诱因急性加重而需住院治疗。

表 32-1　心力衰竭分类及诊断标准

诊断标准	HFrEF	HFmrEF	HFpEF
1	症状和/或体征	症状和/或体征	症状和/或体征
2	LVEF<40%	LVEF 40%~49%	LVEF ≥50%
3		脑钠肽升高,且符合以下至少一条:①左心室肥厚和/或左心房扩大;②心脏舒张功能异常	脑钠肽升高,且符合以下至少一条:①左心室肥厚和/或左心房扩大;②心脏舒张功能异常

注:HFrEF 为射血分数降低的心力衰竭,HFmrEF 为射血分数中间值的心力衰竭,HFpEF 为射血分数保留的心力衰竭,LVEF 为左心室射血分数;脑钠肽升高为 B 型脑钠肽(BNP)>35ng/L 和/或 N 末端 B 型脑钠肽前体(NT-proBNP)>125ng/L。

心衰是各种心脏疾病的严重表现或晚期阶段,死亡率和再住院率居高不下。发达国家的心衰患病率为 1.5%~2.0%,≥70 岁人群患病率≥10%。2003 年的流行病学调查显示,我国 35~74 岁成人心衰患病率为 0.9%。我国人口老龄化加剧,冠心病、高血压、糖尿病、肥胖等慢性病的发病呈上升趋势,医疗水平的提高使心脏疾病患者生存期延长,导致我国心衰患病率呈持续升高趋势。对国内 10 714 例住院心衰患者的调查显示:1980 年、1990 年、2000 年心衰患者住院期间病死率分别为 15.4%、12.3%和 6.2%,主要死亡原因依次为左心衰竭(59%)、心律失常(13%)和心脏性猝死(13%)。China-HF 研究显示,住院心衰患者的病死率为 4.1%。原发性心肌损害和异常是引起心衰最主要的病因,除心血管疾病外,非心血管疾病也可导致心衰。识别这些病因是心衰诊断的重要部分,从而能尽早采取特异性或针对性的治疗。

目前认为心衰是慢性、自发进展性疾病，神经内分泌系统激活导致心肌重构是引起心衰发生和发展的关键因素。心肌重构最初可以对心功能产生部分代偿，但随着心肌重构的加剧，心功能逐渐由代偿向失代偿转变，出现明显的症状和体征。故根据心衰发生发展过程，分为4个阶段（表32-2），旨在强调心衰重在预防。纽约心脏协会（New York Heart Association，NYHA）心功能分级是临床常用的心功能评估方法（表32-3），常用于评价患者的症状随病程或治疗而发生的变化。

表32-2　不同心力衰竭阶段与心功能分级的比较

心力衰竭阶段	定义	患病人群	NYHA 分级
阶段 A（前心力衰竭阶段）	患者为心力衰竭的高危险人群，无心脏结构或功能异常，无心力衰竭的症状和/或体征	高血压、冠心病、糖尿病、肥胖、代谢综合征、使用心脏毒性药物史、酗酒史、风湿热史、心肌病家族史等	无
阶段 B（前临床心力衰竭阶段）	患者已发展成器质性心脏病，之前从无心力衰竭症状和/或体征	左心室肥厚、陈旧性心肌梗死、无症状的心脏瓣膜病等	I
阶段 C（临床心力衰竭阶段）	患者有器质性心脏病，既往或目前有心力衰竭的症状和/或体征	器质性心脏病患者伴运动耐量下降（呼吸困难、疲乏）和液体潴留	I ~ IV
阶段 D（难治性终末期心力衰竭阶段）	患者器质性心脏病不断进展，积极的内科治疗后休息时仍有症状，且需要特殊干预	因心力衰竭反复住院，且不能安全出院者；需要长期静脉用药者；等待心脏移植者；使用心脏机械辅助装置者	IV

表32-3　纽约心脏协会心功能分级

分级	症状
I	活动不受限。日常体力活动不引起明显的气促、疲乏或心悸
II	活动轻度受限。休息时无症状，日常活动可引起明显的气促、疲乏或心悸
III	活动明显受限。休息时可无症状，轻于日常活动即引起显著的气促、疲乏、心悸
IV	休息时也有症状，任何体力活动均会引起不适。如无需静脉给药，可在室内或床边活动为IVa 级；不能下床并需静脉给药支持者为IVb 级

二、慢性心力衰竭治疗

近几年来，心衰新理论和诊疗新手段层出不穷，我国参考 2017 年美国心脏病学会（ACC）/美国心脏协会（AHA）以及 2016 年欧洲心脏病学会（ESC）等发布的相关指南，结合我国国情及临床实践，发布的《中国心力衰竭诊断和治疗指南 2018》对心衰的分类、预防、治疗和综合管理等作了全新阐述和推荐。慢性心衰治疗目标仍是改善临床症状和生活质量，预防或逆转心脏重构，减少再住院，降低死亡率。

（一）一般治疗

一般性治疗包括去除心衰诱发因素,调整生活方式。限钠(<3g/d)有助于控制 NYHA 心功能Ⅲ~Ⅳ级心衰患者的淤血症状和体征(Ⅱa,C)。心衰急性发作伴有容量负荷过重的患者,要限制钠摄入<2g/d。一般不主张严格限制钠摄入和将限钠扩大到轻度或稳定期心衰患者。轻中度症状患者常规限制液体并无益处,对于严重低钠血症(血钠<130mmol/L)患者水摄入量应<2L/d。心衰患者宜低脂饮食,吸烟患者应戒烟,肥胖患者应减轻体重。严重心衰伴明显消瘦(心脏恶病质)者,应给予营养支持。失代偿期需卧床休息,多做被动运动以预防深部静脉血栓形成。临床情况改善后在不引起症状的情况下,应鼓励进行运动训练或规律的体力活动。

（二）药物治疗

1. **利尿剂** 利尿剂可消除水钠潴留,有效缓解心衰患者的呼吸困难及水肿,改善运动耐量。恰当使用利尿剂是心衰药物取得成功的关键和基础。一方面,若利尿剂用量不足,会降低对血管紧张素转换酶抑制剂(ACEI)的反应,增加使用 β 受体阻滞剂的风险。另一方面,不恰当地大剂量使用利尿剂则会导致血容量不足,增加发生低血压、肾功能恶化和电解质紊乱的风险。《中国心力衰竭诊断和治疗指南 2018》指出有液体潴留证据的心衰患者均应使用利尿剂(Ⅰ,C),应注意血容量不足和电解质紊乱等不良反应。

2. **ACEI 和血管紧张素受体阻滞剂(ARB)** ACEI 及 ARB 能降低 HFrEF 患者的住院风险和死亡率,改善症状和运动能力。随机对照试验证实在 HFrEF 患者中,无论轻、中、重度心衰,无论有无冠心病,都能获益。《中国心力衰竭诊断和治疗指南 2018》认为所有 HFrEF 患者均应使用 ACEI,除非有禁忌证或不能耐受(Ⅰ,A)。不能耐受 ACEI 的 HFrEF 患者(Ⅰ,A);对因其他适应证已服用 ARB 的患者,如随后发生 HFrEF,可继续服用 ARB(Ⅱa,A)。推荐有明确试验证据的 ARB 类药物如坎地沙坦、缬沙坦、氯沙坦可用于心衰患者。同时对 ACEI/ARB 慎用及禁忌使用的标准更加严格,当血肌酐>221μmol/L 或 eGFR<30ml/(min·1.73m^2)要慎用;血钾>5.0mmol/L,或发现双侧肾动脉狭窄、发生过神经性水肿均为禁忌证。

3. **血管紧张素受体脑啡肽酶抑制剂(ARNI)** ARNI 有 ARB 和脑啡肽酶抑制剂的双重作用,脑啡肽酶是一种中性内肽酶,降解几种内源性血管活性肽,包括脑钠肽、缓激肽和肾上腺髓质素;ARNI 抑制脑啡肽酶可升高这些物质的水平,对抗神经内分泌过度激活导致的血管收缩、钠潴留和心肌重构。ARNI 的代表药物是沙库巴曲缬沙坦钠。PARADIGM-HF 试验显示,与依那普利相比,沙库巴曲缬沙坦钠使主要复合终点(心血管死亡和心衰住院)风险降低 20%,包括心脏性猝死减少 20%。对于 NYHA 心功能Ⅱ~Ⅲ级、有症状的 HFrEF 患者,若能够耐受 ACEI/ARB,推荐以 ARNI 替代 ACEI/ARB,以进一步减少心衰的发病率及死亡率(Ⅰ,B)。患者由服用 ACEI/ARB 转为 ARNI 前血压需稳定,并停用 ACEI 36h,因为脑啡肽酶抑制剂和 ACEI 联用会增加血管神经性水肿的风险。小剂量开始,每 2~4 周剂量加倍,逐渐滴定至目标剂量,应用过程中应监测血压、肾功能和血钾。2019 年心力衰竭协会(HFA)/ESC 专家共识指出,对于新发心衰或慢性心衰失代偿的住院患者,起始治疗可考虑直接采用沙库巴曲/缬沙坦而不是 ACEI/ARB,以减少短期不良事件风险,简化治疗方案(避免先用 ACEI 滴定,然后改用沙库巴曲/缬沙坦),并且尚无需在启用沙库巴曲/缬沙坦之前检测血浆脑钠肽的浓度。

4. β受体阻滞剂 临床试验已证实 HFrEF 患者长期应用 β受体阻滞剂(琥珀酸美托洛尔、比索洛尔及卡维地洛),能改善症状和生活质量,降低死亡、住院、猝死风险。对于病情相对稳定的 HFrEF 患者均应使用 β受体阻滞剂,除非有禁忌证或不能耐受(Ⅰ,A)。推荐尽早使用,NYHA 心功能Ⅳ级患者应在血流动力学稳定后使用。因 β受体阻滞剂的负性肌力作用可能诱发和加重心衰,治疗心衰的生物学效应需持续用药 2~3 个月才逐渐产生,故起始剂量须小,每隔 2~4 周可剂量加倍,逐渐达到指南推荐的目标剂量或最大可耐受剂量,并长期使用。静息心率降至 60 次/min 左右的剂量为 β受体阻滞剂应用的目标剂量或最大耐受剂量。滴定的剂量及过程需个体化,要密切观察心率、血压、体重、呼吸困难、淤血的症状及体征。有液体潴留或最近曾有液体潴留的患者,必须同时使用利尿剂。突然停药会导致病情恶化。在慢性心衰急性失代偿期,可继续维持使用;心动过缓(50~60 次/min)和血压偏低(收缩压 85~90mmHg)的患者可减少剂量;严重心动过缓(<50 次/min)、严重低血压(收缩压<85mmHg)和休克患者应停用,但在出院前应再次启动 β受体阻滞剂治疗。

5. 醛固酮受体拮抗剂 研究证实在使用 ACEI/ARB、β受体阻滞剂的基础上加用醛固酮受体拮抗剂,可使 NYHA 心功能Ⅱ~Ⅳ级的 HFrEF 患者获益,降低全因死亡、心血管死亡、猝死和心衰住院风险。对于 LVEF≤35%、使用 ACEI/ARB/ARNI 和 β受体阻滞剂治疗后仍有症状的 HFrEF 患者(Ⅰ,A);急性心肌梗死后且 LVEF≤40%,有心衰症状或合并糖尿病者建议加用醛固酮受体拮抗剂(Ⅰ,B)。

6. 伊伐布雷定 伊伐布雷定通过特异性抑制心脏窦房结起搏电流(I_f),减慢心率。SHIFT 研究显示伊伐布雷定使心血管死亡和心衰恶化住院的相对风险降低 18%,患者左心室功能和生活质量均显著改善。SHIFT 中国亚组分析显示联合伊伐布雷定平均治疗 15 个月,心血管死亡或心衰住院复合终点的风险降低 44%。对于 NYHA 心功能Ⅱ~Ⅳ级、LVEF≤35%的窦性心律患者,合并以下情况之一可加用伊伐布雷定:①已使用 ACEI/ARB/ARNI、β受体阻滞剂、醛固酮受体拮抗剂,β受体阻滞剂已达到目标剂量或最大耐受剂量,心率仍≥70 次/min(Ⅱa,B);②心率≥70 次/min,对 β受体阻滞剂禁忌或不能耐受者(Ⅱa,C)。

7. 洋地黄类药物 洋地黄类药物通过抑制 Na^+/K^+-ATP 酶,产生正性肌力作用,增强副交感神经活性,减慢房室传导。研究显示使用地高辛可改善心衰患者的症状和运动耐量。荟萃分析显示心衰患者长期使用地高辛对死亡率的影响是中性的,但降低住院风险。ARISTOTLE 研究显示心房颤动(房颤)患者服用地高辛后,死亡风险与血清地高辛浓度独立相关,浓度≥1.2μg/L 患者的死亡风险最高,无论是否伴心衰,启动地高辛治疗与房颤患者的死亡率独立相关。对于应用利尿剂、ACEI/ARB/ARNI、β受体阻滞剂和醛固酮受体拮抗剂,仍持续有症状的 HFrEF 患者建议应用洋地黄类药物(Ⅱa,B)。

(三)植入型器械治疗

1. 植入型心律转复除颤器(ICD) 心衰患者死亡率高,尤其是临床症状较轻的患者,猝死发生时一般无临床征兆。猝死多数是由电活动紊乱所致,包括室性心律失常、心动过缓和室性早搏,还有一些是由于冠心病、脑血管病或大动脉疾病。心血管疾病的防控措施可以改善或延迟疾病的发展,降低猝死的年发生率。ICD 可以减少 HFrEF 患者由于恶性心律失常导致的猝死。在中重度心衰患者中,心脏性猝死风险降低可能部分或全部被心衰恶化而导致的死亡风险升高所抵消。在中度心衰(NYHA 心功能Ⅱ级)的患者中,每植入 100 台 ICD 可避免 2 人/年死亡。通常缺血性心肌病患者比扩张型心肌病患者猝死风险更高,两者之间虽然植入 ICD 的相对获益相似,但缺血性心肌病患者的绝对获益更多。

心衰患者植入 ICD 适应证:

(1) 二级预防:慢性心衰伴低 LVEF,曾有心脏停搏、心室颤动(室颤)或伴血流动力学不稳定的室性心动过速(室速)(Ⅰ,A)。

(2) 一级预防

1) 缺血性心脏病患者,优化药物治疗至少 3 个月,心肌梗死后至少 40d 及血运重建至少 90 d,预期生存期>1 年:LVEF≤35%,NYHA 心功能Ⅱ或Ⅲ级,推荐 ICD 植入,减少心脏性猝死和总死亡率(Ⅰ,A);LVEF≤30%,NYHA 心功能Ⅰ级,推荐植入 ICD,减少心脏性猝死和总死亡率(Ⅰ,A)。

2) 非缺血性心衰患者,优化药物治疗至少 3 个月,预期生存期>1 年:LVEF≤35%,NYHA 心功能Ⅱ或Ⅲ级,推荐植入 ICD,减少心脏性猝死和总死亡率(Ⅰ,A);LVEF≤35%,NYHA 心功能Ⅰ级,可考虑植入 ICD(Ⅱb,B)。

《2016 年 ESC 急慢性心力衰竭诊断与治疗指南》强调不建议在急性心肌梗死发作 40d 内植入 ICD,此时植入 ICD 并不能改善预后(Ⅲ,A);不建议对症状严重的 NYHA 分级Ⅳ级,且对药物治疗反应差的心衰患者植入 ICD,除非患者准备植入心脏再同步治疗(CRT)、左心室辅助装置(LVAD)或者接受心脏移植(Ⅲ,C)。

此外,2019 年 HFA/ESC 专家共识亦指出,年龄>70 岁、非缺血性心衰、NYHA 心功能Ⅲ/Ⅳ级、严重肝功能不全或终末期肾病且预期寿命<1 年的患者不建议植入 ICD 预防猝死。2016 年 ESC 指南指出,皮下 ICD 手术操作风险较低,尤其适合用于经静脉植入困难或由于感染需要去除 ICD 的患者。因为皮下 ICD 治疗严重心动过缓的能力有效,不能抗心动过速起搏(ATP)及无 CRT 功能,仍需谨慎选择适应证。可穿戴式除颤器可短期内用于高猝死风险但不适宜植入 ICD 的心衰患者,对于有心脏性猝死风险的心衰患者,例如急性心肌损伤后 LVEF 明显降低的患者在左心室功能恢复前、等待心脏移植的过渡期等,可考虑短期应用可穿戴式 ICD 或将其作为植入 ICD 之前的过渡治疗(Ⅱb,C)。

2. CRT　CRT 是纠正室间及室内不同步的经典方法,适合于心衰合并心室内或心室间激动不同步患者。CRT 可以改善其心功能、减轻症状和提高生活质量,并降低心衰的发病率和死亡率。充分的证据表明,心衰患者在药物优化治疗至少 3 个月后仍存在以下情况应该进行 CRT 治疗,以改善症状及降低病死率:①窦性心律,QRS 时限≥150ms,左束支传导阻滞(1eft bundle branch block,LBBB),LVEF≤35% 的症状性心衰患者(Ⅰ,A);②窦性心律,QRS 时限≥150ms,非 LBBB,LVEF≤35% 的症状性心衰患者(Ⅱa,B);③窦性心律,QRS 时限 130~149ms,LBBB,LVEF≤35% 的症状性心衰患者(Ⅰ,B);④窦性心律,130ms≤QRS 时限<150ms,非 LBBB,LVEF≤35% 的症状性心衰患者(Ⅱb,B);⑤需要高比例(>40%)心室起搏的 HFrEF 患者(Ⅰ,A);⑥对于 QRS 时限≥130 ms,LVEF≤35% 的房颤患者,如果心室率难控制,为确保双心室起搏可行房室结消融(Ⅱa,B);⑦已植入起搏器或 ICD 的 HFrEF 患者,心功能恶化伴高比例右心室起搏,可考虑升级到 CRT(Ⅱb,B)。在 CRT 基础上,对房室间期正常的 LBBB 患者,进行优化的单左心室起搏,可能提高 CRT 应答率。此外,有研究显示左心室多部位起搏较左心室单部位起搏临床效果更好,尤其适用于常规双心室起搏治疗无效或效果不佳者。

3. 希氏束起搏(His bundle pacing,HBP)　HBP 通过纠正希氏束-浦肯野传导系统传导病变(尤其是 LBBB),理论上比双心室起搏更符合生理性。随着植入工具的改进,大大提高了 HBP 的成功率,拓展了 HBP 的应用,主要适合以下患者:①左心室导线植入失败患者;②CRT 术后无应答患者;③药物控制心室率不理想的房颤伴心衰,且经导管消融失败或不适合房颤消融,需要房室结消融控制心室率的患者;④慢性房颤伴心衰,需要高比例心室起搏(>40%)的患者。HBP 起搏部位位于心内膜,阈值低,QRS 波缩短的幅度优于常规的 CRT,有限的资料显示对心脏结构及心功能改善作用明显,有较大的临床优越性,成为极有前途的技术手段。但 HBP 尚处于起步阶段,需开展大规模临床试验证实其近期及远期疗效,尤其是对生存率的影响。

4. 其他植入型电子装置　对于 HFrEF 患者,优化药物治疗之后仍有症状但不符合 CRT 适应证者,目前已有一些新型植入式电子装置,部分已通过批准在一些欧盟国家临床应用,但目前仍在进行临床试验评估。

心肌收缩调节器(CCM)的植入方式与 CRT 类似,是在心室的绝对不应期给予非兴奋性的电刺激,以加强心肌收缩力,该刺激并不起搏心脏。已经在 NYHA 分级Ⅲ~Ⅳ级,QRS 时限正常(<130ms)的 HFrEF 患者评估了 CCM 的临床疗效。个体患者荟萃分析结果表明,经 CCM 治疗的患者,运动耐力[峰值耗氧量(peakVO$_2$)]和生活质量[明尼苏达心力衰竭问卷(MLWHFQ)]均提高。因此,2019 年 HFA/ESC 专家共识指出,对于 LVEF 25%~45%且 QRS 时限<130ms 患者,推荐植入 CCM 缓解心衰症状及提高生活质量。然而,CCM 治疗是否能降低心衰不良事件发生率和死亡率,尚有待进一步研究证实。

其他治疗心衰的植入型电子装置,主要是通过靶向电刺激来调节自主神经系统(ANS)的活动,包括迷走神经刺激、脊索刺激、颈动脉体消融及肾交感神经去除术等。但能否改善症状或预后,尚未在随机临床试验中证实。

(四) 外科治疗

经优化内科治疗后,严重的心衰症状仍持续存在或进展,常伴有心源性恶病质,且需反复长期住院,死亡率高,即为难治性心衰的终末阶段。心脏移植是终末期心衰的有效治疗方法,主要适用于严重心功能损害而无其他治疗方法的重度心衰患者(Ⅰ,C)。左心室辅助装置(left ventricular assist device,LVAD)主要用于心脏移植前的过渡治疗和部分严重心衰患者的替代治疗(Ⅱa,B)。其适应证:优化内科治疗后仍有严重症状>2 个月,且至少包括以下 1 项者。①LVEF<25%且峰值摄氧量<12ml/(kg·min);②近 12 个月内无明显诱因,因心衰住院≥3 次;③依赖静脉正性肌力药物治疗;④因灌注下降而非左心室充盈压不足[肺毛细血管楔压≥20mmHg,且收缩压≤80~90mmHg 或心脏指数≤2L/(min·m^2)]导致的进行性肾功能和/或肝功能恶化;⑤无严重的右心衰竭和重度三尖瓣反流。对合并右心室衰竭的患者,应考虑双心室辅助装置(BiVAD)。

(五) 慢性心力衰竭常见合并症的治疗

1. 心衰合并房颤　房颤是心衰患者最常合并的心律失常,两者具有共同的危险因素,常同时存在,相互促进,互为因果。Framinghan 心脏研究显示,在新发心衰患者中超过半数合并房颤,在新发房颤患者中超过 1/3 患有心衰,两者同时存在时死亡风险更高。

（1）心室率控制:研究表明对心衰患者进行心室率控制与节律控制预后相似,与心室率控制相比,节律控制并不能降低慢性心衰患者的病死率和发病率。目前建议心室率控制以减少运动和静息时的症状为目的,可以控制在 60~100 次/min,不超 110 次/min。根据患者的症状、心脏瓣膜病、心功能、是否合并预激综合征等情况决定心室率控制目标。具体建议如下:①NYHA 心功能 Ⅰ~Ⅲ 级的患者,首选口服 β 受体阻滞剂（Ⅰ,A）;若对 β 受体阻滞剂不能耐受、有禁忌证、反应欠佳,HFrEF 患者可用地高辛（Ⅱa,B）,HFpEF 患者可用非二氢吡啶类钙通道阻滞剂（维拉帕米、地尔硫草）（Ⅱa,B）;以上均不耐受者可以考虑胺碘酮（Ⅱb,C）,或在 β 受体阻滞剂或地高辛的基础上加用胺碘酮（Ⅱb,C）。②NYHA 心功能Ⅳ级的患者,应考虑静脉应用胺碘酮或洋地黄类药物（Ⅱa,B）。

（2）节律控制:指尝试恢复并且维持窦性心律,即在适当抗凝和心室率控制的基础上进行心脏电复律、抗心律失常药物治疗和射频消融治疗等。其适应证:①有可逆继发原因或明显诱因的房颤患者;②经心室率控制和心衰治疗后仍有症状的慢性心衰患者（Ⅱa,B）;③房颤伴快速心室率,导致或怀疑导致心动过速性心肌病的患者（Ⅱa,B）;④药物治疗不理想或不耐受,拟行房室结消融和起搏器或 CRT 治疗的患者（Ⅱb,C）。

若房颤导致血流动力学异常,需要紧急电复律（Ⅰ,C）;如无须紧急恢复窦性心律,且房颤首次发作、持续时间<48h 或经食管超声心动图未见心房血栓证据,应电复律或药物复律（Ⅰ,C）。胺碘酮和多非利特可用于心衰患者转复房颤和维持窦性心律（Ⅱb,B）。最新一项有关房颤射频消融的荟萃分析结果显示,房颤伴左心室功能不全患者行肺静脉隔离射频消融成功率高,可以提高患者的 LVEF,改善其心功能。因此,对于存在心衰和/或 LVEF 下降的房颤患者,当症状和/或心衰与房颤相关时,可选择导管消融（Ⅱa,B）。

（3）预防血栓栓塞:心衰合并房颤时血栓栓塞风险显著增加,抗凝治疗需要权衡获益与出血风险,建议使用 CHA_2DS_2-VASc 和 HAS-BLED 评分分别评估患者血栓栓塞和出血风险（Ⅰ,B）。对于肥厚型心肌病合并房颤的患者,无须进行 CHA_2DS_2-VASc 评分,应直接给予口服抗凝药物进行治疗（Ⅰ,B）。

2. 室性心律失常　要寻找并纠正导致室性心律失常的诱因（如低钾血症、低镁血症、心肌缺血、使用了致心律失常的药物等）（Ⅱa,C）及治疗心衰本身。β 受体阻滞剂是唯一可减少 HFrEF 患者猝死的抗心律失常药物（Ⅰ,A）。有症状的或持续性室速、室颤患者,推荐植入 ICD 以提高生存率（Ⅰ,A）。已植入 ICD 的患者,经优化药物治疗后仍有症状性心律失常发生或反复放电,可考虑胺碘酮（Ⅱa,C）和/或行导管射频消融术（Ⅱa,C）。对于非持续性、无症状的室性心律失常患者,除 β 受体阻滞剂外,不建议应用其他抗心律失常药物（Ⅲ,A）。

3. 症状性心动过缓及房室传导阻滞心衰患者起搏治疗的适应证与其他患者相同,但在常规植入起搏器之前,应考虑是否有植入 ICD 或 CRT/心脏再同步治疗除颤器（CRT-D）的适应证。

4. 心衰合并冠心病　冠心病是心衰最常见的病因,血运重建治疗改善了心肌梗死患者的存活率,心肌梗死后心室重构导致慢性心衰的发病率升高。对于心衰患者,推荐无创影像学技术明确是否存在冠心病（Ⅰ,C）。如果心衰患者无创负荷试验提示存在心肌缺血,为明确诊断冠心病及其严重程度,应该考虑行侵入性冠状动脉造影（Ⅱa,C）。如果心衰合并心绞痛患者对药物治疗无效,或者既往有症状性室性心动过速或心搏骤停病史,建议行侵入性冠状动脉造影检查以明确冠心病诊断及冠状动脉病变严重程度(Ⅰ,C),因为这些患者是冠状动脉血运重建的潜在对象。

关于心衰合并冠心病的治疗,如果心衰合并心绞痛患者抗心绞痛治疗后仍有症状,建议行冠状动脉血运重建(Ⅰ,A),但对于血运重建方式,即对于经皮冠状动脉介入治疗(percutaneouscoronary intervention,PCI)或冠状动脉旁路移植术(coronary artery bypass grafting,CABG)的选择,应该由心脏团队在仔细评估患者的临床状况和冠状动脉解剖、预期冠状动脉完全血运重建、并存的瓣膜疾病及合并疾病后再确定。此外,2019年HFA/ESC专家共识指出,对于门诊NYHA心功能Ⅰ/Ⅱ级、LVEF>30%、合并冠心病的慢性心衰患者,可以在阿司匹林治疗基础上加用利伐沙班2.5mg,每日2次,以降低卒中和心血管死亡的风险。而对于近期因心衰住院或NYHA心功能持续Ⅲ/Ⅳ级的慢性心衰患者,因缺乏证据支持,不推荐启用利伐沙班治疗。

5. 心衰合并心脏瓣膜病　心脏瓣膜病是引起和促使心衰恶化的常见病因。而对于瓣膜本身的损害药物治疗均无效,也无证据表明其可改善此类患者的生存率。对有症状的心脏瓣膜病伴慢性心衰以及心脏瓣膜病伴急性心衰的患者,有充分的证据表明其可从手术治疗中获益。建议由心内科、心外科、影像学、重症监护医生以及麻醉师等共同决策,包括诊断、评估严重程度和预后、制订治疗方案、选择干预治疗的适应证等。

《2016年ESC急慢性心力衰竭诊断与治疗指南》指出,对于严重主动脉瓣狭窄患者,经"心脏团队"评估不适合外科手术并且预期寿命>1年的患者,建议行经导管主动脉瓣置入术(transcatheter aortic valve implantation,TAVI;Ⅰ,B)。对于严重主动脉瓣狭窄中的高危患者,虽然适合行外科手术,但"心脏团队"专家基于患者个体危险性及主动脉瓣解剖特点支持行TAVI的,应该考虑行TAVI(Ⅱa,A)。最新一项临床研究结果表明,与外科手术相比,采用自膨式经导管主动脉瓣生物假体的TAVI可以显著提高患者的1年生存率,这种获益可以持续至2年。由于目前对主动脉瓣反流、二尖瓣反流以及三尖瓣反流的治疗尚缺乏大规模随机对照研究结果。因此,《2016年ESC急慢性心力衰竭诊断与治疗指南》对于上述瓣膜性心脏病治疗的推荐建议多为C级证据。

（蔡迟　华伟）

参 考 文 献

[1] 中华医学会心血管病学分会心力衰竭学组,中国医师协会心力衰竭专业委员会,中华心血管病杂志编辑委员会.中国心力衰竭诊断和治疗指南2018.中华心力衰竭和心肌病杂志(中英文),2018,2(4):196-225.

[2] VADUGANATHAN M,NAGARUR A,QAMAR A,et al. Availability and use of shared data from cardiometabolic clinical trials. Circulation,2018,137(9):938-947.

[3] PONIKOWSKI P,VOORS AA,ANKER SD,et al. 2016 ESC Guidelines for the diagnosis and treatment of acute and chronic heart failure:The Task Force for the diagnosis and treatment of acute and chronic heart failure of the European Society of Cardiology(ESC) Developed with the special contribution of the Heart Failure Association(HFA) of the ESC. Eur Heart J,2016,37(27):2129-2200.

[4] 顾东风,黄广勇,吴锡桂,等.中国心力衰竭流行病学调查及其患病率.中华心血管病杂志,2003,31

（1）:6-9.

[5] ZHANG Y, ZHANG J, BUTLER J, et al. Contemporary epidemiology, management, and outcomes of patients hospitalized for heart failure in china: results from the China heart failure(China-HF) registry. J Card Fail, 2017, 23(12):868-875.

[6] FARIS RF, FLATHER M, PURCELL H, et al. Diuretics for heart failure. Cochrane Database Syst Rev, 2012, (2):CD003838.

[7] KONSTAM MA, NEATON JD, DICKSTEIN K, et al. Effects of high-dose versus low-dose losartan on clinical outcomes in patients with heart failure(HEAAL study): a randomised, double-blind trial. Lancet, 2009, 374 (9704):1840-1848.

[8] MCMURRAY JJ, PACKER M, DESAI AS, et al. Angiotensin-neprilysin inhibition versus enalapril in heart failure. N Engl J Med, 2014, 371(11):993-1004.

[9] PACKER M, COATS AJ, FOWLER MB, et al. Effect of carvedilol on survival in severe chronic heart failure. N Engl J Med, 2001, 344(22):1651-1658.

[10] HERNANDEZ AF, MI X, HAMMILL BG, et al. Associations between aldosterone antagonist therapy and risks of mortality and readmission among patients with heart failure and reduced ejection fraction. JAMA, 2012, 308(20):2097-2107.

[11] 胡大一, 黄德嘉, 袁祖贻, 等. 盐酸伊伐布雷定治疗中国慢性心力衰竭患者的有效性及安全性评价: SHIFT 研究中国亚组数据分析. 中华心血管病杂志, 2017, 45(3):190-197.

[12] TANG AS, WELLS GA, TALAJIC M, et al. Cardiac-resynchronization therapy for mild-to-moderate heart failure. N Engl J Med, 2010, 363(25):2385-2395.

[13] LUBITZ SA, LEONG-SIT P, FINE N, et al. Effectiveness of cardiac resynchronization therapy in mild congestive heart failure: systematic review and meta-analysis of randomized trials. Eur J Heart Fail, 2010, 12(4): 360-366.

[14] QIU Q, YANG L, MAI JT, et al. Acute effects of multisite biventricular pacing on dyssynchrony and hemodynamics in canines with heart failure. J Card Fail, 2017, 23(4):304-311.

[15] ABDELRAHMAN M, SUBZPOSH FA, BEER D, et al. Clinical outcomes of his bundle pacing compared to right ventricular pacing. J Am Coll Cardiol, 2018, 71(20):2319-2330.

[16] VIJAYARAMAN P, DANDAMUDI G, ZANON F, et al. Permanent His bundle pacing: recommendations from a Multicenter His Bundle Pacing Collaborative Working Group for standardization of definitions, implant measurements, and follow-up. Heart Rhythm, 2018, 15(3):460-468.

[17] 王娜, 梁延春, 于海波, 等. 希氏束起搏在需要高比例心室起搏的窄 QRS 波群患者中应用探讨. 中国心脏起搏与心电生理杂志, 2017, 31(5):401-407.

[18] 于海波, 梁延春, 王娜, 等. 希氏束起搏在希氏-浦肯野系统传导病变心力衰竭患者中的应用. 中华心律失常学杂志, 2018, 22(2):105-110.

[19] KøBER L, THUNE JJ, NIELSEN JC, et al. Defibrillator implantation in patients with nonischemic systolic heart failure. N Engl J Med, 2016, 375(13):1221-1230.

[20] JANUARY CT, WANN LS, ALPERT JS, et al. 2014 AHA/ACC/HRS guideline for the management of patients with atrial fibrillation: a report of the American College of Cardiology/American Heart Association Task Force on practice guidelines and the Heart Rhythm Society. Circulation, 2014, 130(23):e199-267.

[21] MULDER BA, VAN VELDHUISEN DJ, CRIJNS HJ, et al. Lenient vs. strict rate control in patients with atrial fibrillation and heart failure: a post-hoc analysis of the RACE II study. Eur J Heart Fail, 2013, 15(11):1311-1318.

[22] KøBER L,THUNE JJ,NIELSEN JC,et al. Defibrillator implantation in patients with nonischemic systolic heart failure. N Engl J Med,2016,375(13):1221-1230.

[23] ABRAHAM WT,KUCK KH,GOLDSMITH RL,et al. A randomized controlled trial to evaluate the safety and efficacy of cardiac contractility modulation. JACC Heart Fail,2018,6(10):874-883.

[24] SEFEROVIC PM,PONIKOWSKI P,ANKER SD,et al. Clinical practice update on heart failure 2019:pharmacotherapy,procedures,devices and patient management. An expert consensus meeting report of the Heart Failure Association of the European Society of Cardiology. Eur J Heart Fail,2019,21(10):1169-1186.

[25] GREENE SJ,MENTZ RJ,FIUZAT M,et al. Reassessing the role of surrogate end points in drug development for heart failure. Circulation,2018,138(10):1039-1053.

[26] YANCY CW,DRAZNER MH,COFFIN ST,et al. 2020 ACC/HFSA/ISHLT Lifelong? Learning statement for advanced heart failure and transplant cardiology specialists:a report of the ACC Competency Management Committee. J Am Coll Cardiol,2020,75(10):1212-1230.

第33章

心脏再同步治疗基础理论

充血性心力衰竭是心内科治疗学上的难题,是使患者丧失工作能力,具有较高患病率和死亡率的严重疾患。随着人口老龄化速度的加快以及心脏疾病尤其是心肌梗死治疗的改进,心肌梗死患者存活率大幅提高,心肌梗死后存活者往往伴有心功能受损,因此心力衰竭患者日趋增多。流行病学资料显示:在美国,大约有500万人罹患心力衰竭,每年新增病例55万;全球心力衰竭患病人数高达2 250万,每年新增病例数约200万。我国2003年一项心力衰竭流行病学调查资料显示,在35~74岁人群中,心力衰竭患病率为0.9%。按此比率推算,我国35~74岁人群中约有心力衰竭患者400万。心力衰竭的预后不佳,死亡率与临床严重程度相关。就中重度心力衰竭而言,其5年死亡率可达30%~50%。与此同时,因心力衰竭引发的医疗花费巨大。

几十年来,随着血管紧张素转换酶抑制剂、血管紧张素受体阻滞剂、β受体阻滞剂、醛固酮阻滞剂等的广为应用,心力衰竭的药物治疗取得了很大进展,但仍有相当数量患者疗效不佳,5年存活率为25%左右。另一方面,鉴于传统观念、心脏供体有限、创伤性大及技术等因素,对严重心功能不全者采用心脏移植或辅助机械泵疗法也受限。而20世纪90年代发展起来的起搏治疗手段,心脏再同步治疗(CRT),以其卓越的疗效被公认为是心力衰竭的有效治疗手段。

一、心力衰竭患者心脏运动不同步的病理生理

心力衰竭患者往往合并房室和/或室内传导异常,反映到心电图上表现为房室传导阻滞、室内传导阻滞或束支传导阻滞,尤其是左束支传导阻滞图形。异常的电活动将导致房室、室间和/或室内运动不协调,出现房室运动不同步、左右心室间运动不同步和/或左心室的室内运动不同步。

(一) 房室不同步

正常情况下,心房收缩应出现在心室舒张结束之后、收缩开始之前,以充分发挥心房收缩对心室充盈的贡献,增加前负荷,使左心室舒张末压迅速增高。根据Frank-Starling定律,心肌收缩力将随之增加而使心排血量提高。房室运动不同步可以是由于房室传导或房间传导异常所致,前者使得左心室收缩相对延迟,后者导致左心房收缩延迟。就房室传导而言,过长和过短的PR间期都不符合生理性,都会导致房室运动不同步。过长的PR间期使得左心房室运动不匹配,左心房收缩相对提前发生于心室舒张的中期甚至早期,左心室的充盈时间缩短,充盈量减少。另一方面,左心房舒张亦相对提前,引起心房内压力下降。心室舒张末期心室内压力高于心房内压力,血流顺压差流向左心房,二尖瓣被反向压差推起并提前关

闭。但提前关闭的二尖瓣易形成关闭不全,造成了舒张期的二尖瓣反流。左心室充盈不足基础上再有二尖瓣反流将使有效排血量进一步减少。但过短的PR间期也不生理:如果左心房的峰压出现在左心室收缩开始之后,而此时左心室压力大大超过了左心房峰压,左心房收缩无法使二尖瓣开放,因此无法起到充盈左心室的作用,实际的有效充盈时间缩短。

(二) 左右心室间不同步

正常情况下,电激动经过房室结生理性传导延迟后,经由希氏束传至左右束支,使左、右心室近乎同步激动,左、右心室同步收缩将血液有效射出。而心力衰竭患者常常合并左、右心室间的不同步运动,心电图上表现为室内传导阻滞或束支传导阻滞,最常见的是左束支传导阻滞。左束支传导阻滞时,电激动经希氏束首先传导至右束支,先行激动右心室;然后经心肌间的电激动传导依次激动室间隔、左心室,最后激动的区域通常位于左心室侧后壁及乳头肌。右心室收缩早于左心室,其收缩产生的压力使得室间隔左移;而左心室收缩延迟,心肌激动时室间隔已舒张,左心室收缩产生的压力使室间隔向右心室移动,从而导致室间隔的矛盾运动,左心室射血降低。

(三) 左心室的室内不同步

心力衰竭时左心室扩张导致室内传导延迟,使得部分心肌提早激动,部分相对延迟激动,从而改变左心室电激动顺序。早激动的心肌产生的收缩力较小,不能形成足够的压差而不能有效射血;延迟激动心肌收缩产生的压力将使得已开始舒张的提早激动心肌产生矛盾运动,导致收缩力减弱,心排血量下降,同时舒张末容量增加,室壁应力增大,舒张功能减低。再者,最延迟激动的部位通常位于左心室侧壁和乳头肌,其收缩延迟将导致二尖瓣不能及时有效地关闭,产生不同程度的二尖瓣反流。不但减少了有效射血,还使得左心房压力增高,进而导致肺淤血,产生活动耐量下降和呼吸困难等临床表现。

二、心脏再同步治疗概述

CRT是在传统右心房、右心室双心腔起搏基础上增加左心室起搏,通过设定适当的房室间期和室间间期,纠正异常的心房、心室电激动传导,以恢复房室、左右室间和左心室室内运动的同步性,其工作的核心在于纠正不同步的机械运动(图33-1、图33-2)。

(一) 背景资料

CRT与以往传统起搏的不同之处在于需要进行左心室起搏。早期的左心室起搏需要经外科手术将导线缝合至左心室心外膜,直到1998年Daubert首次成功地经心脏静脉植入了左心室导线,才简化了CRT植入操作,使其在临床推广应用成为可能。随着2001年首个商用双心室起搏装置的问世,相关的临床试验陆续开展,旨在验证CRT治疗心力衰竭的疗效。多个以心功能为研究指标的临床试验(Path-CHF、InSync、MUSTIC、

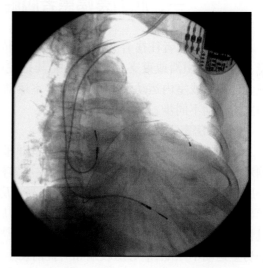

图33-1　CRT植入术后X线影像
可见右心房、右心室、左心室3根起搏导线。

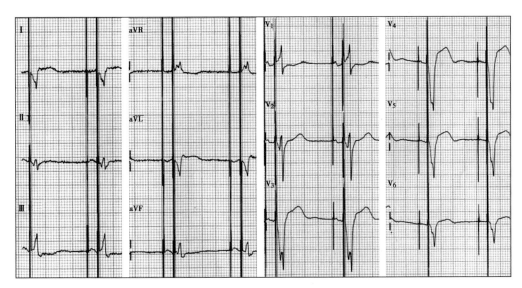

图 33-2　CRT 三腔起搏典型心电图

Ⅰ、aVL 导联主波向下，V₁ 导联呈右束支传导阻滞图形。

MIRACLE 等）证实，CRT 可以改善心力衰竭患者的心功能、降低住院率。随后，为评价 CRT 对死亡率的影响还开展了 COMPANION、CARE-HF 研究，证实 CRT 除改善心功能、提高生活质量之外，还可降低住院率和死亡率。基于此，指南将部分合并心脏运动不同步的心力衰竭列为 CRT 治疗的 Ⅰ 类适应证。此后，为拓展 CRT 应用人群，针对包括轻中度心功能不全（REVERSE、MADIT-CRT、RAFT）、窄 QRS 时限（RethinQ）、心房颤动（MILOS）等心力衰竭患者开展了一系列临床研究，并促进了指南的修订和更新。

我国自 1999 年开始开展 CRT 治疗。目前，国内诸多中心已能成熟的开展此项工作，并积累了一定的经验，在技术上与国外可媲美。CRT 植入量也日益增多，2018 年全国 CRT 植入总量近 5 000 例。而且，在 2006 年撰写、2009 年和 2013 年分别更新了我国的 CRT 治疗建议，规范了其应用，并加速了其在临床的推广。

（二）心脏再同步治疗的机制和疗效

基础和临床研究一致证明 CRT 可以改善心脏不协调运动。通过设定适当的房室间期实现房室的同步运动，减少二尖瓣反流，延长左心室充盈时间，恢复心房收缩对左心室充盈的贡献（图 33-3、图 33-4）。设定适当的室间间期，纠正左、右心室收缩的时差，从而避免室间隔矛盾运动，增加射血。再者，理论上，为最大化 CRT 疗效，最佳方案是将左心室导线植入激动最延迟的心肌位置，通常是左心室侧后壁。通过发放电刺激激动该部位的心肌，CRT 可使左心室心肌同步收缩，缩短左心室等容收缩时间，产生协调的球形向心运动，进而提高心脏的排血效率（图 33-5）。同时，左心室的充盈时间相应延长，充盈的增加将使得前负荷升高，从而进一步提高心肌收缩力。由于各心腔的运动得以协调化，避免了心肌收缩时的机械能在矛盾运动和无效射血中消耗，使得能量的利用效率显著提高，有效射血显著增加（图 33-6）。值得提出的是，此心脏功能的改善并不以增加心肌耗氧量为代价，这与拟交感活性药物不同，后者通常是在提高心脏做功同时增加了心肌耗氧。此外，研究证实，CRT 的长期效应还包括改善心力衰竭导致的神经激素环境紊乱、逆转心肌重塑。

（三）心脏再同步治疗的未来方向

作为充血性心力衰竭的治疗手段之一，CRT 的疗效已得到证实和认可。然而，尚有下述

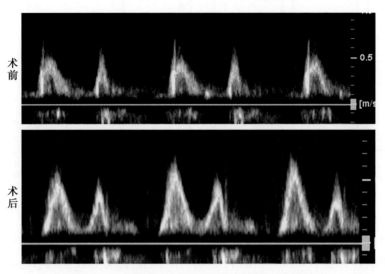

图 33-3　心脏再同步治疗后二尖瓣前向血流频谱改善

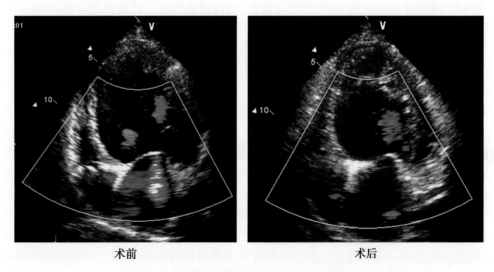

术前　　　　　　　　　　　　　　　术后

图 33-4　心脏再同步治疗后二尖瓣反流明显减少

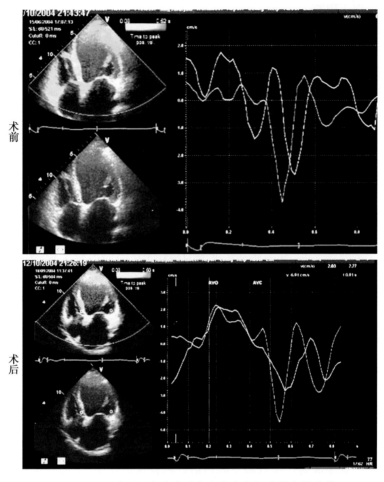

图 33-5 心脏再同步治疗后左心室室内运动同步性改善

CRT 治疗前后心尖四腔心组织多普勒图像。治疗前:间隔、左室侧壁达峰时间不一;侧壁收缩速度慢。治疗后:间隔、左室侧壁同时达到收缩峰值;侧壁收缩速度增快。

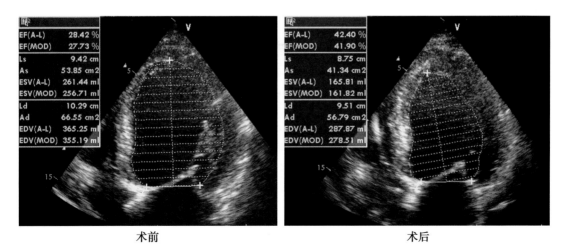

图 33-6 心脏再同步治疗后左心室射血分数提高

问题亟待解决和深入研究。

1. **CRT 适应证的拓展**　国内外指南均认可并将合并左束支传导阻滞、QRS 波显著增宽、窦性心律的心力衰竭患者列为 CRT 的 I 类适应证。但就特殊人群(如房颤节律、非左束支传导阻滞、窄 QRS 波的心力衰竭患者)而言,其适应证级别和推荐强度略有不同。

2. **如何提高 CRT 植入成功率**　CRT 植入术操作复杂,技术难度大,而且心力衰竭患者病情重,器械植入的并发症相对较多,因此要求术前严格掌握适应证并做好充分准备,要求术者必须有丰富的器械植入经验,术中规范操作、严密观察,以减少并发症的发生。相信随着植入技术的不断革新和经验积累,起搏导线的不断改进,心脏再同步治疗必将日趋成熟。

3. **如何提高 CRT 治疗反应率**　临床实践中发现,20%~30%的患者植入 CRT 后疗效不佳甚至病情恶化。基于 CRT 的工作原理在于使失同步运动的心脏再同步化,因此无效的原因可能是:①CRT 受者人群选择不当,即患者的心脏运动同步性尚好;②导线尤其是左心室导线的植入部位不理想,所在位置不是延迟最激动的位点或者局部系瘢痕纤维化心肌,以致不能有效地纠正不同步运动;③术后参数尤其是 AV、VV 间期设置不当,未能真正实现同步化;④由于期前收缩或者导线问题,术后未能实现 100% 的双心室起搏;⑤术后自行改变或终止抗心力衰竭药物治疗等。因此,为进一步提高 CRT 疗效,选择合并左束支传导阻滞且 QRS 时限>150ms 的 I 类适应证心力衰竭患者;力争将导线植入至最延迟激动心肌位置并避开瘢痕心肌、优化起搏参数设置以最大程度同步化心脏运动等措施意义重大。当然,目前关于自动间期优化、四极导线的推出和使用,明显提高了 CRT 治疗反应率,值得临床推广应用。

4. **再同步治疗模式的探索**　就经典的、借助左心室起搏实现的再同步治疗而言,毕竟仍有疗效不佳者,或者植入操作失败者。针对此类患者,目前的研究热点——希浦系统起搏(包括希氏束起搏、左束支区域起搏),因其能够纠正病变部位发生的传导延缓,恢复正常的心脏电传导,因此,有望成为传统双心室起搏治疗的备选。然而,作为一项新兴的起搏技术,其疗效和安全性仍需进一步开展大规模临床研究。

总之,CRT 是心力衰竭的有效治疗手段,不但可以改善心力衰竭症状,还可降低住院率以及死亡率。相信随着研究的不断深入,起搏技术的不断改进,器械治疗将会越来越广泛地应用于临床,给心力衰竭患者带来新的希望。但需要提出的是,CRT 不能完全取代抗心力衰竭药物治疗,完善的药物治疗是 CRT 发挥疗效的首要条件之一。目前的希浦系统起搏,可能会成为媲美甚至能替代传统三腔起搏的再同步治疗新手段。

(华伟　牛红霞)

参 考 文 献

[1] JESSUP M,BROZENA S. Heart failure. N Engl J Med,2003,348(20):2007-2018.

[2] 顾东风,黄广勇,吴锡桂,等.中国心力衰竭流行病学调查及其患病率.中华心血管病杂志,2003,31(1):6-9.

[3] 王方正,张澍,黄德嘉,等.心脏再同步治疗慢性心力衰竭的建议.中华心律失常学杂志,2006,10(2):90-102.

[4] 张澍,黄德嘉,华伟,等.心脏再同步治疗慢性心力衰竭的建议(2009 年修订版).中华心律失常学杂志,2010,14(1):46-58.

[5] 张澍,黄德嘉,华伟,等.心脏再同步治疗慢性心力衰竭的建议(2013 年修订版).中华心律失常学杂志,2013,17(4):247-261.

［6］ EUROPEAN HEART RHYTHM ASSOCIATION, EUROPEAN SOCIETY OF CARDIOLOGY, HEART RHYTHM SOCIETY,et al. 2012 EHRA/HRS expert consensus statement on cardiac resynchronization therapy in heart failure:implant and follow-up recommendations and management. Heart Rhythm, 2012, 9（9）: 1524-1576.

［7］ MARTIN DO,LEMKE B,BIRNIE D,et al. Investigation of a novel algorithm for synchronized left-ventricular pacing and ambulatory optimization of cardiac resynchronization therapy:results of the adaptive CRT trial. Heart Rhythm,2012,9（11）:1807-1814.

［8］ PAPPONE C,ĆALOVIċ Ž, VICEDOMINI G,et al. Improving cardiac resynchronization therapy response with multipoint left ventricular pacing:Twelve-month follow-up study. Heart Rhythm,2015,12（6）:1250-1258.

［9］ PONIKOWSKI P,VOORS AA,ANKER SD,et al. 2016 ESC Guidelines for the diagnosis and treatment of acute and chronic heart failure:The Task Force for the diagnosis and treatment of acute and chronic heart failure of the European Society of Cardiology（ESC）. Developed with the special contribution of the Heart Failure Association（HFA）of the ESC. Eur J Heart Fail,2016,18（8）:891-975.

［10］ HUANG W,SU L,WU S,et al. Long-term outcomes of His bundle pacing in patients with heart failure with left bundle branch block. Heart,2019,105（2）:137-143.

［11］ POSPISIL D,NOVOTNY T,JARKOVSKY J,et al. Differences in right-to-left vs left-to-right interventricular conduction times in patients indicated to cardiac resynchronization therapy. PLoS One, 2020, 15（2）:e0228731.

［12］ GOLDENBERG M,AKTAS MK,YOUNIS A,et al. Marital status and long-term outcomes in mild heart failure patients with an implantable cardioverter defibrillator or cardiac resynchronization therapy with defibrillator. Am J Cardiol,2020,125（8）:1180-1186.

［13］ PATEL D,TRULOCK KM,MOENNICH LA,et al. Predictors of long-term outcomes greater than 10 years after cardiac resynchronization therapy（CRT）implantation. J Cardiovasc Electrophysiol, 2020, 31（5）: 1182-1186.

第 34 章

心脏再同步治疗临床
研究及适应证

充血性心力衰竭是心内科治疗学上的难题。尽管近年来药物治疗取得了很大进展，但仍有相当数量患者疗效不佳。而 20 世纪 90 年代发展起来的起搏治疗，尤其是心脏再同步治疗（CRT），以其卓越的疗效逐渐成为一种心力衰竭的有效治疗手段。对心力衰竭患者进行起搏治疗，主要是因为心力衰竭患者容易合并传导异常，导致房室、室间和/或室内运动不同步，反映到心电图上表现为不同程度的房室传导阻滞、束支传导阻滞或室内传导阻滞。欧洲心力衰竭注册研究显示，在左心室射血分数（LVEF）<35% 的慢性心力衰竭患者中，41% 的患者 QRS 时限>120ms，17% 的患者 QRS 时限>150ms。其中 7% 的患者为右束支传导阻滞（right bundle branch block，RBBB），34% 的患者为左束支传导阻滞（left bundle branch block，LBBB），余下的为室内传导阻滞。而 CRT 通过在传统右心房、右心室双心腔起搏基础上增加左心室起搏，遵照一定的房室间期和室间间期顺序发放刺激，能够实现正常的心房、心室电激动传导，以改善心脏不协调运动，恢复房室、左右心室间和左心室室内运动的同步性，进而改善心功能。

一、心力衰竭起搏治疗的发展历程

心脏起搏用于治疗心力衰竭已有 30 年的历史，发展过程可分为四个阶段：

第一阶段：1990 年 Hochleitner 提出使用双心腔起搏及短 AV 间期可以改善心功能，标志着心脏起搏治疗心力衰竭时代的开始。1998 年美国心脏病学会/美国心脏协会（ACC/AHA）起搏指南中将药物难治性心力衰竭列为起搏的 Ⅱb 类适应证，但在 2000 年北美心脏起搏和电生理学会（NASPE）最终否定它的疗效。

第二阶段：1998 年 Daubert 首先成功地经心脏静脉植入了左心室心外膜起搏导线，实现了左、右双心室同步起搏。2001 年，第一个商用双心室起搏装置在美国问世，其间及此后进行了多个临床试验，其结果证明双心室同步起搏可以改善伴有 QRS 时限延长心力衰竭患者的心功能，提高其生活质量。为此，2002 年 ACC/AHA/NASPE 将 QRS 时限延长的心力衰竭列为双心室同步起搏的 Ⅱa 类适应证。

第三阶段：2003 年 JAMA 杂志发表的荟萃分析、2003 年的 COMPANION 和 2005 年 CARE-HF 研究表明，CRT 不但能改善心力衰竭患者症状、降低住院率，同时也能明显降低心力衰竭患者的死亡率。基于此，2005 年欧洲心脏病学会（ESC）和 ACC/AHA 制订的心力衰竭治疗指南相继将部分合并心脏不同步的心力衰竭列为 CRT 的 Ⅰ 类适应证。

第四阶段：2007 年 ESC 心脏起搏和再同步治疗指南和 2008 年 ACC/AHA/HRS 心脏节

律异常器械治疗指南均将心功能不全、LVEF 下降且 QRS 时限延长的患者列为 CRT 治疗的 I 类适应证,再次充分肯定了 CRT 的治疗意义。同时,基于日益丰富的循证医学证据,就心房颤动(房颤)患者、起搏依赖患者、具有高猝死风险的慢性心力衰竭患者等特定人群的适应证进行了界定,进一步扩大了 CRT 的适应人群,拓展了 CRT 的适应范畴。2010 年 ESC 对 CRT 治疗心力衰竭指南进行了更新,关键在于提升了轻度心力衰竭患者的推荐级别。

二、CRT 临床研究

为了获得确切的 CRT 效果,同时也为制订和修改 CRT 相关指南提供翔实依据,先后组织和开展了一系列高质量的临床试验。

(一) 以心功能为研究目标的临床试验

CRT 可改善心功能、提高生活质量,减轻症状,降低住院率。长期应用可以逆转左心室重塑。代表性的临床试验如下:

1. PATH-CHF(PAcing THerapies for Congestive Heart Failure) 研究　即慢性心力衰竭起搏治疗临床研究,是第一个单盲、随机、交叉对照的临床研究。研究入选了 25 例 NYHA 心功能分级 III ~ IV 级,窦性心律,PR 间期 ≥150mm,QRS 时限 >120ms 的缺血性或扩张型心肌病心力衰竭患者。随访 6 个月,证实 CRT 后左心室舒张末期内径(LVEDD)及左心室收缩末期内径(LVESD)明细减少,LVEF 显著提高,不足之处在于样本了太小,而且是单盲设计。

2. InSync 研究　即心室多部位起搏治疗充血性心力衰竭的多中心临床研究。研究共入选 81 例 NYHA 心功能分级 III ~ IV 级,LVEF<35%,LVEDD>60mm,QRS 时限 >150ms 的心力衰竭患者。随访 10 个月,证实植入 CRT 后 NYHA 心功能分级和生活质量均显著改善,6min 步行距离显著增加。研究肯定了 CRT 改善心功能的疗效。

3. MUSTIC-SR(Multisite STimulation in cardiomyopathy-Sinus Rhythm) 研究　即心肌病多部位起搏治疗临床研究。研究入选了 58 例 NYHA 心功能 III 级、窦性心律、QRS 时限 >150ms、LVEF<35%、LVEDD>60mm、无传统起搏器适应证的缺血性或扩张型心肌病心力衰竭患者。采用开、关起搏功能各 3 个月的自身交叉对照方法,证实 CRT 可以显著改善伴有室内传导阻滞慢性心力衰竭患者的运动耐量和生活质量。

4. MIRACLE(Multicenter InSync Randomized Clinical Evaluation) 研究　即多中心 InSync 临床研究,采用随机双盲设计。研究入选 453 例缺血性或非缺血性心肌病,NYHA 心功能分级 III ~ IV 级,LVEF≤35%,LVEDD≥55mm,QRS 时限 ≥130ms,6min 步行距离 ≤450m 的慢性心力衰竭患者。证实了 CRT 对于伴有室内传导阻滞中重度心力衰竭患者的显著疗效,6min 步行距离增加,生活质量改善,LVEF 提高,同时心力衰竭再入院和需要静脉药物干预比例减少。

心力衰竭患者心源性死亡的原因通常归因于进行性的心力衰竭或心脏性猝死。而植入型心律转复除颤器(ICD)能显著减少心脏性猝死的发生,故在 CRT 应用的同时也开展了联合 CRT 和 ICD 功能的心脏再同步治疗除颤器(CRT-D)研究。如 CONTAK-CD 研究和 MIRA-CLE ICD 研究,均纳入了同时有 ICD 和 CRT 适应证的慢性心力衰竭患者(LVEF≤35%),全部植入 CRT-D。随机分为 CRT-D 组(打开 CRT 功能)和 ICD 组(关闭 CRT 功能),平均随访

6个月。这两项研究都提示 CRT 能改善伴有 QRS 波增宽和猝死风险的中重度慢性心力衰竭患者的心功能,提高生活质量和运动耐量。

（二）以死亡率为研究目标的临床试验

涉及 CRT 对心力衰竭患者死亡率疗效的研究主要包括:

1. **荟萃分析**　2003 年一项汇总 CONTAK CD、InSync ICD、MIRACLE、MUSTIC 四项临床试验数据的研究证实:CRT 可以降低进行性心力衰竭死亡率达 51%,全因死亡率也有降低趋势,具体表现为 CRT 组的死亡率较对照组减少 23%。

2. **COMPANION(comparison of medical therapy,pacing,and defibrillation in chronic heart failure)研究**　即心力衰竭患者药物、双心室起搏和 CRT-D 治疗对比研究。研究入选了 1 520 例心力衰竭患者,要求满足缺血性或非缺血性心肌病,充分抗心力衰竭药物治疗 3 个月以上 NYHA 心功能 Ⅲ ~ Ⅳ 级,LVEF ≤35%,窦性心律,QRS 时限 ≥120ms,PR 间期 >150ms,无传统起搏器及 ICD 适应证,既往 12 个月曾因心力衰竭住院。随机分为单纯药物治疗组、药物联合 CRT 组和药物联合 CRT-D 治疗组 3 组,进行前瞻性随访。研究证实:对于合并 QRS 波增宽的中重度慢性心力衰竭患者,与单纯药物治疗比较,药物治疗联合 CRT 可以降低全因死亡和首次心力衰竭住院的复合终点风险,联合 CRT-D 可进一步降低死亡率。

3. **CARE-HF(cardiac resynchronization heart failure trial)研究**　即心脏再同步-心力衰竭研究。入选标准:年龄 >18 岁、心力衰竭病史 6 周以上、充分抗心力衰竭药物基础上 NYHA 心功能 Ⅲ ~ Ⅳ 级、LVEF ≤35%、身高校正的 LVEDD ≥30mm、QRS 时限 ≥120ms。若 QRS 时限 120~149ms 需满足超声评价的心脏运动不同步。研究共入选患者 813 例,平均随访 29.4 个月。与单纯药物治疗比较,药物治疗联合 CRT 能进一步降低室间机械延迟、收缩末期容积指数,减轻二尖瓣反流,增加 LVEF,改善症状和生活质量。还首次证实 CRT 可使全因死亡率显著降低达 36%。

4. 2011 年的一项荟萃分析显示,对 NYHA 心功能 Ⅲ 或 Ⅳ 级心力衰竭患者,CRT 改善心力衰竭症状并降低全因死亡风险达 22%,减少心力衰竭再入院风险达 35%。

总之,以上研究肯定了 CRT 改善中重度慢性心力衰竭患者症状,降低死亡率的疗效。

（三）针对 CRT 用于轻度心功能不全患者开展的临床研究

1. **REVERSE(Resynchronization reVEeses Remodelling in Systolic left vEntricular dysfunction)研究**　即再同步治疗逆转左心室收缩功能不全患者的心肌重塑。研究共纳入 610 例 NYHA 心功能 Ⅰ 或 Ⅱ 级的心力衰竭患者(窦性心律,LVEF ≤40%,QRS 时限 ≥120ms,LVEDD ≥55mm),在成功植入 CRT-P 或 CRT-D 后随机分为 CRT 打开组和 CRT 关闭组。研究证实,对于无症状或轻度心功能不全患者,CRT 可改善心力衰竭临床症状,抑制心室重塑,改善心功能,延缓心功能不全发展进程。

2. **MADIT-CRT(multicenter automatic defibrillator implantation trial with cardiac resynchronization therapy)研究**　即心脏再同步联合除颤器的多中心临床研究。入选 1 820 例 NYHA 心功能 Ⅰ 或 Ⅱ 级,LVEF ≤30%,QRS 时限 ≥130ms 的心力衰竭患者。随机分为 CRT-D(1 089 例)或 ICD 组(731 例)。平均随访 2.4 年,发现联合 CRT 治疗可降低心力衰竭风险达 41%,尤其是 QRS 时限 ≥150ms 和/或合并典型左束支传导阻滞的亚组患者。研究证实:对无明显心力衰竭症状,但 LVEF 低下、QRS 波增宽的患者而言,ICD 基础上联合 CRT 治疗可降低心力衰竭风险。

REVERSE 研究和 MADIT-CRT 研究中纳入的多数为 NYHA 心功能 Ⅱ 级患者。REVERSE 研究中 15% 的患者,MADIT-CRT 研究中 18% 的患者为 NYHA 心功能 Ⅰ 级。亚组分析显示,CRT 未能降低 NYHA 心功能 I 级患者的全因死亡和心力衰竭事件。

3. RAFT(resynchronization-defibrillation for ambulatory heart failure trial)研究　研究进一步证实了 CRT 治疗轻中度心力衰竭患者也能获益。共 1798 名 NYHA 心功能 II 或 III 级,QRS 时限≥120ms 或右心室起搏后 QRS 时限≥200ms,LVEF≤30%,已接受最佳药物治疗的患者入选。随机分配到植入 ICD 组或 CRT-D 组,平均随访 3 年。与 ICD 组相比,CRT-D 组的全因死亡和心力衰竭住院的相对风险下降了 25%。研究同时发现,CRT-D 仅使 QRS 时限≥150ms 组的患者获益,而 QRS 时限<150ms 组无明显获益。

4. 2011 年的荟萃分析同样显示,对 NYHA 心功能 II 级心力衰竭患者,CRT 降低全因死亡风险达 17%,减少心力衰竭再入院风险达 29%。

（四）对 CRT 治疗反应展开的临床研究

1. QRS 时限和形态对 CRT 疗效的影响

（1）针对 QRS 时限正常但有不同步证据的心力衰竭患者的 RethinQ(Resynchronization-THerapy In Narrow QRSd)研究:即窄 QRS 心力衰竭患者的 CRT 治疗。研究入选了 172 例 QRS 时限<130ms,超声或多普勒证实存在机械收缩不同步,LVEF≤35%,NYHA 心功能 III 级的心力衰竭患者。随机分为 CRT 治疗组及药物治疗组。随访 6 个月,两组主要终点差异无统计学意义。亚组分析发现,QRS 时限≥120ms 的患者,CRT 治疗后峰值耗氧量显著增加,而 QRS 时限<120ms 的亚组患者峰值耗氧量无增加。即 CRT 未能改善窄 QRS 心力衰竭患者的峰值耗氧量,提示超声证实存在运动不同步的窄 QRS 心力衰竭患者不能从 CRT 治疗获益。

（2）COMPANION 研究、CARE-HF 研究、REVERSE 研究、MADIT-CRT 研究和 RAFT 研究的纳入标准均要求 QRS 时限≥120ms。一项基于上述五项随机对照研究的荟萃分析提示,QRS 时限>150ms 的亚组从 CRT 治疗中获益更大。

（3）另一项基于 COMPANION 研究、CARE-HF 研究、MADIT-CRT 研究和 RAFT 研究的荟萃分析,与室内传导阻滞和右束支传导阻滞比较,完全性左束支传导阻滞患者从 CRT 治疗中获益更大。MADIT-CRT 研究的亚组分析显示,合并左束支传导阻滞的患者,与 ICD 治疗比较,CRT-D 降低了 53% 的死亡或心力衰竭住院风险,而非左束支传导阻滞患者中 CRT-D 未能显示出进一步获益。RAFT 研究的亚组分析提示,对于合并非左束支传导阻滞、QRS 波明显增宽(>150ms)、NYHA 心功能 II~IV 级的心力衰竭患者,CRT 仍是有效的治疗选择。对于非左束支传导阻滞的心力衰竭患者,缺乏足够证据支持 QRS 时限<150ms,NYHA 心功能 I 级的心力衰竭患者从 CRT 治疗中获益。

（4）EchoCRT 研究多中心、随机对照研究:纳入 809 例 NYHA 心功能 III 或 IV 级慢性心力衰竭患者,LVEF≤35%,QRS 时限≤130ms,同时经超声心动图证实存在左心室失同步。研究平均随访 19.4 个月,提前终止。研究发现 CRT 无法降低 QRS 时限<130ms 的心力衰竭患者的死亡和再入院,可能增加死亡率。亚组分析显示,QRS 时限为 120~130ms 的心力衰竭患者也无法从 CRT 治疗中获益。

（5）心脏运动同步性的评价 PROSPECT(results of the predictors of response to CRT)研究:即 CRT 疗效预测因子研究。研究入选 NYHA 心功能 III 或 IV 级、LVEF≤35%、QRS 时限≥130ms 的心力衰竭患者 498 例,采集基于传统和组织多普勒方法所得的 12 项超声不同步指标。研究发现,超声心动图指标预测临床综合评分、左心室收缩末期容积减小等研究终点的敏感性和特异性均有很大差异。研究提示:目前尚无确切的机械不同步指标可用于指导选择 CRT 适应人群,评价机械不同步的方法学有待进一步论证,目前 QRS 时限仍是预示不同步的指标。

2. 性别对 CRT 疗效的影响 MADIT-CRT 研究的亚组分析显示,女性患者合并非缺血性心肌病比例更高,合并肾功能异常的比例更低,心脏外形更小。从 CRT-D 治疗中获益更大,全因死亡和心力衰竭住院的复合终点减少 69%。经彩超证实,逆转心室重塑的比例更高。

3. 病因对 CRT 疗效的影响 MADIT-CRT 亚组分析显示,缺血性心肌病与非缺血性心肌病对 CRT-D 治疗的疗效有差异。彩超随访证实,非缺血性心肌病患者接受 CRT-D 治疗比缺血性心肌病患者有更明显的左心室收缩末期和舒张末期容积的减小,可能与缺血性心肌病患者的心脏瘢痕有关。

4. 左心室导线位置对 CRT 疗效的影响 MADIT-CRT 研究的亚组分析显示,左心室导线植入位置靠近心尖区域,增加患者死亡率和心力衰竭恶化风险。多项研究结果均提示左心室导线植入位置将影响 CRT 疗效,左心室导线与右心室导线之间的距离相隔越远,CRT 疗效可能越好,但应避免左心室导线靠近心尖区域。

(五)针对特殊人群应用 CRT 的临床研究

1. 永久或长程持续房颤患者接受 CRT 治疗的临床研究

(1) 房颤合并心力衰竭,宽 QRS,LVEF 降低:与窦性心律的心力衰竭患者比较,房颤患者往往年龄更大,合并疾病更多,病情更危重,预后更差,对 CRT 治疗的反应也更差。

一项纳入 23 个观察性研究的荟萃分析提示,在 7 495 例接受 CRT 治疗的患者中,25.5% 合并房颤。研究显示,房颤患者仍可以从 CRT 治疗中获益。但与非房颤患者比较,获益减少,对 CRT 治疗无反应比例增加,生活质量和 6min 步行距离改善减少。

这些研究都存在一个共同的问题,即房颤患者接受 CRT 治疗后难以维持较高的双心室起搏比例。而大型研究均提示,维持高双心室起搏比例(>99%)是 CRT 取得良好效果的前提条件。对大多数房室传导功能正常的房颤患者,为了提高 CRT 的双心室起搏比例,只能采取房室结消融治疗。

(2) 难以控制的快心室率房颤,拟采取房室结消融控制心室率:房室结消融治疗后需要接受起搏器治疗。既往研究提示,单纯右心室起搏,加重左心室失同步,增加心力衰竭恶化风险,CRT 可以最大限度地减轻左心室失同步,降低心力衰竭恶化风险。

评价房颤患者接受 CRT 联合房室结消融治疗疗效的 MILOS(multicentre longitudinal observational study)研究为多中心纵向观察研究。研究纳入植入 CRT 的 1 285 例患者,其中 243 例合并房颤。后者又分为 CRT 联合室率控制组和 CRT 联合房室结消融组。研究证实:与单纯 CRT 治疗相比,CRT 联合房室结消融可显著提高存活率,主要是减少心力衰竭导致的死亡。

2. 合并心动过缓,有起搏治疗适应证的心力衰竭患者

(1) 从传统单/双腔起搏器或 ICD 升级为 CRT 或 CRT-D:右心室起搏非生理起搏方式,增加心力衰竭和房颤发生风险。如果接受传统起搏器治疗的患者继发心力衰竭,需要评估是否将传统单/双腔起搏器升级为 CRT 或 CRT-D。虽然目前缺乏大型随机对照研究,但多个小样本研究显示升级 CRT 可以减少再入院,改善心功能。但同时需要注意,大型前瞻性的注册研究显示,升级 CRT 操作的手术相关并发症发生率高达 18.7%。

(2) 在有传统起搏器适应证的患者中应用 CRT 的临床证据:常规右心室起搏将人为导致左心室电活动延迟。DAVID 研究和 MADIT II 研究的亚组分析均提示右心室起搏比例超过 40%~50% 将增加患者心力衰竭恶化风险。对于合并左心室收缩功能减低的患者,BLOCKHF 研究提示 CRT 优于传统右心室起搏方式,但目前缺乏长期临床随访的数据。对于收缩功能保留的患者,PREVENTHF 研究提示,CRT 并未比传统右室起搏显示出优势。

三、国际 CRT 适应证的发展历程

CRT 的适应证经历了由相对适应证至绝对适应证的发展历程。在历数 CRT 适应证前首先了解 1991 年 ACC/AHA/NASPE 关于适应证的划分。

Ⅰ类适应证:根据病情状况,有明确证据或专家们一致认为该治疗对患者有益、有用或有效。相当于绝对适应证。

Ⅱ类适应证:根据病情状况,该治疗给患者带来的益处和效果证据不足或专家们的意见有分歧。Ⅱ类适应证中又进一步根据证据/观点的倾向性分为Ⅱa(意见有分歧倾向于支持)和Ⅱb(支持力度较差)两个亚类。相当于相对适应证。

Ⅲ类适应证:根据病情状况,专家们一致认为该治疗无效,甚至某些情况下对患者有害,因此不需要/不应该接受此项治疗,即非适应证。

(一) 2002 年 ACC/AHA/NASPE 心脏起搏治疗指南

2002 年 10 月,ACC/AHA/NASPE 发表的心脏起搏器临床应用指南中规定 CRT 的Ⅱa类适应证:NYHA 心功能Ⅲ~Ⅳ级,伴有心室内传导阻滞,QRS 时限 ≥130ms,LVEDD ≥55mm,LVEF≤35%。

(二) 2005 年 ESC 心力衰竭治疗指南

2005 年 5 月,ESC 将伴有心脏不同步的慢性心力衰竭列为 CRT Ⅰ类适应证。射血分数降低合并心脏不同步(QRS 时限≥120ms)的患者在充分药物治疗后仍有症状(NYHA 心功能分级Ⅲ~Ⅳ级)时可接受 CRT 治疗,以改善症状(Ⅰ类适应证),降低住院率(Ⅰ类适应证)和死亡率(Ⅰ类适应证)。

(三) 2005 年 ACC/AHA 心力衰竭治疗指南

2005 年 8 月,美国 ACC/AHA 在修订的成人心力衰竭诊断与治疗指南中的Ⅰ类适应证:对于现时或之前有症状并伴有 LVEF 下降的患者,除非有禁忌证,否则凡是符合以下条件者均应得到 CRT 治疗。LVEF≤35%,窦性心律,尽管使用了指南推荐的、充分的药物治疗,NYHA 心功能Ⅲ级或不必卧床的Ⅳ级症状,心脏不同步,即 QRS 时限>120ms。

(四) 2007 年 ESC 心脏起搏和再同步治疗指南

2007 年 8 月,ESC 新公布的心脏起搏和再同步治疗指南中 CRT 和 CRT-D 的适应证:充分抗心力衰竭药物治疗基础上仍然存在症状的心力衰竭患者,NYHA 心功能Ⅲ~Ⅳ级,LVEF≤35%,左心室扩大[在 CRT 对照试验中左心室扩大应用不同标准:LVEDD>55mm;LVEDD>30mm/m²,LVEDD>30mm/m(身高)],窦性心律,QRS 时限≥120ms。

Ⅰ类:CRT-P 降低心力衰竭发病率和死亡率(证据水平:A)。

Ⅰ类:CRT-D 对于功能状态良好,预期生存期>1 年的心力衰竭患者是一种可接受的治疗选择(证据水平 B)。

(五) 2008 年 ACC/AHA/HRS 心脏节律异常器械治疗指南

2008 年 5 月 ACC/AHA/HRS 正式公布了《2008 年心脏节律异常装置治疗指南》。指南提高 CRT 的治疗地位为Ⅰ类适应证,提升了 CRT-D 的应用地位,拓展了 CRT 在房颤和起搏依赖患者的应用范畴,描述如下。

Ⅰ类适应证:最佳药物治疗基础上 NYHA 心功能Ⅲ级或Ⅳ级的心力衰竭患者,符合

LVEF≤35%、QRS 时限≥120ms、窦性心律者应植入有/无 ICD 功能的 CRT(证据水平:A)。

Ⅱa 类适应证

1. 最佳药物治疗基础上 NYHA 心功能Ⅲ级或Ⅳ级的心力衰竭患者,符合 LVEF≤35%、QRS 时限≥120ms,但系房颤节律者可考虑植入有/无 ICD 功能的 CRT(证据水平:B)。

2. 最佳药物治疗基础上 LVEF≤35%、NYHA 心功能Ⅲ级或Ⅳ级的心力衰竭患者,若长期依赖心室起搏,接受 CRT 治疗是合理的(证据水平:C)。

Ⅱb 类适应证:充分的药物治疗基础上 LVEF≤35%、NYHA 心功能Ⅰ或Ⅱ级的心力衰竭患者,在植入永久起搏器或 ICD 时若预期需长期心室起搏可考虑植入 CRT(证据水平:C)。

（六）2009 年 ACC/AHA 成人心力衰竭诊治指南修订版

关于 LVEF≤35%、NYHA 心功能Ⅲ~Ⅳ级或心室起搏依赖患者的适应证与 2008 年 ACC/AHA/HRS 心律失常器械治疗指南一致。就房颤合并心力衰竭患者、完全性右束支传导阻滞患者以及 QRS 时限无明显延长患者的适应证未做具体界定。

（七）2010 年 ESC 心力衰竭器械治疗指南

新指南提出器械治疗有助于"预防心力衰竭进展"。基于 REVERSE 和 MADIT-CRT 研究结果,对于轻度心功能不全的 NYHA 心功能Ⅱ级心力衰竭患者而言,指南强调应药物与器械治疗相结合,从而更有效阻遏和逆转病情,改善预后。具体如下:

Ⅰ类适应证

1. 优化药物治疗基础上 NYHA 心功能Ⅲ级或不必卧床的Ⅳ级,定义为最近 1 个月内无心力衰竭意外住院,预期生存期>6 个月)、LVEF≤35%、QRS 时限≥120ms、窦性心律的患者,推荐 CRT-P/CRT-D 治疗以降低心力衰竭发病率和死亡率(证据级别:A 级)。

2. 优化药物治疗基础上 NYHA 心功能Ⅱ级、LVEF≤35%、QRS 时限≥150ms、窦性心律的患者,优选推荐 CRT-D 以降低心力衰竭发病率或防治心力衰竭进展(证据级别:A 级)。

3. 符合Ⅰ类起搏适应证的患者,若满足 NYHA 心功能Ⅲ级/Ⅳ级、LVEF≤35%、QRS 时限≥120ms,推荐 CRT-P/CRT-D 以降低心力衰竭发病率。对于植入 CRT-D 患者要求良好功能状态下预期生存期超过 1 年,有 ICD 二级预防适应证的患者也应植入 CRT-D(证据级别:B 级)。

Ⅱa 类适应证

1. NYHA 心功能Ⅲ级/Ⅳ级、LVEF≤35%、QRS 时限≥130ms、由房室结消融所致心室起搏依赖患者,应考虑应用 CRT-P/CRT-D 以降低心力衰竭发病率。对于植入 CRT-D 患者要求良好功能状态下预期生存期超过 1 年(证据级别:B 级)。

2. NYHA 心功能Ⅲ级/Ⅳ级、LVEF≤35%、QRS 时限≥130ms、心室率缓慢同时充分心室起搏(定义为心室起搏比例≥95%)的患者,应考虑应用 CRT-P/CRT-D 以降低心力衰竭发病率。对于植入 CRT-D 患者要求良好功能状态下预期生存期超过 1 年(证据级别:C 级)。

3. 符合Ⅰ类起搏适应证的患者,若满足 NYHA 心功能Ⅲ/Ⅳ级、LVEF≤35%、QRS 时限<120ms,应考虑应用 CRT-P/CRT-D 降低心力衰竭发病率。对于植入 CRT-D 患者要求良好功能状态下预期生存期超过 1 年,有 ICD 二级预防适应证的患者也应植入 CRT-D(证据级别:C 级)。

Ⅱb 类适应证

1. 符合Ⅰ类起搏适应证的患者,若满足 NYHA 心功能Ⅱ级、LVEF≤35%、QRS 时限<120ms,可以考虑应用 CRT-P/CRT-D 降低心力衰竭发病率。对于植入 CRT-D 患者要求良好功能状态下预期生存期超过 1 年,有 ICD 二级预防适应证的患者也应植入 CRT-D(证据级

别:C级)。

2. 对不能行心脏移植的重症心力衰竭患者,若满足 NYHA 心功能Ⅲb 级或不必卧床的 Ⅳ级、LVEF≤25%、峰值氧耗量<14ml/(kg·min),左心室辅助装置可考虑作为最终治疗以 降低死亡率(证据级别:B 级)。

(八) 2012 年 ACCF/AHA/HRS 更新 2008 心脏节律异常器械治疗指南

2012 年 5 月,ACCF/AHA/HRS 更新了《2008 心脏节律异常器械治疗指南》。主要变化 为:①Ⅰ类适应证限制在 QRS 时限 QRS≥150ms 患者中;②Ⅰ类适应证限制在 QRS 形态为 左束支传导阻滞的患者中;③将Ⅰ类适应证扩展至 NYHA Ⅱ级患者(同时满足 QRS 时限 ≥150ms 和左束支传导阻滞);④将缺血性心力衰竭,LVEF≤30%,窦性心律,左束支传导阻 滞,QRS 时限≥150ms 及 NYHA Ⅰ级列为Ⅱb 适应证。

Ⅰ类适应证

最佳药物治疗基础上,NYHA 心功能Ⅱ、Ⅲ或非卧床Ⅳ级心力衰竭患者,符合 LVEF ≤35%、左束支传导阻滞且 QRS 时限≥150ms、窦性心律者,应植入 CRT(NYHA Ⅲ/Ⅳ级,证 据水平:A 级;NYHA Ⅱ级,证据水平:B 级)。

Ⅱa 类适应证

1. 最佳药物治疗基础上,NYHA 心功能Ⅱ、Ⅲ或非卧床Ⅳ级心力衰竭患者,符合 LVEF ≤35%、左束支传导阻滞且 QRS 时限在 120～149ms,窦性心律者,可以植入 CRT(证据水平: B)。

2. 最佳药物治疗基础上,NYHA 心功能Ⅲ或非卧床Ⅳ级心力衰竭患者,符合 LVEF ≤35%、非左束支传导阻滞,QRS 时限≥150ms,窦性心律者,可以植入 CRT(证据水平:A)。

3. 最佳药物治疗基础上,房颤患者合并 LVEF≤35%,如果:①患者有心室起搏需求或符 合 CRT 适应证;②房室结消融或药物控制房颤心室率后可以实现 100%心室起搏,可以植入 CRT(证据水平:A)。

4. 最佳药物治疗基础上,LVEF≤35%,新植入或更换起搏器,预期心室起搏比例超过 40%,可以植入 CRT(证据水平:C)。

Ⅱb 类适应证

1. 最佳药物治疗基础上,缺血性心力衰竭,NYHA 心功能Ⅰ级心力衰竭患者,符合 LVEF ≤30%,左束支传导阻滞且 QRS 时限≥150ms,窦性心律者,可以植入 CRT(证据水平:C)。

2. 最佳药物治疗基础上,NYHA 心功能Ⅲ或非卧床Ⅳ级心力衰竭患者,符合 LVEF ≤35%、非左束支传导阻滞,QRS 时限在 120～149ms,窦性心律者,可以植入 CRT(证据水平: B)。

3. 最佳药物治疗基础上,NYHA 心功能Ⅱ级心力衰竭患者,符合 LVEF≤35%、非左束支 传导阻滞,QRS 时限≥150ms,窦性心律者,可以植入 CRT(证据水平:B)。

Ⅲ类适应证。

1. NYHA 心功能Ⅰ/Ⅱ级,非左束支传导阻滞,QRS 时限<150ms 心力衰竭患者,不建议 植入 CRT(证据水平:B)。

2. 预期寿命不足 1 年的心力衰竭患者不建议植入 CRT(证据水平:C)。

(九) 2013 年 ESC 心脏起搏和再同步治疗指南

1. 窦性心律患者的 CRT 适应证

Ⅰ类适应证

1) 最佳药物治疗基础上,NYHA 心功能Ⅱ、Ⅲ或非卧床Ⅳ级心力衰竭患者,符合 LVEF

≤35%、左束支传导阻滞且 QRS 时限>150ms,推荐植入 CRT(证据水平:A)。

2)最佳药物治疗基础上,NYHA 心功能Ⅱ、Ⅲ或非卧床Ⅳ级心力衰竭患者,符合 LVEF ≤35%、左束支传导阻滞且 QRS 时限在 120~150ms,推荐植入 CRT(证据水平:B)。

Ⅱa 类适应证:最佳药物治疗基础上,NYHA 心功能Ⅱ、Ⅲ或非卧床Ⅳ级心力衰竭患者, 符合 LVEF≤35%、非左束支传导阻滞,QRS 时限>150ms,应该植入 CRT(证据水平:B)。

Ⅱb 类适应证:最佳药物治疗基础上,NYHA 心功能Ⅱ、Ⅲ或非卧床Ⅳ级心力衰竭患者, 符合 LVEF≤35%、非左束支传导阻滞,QRS 时限在 120~150ms,可以考虑植入 CRT(证据水 平:B)。

Ⅲ类适应证:QRS 时限<120ms 的慢性心力衰竭患者不推荐植入 CRT(证据水平:B)。

2. 永久房颤患者的 CRT 适应证

Ⅱa 类适应证

1)合并心力衰竭,QRS 波增宽及 LVEF 减低:慢性心力衰竭,自身 QRS 时限≥120ms,LVEF ≤35%,经充分优化药物治疗后 NYHA 心功能仍为Ⅲ或Ⅳ级,如果双心室起搏比例可以接近 100%,应该植入 CRT;双室起搏比例不能达标的患者,应该建议房室结消融(证据水平:B)。

2)合并 LVEF 减低,同时房颤心室率难以控制,拟行房室结消融。消融后应该选择植 入 CRT(证据水平:B)。

(十) 2016 ESC 急慢性心力衰竭治疗指南

2016 年 ESC 再次更新了心力衰竭患者接受 CRT 治疗的建议,要点内容如下:

1. 最佳药物治疗基础上仍有症状的心力衰竭患者,符合 LVEF≤35%、左束支传导阻滞 且 QRS 时限≥150ms,为了改善心力衰竭症状,提高生存率,推荐植入 CRT(Ⅰ类推荐,证据 水平:A)。

2. 最佳药物治疗基础上仍有症状的心力衰竭患者,符合 LVEF≤35%、非左束支传导阻 滞,同时 QRS 时限≥150ms,为了改善心力衰竭症状,提高生存率,应该植入 CRT(Ⅱa 类推 荐,证据水平:B)。

3. 最佳药物治疗基础上仍有症状的心力衰竭患者,符合 LVEF≤35%、左束支传导阻滞 且 QRS 时限在 130~149ms,为了改善心力衰竭症状,提高生存率,推荐植入 CRT(Ⅰ类推荐, 证据水平:B)。

4. 最佳药物治疗基础上仍有症状的心力衰竭患者,符合 LVEF≤35%、非左束支传导阻 滞,同时 QRS 时限在 130~149ms,为了改善心力衰竭症状,提高生存率,可以植入 CRT(Ⅱb 类推荐,证据水平:B)。

5. 射血分数降低的心力衰竭(HFrEF)患者,无论 NYHA 心功能分级如何,只要有心室 起搏需求或高度以上房室传导阻滞,为了降低死亡率,推荐植入 CRT 替代传统右心室起搏。 包括永久房颤患者(Ⅰ类推荐,证据水平:A)。

6. 最佳药物治疗基础上,NYHA 心功能Ⅲ或非卧床Ⅳ级心力衰竭患者,符合 LVEF≤ 35%,为了改善心力衰竭症状,提高生存率,如果房颤自身 QRS 时限>130ms,并且有方法可 以保证双室起搏比例或者预期患者能恢复窦性心律,应该植入 CRT(Ⅱa 类推荐,证据水平: B)。

7. 接受传统起搏器或 ICD 治疗后因高心室起搏比例伴发心力衰竭,优化药物治疗后仍 有症状的 HFrEF 患者,可以考虑升级器械为 CRT。本条对心力衰竭稳定的患者不适用(Ⅱb 类推荐,证据水平:B)。

8. QRS 时限<130ms 是 CRT 治疗的禁忌(Ⅲ类推荐,证据水平:A)。

四、我国的 CRT 适应证建议

我国的 CRT 临床治疗工作始于 1999 年,最早由浙江医院、四川大学华西医院、中国医学科学院阜外医院、上海交通大学医学院附属瑞金医院、上海市第一人民医院等先后开展,植入量逐渐提高。2006 年中华医学会心电生理和起搏分会(CSPE)首次制订并公布了国内 CRT 治疗指南,规范了 CRT 适应证,促进了 CRT 在国内的推广和应用。此后,国内外均针对诸如轻、中度心功能不全、起搏依赖的患者等特定 CRT 治疗人群进行了深入研究并取得了一定成绩。在此基础上,2010 年 CSPE 再次组织了 CRT 专家工作组,对适应证进行了更新。

Ⅰ类适应证

同时满足以下条件者可植入有/无 ICD 功能的 CRT:①缺血性或非缺血性心肌病;②充分抗心力衰竭药物治疗后,NYHA 心功能仍在Ⅲ级或不必卧床的Ⅳ级;③窦性心律;④LVEF≤35%;⑤QRS 时限≥120ms。

Ⅱa类适应证

1. 慢性心房颤动患者,合乎Ⅰ类适应证的其他条件,可行有/无 ICD 功能的 CRT 治疗(部分患者需结合房室结射频消融以保证有效夺获双心室)。

2. LVEF≤35%,符合常规心脏起搏适应证并预期心室起搏依赖的患者,NYHA 心功能Ⅲ级及以上。

3. LVEF≤35%,已植入心脏起搏器并心室起搏依赖者,心脏扩大及 NYHA 心功能Ⅲ级及以上。

4. 充分药物治疗后 NYHA 心功能分级Ⅱ级,LVEF≤35%,QRS 时限≥120ms。

Ⅱb类适应证:最佳药物治疗基础上 LVEF≤35%、NYHA 心功能Ⅰ或Ⅱ级的心力衰竭患者,在植入永久起搏器或 ICD 时若预期需长期心室起搏可考虑植入 CRT。

Ⅲ类适应证:心功能正常,不存在室内传导阻滞者。

2013 年,CSPE 再次组织了 CRT 工作专家组在 2009 年制定的 CRT 治疗心力衰竭的建议基础上,依据 2012 年 ACCF/AHA/HRS 和 ESC 的指南,结合我国情况,提出了我国 CRT 适应证建议。

Ⅰ类适应证

1. LVEF≤35%,窦性心律,左束支传导阻滞且 QRS 时限≥120ms,指南推荐的药物治疗基础上心功能Ⅲ级或不必卧床的Ⅳ级患者可植入有/无 ICD 功能的 CRT(证据级别:A)。

2. LVEF≤35%,窦性心律,左束支传导阻滞且 QRS 时限≥150ms,指南推荐的药物治疗基础上心功能Ⅱ级患者可植入有/无 ICD 功能的 CRT(证据级别:B)。

Ⅱa类适应证

1. 指南推荐的药物治疗基础上,LVEF≤35%,窦性心律,左束支传导阻滞且 QRS 时限120~149ms,心功能Ⅱ级患者可植入有/无 ICD 功能的 CRT(证据级别:B)。

2. 指南推荐的药物治疗基础上,LVEF≤35%,窦性心律,非左束支传导阻滞且 QRS 时限≥150ms,心功能Ⅲ级/Ⅳ级患者可植入有/无 ICD 功能的 CRT(证据级别:A)。

3. 指南推荐的药物治疗基础上,LVEF≤35%,永久或长程持续房颤节律患者,心室起搏依赖或符合 CRT 标准且房室结消融和/或药物治疗后导致近乎 100% 心室起搏可植入有/无 ICD 功能的 CRT(证据级别:B)。

4. 指南推荐的药物治疗基础上,LVEF≤35%,预期心室起搏比例>40% 的新植入或更换起搏器的患者可植入有/无 ICD 功能的 CRT(证据级别:C)。

Ⅱb 类适应证

1. 指南推荐的药物治疗基础上,LVEF≤30%,窦性心律,左束支传导阻滞且 QRS 时限≥150ms,心功能Ⅰ级的缺血性心肌病患者可植入有/无 ICD 功能的 CRT(证据级别:B)。

2. 指南推荐的药物治疗基础上,LVEF≤35%,窦性心律,非左束支传导阻滞且 QRS 时限120~149ms,心功能Ⅲ级/Ⅳ级患者可植入有/无 ICD 功能的 CRT(证据级别:B)。

3. 指南推荐的药物治疗基础上,LVEF≤35%,窦性心律,非左束支传导阻滞且 QRS 时限≥150ms,心功能Ⅱ级患者可植入有/无 ICD 功能的 CRT(证据级别:B)。

Ⅲ类适应证

1. CRT 不适用于心功能Ⅰ~Ⅱ级、非左束支传导阻滞,且 QRS 时限<150ms 的患者(证据级别:B)。

2. CRT 不适用于因合并症或其他原因导致的预期寿命不足 1 年者(证据级别:C)。

(徐原宁 刘兴斌)

参 考 文 献

[1] KHAN NK,GOODE KM,CLELAND JG,et al. Prevalence of ECG abnormalities in an international survey of patients with suspected or confirmed heart failure at death or discharge. Eur J Heart Fail,2007,9(5):491-501.

[2] GRAS D,MABO P,TANG T,et al. Multisite pacing as a supplemental treatment of congestive heart failure:preliminary results of the Medtronic Inc. InSync Study. Pacing Clin Electrophysiol,1998,21(11 Pt 2):2249-2255.

[3] STELLBRINK C,BREITHARDT OA,FRANKE A,et al. Impact of cardiac resynchronization therapy using hemodynamically optimized pacing on left ventricular remodeling in patients with congestive heart failure and ventricular conduction disturbances. J Am Coll Cardiol,2001,38(7):1957-1965.

[4] CAZEAU S,LECLERCQ C,LAVERGNE T,et al. Effects of multisite biventricular pacing in patients with heart failure and intraventricular conduction delay. N Engl J Med,2001,344(12):873-880.

[5] HIGGINS SL,HUMMEL JD,NIAZI IK,et al. Cardiac resynchronization therapy for the treatment of heart failure in patients with intraventricular conduction delay and malignant ventricular tachyarrhythmias. J Am Coll Cardiol,2003,42(8):1454-1459.

[6] YOUNG JB,ABRAHAM WT,SMITH AL,et al. Combined cardiac resynchronization and implantable cardioversion defibrillation in advanced chronic heart failure:the MIRACLE ICD Trial. JAMA,2003,289(20):2685-2694.

[7] CLELAND JG,DAUBERT JC,ERDMANN E,et al. The effect of cardiac resynchronization on morbidity and mortality in heart failure. N Engl J Med,2005,352(15):1539-1549.

[8] AL-MAJED NS,MCALISTER FA,BAKAL JA,et al. Meta-analysis:cardiac resynchronization therapy for patients with less symptomatic heart failure. Ann Intern Med,2011,154(6):401-412.

[9] LINDE C,ABRAHAM WT,GOLD MR,et al. Randomized trial of cardiac resynchronization in mildly symptomatic heart failure patients and in asymptomatic patients with left ventricular dysfunction and previous heart failure symptoms. J Am Coll Cardiol,2008,52(23):1834-1843.

[10] MOSS AJ,HALL WJ,CANNOM DS,et al. Cardiac-resynchronization therapy for the prevention of heart-failure events. N Engl J Med,2009,361(14):1329-1338.

[11] DAIMEE UA,MOSS AJ,BITON Y,et al. Long-term outcomes with cardiac resynchronization therapy in patients with mild heart failure with moderate renal dysfunction. Circ Heart Fail,2015,8(4):725-732.

[12] SIPAHI I,CARRIGAN TP,ROWLAND DY,et al. Impact of QRS duration on clinical event reduction with

cardiac resynchronization therapy:meta-analysis of randomized controlled trials. Arch Intern Med,2011,171 (16):1454-1462.

[13] SIPAHI I,CHOU JC,HYDEN M,et al. Effect of QRS morphology on clinical event reduction with cardiac resynchronization therapy:meta-analysis of randomized controlled trials. Am Heart J,2012,163(2):260-267.

[14] ARIGA R,TAYEBJEE MH,BENFIELD A,et al. Greater three-dimensional ventricular lead tip separation is associated with improved outcome after cardiac resynchronization therapy. Pacing Clin Electrophysiol,2010, 33(12):1490-1496.

[15] BESHAI JF,GRIMM RA,NAGUEH SF,et al. Cardiac-resynchronization therapy in heart failure with narrow QRS complexes. N Engl J Med,2007,357(24):2461-2471.

[16] BRIGNOLE M,BOTTO G,MONT L,et al. Cardiac resynchronization therapy in patients undergoing atrioventricular junction ablation for permanent atrial fibrillation:a randomized trial. Eur Heart J,2011,32(19): 2420-2429.

[17] UPADHYAY GA,CHOUDHRY NK,AURICCHIO A,et al. Cardiac resynchronization in patients with atrial fibrillation:a meta-analysis of prospective cohort studies. J Am Coll Cardiol,2008,52(15):1239-1246.

[18] SWEENEY MO,PRINZEN FW. A new paradigm for physiologic ventricular pacing. J Am Coll Cardiol,2006, 47(2):282-288.

[19] STEINBERG JS,FISCHER A,WANG P,et al. The clinical implications of cumulative right ventricular pacing in the multicenter automatic defibrillator trial Ⅱ. J Cardiovasc Electrophysiol,2005,16(4):359-365.

[20] ARSHAD A,MOSS AJ,FOSTER E,et al. Cardiac resynchronization therapy is more effective in women than in men:the MADIT-CRT(Multicenter Automatic Defibrillator Implantation Trial with Cardiac Resynchronization Therapy)trial. J Am Coll Cardiol,2011,57(7):813-820.

[21] BARSHESHET A,GOLDENBERG I,MOSS AJ,et al. Response to preventive cardiac resynchronization therapy in patients with ischaemic and nonischaemic cardiomyopathy in MADIT-CRT. Eur Heart J,2011,32(13): 1622-1630.

[22] SINGH JP,KLEIN HU,HUANG DT,et al. Left ventricular lead position and clinical outcome in the multicenter automatic defibrillator implantation trial-cardiac resynchronization therapy(MADIT-CRT)trial. Circulation,2011,123(11):1159-1166.

[23] LINDE C,LECLERCQ C,REX S,et al. Long-term benefits of biventricular pacing in congestive heart failure: results from the Multisite STimulation in cardiomyopathy(MUSTIC)study. J Am Coll Cardiol,2002,40(1): 111-118.

[24] GASPARINI M,AURICCHIO A,METRA M,et al. Long-term survival in patients undergoing cardiac resynchronization therapy:the importance of performing atrio-ventricular junction ablation in patients with permanent atrial fibrillation. Eur Heart J,2008,29(13):1644-1652.

[25] CHUNG ES,LEON AR,TAVAZZI L,et al. Results of the predictors of response to CRT(PROSPECT)trial. Circulation,2008,117(20):2608-2616.

[26] GOLDSCHMIDT H. Biventricular pacing for atrioventricular block and systolic dysfunction. N Engl J Med, 2013,369(6):578-579.

[27] RUSCHITZKA F,ABRAHAM WT,SINGH JP,et al. Cardiac-resynchronization therapy in heart failure with a narrow QRS complex. N Engl J Med,2013,369(15):1395-1405.

[28] FUNCK RC,MUELLER HH,LUNATI M,et al. Characteristics of a large sample of candidates for permanent ventricular pacing included in the Biventricular Pacing for Atrio-ventricular Block to Prevent Cardiac Desynchronization Study(BioPace). Europace,2014,16(3):354-362.

[29] GAGE RM,BURNS KV,BANK AJ. Echocardiographic and clinical response to cardiac resynchronization therapy in heart failure patients with and without previous right ventricular pacing. Eur J Heart Fail,2014,16 (11):1199-1205.

[30] DUCHENNE J,AALEN JM,CVIJIC M,et al. Acute redistribution of regional left ventricular work by cardiac

resynchronization therapy determines long-term remodelling. Eur Heart J Cardiovasc Imaging, 2020, pii: jeaa003.

[31] PONIKOWSKI P, VOORS AA, ANKER SD, et al. 2016 ESC Guidelines for the diagnosis and treatment of acute and chronic heart failure: The Task Force for the diagnosis and treatment of acute and chronic heart failure of the European Society of Cardiology(ESC)Developed with the special contribution of the Heart Failure Association(HFA)of the ESC. Eur Heart J,2016,37(27):2129-2200.

第35章

心脏运动失同步的评价

正常心脏在窦房结电活动的控制下,心房和心室有序而协调(同步)地收缩和舒张,完成有效射血,从而保证全身各系统、器官和组织的供血,提供氧气和营养物质。心脏的失同步是指在心动周期中,心脏的机械活动失调,不能同步而协调地收缩和舒张,影响血流动力学和心功能的一种病理生理状态。

临床发现慢性心力衰竭的患者存在心脏的失同步,进一步的研究发现心脏失同步与慢性心力衰竭的发生和进展相关,CRT 可以缓解患者症状、改善心功能和血流动力学、提高运动能力和降低死亡率。因此,随着 CRT 的发展,心脏收缩失同步在心力衰竭中的作用日益受到重视。早期的研究多用 QRS 波增宽评价心室收缩失同步,近年来越来越多的研究表明,QRS 波宽度仅反映心室电活动的失同步,部分 QRS 波增宽的患者机械收缩同步,相反,部分窄 QRS 的患者存在机械不同步,且 CRT 疗效与宽 QRS 患者无差异。基于此,需要更多有效方法评价心脏机械收缩失同步。

心脏的失同步包括房室失同步、心室间失同步和心室内失同步,因对于心脏失同步的评价应包含房室不同步测量、心室间不同步测量和心室内不同步测量。心脏失同步的评价在患者筛选、左心室导线的定位、起搏参数的调整和术后的随访的过程中不可或缺,对于 CRT 的疗效评估至关重要。多数用于心脏病诊断和评价心脏功能的方法可测量心脏的失同步,现在常用的方法有超声、CT、MRI、放射性核素及心导管等方法。

心脏 CT 是以多层快速扫描的方式重构心脏的解剖图像,在心脏周期的不同阶段观察心脏不同腔室的构形及其它们之间的相互关系,进而评估心脏的同步性以及心功能。近年来出现了很多新的技术,包括螺旋 CT、多排 CT、电子束 CT,这些技术以更快的扫描速度、更合理的扫描方式,使显示的图像更接近心脏解剖的真实状态,可以用来评价动态心脏的失同步性。但是这些检查较复杂,而且价格也比较高,不便于反复检查和患者的随访,并不是临床常用的评价心脏失同步的方法。

MRI 用于观察心脏的机械活动的变化,评估房室的同步性、心室间的同步性和心室内的同步性具有重复性好、空间分辨率高、获得三维信息等优点。MRI 能用于评估径向、长轴和环向的应变,常用的参数环向不一致被用于测量心脏运动的同步性,但是 MRI 检查繁复、费时和价格高,较难在临床推广,而且尽管有些新型的起搏器可以不受 MRI 的影响,目前临床上还是把 MRI 检查作为起搏器的禁忌证。

心脏的核素检查,可以采用心肌灌注扫描,观察心肌的灌注情况、心室壁的厚度和活动状态;也可以采用心腔的血池扫描,显示心腔的大小、形态和心脏的功能状态。作为评价心脏同步化的一种方法,有人已经将其用于测量 CRT 前后的疗效,并认为是一种较好的方法。

但是与 CT 和 MRI 同样有检查过程复杂和价格高等缺点,而且放射性核素自身的放射学特征,也无法反复应用于同一患者,不利于其随访,降低了临床应用的价值,作为临床研究尚可,但广泛应用受到了限制。

心导管作为一种古老而可靠的心脏检查方法,临床应用较多,既可以准确探察相关的心脏疾病又可以量化心脏功能。在心脏机械活动的判断方面,可以借助心脏造影直接观察机械活动状态和心脏的解剖形态,也可以通过测量压力和压力微分来观察失同步带来的心脏力学改变,还可以描记心脏的压力-容积曲线,在压力-容积环上分析心脏的压力-容积变化规律,以判断心脏机械活动的失同步。心导管技术由于准确性高,在评价心脏机械失同步和CRT 疗效方面具有重要意义,尤其是在 CRT 应用的早期阶段和基础研究方面有特殊价值,对无创方法的价值评估也发挥了不可低估的作用。但是心导管技术的创伤性,决定了临床应用的局限性,很难反复应用,无法对心脏的失同步进行随访。

超声心动图是最常用的无创评估方法,从简单的 M 型超声、多普勒超声、二维超声到三维、四维超声,以及斑点追踪显像、超声造影等技术。本章将重点阐述如何应用超声心动图评价心脏机械收缩失同步性,分别描述房室收缩失同步,左、右心室间收缩失同步和左心室内收缩失同步。

一、房室收缩失同步的评价

正常的房室收缩存在一定的顺序,心房收缩结束后心室收缩开始,使得左心房峰压正好出现在左心室收缩开始之前,引起左心室舒张末压的迅速增高,有利于左心室收缩射血。二尖瓣血流图上可表现为 E、A 峰分开。若患者存在房室收缩失同步,可表现为两种情况:一种为心房收缩过早于心室收缩,见于 PR 间期延长的患者;另一种为心房收缩过晚,与心室收缩时间相近或同时收缩,见于 PR 间期过短的患者。超声血流多普勒检查时,将取样容积位于左心室流出道和流入道的中间,获取脉冲波多普勒血流图,同时得到 E、A 峰和主动脉血流频谱,A 峰表示心房收缩,测量 A 峰结束和主动脉频谱开始的时间差可以评价房室收缩失同步(图 35-1)。另

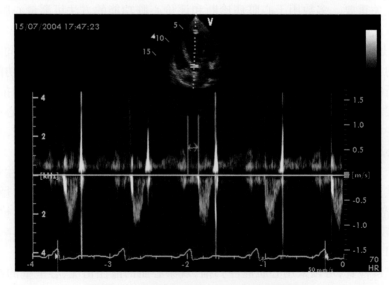

图 35-1　二尖瓣血流房室失同步时超声表现
A 峰结束后较长一段时间主动脉射血未开始,提示该患者存在房室收缩失同步。

外,测量左心室舒张充盈时间的比例也可用来评价房室收缩失同步,若左心室舒张充盈时间占心动周期的比例<40%,则提示房室不同步(图 35-2)。这也可以作为起搏前评估房室同步性的一个次要标准。

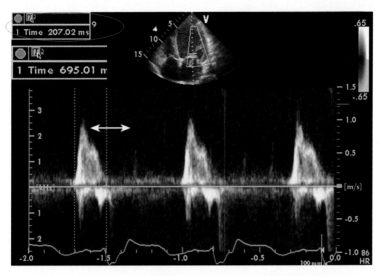

图 35-2　E 峰起始到 A 峰结束的时间为左心室舒张充盈时间
该患者左心室舒张充盈时间/R-R = 207/695<40%,提示存在房室不同步。

二、左、右心室间收缩失同步的评价

正常的左右心室间收缩存在一定顺序,右心室的收缩开始稍早于左心室,结束稍晚于左心室,但两者基本同步。左、右心室间收缩失同步是指左心室和右心室之间的收缩失同步,它的评价可以通过血流多普勒或组织多普勒。血流多普勒可测量两个时间间期的差值 T2-T1,评估左右心室间收缩延迟。T1:QRS 波起始到肺动脉血流出现的时间,T2:QRS 波起始到主动脉血流出现的时间,T2-T1>40ms 表示左、右心室间收缩失同步,或 T2 延长表示左、右心室间收缩失同步(图 35-3),也可以通过组织多普勒测量室间隔和右心室游离壁的收缩达峰时间差值。

既往有研究提示左、右心室间收缩失同步有意义,Penicka 等测量了 QRS 波到左心室侧壁、后壁、室间隔和右心室收缩开始的时间,计算了左、右心室间和左心室内收缩失同步的总和,结果该值>102ms 能用于预测左心室射血分数(LVEF)相对值增加 25%,敏感性 96%,特异性 77%。CARE-HF 研究将多普勒参数作为 QRS 时限 120~150ms 患者的入选标准,包括:①T2>140ms(图 35-3);②左右心室间收缩时间差(T2-T1)>40ms;③M 型或组织多普勒提示左心室收缩后收缩的存在。该研究随机比较了 159 例 CRT 患者和 224 例药物治疗患者,证实与药物治疗组相比,CRT 可以减少室间的机械收缩延迟,降低收缩末期容积指数,改善LVEF,并且降低死亡率。

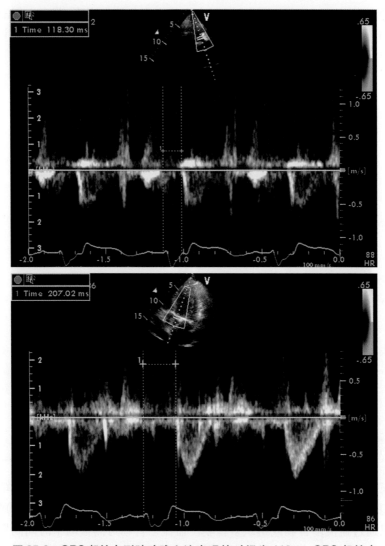

图 35-3　QRS 起始点到肺动脉血流出现的时间为 118ms，QRS 起始点到主动脉血流出现的时间为 207ms，左右心室间收缩时间差 89ms（＞40ms），表示该患者存在左右心室间收缩不同步。

三、左心室内收缩失同步的评价

正常心室传导时，左心室收缩协调，当左心室内传导延迟时，左心室收缩失同步。目前关于左心室内收缩失同步的评价方法有很多，包括 Breithardt 提出的二维超声相位角度差异法、二维斑点追踪显像法、M 型方法测量室间隔和后壁运动延迟、测量 QRS 到侧壁峰值收缩、心肌造影、三维超声测量达最小节段容积法以及组织多普勒的很多后处理方法。以下将分别介绍各种方法，及其临床应用。

1. **M 型超声**　M 型超声能用来显示室间隔和后壁收缩的时间差，表示左心室内的收缩不同步。早期 Pitzalis 等通过室间隔-后壁运动的延迟（septal-to-posterior wall motion delay，SPWMD）评估心室内不同步（图 35-4）。研究显示起搏前 SPWMD＞130ms 能预测 CRT 后

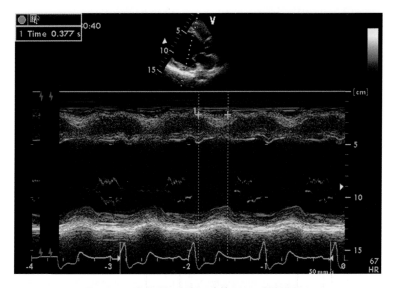

图 35-4　室间隔-后壁运动的延迟(SPWMD)
胸骨旁长轴切面室间隔与左室后壁收缩的时间差,该患者 SPWMD 为
450ms,左心室后壁收缩明显延迟。

1 个月左心室收缩末期容积缩小 15%,敏感性 100%,特异性 63%。这个参数的优点是简单、方便,所有医院均能进行检查;缺点是测量重复性较差,左束支传导阻滞患者常见室间隔矛盾运动,或室间隔-后壁运动消失无法判断收缩末时间,仅 50% 左右的患者能获得该参数。且 SPWMD 仅测量室间隔和后壁运动的时间差,不能反映心脏各个壁的运动。美国多中心 VENTAK 心力衰竭研究及欧洲的研究都发现 SPWMD 不能预测左心室重构和 LVEF 的变化。

2. **组织多普勒显像(TDI)**　组织多普勒是基于多普勒原理的一种超声技术,通过测量不同节段心肌的收缩速度和时间,提供电机械偶联的信息,用于定量分析左心室内的收缩失同步(图 35-5、图 35-6)。该技术包括二维的彩色组织多普勒和脉冲波组织多普勒,前者可下

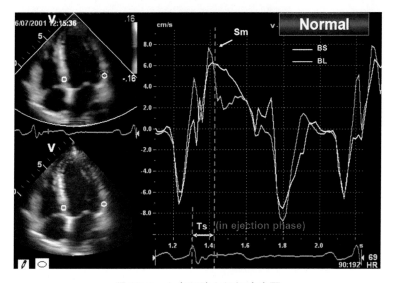

图 35-5　心尖四腔心组织速度图
曲线分别表示后间隔基底段和侧壁基底段组织速度曲线,Ts 表示各节段的收缩速度达峰时间,正常传导患者达峰时间较一致。

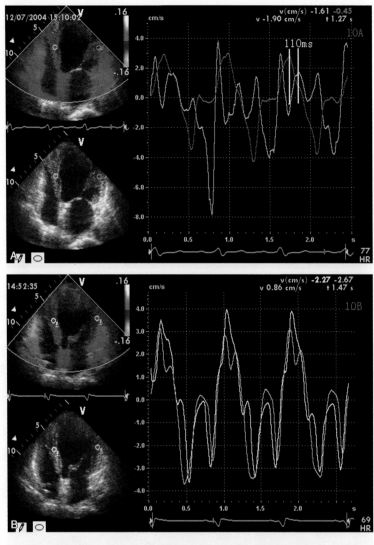

图 35-6　同一患者 CRT 前后左心室内同步性的变化

A. CRT 前心尖四腔心组织速度图,室间隔和左室侧壁的速度达峰时间差
为 110ms;B. 该患者 CRT 后室间隔和左室侧壁的速度达峰时间一致。

线分析,应用较方便,后者使用单点描记心肌速度的方法,需要采集多个心动周期进行多节段的取样。

很多的研究采用组织多普勒测量左心室内收缩失同步,Bax 等用室间隔和左心室侧壁基底段收缩达峰时间的差值>60ms 表示左心室内收缩失同步,该值预测 LVEF 改善的敏感性和特异性均为 92%。Yu 等用左心室 12 个节段中任 2 个节段收缩达峰时间的最大差值>100ms 表示左心室内收缩不同步,Yu 等又定义了左心室 12 个节段收缩达峰时间的标准差为左心室失同步指数(Ts-SD),该值>32.6ms 被定义为左心室内收缩失同步,它预测 3 个月后左心室负性重构的敏感性为 96%,特异性为 78%。尽管这些参数在许多单中心的研究中均显示其能评估左心室内收缩失同步,预测 CRT 的疗效,但多中心大样本的 PROSPECT 研究未能证实这些参数在多中心的预测价值。PROSPECT 研究是迄今为止关于超声心动图对CRT 疗效的预测价值的最大研究。患者入选标准:LVEF≤35%,NYHA 心功能Ⅲ~Ⅳ级,

QRS 时限≥130ms,共入选了欧洲、美国和香港 53 个中心的 498 例患者,前瞻性、多中心地评估既往研究定义的 12 个超声心动图参数对 CRT 疗效的预测价值(包括 7 种组织多普勒参数:侧壁和间隔收缩达峰时间差≥60ms,Yu 的收缩失同步指数≥32ms,等容收缩期后的达峰时间最大差值≥110ms 等)。CRT 治疗有效定义:6 个月的 CRT 治疗后,临床复合终点的改善或左心室收缩末期容积减少≥15%。研究结果显示,TDI 参数的测量重复性很差,入选中心与中心实验室的 TDI 参数的测量误差达 50%,所有参数在预测 CRT 疗效的受试者工作特征曲线(ROC 曲线)下面积(AUC)均≤0.62。这些结果否定了组织多普勒参数在多中心研究中的预测价值,也揭示了组织多普勒参数存在的问题,收缩失同步测量的准确性和可重复性取决于收缩速度峰值的准确判断,但有些患者的射血期存在 2 个峰值,各个心动周期之间峰值存在变异,且传导阻滞患者的收缩峰值常出现于等容收缩期或收缩期后,虽然 Yu 等建议测量射血期达峰时间,但收缩后收缩作为收缩失同步的一种特征不能完全忽略,而收缩后收缩又易受到缺血心肌等混杂因素的影响,在缺血性心力衰竭患者中,收缩后收缩的存在不能预测左心室的重构,仅反映心肌活性。

此外,RethinQ 研究也否认了目前的 TDI 技术足以检测心脏收缩失同步。该研究入选了 QRS 时限<130ms 但心超提示 2 个相对节段收缩速度达峰时间差≥65ms、LVEF≤35%、NYHA 心功能Ⅲ级的患者 170 例,随机分为 CRT 治疗组及药物治疗组,随访时间为 6 个月,结果显示 CRT 治疗组临床终点和超声终点参数的改善程度均未优于药物治疗组。但在 QRS 时限为 120~130ms 的亚组中,CRT 治疗则能获益。

基于目前的研究结果,组织多普勒对心脏收缩失同步的评价面临着巨大的挑战,还需要更准确和可靠的技术来评估心脏收缩失同步。

3. 应变显像(strain imaging)和应变率显像(strain rate imaging)　应变是物体在力的作用下发生的形状改变。应变常用心肌长度的变化值占心肌原长度的百分数来表示。用公式表示为:$S = \Delta L / L_0 = (L - L_0)/L_0$。$S$ 为长轴应变,ΔL 为长度的改变量,L_0 为初始长度,它反映了局部心肌的变形能力。应变率是物体在力的作用下发生的形状改变的速度,及单位时间内的应变。用公式表示为:$SR = S / \Delta t = (\Delta L / L_0)/\Delta t = (\Delta L / \Delta t)/L0 = \Delta V / L_0$。应变率显像用相对于心肌基础长度缩短或伸长的百分比表示心肌变形程度,负的应变率的出现表示收缩期的开始,正的应变率的出现表示收缩期的结束。应变显像和应变率显像不受到周围节段牵拉的影响,能用来进一步判断室壁运动是主动收缩或被动收缩,理论上是一种更为可靠的收缩失同步的评价方法。

应变可通过组织多普勒显像、二维斑点追踪显像或速度向量成像技术(velocity vector imaging,VVI)进行测量。Sogaard 等应用组织追踪显像和应变率显像定量分析左心室内收缩失同步,通过 16 节段的左心室模型获得收缩期组织追踪图像,灰色预测着该部位运动的消失或矛盾运动,表示左心室纵向延迟收缩(delayed longitude contraction,DLC)的存在,相应的舒张期的组织追踪可显示心肌 DLC 的程度,即左心室延迟收缩的节段数占总的左心室节段数的百分比,他们发现 DLC 节段的数量是唯一预测短期疗效的变量,且 DLC 可以预测 CRT 的长期疗效,因此有助于识别最有可能获益的患者。Yu 等也研究了组织多普勒显像后处理的应变率显像对 CRT 后左心室重构的预测价值,结果表明,应变率显像技术不能预测 CRT 术后 3 个月的疗效。但这个研究所采用的应变率方法与 Sogaard 的研究有所不同,他测量了收缩期应变率的达峰时间,该方法的缺点在于组织多普勒的角度依赖性、噪音大,测量变异较大。

二维斑点追踪显像(speckle tracking)是一种二维基础上新的显像技术,通过逐帧追踪灰阶图像中小于入射超声波长的细小结构产生的背向散射斑点信息,实时跟踪不同帧频间同一位置的心肌运动轨迹,可无创、准确地测量心肌变形能力,包括旋转及扭转角度,它相对于组织多普勒的优点是不受声学角度的限制。二维斑点追踪显像通过心尖长轴和胸骨旁短轴切面,可用于评估三种类型的心肌变形(图35-7、图35-8):径向应变代表了短轴的心肌增厚,环向应变代表了短轴的心肌缩短,长轴应变代表了长轴的心肌缩短。左心室运动失同步可体现在径向、环向和长轴的变形中。Gorcsan 的研究显示,室间隔和后壁径向应变达峰

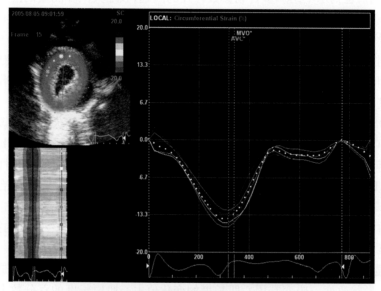

图 35-7　正常人二维斑点追踪显像的环向应变
显示左室各节段应变的达峰时间一致提示左心室内收缩同步。

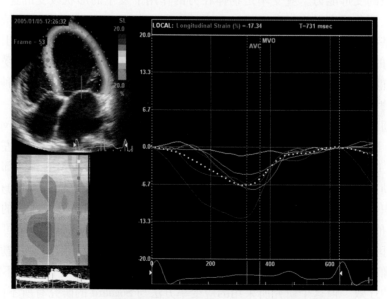

图 35-8　心力衰竭患者二维斑点追踪显像的纵向应变
显示左心室各节段应变的达峰时间基本一致,提示左心室内收缩同步。

时间的差值>140ms 能预测 CRT 后临床症状的改善和左心室的负性重构,而 Knebel 等研究显示径向应变不能预测 CRT 的疗效。之后 Bax 的研究结果与 Gorcsan 的一致,径向应变的时间参数能预测 CRT 的疗效,但是环向和长轴应变的参数却不能预测 CRT 的疗效。

另外,二维斑点追踪评估心室间同步性的指标主要是心室间机械延迟时间,即测量左心室不同节段收缩参数达到峰值的时差及其标准差(图 35-9)。

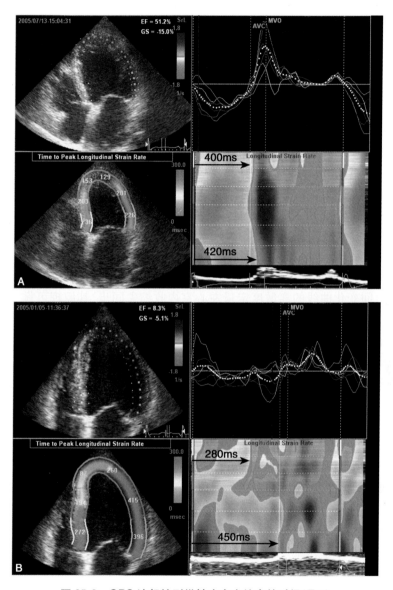

图 35-9 QRS 波起始到纵轴应变率结束的时间(Tsr)
A. 心尖四腔切面示后间隔基底段的 Tsr 为 400ms,侧壁基底段的 Tsr 为 420ms,侧壁和后间隔收缩同步;B. 心尖四腔切面示后间隔基底段的 Tsr 为 280ms,侧壁基底段的 Tsr 为 450ms,侧壁和后间隔收缩不同步。

二维斑点追踪显像技术相对于之前的超声技术,在评价心室运动失同步的优势并不仅仅在于各个方向上的心肌应变,更在于对瘢痕心肌的检测,CRT 疗效的影响因素包括术前的心脏运动失同步、左心室导线位置和心肌瘢痕。Delgado 等开展了一项研究,目的是评估左心室不同步、左心室导线位置理想(位于机械活动最迟节段)及左心室起搏导线放置处存在心肌瘢痕能否预测缺血性心力衰竭 CRT 患者的远期结局。研究共纳入 397 例 NYHA 心功能Ⅲ/Ⅳ级、QRS 时限≥120ms、LVEF≤35%、接受 CRT 的缺血性心力衰竭患者。在 CRT 前,采用二维斑点追踪径向应变成像分析全面评估左心室不同步(前后心肌节段之间的运动延迟≥130ms 定义为显著左心室不同步)、确定机械活动最迟节段并检测左心室导线放置节段内是否有瘢痕组织(径向应变峰值<16.5% 的心肌视为瘢痕组织)。根据胸部 X 线检查确定左心室导线的放置部位。主要终点是由全因死亡和因心力衰竭住院组成的复合终点。其定义瘢痕组织的依据来自一个磁共振和径向应变值的关系,室壁回声增强>50% 为瘢痕心肌,结果径向应变值的截点值为 16.5%。结果,3 年随访时,左心室径向不同步患者的生存率和无复合终点生存率均高于无左心室不同步的患者(分别为 82% 对 65% 和 75% 对 63%);左心室导线置于机械活动最迟节段及心肌瘢痕以外部位患者的生存率和无复合终点生存率亦较高。Cox 比例风险模型分析显示,基线时左心室径向不同步[风险比(HR)= 0.995;95%CI 0.992~0.998;$P = 0.001$]、左心室导线位置不佳(HR = 2.086;95%CI 1.336~3.258;$P = 0.001$)及左心室导线放置节段内有瘢痕(HR = 2.913;95%CI 1.740~4.877;$P<0.001$)均能显著预测远期结局。COX 多元回归模型中全因死亡率的预测因素:心肌瘢痕最佳,左心室导线位置次之,左心室径向不同步最次,但三者均优于常用的临床指标。因此,二维斑点追踪应变显像技术可全面评估左心室不同步、机械活动最迟节段及心肌瘢痕组织有助于确定能从 CRT 中获益最大的缺血性心力衰竭患者。

4. 三维超声　实时三维超声心动图可以准确测量心室整体或局部的容积,并可以根据 16 节段容积-时间变化曲线的离散度定量左心室内收缩失同步,其原理可靠,但准确性取决于内膜的清晰度。获得三维图像后,软件后处理自动得出每个节段达到最小收缩容积时间(Tmsv),同时自动计算左心室 16 节段(6 个基底段,6 个中间段和 4 个心尖段)、左心室 12 节段(6 个基底段和 6 个中间段)和左心室 6 个基底段的 Tmsv 的标准差(Tmsv16-SD、Tmsv12-SD 和 Tmsv6-SD)及最大时间差(Tmsv16-Dif、Tmsv12-Dif 和 Tmsv6-Dif)。上述指标以心动周期标准化后百分比,作为左心室心室内收缩同步化评价指标,分别为 Tmsv 16-SD%、Tmsv 12-SD%、Tmsv 6-SD%、Tmsv 16-Dif%、Tmsv12-Dif%、Tmsv 6-Dif%。Zhang 等的研究表明,达 16 节段最小容积时间的标准差和组织多普勒 Ts-SD 显著相关。Kapetanakis 的研究也发现,症状改善患者 16 节段模型的三维收缩同步指数起搏后显著下降。

5. 三平面组织同步显像　这是一种多平面的同步显像技术,优点是能同时显示各个节段的组织同步显像图,不受心率变化的影响,可以用于房颤患者。

以上这些研究表明,超声心动图的各种方法可能用于评估心脏运动失同步,包括房室失同步、左右心室间失同步和左心室内失同步,在 CRT 的治疗前后发挥很重要的作用,尽管目前对于左心室内收缩失同步的评价没有"金标准",新的超声技术如二维斑点追踪显像、三维超声等克服了既往组织多普勒技术的许多缺点,并具有良好的准确性和重复性,在临床应用中具有很好的前景。

(逄坤静　史浩颖)

参 考 文 献

[1] GRAS D,LECLERCQ C,TANG AS,et al. Cardiac resynchronization therapy in advanced heart failure the multicenter InSync clinical study. Eur J Heart Fail,2002,4(3):311-320.

［2］ BORDACHAR P,GRAS D,CLEMENTY N,et al. Clinical impact of an additional left ventricular lead in car-diac resynchronization therapy nonresponders:The V3 trial. Heart Rhythm,2018,15(6):870-876.

［3］ LANE RE,CHOW AW,CHIN D,et al. Selection and optimisation of biventricular pacing:the role of echocar-diography. Heart,2004,90(Suppl 6):vi10-16.

［4］ PENICKA M,BARTUNEK J,DE BRUYNE B,et al. Improvement of left ventricular function after cardiac re-synchronization therapy is predicted by tissue Doppler imaging echocardiography. Circulation,2004,109(8):978-983.

［5］ YU CM,FUNG JW,ZHANG Q,et al. Tissue Doppler imaging is superior to strain rate imaging and postsystolic shortening on the prediction of reverse remodeling in both ischemic and nonischemic heart failure after cardiac resynchronization therapy. Circulation,2004,110(1):66-73.

［6］ BORDACHAR P,LAFITTE S,REUTER S,et al. Echocardiographic parameters of ventricular dyssynchrony validation in patients with heart failure using sequential biventricular pacing. J Am Coll Cardiol,2004,44(11):2157-2165.

［7］ CLELAND JG,DAUBERT JC,ERDMANN E,et al. The effect of cardiac resynchronization on morbidity and mortality in heart failure. N Engl J Med,2005,352(15):1539-1549.

［8］ BREITHARDT OA,STELLBRINK C,KRAMER AP,et al. Echocardiographic quantification of left ventricular asynchrony predicts an acute hemodynamic benefit of cardiac resynchronization therapy. J Am Coll Cardiol,2002,40(3):536-545.

［9］ PITZALIS MV,IACOVIELLO M,ROMITO R,et al. Cardiac resynchronization therapy tailored by echocardio-graphic evaluation of ventricular asynchrony. J Am Coll Cardiol,2002,40(9):1615-1622.

［10］ MARCUS GM,ROSE E,VILORIA EM,et al. Septal to posterior wall motion delay fails to predict reverse re-modeling or clinical improvement in patients undergoing cardiac resynchronization therapy. J Am Coll Cardi-ol,2005,46(12):2208-2214.

［11］ MELE D,PASANISI G,CAPASSO F,et al. Left intraventricular myocardial deformation dyssynchrony identi-fies responders to cardiac resynchronization therapy in patients with heart failure. Eur Heart J,2006,27(9):1070-1078.

［12］ YU CM,FUNG WH,LIN H,et al. Predictors of left ventricular reverse remodeling after cardiac resynchroni-zation therapy for heart failure secondary to idiopathic dilated or ischemic cardiomyopathy. Am J Cardiol,2003,91(6):684-688.

［13］ YU CM,LIN H,FUNG WH,et al. Comparison of acute changes in left ventricular volume,systolic and dias-tolic functions,and intraventricular synchronicity after biventricular and right ventricular pacing for heart fail-ure. Am Heart J,2003,145(5):E18.

［14］ CHUNG ES,LEON AR,TAVAZZI L,et al. Results of the predictors of response to CRT(PROSPECT)trial. Circulation,2008,117(20):2608-2616.

［15］ BESHAI JF,GRIMM RA,NAGUEH SF,et al. Cardiac-resynchronization therapy in heart failure with narrow QRS complexes. N Engl J Med,2007,357(24):2461-2471.

［16］ SOGAARD P,EGEBLAD H,PEDERSEN AK,et al. Sequential versus simultaneous biventricular resynchro-nization for severe heart failure:evaluation by tissue Doppler imaging. Circulation, 2002, 106 (16):2078-2084.

［17］ SøGAARD P,EGEBLAD H,KIM WY,et al. Tissue Doppler imaging predicts improved systolic performance and reversed left ventricular remodeling during long-term cardiac resynchronization therapy. J Am Coll Cardi-ol,2002,40(4):723-730.

［18］ SUFFOLETTO MS,DOHI K,CANNESSON M,et al. Novel speckle-tracking radial strain from routine black-and-white echocardiographic images to quantify dyssynchrony and predict response to cardiac resynchronization therapy. Circulation,2006,113(7):960-968.

[19] KNEBEL F,SCHATTKE S,BONDKE H,et al. Evaluation of longitudinal and radial two-dimensional strain imaging versus Doppler tissue echocardiography in predicting long-term response to cardiac resynchronization therapy. J Am Soc Echocardiogr,2007,20(4):335-341.

[20] DELGADO V,YPENBURG C,VAN BOMMEL RJ,et al. Assessment of left ventricular dyssynchrony by speckle tracking strain imaging comparison between longitudinal,circumferential,and radial strain in cardiac resynchronization therapy. J Am Coll Cardiol,2008,51(20):1944-1952.

[21] SHI H,SHU X,WANG F,et al. Longitudinal two-dimensional strain rate imaging:a potential approach to predict the response to cardiac resynchronization therapy. Int J Cardiovasc Imaging,2009,25(7):677-687.

[22] KAPETANAKIS S,KEARNEY MT,SIVA A,et al. Real-time three-dimensional echocardiography:a novel technique to quantify global left ventricular mechanical dyssynchrony. Circulation,2005,112(7):992-1000.

[23] RISUM N,TAYAL B,HANSEN TF,et al. Identification of typical left bundle branch block contraction by strain echocardiography is additive to electrocardiography in prediction of long-term outcome after cardiac resynchronization therapy. J Am Coll Cardiol,2015,66(6):631-641.

[24] DAUBERT C,BEHAR N,MARTINS RP,et al. Avoiding non-responders to cardiac resynchronization therapy:a practical guide. Eur Heart J,2017,38(19):1463-1472.

[25] SMISETH OA,TORP H,OPDAHL A,et al. Myocardial strain imaging:how useful is it in clinical decision making? Eur Heart J,2016,37(15):1196-1207.

[26] PONIKOWSKI P,VOORS AA,ANKER SD,et al. 2016 ESC Guidelines for the diagnosis and treatment of acute and chronic heart failure:The Task Force for the diagnosis and treatment of acute and chronic heart failure of the European Society of Cardiology(ESC)Developed with the special contribution of the Heart Failure Association(HFA)of the ESC. Eur Heart J,2016,37(27):2129-2200.

第36章
心脏再同步治疗经静脉植入技术

慢性心力衰竭心脏再同步治疗（CRT）已在临床应用多年，植入技术逐步成熟，成功率较早年已有明显提高。在整个植入过程中，决定手术成败的是左心室导线的植入。目前左心室导线的植入途径主要包括常规经心脏静脉逆行植入技术、心内膜起搏技术（经房间隔或室间隔穿刺）以及心外膜起搏技术。因穿间隔行左室心内膜起搏存在长期抗凝、增加二尖瓣反流等影响因素，临床多应用在经常规方法植入失败的患者。左心室心外膜起搏需外科开胸或胸腔镜将起搏导线缝至左心室心外膜，手术创伤大，临床应用较少。常规经心脏静脉植入左心室导线方便、无须开胸及长期抗凝，且并发症少，目前仍是首选的植入方法。

一、冠状静脉解剖

心脏大部分的静脉汇集成心大、心中和心小静脉而汇入冠状静脉窦（CS）。CS 位于心脏膈面的冠状沟中段内，由左向右行走，直径通常 5~15mm，经冠状窦口入右心房。CS 口位于下腔静脉瓣与房间隔之间，多数在窦口的后缘有一个半月形的瓣膜，称冠状窦瓣（Thebesian 瓣），出现率约 70%。一般来说，Thebesian 瓣覆盖瓣口 1/3 左右，但有部分较大者可覆盖大部分甚至全部窦口；部分患者的 Thebesian 瓣呈条带状或网状，少见的情况是 Thebesian 瓣与

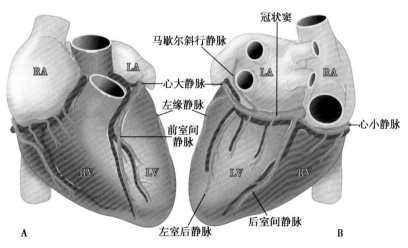

图 36-1　冠状静脉系统解剖
A.正面观，B.后面观；LA:左心房；RA:右心房；LV:左心室；RV:右心室。

下腔静脉瓣相融合。Thebesian 瓣的特殊解剖变异常是左心室导线植入失败的重要原因。冠状静脉窦的主要属支包括侧静脉、侧后静脉、后静脉、心大静脉和心中静脉,其中前三者是左心室导线的常用靶静脉(图 36-1)。

二、左心室导线植入系统

1. 输送鞘管　根据撤除时的方法分为切开鞘和撕开鞘。这些鞘管存在多种型号,应用时可根据患者 CS 的解剖结构选用不同类型的鞘管,可分为从下方、上方和右侧植入,其中右侧植入时可选择直型外鞘或右侧外鞘,多用途、115°和 135°型鞘管可从上方进入 CS,宽和超宽型外鞘可从下方进入 CS。

2. 静脉分支导管　静脉分支导管的选择主要是根据靶静脉和主干血管的成角。成角不同,选择的分支导管的种类不同。钝角时导丝和导线较容易通过,而当成角为直角或锐角时,导丝不容易通过,且导线通过支撑不够,需分支导管来增加支撑力,有利于导丝和导线的通过,进而到达靶静脉。

3. 左心室导线　为适应不同的心脏静脉解剖结构,起搏器公司提供了不同型号的左心室导线。在临床应用的经 CS 左心室导线目前主要分为双极导线和四极导线两种,且各家公司生产的导线特点亦有差异。

(1) 双极导线:美敦力公司生产的导线主要有 Attain Ability 双阴极导线和 Attain StarFix 主动固定导线。OTW 导线是目前常用于临床的导线,导线中心带孔,可以用 PTCA 导引钢丝穿过。操作时,先将 PTCA 导引钢丝送入靶血管分支,然后将导线沿 PTCA 导引钢丝推送入靶血管分支,这一技术的应用进一步提高了手术的成功率。目前 Attain OTW4193、4194 导线已经退市,应用临床的主要为 Attain Ability 4196、Attain Ability Plus 4296、Attain Ability Straight 4396,4196 和 4396 都为双极导线,线体直径 4F,特点为可程控起搏矢量、提高在小静脉中的跟踪性,4396 与 4196 区别在于导线体是直的,并且导线头端多了叉齿;4296 线体直径 5.3F,可提高在中到大静脉中的跟踪和操作性。Attain StarFix 4195 导线是美敦力公司推出的主动固定导线,为单极激素缓释导线,线体直径 5F,其独特之处在于导线近头端的伸展伞叶主动固定设计,能够有效地降低左心室导线脱位的发生率。

QuickFlexTM 1258T 导线是雅培公司研发的左心室双极导线。导线头端直径约 4F,导线体部直径约 4.3F。该导线为 S 型设计,在手术中能够方便术者将导线植入 CS 及靶静脉并防止导线脱位。而双极起搏能通过改变起搏模式来改变左心室最先激动的部位和方向,方便术者选择最理想的起搏部位,最大限度地优化患者心室间激动顺序。

此外,临床应用的导线还包括百多力公司生产的 Corox OTW 导线等。

(2) 四极导线:左心室四极导线的出现是 CRT 疗法里程碑式的技术进步,在减少植入并发症和提高疗效方面具有显著的优势。四极导线提供多种起搏向量的不同配置(图 36-2),可个体化选择最佳的左心室起搏向量,有效降低左心室起搏阈值、避免膈神经刺激。通过优化最佳同步化起搏位点,提高 CRT 疗效。此外,左心室四极导线有不同的空间形态,稳定性更好,可降低导线脱位风险。四极导线的另一重要优势是可实现多部位起搏。传统 CRT 反应率的限制条件之一是左心室室内的机械不同步,而这种不同步占 25% ~ 30%。多部位起搏可以提高室内同步效果,结合 Quartet™ 左心室四极导线提供左心室双位点起搏,提供更协调一致的左心室收缩,提高 CRT 疗效。程控方面可以允许左心室优先或右心室优

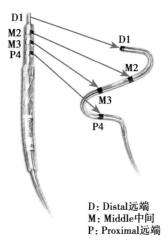
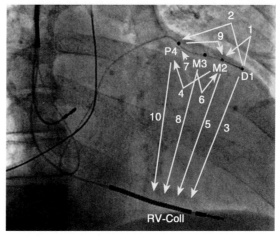

D: Distal 远端
M: Middle 中间
P: Proximal 远端

图 36-2　雅培公司的左心室四极导线

先,左心室双脉冲和右心室脉冲间的 VV 间期亦可分别程控。MultiPoint™ pacing 提供左心室双位点起搏能夺获更大面积范围的心肌、改善血流动力学、实现左心室内再同步,与传统 CRT 相比可进一步提高 19% 的 CRT 反应率。

美敦力公司 Attain Performa 4298 左心室四极导线采用了短间距和全激素的独特设计,提供 16 个可供选择的起搏向量。其 LV2-LV3 电极的短间距可以缩小刺激电场,最大限度地避免膈神经刺激。同时,在 4 个电极表面均加载激素的方式可以有效较低急性期和远期起搏阈值,改善装置的使用寿命。

(3)无导线左心室心内膜起搏:该系统包括一个植入于左心室游离壁内膜侧的 9mm 无导线起搏电极、肌肉下超声换能器和左腋中线的皮下电池,且需配合另一个常规右心室起搏系统使用,在感知到右心室起搏刺激后 3ms 内发放左心室起搏。可以是常规的起搏器或者除颤器。由于无导线电极不受静脉解剖位置的限制,可以放置至任意位置。针对常规 CRT 失败或需要升级但不适合常规 CRT 患者施行无导线左心室起搏的小规模研究显示,无导线左心室内膜起搏系统是安全可行的,可使 QRS 时限缩短,运动耐量和生活质量改善,射血分数提高。

三、左心室导线的植入技术

　　CRT 是器械植入体内的手术,所以对于数字减影血管成像(DSA)手术室的无菌环境要求更加严格,同时接受 CRT 植入的患者通常心功能不佳,长时间手术耐受性相对较差,容易出现急性心力衰竭发作及恶性心律失常,因此,CRT 植入操作需要手术室经过严格的消毒并由资深的起搏电生理医生完成手术操作。为减少术中出血,可备用电刀,同时左心室导线植入过程需常规备用左心室输送鞘至少两套、Aplaze 导管、泥鳅导丝、CS 导线、造影球囊、多种类型冠状动脉导丝等,其中左心室导线建议同时备用双极及四极导线。除了与常规起搏器植入相同的操作环境和器械要求外,CRT 植入强调要有较强的心外科后备,必要时能迅速获得急救支援。

　　1. 静脉穿刺　常规行左侧锁骨下或腋静脉穿刺 3 次,分别送入两根短钢丝及一根用于输送左心室长鞘的长钢丝,透视确认导丝远端已达下腔静脉,切开制作囊袋以备用,根据患者的病情调整导线植入顺序。对于没有传统起搏适应证的心力衰竭患者,可在左心室导线定位成功后再植入右心室、右心房导线,以避免左心室导线植入失败造成器材浪费。但有观点认为首先定位右心室导线,以防后续操作的机械刺激在原有左束支传导阻滞的基础上引发一过性双侧束支传导阻滞而威胁患者安全。保留短钢丝以备输送右心房、右心室导线。沿长钢丝将长鞘送至冠状静脉窦,取出长钢丝和鞘芯。

2. **冠状静脉窦插管** 此时有多种方法将左心室长鞘送入冠状静脉内,目前常使用的是CS插管法,可使用射频消融用的CS导管进行引导性插管(图36-3),插管成功后将左心室长鞘沿CS导管推送至CS内,撤出导管。操作导管可在右前斜、左前斜和后前位透视,以寻找CS开口。

其他插管方式:应用Amplaze冠状动脉造影导管插管(图36-4)。具体操作方法:经输送鞘管将泥鳅导丝和Amplaze冠状动脉造影导管送入右房CS开口,推送泥鳅导丝至CS内,再沿导丝将造影导管送至CS内,"冒烟"证实造影导管在CS内,将输送鞘沿造影导管推送至CS内,取出造影导管和导丝,再应用常规方法逆行造影显示CS属支。

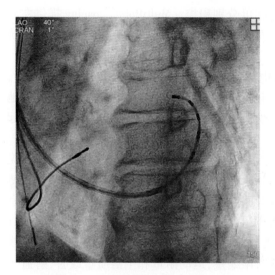

图36-3 CS电极导管进行引导性插管

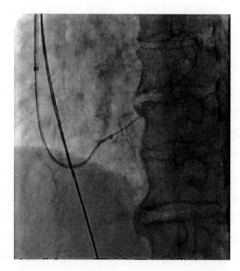

图36-4 泥鳅导丝和Amplaze冠脉造影导管插管

3. **冠状静脉窦逆行造影** 在CS插管成功后,需进一步行CS逆行造影,显示不同的心脏静脉属支,以明确心脏静脉解剖(开口和走行),并将左心室导线植入至靶静脉。造影方法包括球囊逆行造影、导管造影、外鞘造影等,根据术中的情况选择。经典的球囊逆行造影是将球囊造影导管沿长导引鞘管送入CS内并超出少许,用肝素盐水对造影导管进行排气、冲洗后,推注稀释造影剂"冒烟",确认长鞘和造影导管不在夹层、心包腔和其他异常结构内,将造影导管的球囊充气,阻塞CS近端,然后经造影导管推注10~20ml造影剂,逆行显示CS以及心脏静脉,同时采集造影影像并分析,一般选择左前斜45°、右前斜30°及正位重复造影,显影后尽快回抽球囊内气体,避免长时间阻断心脏静脉回流而引发心肌水肿和急性低排血综合征。鉴于研究证实在最晚激动位点处的起搏可提高CRT疗效,因此目前推荐尽量将导线植入至心脏侧后静脉、侧静脉,或者其他检查提示的激动或机械活动最延迟部位(图36-5)。

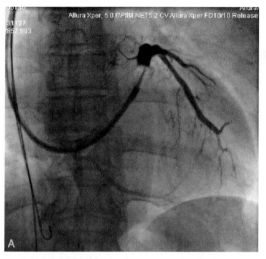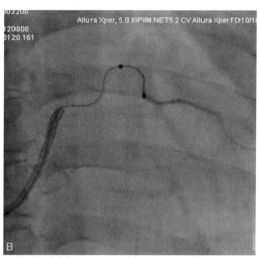
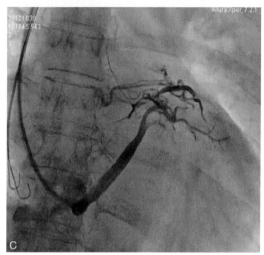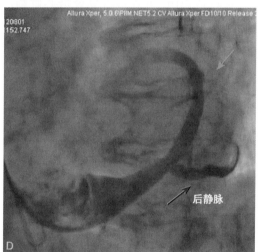

后静脉

图 36-5　不同冠状静脉造影方法
A. 造影球囊辅助 CS 造影；B. 左心室导线直接造影；C. Amplaze 导管直接造影；D. 外鞘直接造影。

4. **选择适当静脉，植入左心室导线**　参考造影结果，选择植入左心室导线的靶静脉，在导线推送系统的帮助下植入粗细、弯度、硬度与靶血管匹配的左心室导线，现已广泛应用带 OTW 系统的左心室导线。先将 PTCA 导丝插入导线中孔，然后将 PTCA 导引钢丝沿 CS 长导引鞘送入选定的心脏静脉，再将导线沿 PTCA 钢丝推送入血管内。因为四极导线的巨大优势，在植入过程中可优先选择，实现植入心尖起搏心底、减少膈神经刺激、增加导线稳定性，最终提高 CRT 疗效。

5. **左心室导线参数测试**　左心室导线到位后，按常规方法行起搏阈值、阻抗和感知性能测试，可接受的左心室导线参数：起搏阈值≤3.5V 或比起搏器的最大输出电压低 2V，且不会因电压过高引发膈神经刺激；通常采用高电压 7.5V 或 10V 进行起搏，检验是否引发膈神经刺激。R 波振幅最好≥5.0mV；阻抗 300~1 000Ω，可有 30% 上下的波动。避免为追求更好的参数而将导线植入非靶血管。

6. **撤出 CS 导引长鞘**　测试满意后，根据长鞘的类型，选择撕开或用切割刀片切割并取出 CS 导引长鞘。最后将专门用于治疗心力衰竭的脉冲发生器与导线连接并埋植入左胸前皮下囊袋,缝合切口。

四、特殊情况的处理

1. **冠状静脉窦口变异** CS 变异主要包括 CS 口及心脏静脉血管的异常。CS 开口方向在每位患者中存在着明显的个体差异,包括先天性及继发性 CS 口变异,都可能导致左室电极植入困难(图 36-6),主要原因包括 Thebesian 瓣阻挡、CS 开口扭曲和 CS 开口缺如等。为增加术中插管成功率,可术前应用 64 排螺旋 CT 行 CS 造影,三维重建显示 CS 及其属支,从而有利于术前判断 CS 的解剖结构,指导选择靶血管、评估手术难易程度。如反复无法寻找 CS 开口,可根据术前或术中冠状动脉造影延迟显像术中应用左前斜位,标测电极反复耐心寻找 CS 开口。Thebesian 瓣阻挡患者可应用导引钢丝通过筛孔进入 CS 内,再直接或通过诊断性导管将指引导管送入 CS 内,如不能进入 CS 内而无法进行造影时,可直接将导丝沿心脏静脉向前推送并寻找靶血管,后将导线沿导丝送入靶静脉内(图 36-6)。

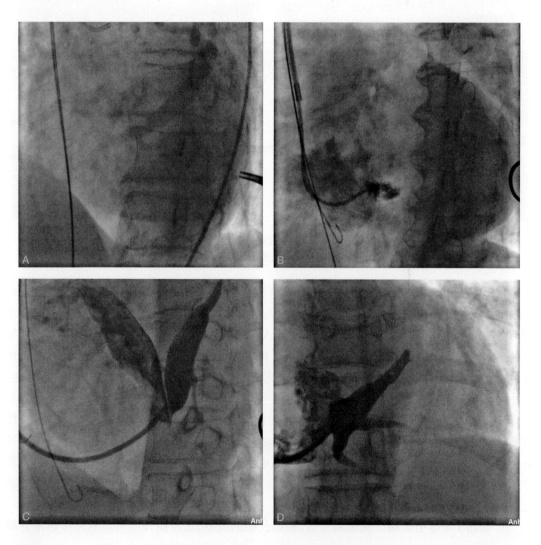

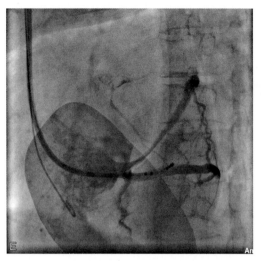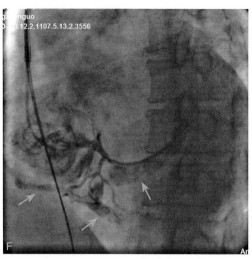

图 36-6　各种冠状窦变异

A.冠状动脉造影延迟显像显示无顶 CS;B.筛孔状 Thebesian 瓣;C.胡萝卜样 CS;D.鹿角样 CS;E.短 CS 主干,很快分为三属支;F.导管误入静脉分支,造影显示 CS 无开口。

2. 心脏静脉血管变异　CS 粗且短的情况下 CS 长鞘难以深插,且容易脱出开口,靶血管不易显影,应尽量将长鞘插入心大静脉远端,造影剂顺向显影下游静脉。如靶血管粗大,可不依赖深插长鞘支撑,直接使用 PTCA 导丝引导导线至靶血管,必要时使用双导丝技术加强鞘管支撑力,避免鞘管脱出。如冠状静脉扭曲、成角或过细,可使用双导丝技术、鞘中鞘技术、选择较细规格左心室导线等方案,增加手术成功率(图 36-7)。

总之,CRT 的植入技术难度大,目前报道的左心室导线植入成功率不一。既往国外大型临床试验的植入成功率在 84%~93%,国内报道的成功率为 85%~95%,随着技术的不断成熟,植入成功率已达较高的水平。不成功的原因主要是心脏静脉本身变异较大,其他原因有心脏静脉先天畸形、心脏扩大、转位难以寻找冠状静脉窦口,术者技术水平及操作系统不完善等。对于初学者,充分了解衰竭心脏的解剖结构、掌握一定的操作技巧,对于顺利、安全、有效地实施 CRT 至关重要。

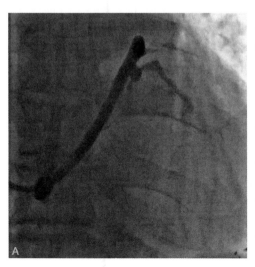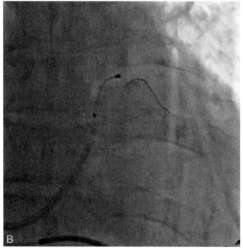

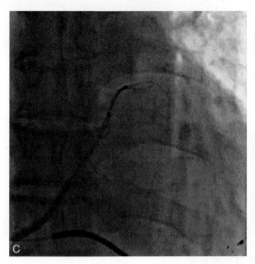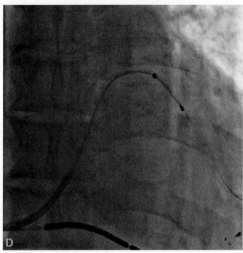

图 36-7 靶血管解剖变异和处理
A. 侧静脉开口扭曲成角；B. 导线植入扭曲阻力大；C. 植入双导丝拉直血管；D. 导线成功通过扭曲血管。

（严激 陈康玉 胡凯）

参 考 文 献

［1］ Leyva F, Zegard A, Qiu T, et al. Cardiac resynchronization therapy using quadripolar versus non-quadripolar left ventricular leads programmed to biventricular pacing with single-site left ventricular pacing：impact on survival and heart failure hospitalization. J Am Heart Assoc, 2017, 6(10). pii：e007026.

［2］ HU F, ZHENG L, DING L, et al. Clinical outcome of left ventricular multipoint pacing versus conventional biventricular pacing in cardiac resynchronization therapy：a systematic review and meta-analysis. Heart Fail Rev, 2018, 23(6)：927-934.

［3］ AL-KHATIB SM, STEVENSON WG, ACKERMAN MJ, et al. 2017 AHA/ACC/HRS guideline for management of patients with ventricular arrhythmias and the prevention of sudden cardiac death：Executive summary：A Report of the American College of Cardiology/American Heart Association Task Force on Clinical Practice Guidelines and the Heart Rhythm Society. Heart Rhythm, 2018, 15(10)：e190-e252.

［4］ JASTRZEBSKI M, BARANCHUK A, FIJOREK K, et al. Cardiac resynchronization therapy-induced acute shortening of QRS duration predicts long-term mortality only in patients with left bundle branch block. Europace, 2019, 21(2)：281-289.

［5］ LECLERCQ C, BURRI H, CURNIS A, et al. Cardiac resynchronization therapy non-responder to responder conversion rate in the more response to cardiac resynchronization therapy with MultiPoint Pacing(MORE-CRT MPP) study：results from Phase I. Eur Heart J, 2019, 40(35)：2979-2987.

［6］ KUSUMOTO FM, SCHOENFELD MH, BARRETT C, et al. 2018 ACC/AHA/HRS Guideline on theevaluation and management ofpatients with bradycardia and cardiacconduction delay：A Report of the American College of Cardiology/American Heart Association Task Force on Clinical Practice Guidelines and the Heart Rhythm Society. J Am Coll Cardiol, 2019, 74(7)：e51-e156.

［7］ SALDEN F, LUERMANS J, WESTRA SW, et al. Short-Term Hemodynamic and Electrophysiological Effects of Cardiac？ Resynchronization by Left？ Ventricular Septal Pacing. J Am Coll Cardiol, 2020, 75(4)：347-359.

［8］ VARMA N, BOEHMER J, BHARGAVA K, et al. Evaluation, management, and outcomes of patients poorly responsive to cardiac? Resynchronization device therapy J Am Coll Cardiol,2019,74(21):2588-2603.

［9］ PONIKOWSKI P,VOORS AA,ANKER SD,et al. 2016 ESC Guidelines for the diagnosis and treatment of acute and chronic heart failure:The Task Force for the diagnosis and treatment of acute and chronic heart failure of the European Society of Cardiology(ESC)Developed with the special contribution of the Heart Failure Association(HFA)of the ESC. Eur Heart J,2016,37(27):2129-2200.

第37章
特殊器械和技术在左心室
导线植入的应用

心脏再同步治疗(CRT)的特殊和关键之处在于左心室导线的植入。左心室导线的植入目前主要采用经冠状静脉窦将起搏导线送至适当的心脏静脉属支以起搏左心室。心力衰竭由于心肌损伤,引起心肌结构和功能的变化,都存在不同程度的心脏扩大、心脏转位及心脏静脉的迂曲畸形,在寻找冠状静脉窦及左心室导线定位固定时,存在一定的难度。另外,接受CRT植入的患者通常心功能较差,手术耐受性不佳,容易出现急性心力衰竭或合并心律失常。因此除对术者技术要求较高外,有时还需要借助某些特殊器械及技术。对于经冠状静脉窦植入失败患者,经胸心外膜左心室起搏也是一种有效方法,但由于其创伤较大,仅作为经冠状静脉窦左心室起搏的一种补充。近年来左心室心内膜起搏在临床中不断被尝试应用,其具有较低阈值、较低膈神经刺激风险、更多位点选择、更生理且不易诱发心律失常优势,可作为一种新的替代策略。本文主要就CRT在左心室导线植入过程中可能用到的特殊器械及技术做一概述。

一、寻找冠状静脉窦口困难

冠状静脉窦开口异常,在个体间常存在着变异。有先天的因素,也有继发的因素,如基础心脏疾病引起的心脏解剖改变;慢性心力衰竭造成的心腔扩大,如右房扩大、心脏转位、冠状静脉窦开口因扩大的右心房相对变小;心脏外科术导致的心脏解剖结构变化;冠状静脉窦开口有时靠近侧壁或垂直开口或存在Thebesian瓣等,均会造成常规方法不易寻找到冠状静脉窦口。

处理原则和操作技巧:①CRT术前需充分认识可能存在的先天变异或后天畸形,可行冠状静脉CTA造影显示其开口、走行及分支情况;术中须认真地寻找冠状静脉窦开口,必要时行冠状动脉造影顺向延迟显影冠状静脉窦口。②为避免反复寻找冠状静脉窦口引起的并发症,如冠状静脉窦夹层、穿孔等,可应用诊断性导管

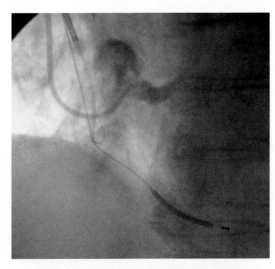

图37-1 应用Amplatz导管寻找冠状窦口
术中应用Amplatz导管成功进入冠状静脉窦口。

或微导管技术:国外学者报道常应用 6F 诊断性导管(如多用途 MP-A2、Amplatz AL-3 和 LIMA)插入至指引导管中,以协助在右心房内寻找冠状静脉窦口(图 37-1)。③对有困难的病例尽量避免应用消融导管代替冠状静脉窦标测导管,因冠状静脉窦的扭曲或存在瓣膜等易引起并发症。④对存在冠状静脉窦开口扭曲的患者指引导管宜选择顺应性较好的直头导管。⑤当冠状静脉窦口存在瓣膜时,可应用导引钢丝通过筛孔进入冠状静脉窦内,再直接或通过诊断性导管将指引导管送至冠状静脉窦内。

二、左心室导线定位困难

左心室导线定位困难可由先天或后天原因引起,发生率 10%~30%。

1. 冠状静脉窦开口位置变异 指引导管不能顺利进入冠状静脉窦内;另外,冠状静脉窦内有瓣膜存在(图 37-2)。

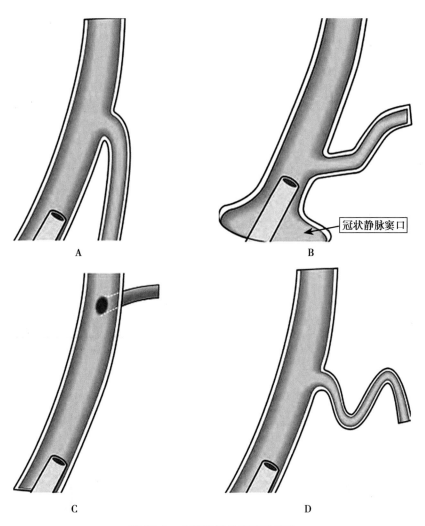

图 37-2 心脏静脉分支开口异常
A.为靶静脉与冠状静脉窦成锐角;B.靶静脉开口与冠状静脉窦口距离较近;
C.靶静脉开口于后壁;D.靶静脉高度迂曲畸形。

处理原则和操作技巧:术前需充分认识可能存在的先天或后天变异,术中认真寻找冠状静脉窦开口,有瓣膜存在时,可应用导引钢丝和/或诊断性导管技术使指引导管过瓣膜的远端。

2. 左心室侧壁或侧后壁心脏静脉纤细或缺如 即视为心脏起搏靶静脉的心脏侧静脉、后静脉或侧后静脉不能应用。

处理原则和操作技巧:可反复行冠状静脉窦造影,观察是否有遗漏的、未显影的心脏静脉;在无奈情况下将左心室导线定位于邻近心脏静脉;并做好希氏-浦肯野系统(希浦系统)起搏准备或选择其他途径(经胸小切口或左心室心内膜)植入左心室导线方法。

3. 靶静脉与冠状静脉主干形成锐角 术中常应用 PTCA 导丝,但与冠状动脉血管成形术相比 CRT 植入时指引导管的支撑力常显不够,PTCA 导丝操作进入靶静脉不深或沿着导丝推送左心室导线通过其锐角时困难。PTCA 导丝应尽量送入靶静脉的远端,否则推送左心室导线时极易连导丝一起退至冠状静脉主干内,有时使指引导管脱出冠状静脉窦口。

处理原则和操作技巧:调整指引导管的位置以达到有更好的支撑力;亲水性较好的PTCA 导丝可能更易过锐角;可应用双导丝技术,植入两根 PTCA 导丝的目的是可以增加支撑力,有助于左心室起搏导线推送入靶静脉的远端,植入第二根伴侣导丝(buddy wire)后可以使靶静脉的成角变直、原弯曲的靶静脉拉直,使左心室导线更易植入。也可以应用多功能导管及 PTCA 导丝协助进入靶静脉(图 37-3);应用鞘中鞘,根据靶静脉与冠状静脉主干的角度,可选择头端不同角度的鞘中鞘,配合 PTCA 导丝直接将鞘中鞘推送至靶静脉开口(图 37-4)。

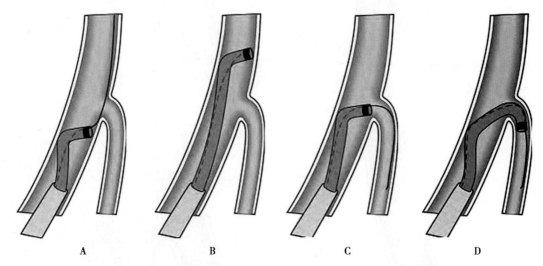

图 37-3 PTCA 导丝通过多功能导管进入与冠状静脉窦成锐角的靶静脉

A. 先将 PTCA 导丝送入冠状静脉窦主干内靶静脉开口远端;B. 将多功能导管沿 PTCA 导丝送过开口,并将 PTCA 导丝撤回导管内;C. 回撤多功能导管进入靶静脉;D. 将 PTCA 导丝送入靶静脉远端。

4. 靶静脉开口位置过于靠近冠状静脉窦口或平行于冠状静脉窦开口 外鞘管容易滑落致右心房,难以固定在冠状静脉窦内。这时可与外鞘管内加用多功能指引导管进入靶静脉,导线通过多功能导管容易进入靶静脉。

5. 靶静脉过于迂曲畸形 可经外鞘管插入 Hockey-Stick 导管导引和增加支撑力,这样PTCA 导丝就容易进入靶静脉远端,易于左心室导线的植入(图 37-5)。

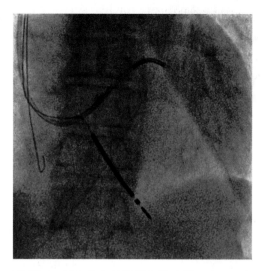

图 37-4　经左心室长鞘送入鞘中鞘(130°),在
PTCA 导丝保护下将鞘中鞘推送至侧静脉开口

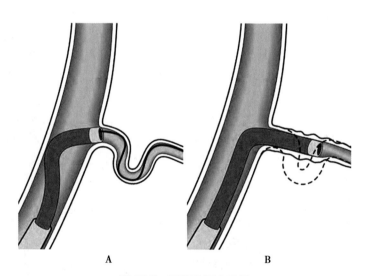

A   B

图 37-5　靶静脉迂曲畸形
A. 先用 PTCA 导丝进入迂曲的靶静脉;B. 然后将多功能导管送过迂曲部位。

　　6. **靶静脉狭窄**　少数人存在心脏靶静脉狭窄或者存在肌桥,左心室导线不易通过狭窄部位,目前常用方法是采用在外鞘管内插入多功能导管在 PTCA 导丝引导下通过狭窄部位,再经多功能导管植入导线(图 37-6)。PTCA 导引钢丝选择软头(soft-tip)的导丝。也有报道对影响左心室起搏导线植入的靶静脉狭窄可行血管腔内成形术,根据起搏靶静脉的内径选择合适的球囊导管,血管成形术的操作与冠状动脉内成形术技术相同,但与冠状动脉内成形术不同,因不能进行反复"冒烟",观察狭窄是否已解除,只能观察球囊扩张时球囊的"腰"是否消失。对静脉成形术成功标准是:能顺利植入左心室导线。国内报道应用血管成形术对一例起搏靶静脉(后侧静脉近中段狭窄 80%)先行扩张,再植入左心室起搏导线,获得了满意的即刻及长期临床效果,长期随访其起搏参数满意和稳定(图 37-7)。目前国内专家共识不赞成冠状静脉窦内支架植入。若反复经多功能导管及球囊扩张后导线仍不能通过狭窄部位,可选择其他心脏静脉或心外膜途径。

7. 左心室起搏阈值过高　可能是由于靶静脉钙化或起搏局部的心肌、心外膜等缺血、纤维化瘢痕造成。

处理原则和操作技巧:尝试靶静脉附近的其他心脏静脉或其他植入途径;应用左心室四极导线,植入到合适的靶静脉(图 37-8),有更多向量组合的选择。

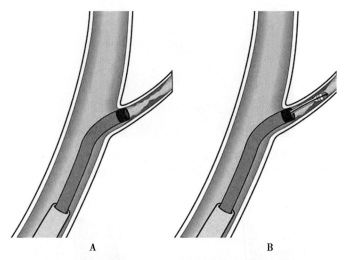

图 37-6　靶静脉狭窄畸形
A.将多功能导管植入狭窄靶静脉部位;B.将导线通过多功能导管送入靶静脉。

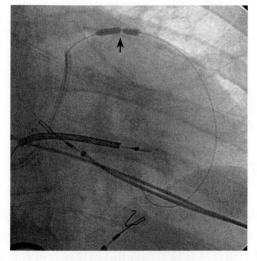

图 37-7　球囊扩张狭窄部位
应用球囊对狭窄的靶静脉扩张。

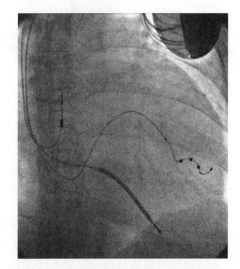

图 37-8　左心室四极导线植入到侧静脉,该类型 CRT-D 提供 17 种向量组合

三、左心室起搏导线固定

左心室导线定位困难或不牢固,易引起脱位。如撤除指引导管时手法不适当或解剖因素导致左心室导线脱位;还有起搏导线与靶静脉直径不匹配、靶静脉特殊难以固定、导线选

择不适当;术后过早活动或剧烈咳嗽等。

处理原则和操作技巧:①与植入技术有关的主要是指引导管撤除时,需熟悉各种指引导管撤除的方法。目前有直接撕开及工具刀劈开,撤除时在 X 线透视下,结合右心房的大小等因素规范操作完成撤除,如有可能可先将指引导管退至右心房或上腔静脉,观察左心室导线仍稳定,常可顺利撤除指引导管。②起搏导线与靶静脉直径不匹配,靶静脉内径太粗、靶静脉特殊难以固定、导线选择不适当。Hansky 等报道,为使左心室导线稳定,左心室导线必须与静脉壁至少有三个支撑点,对较直的静脉仅两个支撑点常会造成导线不稳定,致脱位或阈值增高。如左心室导线已选择头端预塑形的导线在术中仍反复脱位或不稳定者,报道可应用冠状静脉内支架术来稳定导线,并预防由于微脱位致长期的慢性阈值增高。冠状静脉内支架术是在植入左心室导线后,通过在靶静脉内的第 2 根 PTCA 导引钢丝来植入支架。③保留导丝技术(retained guidewire technique)的应用:保留导丝技术就是将 PTCA 导引钢丝在左心室导线植入后未撤回而保留在导线及靶静脉内。该技术主要是应用于左心室导线植入后在术中发生反复急性脱位、起搏阈值测试波动大,在无其他合适的靶静脉或合适的导线可选择时,而无奈地采用保留导丝技术。沈法荣等报道在 CRT 术中对一些特殊病例的处理,50 例中有 3 例患者留置了 PTCA 导引钢丝,3 例患者均为靶静脉与主干成钝角、靶静脉较直、内径较粗大,左心室导线植入后反复急性脱位,起搏阈值测试因导线活动度大而变得不稳定。3 例留置了 PTCA 导丝的患者经短期观察疗效满意,未发现并发症。④选择左心室四极导线,稳定性得到了明显提高。

(沈法荣　何浪)

参 考 文 献

[1] LEóN AR. New tools for the effective delivery of cardiac resynchronization therapy. J Cardiovasc Electrophysiol,2005,16(Suppl 1):S42-S47.

[2] DEBRUYNE P,GEELEN P,JANSSENS L,et al. Useful tip to improve electrode positioning in markedly angulated coronary sinus tributaries. J Cardiovasc Electrophysiol,2003,14(4):415-416.

[3] CHIERCHIA GB,GEELEN P,RIVERO-AYERZA M,et al. Double wire technique to catheterize sharply angulated coronary sinus branches in cardiac resynchronization therapy. Pacing Clin Electrophysiol,2005,28(2):168-170.

[4] VERMA S. A new technique to allow placement of left ventricular lead in an inferiorly directed take-off of a coronary sinus tributary. J Interv Card Electrophysiol,2005,13(2):163-165.

[5] ARBELO E,MEDINA A,BOLAñOS J,et al. [Double-wire technique for implanting a left ventricular venous lead in patients with complicated coronary venous anatomy]. Rev Esp Cardiol,2007,60(2):110-116.

[6] LINDNER O,VOGT J,KAMMEIER A,et al. Effect of cardiac resynchronization therapy on global and regional oxygen consumption and myocardial blood flow in patients with non-ischaemic and ischaemic cardiomyopathy. Eur Heart J,2005,26(1):70-76.

[7] DE COCK CC,JESSURUN ER,ALLAART CA,et al. Repetitive intraoperative dislocation during transvenous left ventricular lead implantation:usefulness of the retained guidewire technique. Pacing Clin Electrophysiol,2004,27(12):1589-1593.

[8] 沈法荣,王志军,陈建明,等. 心脏再同步治疗术中一些特殊情况的处理. 中国介入心脏病学杂志,2006,14(2):77-79.

[9] KOWALSKI O,PROKOPCZUK J,LENARCZYK R,et al. Coronary sinus stenting for the stabilization of left ventricular lead during resynchronization therapy. Europace,2006,8(5):367-370.

［10］ BISCH L,DA COSTA A,DAUPHINOT V,et al. Predictive factors of difficult implantation procedure in cardiac resynchronization therapy. Europace,2010,12(8):1141-1148.

［11］ 何浪,孙国建,周颖,等. 经房间隔穿刺3830导线行左心室心内膜起搏及随访二例. 中华心律失常学杂志,2017,21(2):165-167.

［12］ 李耀东,李晋新,周贤惠,等. 鞘中鞘技术在心脏再同步化治疗中的应用及评价. 中华心血管病杂志,2013,41(1):65-68.

［13］ HAKEMI EU,DOUKKY R,PARZYNSKI CS,et al. Quadripolar versus bipolar leads in cardiac resynchronization therapy:An analysis of the National Cardiovascular Data Registry. Heart Rhythm,2020,17(1):81-89.

［14］ WORLEY SJ. Challenging implants require tools and techniques not tips and tricks. Card Electrophysiol Clin,2019,11(1):75-87.

［15］ SALDEN F,LUERMANS J,WESTRA SW,et al. Short-term hemodynamic and electrophysiological effects of cardiac? Resynchronization by left? Ventricular septal pacing. J Am Coll Cardiol,2020,75(4):347-359.

第38章

开胸植入左心室导线

经冠状静脉途径植入左心室导线是目前实现左心室起搏的主要手段,但由于冠状静脉窦开口畸形、没有合适的靶静脉、膈神经刺激、阈值过高等原因,5%~15%的患者无法进行经静脉途径植入。即使是首次成功植入后,仍有部分患者可能出现导线的晚期脱位、阈值增高而必须重新植入。外科手段经开胸植入左心室心外膜导线已成为重要的补充手段。国内 2006 年首先由沈法荣等报道了开胸植入左心室心外膜导线在慢性心力衰竭行心脏再同步治疗(CRT)中的应用。

心外膜导线的植入目前主要应用于 CRT 患者,就心外膜导线植入的适应证而言还包括:①三尖瓣换瓣术后;②经静脉植入困难(如永存左上腔静脉合并右上腔静脉缺如);③经静脉途径导线反复脱位;④心脏外科手术后患者的临时心脏起搏;⑤儿童心脏起搏(解剖异常、静脉细易形成血栓、生长发育易致导线脱位等)。

下面就介绍开胸植入左心室心外膜导线的方法、疗效、安全性等相关问题。

一、开胸植入左心室导线的方法

开胸植入左心室导线主要包括左侧小切口开胸植入、经胸腔镜植入和应用机器人辅助技术植入心外膜导线。

1. **左侧小切口开胸植入法** 患者全身麻醉,气管插管,取左侧第 4 肋间做 10cm 切口(根据患者心脏大小及术前胸片,也可取第 5 肋间),常规开胸,在膈神经前方切开心包(图 38-1)。通常在冠状动脉对角支和钝缘支之间有一片裸区,位于心脏的后外侧(图 38-2)。将导线头端电极先紧贴心外膜行起搏阈值测试,如测试起搏阈值初步满意再行缝合,以避免反复缝合导致出血和不必要的心肌损伤。阈值测试完成后,缝扎固定导线、导线在胸腔内留有适当的长度,以不妨碍肺扩张为宜,将心外膜导线分别在锁骨中线通过切口的上一肋间引至皮下,在此用皮下组织包裹并结扎固定,再用皮下导引器通过皮下将导线引至起搏器囊袋内连接脉冲发生器,缝合起搏器囊袋。同时关闭胸腔缝合切口,并常在左侧腋中线第 6 肋间放置引流管。

2. **经胸腔镜植入法** 患者全麻后行气管插管,取右侧卧位,左侧第 7 肋间腋前线穿刺植入胸腔镜。腋后线或腋中线第 5 肋间作 3cm 小切口以送入手术器械。膈神经下方切开心包显露房室沟和左心室侧后壁(图 38-3)。将心外膜导线 Medtronic 4965 外固定一小毡垫片以方便夹持操作。胸腔内预留足够长度导线后,经皮下隧道将左心室导线尾端穿过皮下。

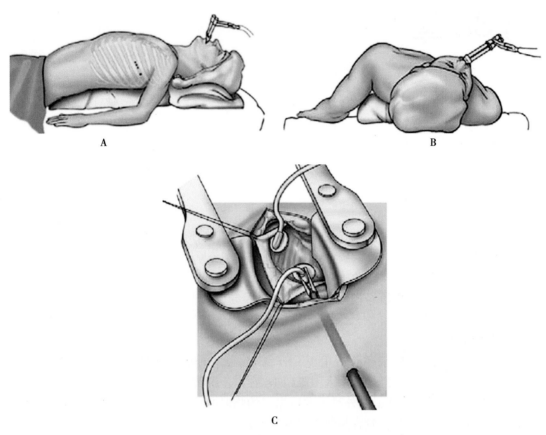

图 38-1　左侧小切口开胸植入左心室心外膜导线示意图
A. 开胸切口部位；B. 患者体位；C. 缝合的左心室心外膜导线位置。

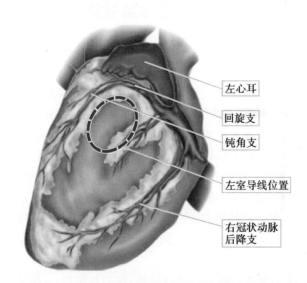

左心耳

回旋支

钝角支

左室导线位置

右冠状动脉
后降支

图 38-2　左心室心外膜导线缝合常用位置(心脏后侧位)

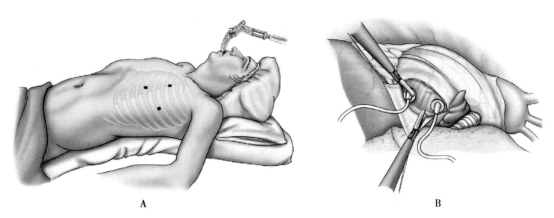

图 38-3　经胸腔镜植入左心室导线示意图
A. 胸腔镜径路位置；B. 左心室心外膜导线位置。

到左侧锁骨下区域,和脉冲发生器连接。持心外膜导线在左心室侧下壁多个位置进行贴附,最好根据经食管超声组织多普勒定量组织速度图和组织示踪结果,选择改善同步化最理想的心外膜位置。取 4-0 Prolene 两针预置在心外膜上,通过打结将左心室导线固定并测定阈值和阻抗,缝合和打结方法参见图 38-8。

相比较而言,胸腔镜下植入左心室导线对患者的创伤更小,但不适合于心脏巨大、有严重胸膜粘连的患者。

3. 机器人辅助植入法　患者全身麻醉后取左后侧位置,通常在腋后线第 5、第 7 和第 9 肋间隙分别植入右侧机械手、照相机和左侧机械手(图 38-4A);导线缝合部位与小切口开胸法和经胸腔镜法植入左心室导线位置类同,当导线起搏参数测定并满意后尽量经胸壁前方打隧道到左锁骨中线下方的皮下与脉冲发生器连接(图 38-4B)。目前临床使用的机器人装置是达芬奇手术机器人(da Vinci Robotic Surgical System,美国 Intuitive Surgical Inc 公司)。

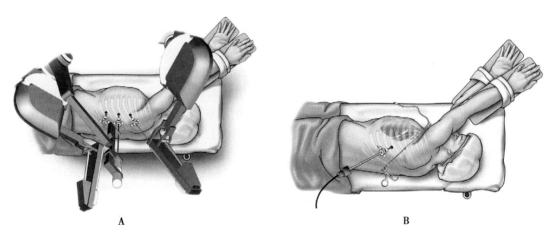

图 38-4　机器人辅助植入左心室导线示意图
A. 患者体位及机械手的位置;B. 左心室心外膜导线缝合后尽量在胸壁前方打隧道到皮下与脉冲发生器连接。

二、开胸植入左心室导线的疗效和安全性

采用开胸植入左心室心外膜导线应用于 CRT 治疗以来,已有较多的相关临床研究报道。经胸植入左心室心外膜导线与经静脉植入左心室导线对 CRT 同样有效,经胸植入的心外膜导线的起搏阈值与经静脉途径的起搏阈值相当。

在 CRT 应用的早期,左心室心外膜导线主要采用开胸小切口植入,Auricchio 等于 1999 年报道的 PATH-CHF 临床研究结果,27 例 CRT 患者均采用左心室心外膜导线植入,分别应用 CPI 4316 主动螺旋心外膜导线和 4965 心外膜缝合导线,手术全部成功,未有导线相关并发症;Daoud 等 2002 年报道 CRT-D 有关左心室导线的结果,开胸植入左心室心外膜导线组 21 例与非开胸组 66 例比较,两组平均随访 17 个月和 11 个月,开胸组死亡率 43%,非开胸组死亡率 14%,两组间有差异有统计学意义,经多变量分析提示死亡率与未使用螺内酯有关,与手术方式无关;两组末次随访的左心室导线阈值分别是(1.5±0.8)V 和(1.8±0.7)V。国内张海波、孟旭等采用微创胸腔镜法完成 10 例慢性心衰患者的左心室心外膜导线的植入,左心室起搏阈值 0.5~1.5V,围术期除 1 例发生肺炎外,无其他并发症,随访 3 个月起搏参数没有明显变化;邹建刚等对国内登记注册的 13 个中心 34 例植入心外膜导线患者随访平均 2.5 年,平均起搏阈值<1.5V,阻抗<550Ω。但 Mair 等 2005 年报道 16 例开胸小切口心外膜导线随访 16 个月与同期 79 例经静脉植入左心室心外膜比较,经静脉组起搏阈值明显高于心外膜组(>4V 对<1.8V)。至今,关于开胸植入左心室心外膜导线的较大样本和较长随访时间的报道较少,Ailawadi 等报告 452 例行 CRT 术的患者中 45 例经静脉途径失败改行外科途径植入左心室导线。外科组随访(32.4±17.5)个月,经静脉组随访(39.4±14.8)个月,结果显示全因死亡率(30.6% 对 23.8%,$P=0.22$),心衰再住院率(26.2% 对 31.5%,$P=0.53$),NYHA 心功能分级至少改善一级的比例(60.1% 对 49.6%,$P=0.17$)两组间差异均无统计学意义。但外科手术组急性肾损伤和尿路感染的发生率高于经静脉组,而肾损伤的原因可能在于这些经静脉途径失败的患者往往注射了更多的造影剂,尿路感染的发生可能与住院时间延长有关。

关于采用左侧小切口开胸左心室导线植入法与胸腔镜植入法两种方法的疗效是否有差异,Ailawadi 等比较 28 例小切口开胸术式和 17 例胸腔镜术式植入左心室导线结果发现两者在手术时间、住院时间、30d 死亡率等指标上差异均无统计学意义。

关于机器人辅助左心室心外膜导线植入临床应用相对较少,Navia 等从 2002 年 10 月到 2003 年 7 月共行 34 例左心室心外膜导线植入术,采用小切口开胸法、经胸腔镜法和机器人辅助植入法分别是 16 例(47%)、14 例(41.2%)和 4 例(11.8%);手术全部成功,平均住院日(4.8±3.3)d,无一例死亡;术后并发症包括无需透析的肾功能不全 2 例、心房颤动(房颤)3 例、非持续性室性心动过速(室速)3 例、心力衰竭加重 2 例。

随着 CRT 植入量的逐渐增多,相关心外膜导线的并发症也随之增加,主要表现有起搏阈值升高、膈肌刺激、感知不良、导线断裂等。Ferna'ndez-Gonza'lez 等报道 1 例 CRT 患者经外科手术行左、右心室心外膜导线植入并采用 Y 型接口实现双心室同步起搏,术后 4 个月因车祸发生 Y 型导线断裂(图 38-5)。国内王冬梅等报道 1 例经胸植入的左心室心外膜导线在植入后 3 年发生导线的断裂,断裂部位位于导线从胸腔第 4 肋间穿出的部位,考虑导线与肋骨随着心脏的跳动和呼吸运动反复摩擦所致。

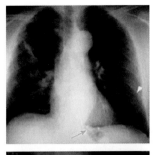
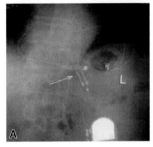
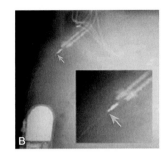
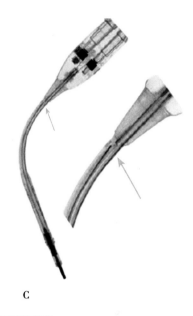

图 38-5　示左右心室心外膜导线 Y 型接口断裂部位

A. 上下图分别示胸部与上腹部 X 线影像图,显示左右心室心外膜导线及 Y 型接口;B. Y 型接口断裂位置;C. 放大的 Y 型接口有明显的断裂(箭头所示)。

三、开胸植入心外膜导线的相关问题

1. **开胸及导线植入部位的选择**　对于 CRT 患者而言,开胸部位多于左侧第 4 肋间;关于左心室导线的位置选择,理论上左心室导线应当植入到左心室最晚激动部位,多数患者左心室侧壁、侧后壁激动最延迟,因而经验性放置左心室导线到这些部位。也有研究者在术中应用经食管超声评价心室壁运动情况,选择左心室起搏部位。MADIT-CRT 研究结果发现左心室导线置于心尖部会增加死亡率,而前壁、侧壁、后壁之间差异没有统计学意义,这一研究结果仍有争议。在更大规模更可信的临床研究结果公布之前,仍然推荐经验性的放置在左心室侧壁、侧后壁等部位(图 38-2)。由于部分患者左心室扩大明显,心脏位置因此可发生转位,另外,部分患者因心外膜有较多的瘢痕组织分布,使得起搏阈值较高,为此需要调整开胸及导线的缝合部位;对于非 CRT 患者的心外膜导线的植入大多应用于常规起搏适应证而无法实现心内膜径路植入的患者,大多将导线缝合于右心室心外膜部位,因此,开胸的部位及导线的植入位置因不同的起搏需要而有所不同。

2. **植入几根导线**　开胸植入心外膜导线术后可能导致胸膜粘连、心包粘连,使得二次手术的难度显著增加,如果首次植入的导线出现脱位、阈值增高、导线断裂等情况,再次开胸的风险不言而喻;有学者建议首次植入时应当植入两根导线(图 38-6A),保留一个备用导线;但国内学者目前大多采用植入一根导线(图 38-6B),国外也有采用一根导线两个电极头分别固定在两个相邻部位(Y 型导线,图 38-6C)。但保留的导线和实际使用的导线故障的发生率是一样的,增加导线并不总意味着保险系数增加。从二次手术的角度来讲,更推荐首次植入采用胸腔镜植入。

3. **导线的类型和寿命**　目前,可提供临床应用的左心室心外膜导线主要是美敦力公司的 4965、4968(Y 型单极导线)、5071(心外膜螺旋导线)和 4951 导线(图 38-7),还有德国百

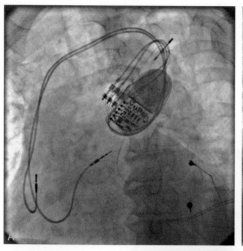
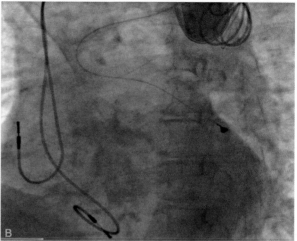

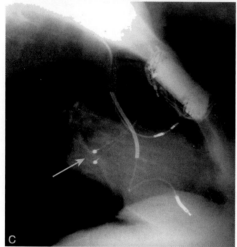

图 38-6　左心室心外膜导线 X 线影像示意图

A.左室侧壁两个独立导线;B. 单根左室导线;C.Y 型导线(箭头所示)。

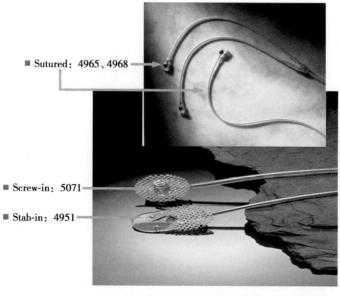

- Sutured：4965、4968
- Screw-in：5071
- Stab-in：4951

图 38-7　常用左心室心外膜导线类型

多力公司的 ELC 心外膜导线,是主动螺旋导线(图 38-8)。国内主要应用的是美敦力公司 4965 类固醇洗脱的心外膜单极导线(图 38-9)。

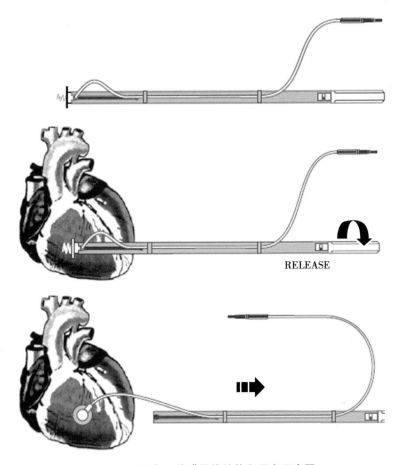

图 38-8　ELC 心外膜导线结构和固定示意图

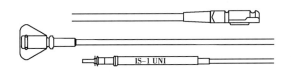

图 38-9　常用美敦力公司 4965 左心室心外膜导线示意图

　　关于成人心外膜导线使用寿命的报道较少,短期随访结果显示起搏阈值等参数没有显著变化。心外膜导线使用寿命报道更多见于复杂先天性心脏病矫治后三度房室传导阻滞的儿童患者,Mitchell 等报道 123 例患者 207 根心外膜导线(心房 60 根/心室 147 根)平均随访 29(1~207)个月的结果,类固醇释放导线 5 年完好率为 83%,但儿童患者的结果不能简单套用至成人,因为儿童患者存在生长发育问题,可能增加导线脱位的发生率。

　　4. 缝合的方法　心外膜导线的缝合是否合适会直接影响起搏参数,甚至远期的效果,不同类型的导线期缝合要求也不一样,术者应该在术前仔细阅读说明以确保术中顺利缝合,减少对心肌的损伤;有些导线是螺旋主动导线,直接旋入心外膜心肌内,对这类主动导线更应该注意旋入的深度和角度确保其表面与心肌的最佳接触。图38-10详细介绍了4965型缝合电极的缝合方法;图38-8中也介绍了ELC主动心外膜导线的操作方法。在实际导线的缝合操作中,为了尽量减少多次缝合对心肌的损伤,可以先将电极面与心肌组织贴靠测定起搏阈值,如阈值满意再按照缝合方法进行固定。

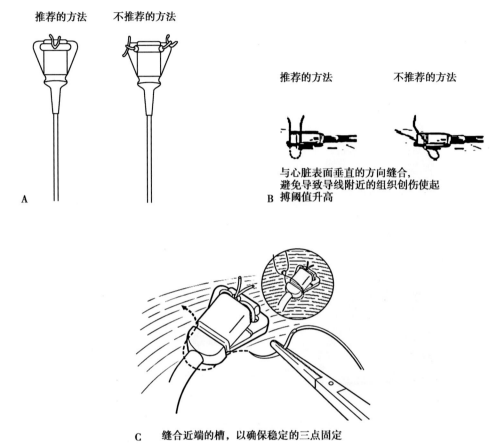

图38-10 常用美敦力公司4965心外膜导线

5. 右心房、右心室导线的植入 通常首次植入手术都是在导管室进行,即使左心室导线植入不成功,多数术者会选择先植入右心房、右心室导线并连接脉冲发生器。这样也可避免外科术中完全性左束支传导阻滞进展为三度房室传导阻滞引起心脏停搏。但外科手术对心功能Ⅳ级的心衰患者仍有较大的风险,围术期死亡仍有发生,能否在临时起搏保驾下进行外科手术,待患者情况稳定后再行右房右室导线植入,值得考虑。目前尚无统一的做法。

在心外膜导线的临床实践中经常会遇到以下问题:

(1) 先植入右心房、右心室心内膜导线,还是先植入心外膜导线:往往在左心室导线经静脉植入不成功才考虑植入心外膜导线,所以建议当时将经静脉的右心房、右心室导线都放置好,在心外膜手术时可以完成整个起搏装置的植入,患者前后只需2次手术;如果第一次不植入右心房、右心室心内膜导线,则完成整个起搏装置的植入需3次手术。

(2) 可否同一天手术完成右心房、右心室心内膜导线和左心室心外膜导线的植入:如果做好充分的术前准备,先植入右心房、右心室心内膜导线,再进行心外膜导线的植入,可以在同一天手术;如先进行心外膜导线植入,由于创伤大,且患者全身麻醉,术后需要恢复一段时间才能接受右心房、右心室心内膜导线的植入手术。

（3）右心室导线的植入部位是右心室心尖部还是右心室流出道:右心室导线通常植入于心尖部,也有术者将右心室导线置于右心室流出道间隔部,右心室导线的植入部位是否影响 CRT 的疗效,目前尚无前瞻性随机对照研究结果,临床研究显示右心室不同部位起搏对 CRT 疗效无影响。

四、开胸植入心外膜导线的优点与缺点

CRT 已广泛应用于慢性心力衰竭患者的治疗。目前,左心室起搏导线的植入大多数采用经静脉途径实现,但少数患者需要行开胸植入左心室心外膜导线。

1. **采用开胸植入左心室心外膜导线的优点**

（1）优化起搏部位,理论上可以应用组织多普勒技术确定左心室最晚激动部位指导导线的植入部位,也可以避开瘢痕组织,实现最佳起搏位置。

（2）避免膈肌刺激。

（3）手术时间短。

（4）不需要 X 线的照射。

（5）不需要静脉造影剂。

2. **缺点**

（1）需要全身麻醉。

（2）单肺通气。

（3）可能的手术相关并发症:切口疼痛、感染、肺不张、出血、急性肾损伤。

（4）术后恢复时间长。

（5）对于心功能极差、高龄或伴有其他脏器严重病变者手术风险较大。

开胸植入左心室心外膜导线是经静脉植入左心室导线失败的重要补充手段,国内外临床应用结果显示开胸植入左心室心外膜导线安全有效。

（邹建刚　侯小锋）

参 考 文 献

［1］沈法荣,王志军,陈建明,等. 心外膜起搏导线在心脏再同步治疗中的临床应用. 中华心律失常学杂志,2006,10(2):110-112.

［2］张海波,孟旭,张烨,等. 微创胸腔镜心外膜电极同步化技术治疗心肌病心力衰竭十例. 中国心脏起搏与心电生理杂志,2010,24(3):210-212.

［3］COHEN MI,BUSH DM,VETTER VL,et al. Permanent epicardial pacing in pediatric patients:seventeen years of experience and 1200 outpatient visits. Circulation,2001,103(21):2585-2590.

［4］AILAWADI G,LAPAR DJ,SWENSON BR,et al. Surgically placed left ventricular leads provide similar outcomes to percutaneous leads in patients with failed coronary sinus lead placement. Heart Rhythm,2010,7(5):619-625.

［5］MAIR H,SACHWEH J,MEURIS B,et al. Surgical epicardial left ventricular lead versus coronary sinus lead placement in biventricular pacing. Eur J Cardiothorac Surg,2005,27(2):235-242.

［6］ MAIR H,JANSENS JL,LATTOUF OM,et al. Epicardial lead implantation techniques for biventricular pacing via left lateral mini-thoracotomy,video-assisted thoracoscopy,and robotic approach. Heart Surg Forum,2003,6 (5):412-417.

［7］ NAVIA JL,ATIK FA. Minimally invasive surgical alternatives for left ventricle epicardial lead implantation in heart failure patients. Ann Thorac Surg,2005,80(2):751-754.

［8］ FERNáNDEZ-GONZáLEZ AL,GARCíA BENGOCHEA JB,CORTéS LAíñO J,et al. Fracture of epicardial re-synchronization lead caused by deceleration injury. Asian Cardiovasc Thorac Ann,2010,18(1):77-78.

［9］ AURICCHIO A,STELLBRINK C,BLOCK M,et al. Effect of pacing chamber and atrioventricular delay on acute systolic function of paced patients with congestive heart failure. The Pacing Therapies for Congestive Heart Failure Study Group. The Guidant Congestive Heart Failure Research Group. Circulation,1999,99 (23):2993-3001.

［10］ BREMNER JD,CAMPANELLA C,KHAN Z,et al. Brain correlates of mental stress-induced myocardial is-chemia. Psychosom Med,2018,80(6):515-525.

［11］ 梅静,郭晓萍. 微创开胸行心外膜起搏治疗心力衰竭护理体会. 解放军医药杂志,2013,25(8): 107-110.

［12］ LECLERCQ C,SADOUL N,MONT L,et al. Comparison of right ventricular septal pacing and right ventricu-lar apical pacing in patients receiving cardiac resynchronization therapy defibrillators:the SEPTAL CRT Study. Eur Heart J,2016,37(5):473-483.

第39章
心脏再同步治疗手术并发症及处理

充血性心力衰竭(心衰)的药物治疗近年来虽取得了较大进展,但仍不能阻止心衰进行性加重。心脏再同步治疗(CRT)不仅可改善伴左右心室不同步的慢性心衰患者的心功能,提高活动耐量和生活质量,还可降低死亡率。CRT的关键是需要经冠状静脉窦植入左心室导线以起搏左心室。此过程操作复杂,技术难度较大,植入风险高,手术并发症较高。MIR-ACLE、MIRACLE-ICD、InSync Ⅲ研究的荟萃分析显示CRT的相关并发症发生率术中高达13.8%,总并发症发生率为23.8%。下面介绍CRT手术中可能出现的并发症。

一、麻 醉 意 外

CRT一般在局部麻醉下进行,对患者几乎没有影响。部分接受CRT的患者可能合并不同程度的传导阻滞,为防止发生心脏停搏应注意避免麻醉剂过量。目前多用利多卡因或普鲁卡因胺。

二、与静脉穿刺相关的并发症

目前经锁骨下静脉穿刺植入导线已广泛应用于临床,虽然相对安全而且简便,但仍需警惕。主要并发症包括误穿锁骨下动脉、血胸、气胸、血气胸、神经损伤等。熟悉局部解剖,掌握穿刺要领是预防此类并发症的关键,出现并发症时及时处理多可避免致命性情况的发生。

主要注意事项:①锁骨下静脉穿刺时,穿刺针在通过锁骨和第1肋骨间隙后以近乎水平方向进针,以避免误入胸腔;可选择腋静脉穿刺方法。如穿刺到气体应及时调整或拔出穿刺针。②回抽到血液后应注意血液颜色及压力,推断进入的血管是否为静脉。如果误穿动脉,颜色鲜红又有搏动性,应立即拔除穿刺针,并局部按压。③穿刺静脉后稳定固定穿刺针,立即送入导引钢丝,通常情况下不会遇到明显阻力。如果导引钢丝送入过程中阻力较大,先数字减影血管造影技术(DSA)透视下判断钢丝位置,若钢丝处针头处即遇阻力,要回撤钢丝,使用注射器回抽血液,以确定穿刺针头是否还在血管腔内。如果回抽不畅或不能,要重新调整穿刺位置及角度。④导引钢丝的送入要求必须在透视下完成,确保钢丝沿血管走形进入下腔静脉,而不是误入颈内及颅内血管。⑤上述操作结束后方可放入扩张鞘。如果误穿到动脉而且贸然放入了扩张鞘,切忌拔出扩张鞘,要暂时保留扩张鞘,可选择行外科手术,并缝合动脉创口,也可选择带膜支架植入以闭合创口,尽量避免严重并发症。当然,如果穿刺锁骨下静脉或腋静脉困难,可转而试行头静脉切开途径。

三、与冠状静脉窦相关并发症及处理

1. 冠状静脉窦插管困难　冠状静脉窦开口先天异常;Hellerstein 等发现约有 30.7% 的人 Thebesian 瓣较大,可覆盖冠状静脉窦口的大部分甚至全部,约有 6% 的人 Thebesian 瓣与下腔静脉瓣融合;图 39-1 为慢性心衰造成心腔异常扩大、心脏转位使冠状静脉窦开口位置及方向改变。这些均造成冠状静脉窦插管困难。国内华伟分析了 117 例患者中有 6 例因冠状窦插管困难而放弃手术。

处理技巧:①CRT 术前可行多排 CT(≥64 排)冠状静脉窦成像,以了解冠状静脉窦开口位置、走行及分支情况;术中若插管困难,可行冠状动脉造影顺向延迟摄像来显示冠状静脉窦开口;Gilard 等采用冠状动脉造影来显示

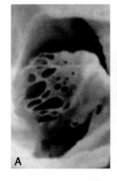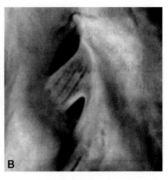

图 39-1　Thebesian 瓣
A. 筛状 Thebesian 瓣;B. 片状 Thebesian 瓣。

冠状静脉窦口,证实是安全可靠的,国内温沁竹等也得出了类似的结果。②应用诊断性导管技术:Leon 报道应用 6F 诊断性导管(如多用 MP-A2、Amplatz AL-3 和 LIMA)插入至指引导管中,以协助寻找冠状静脉窦口。③对存在冠状静脉窦开口扭曲的患者指引导管宜选择顺应性较好的、直头导管。④冠状静脉窦口瓣膜较大或成网状时,可应用导引钢丝进入冠状静脉窦内,再将指引导管送至冠状静脉窦内。⑤应尽量避免应用射频消融用的消融导管寻找冠状静脉窦口。

2. 冠状静脉窦夹层、穿孔　CRT 适应证患者的心腔有不同程度扩张,往往伴随冠状静脉窦的扩张和变形,窦口解剖定位改变,导致冠状静脉窦口定位和插管困难。此外,静脉壁菲薄无弹性、左心室导线旋转角度和张力增大、导线设计不理想(质地偏硬、弯曲度大)等因素都会增加操作难度,导致冠状静脉窦夹层甚至静脉穿孔风险(图 39-2)。文献报道冠状静脉夹层的发生率为 2%~4%。一般的夹层仅表现为造影剂在局部潴留,只需密切观察病情进展。如果夹层已严重影响冠状静脉窦血液回流,表现为造影剂在局部严重潴留,并向心包腔内弥散,应及时暂停手术并采取相应措施。如果发生冠状静脉窦破裂并影响血流动力学,则需要立即终止手术,根据具体情况做出相应的临床处理。冠状静脉窦夹层和穿孔多发生于冠状静脉窦逆行造影阶段。主要是由于造影导管直径偏大与冠状静脉窦不匹配或造影导管进入冠状静脉窦的分支内;以及指引导管或 PTCA 导丝反复在心脏静脉内行走所致。Miracle 研究小组发现在植入过程中冠状静脉窦夹层发生率为 2%;Cantak 等试验中发生率为 1.8%;中国医学科学院阜外医院华伟等报道 117 例 CRT 植入术冠状静脉窦夹层发生率为 1.7%。

预防及处理技巧:①在 PTCA 导丝保护下将造影球囊送至心脏静脉主干内。②球囊充盈前须先打少量造影剂判断是否在冠状静脉窦内及管腔的大小(一般球囊/血管径<1,图 39-3)。③术中应避免造影导管的移位或插入过深,以减少并发症或遗漏心脏静脉分支;尽量避免盲目充盈造影导管,应根据管腔实际大小决定球囊充盈程度(图 39-4)。④若球囊充

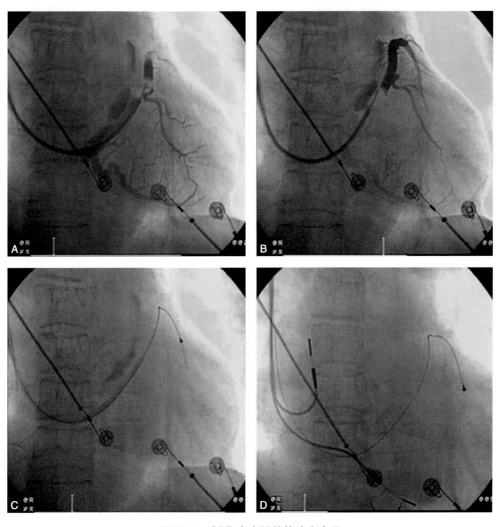

图 39-2　CRT 术中冠状静脉窦夹层

A. 术中逆行冠状静脉窦造影提示发生冠状静脉窦夹层;B、C. 在密切关注病情的同时继续进行手术,成功植入了左心室导线;D. 至 2h 后手术结束时,夹层内造影剂已完全吸收。

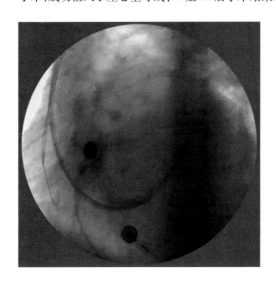

图 39-3　CRT 术中球囊充盈前须先打少量造影剂,判断是否在冠状静脉窦内及管腔的大小

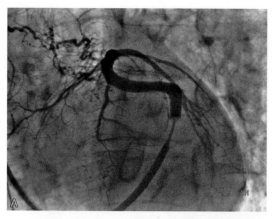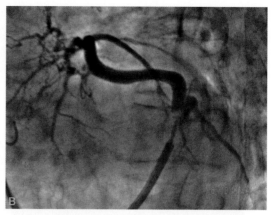

图 39-4 造影球囊位置影响静脉造影结果

A.造影球囊插入过深,造影后未见理想靶静脉;B.回撤造影球囊重新造影,发现近端有一遗漏的侧后静脉位置比较理想。

盈同时推注造影剂有阻力,不应继续强行推注。⑤出现冠状静脉窦夹层或穿孔时,如血流动力学稳定需继续完成植入,有心脏压塞时及时行心包穿刺。Tamin 等报道,发生冠状静脉窦穿孔,可将导引钢丝送至穿孔的远端,再将诊断性导管送至冠状静脉窦穿孔的远端,证实在真腔后,将指引导管深置于穿孔的远端,继续进行植入操作。

3. 冠状静脉内血栓形成和栓塞 冠状静脉内血栓形成的可能原因:部分充血性心衰患者存在着高凝状态;术前为改善心功能而应用较大剂量利尿剂;停用抗凝及抗血小板药物;CRT 植入术操作时间相对较长;指引导管和 PTCA 导引钢丝长时间操作或损伤心脏静脉内膜,均易引起血栓。如在指引导管内的血栓脱落可引起栓塞。如植入术中沿着 PTCA 导引钢丝推送左心室导线遇到阻力或不能向前推送,可能沿着 PTCA 导引钢丝已形成血栓。影像上血栓形成有别于冠状静脉夹层:心脏静脉夹层往往呈片状、不规则且伴有造影剂潴留;心脏静脉内血栓则可见较为清晰的边缘,不伴造影剂潴留(图 39-5)。

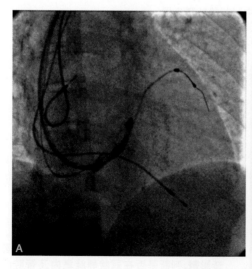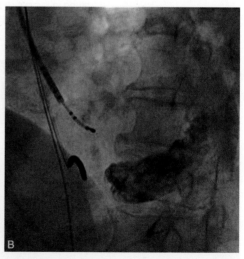

图 39-5 心脏静脉内血栓

A.心脏静脉内血栓形成,血栓边缘清晰,无造影剂弥散,B.心脏静脉夹层,可见造影剂明显弥散至心脏静脉外。

处理原则和操作技巧:术前改善心功能状况、维持适宜的血容量;术中规范操作、尽量缩短操作时间;指引导管应用前反复用肝素水冲洗,术中对疑似指引导管中血栓形成者,须将 PTCA 导引钢丝和左心室起搏导线一起退出,经肝素水冲洗处理后指引导管和 PTCA 导引钢丝再次重新植入;若出现血流动力学不稳定,则暂停手术,充分抗凝后择期再次手术。

四、与左心室导线相关并发症

1. 左心室导线定位困难　可能原因及处理技巧:①左心室靶静脉(侧静脉、后静脉或侧后静脉)较细或缺如,可反复不同体位行冠状静脉窦造影,以发现可能遗漏的靶静脉(图 39-6)。②冠状静脉窦与靶静脉成角异常或靶静脉狭窄及扭曲,此时,可选用 PTCA 导丝,尤其是亲水性较好的导丝可能更易过锐角,并尽量将导丝送至靶静脉远端;如 PTCA 难以进入靶静脉,可选用多功能导管,如应用 LIMA 导管插入靶静脉开口。若 PTCA 导丝支撑力不够,可应用双 PTCA 导丝或应用多功能导管增加支撑力;Arbelo 等在 CRT 中研究发现应用双指引导丝技术是安全、有效的,并没有出现相关的并发症(图 39-6);也可选择不同角度的鞘中鞘增加支撑力。③左心室导线起搏阈值过高或发生膈肌刺激,起搏阈值可能因靶静脉钙化或局部心

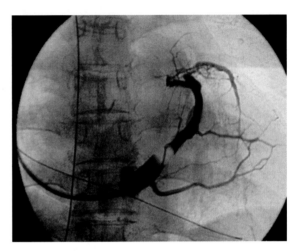

图 39-6　心脏靶静脉较细或缺如
冠状静脉窦逆行造影发现左心室靶静脉较细或缺如。

肌纤维化而过高。左心室导线距离膈肌较近,起搏阈值偏高,常引起膈肌刺激。心房起搏时,尤其是心房导线位于心房外上侧时,位置靠近膈神经,刺激膈神经也能引起膈肌刺激。膈肌刺激的主要临床表现为随起搏出现的呃逆或腹肌抽动,其发生率 1.6%~3.0%。Miracle 研究中,膈肌刺激发生率为 3%;Cantak CD 研究中,膈肌刺激发生率为 1.6%;华伟报道膈肌刺激发生率为 1.7%。术中反复高压刺激,观察有无膈肌刺激,如有可尝试把导线植入靶静脉的其他部位或周围其他静脉,或把起搏导线改为双极起搏及降低起搏电压观察(图 39-7)。另外,选择左心室四极导线,可有效避免膈神经刺激的发生。

2. 左心室导线脱位　是术后早期常见的并发症之一,发生率为 1.7%~13.6%。随着起搏工程技术的不断进展,导线的结构和功能不断改进,导线脱位率明显下降。然而,导线植入位置不当、固定不牢、肌小梁平滑、手术后过早下地活动、导线柔韧性差、心脏收缩对导线的切应力等因素都可导致导线脱位。此外,心脏静脉分支走行解剖变异大,角度锐利,静脉壁薄弱,使得左心室导线植入难度和固定难度增大,因而脱位率较高。鉴于 CRT 患者通常合并束支传导阻滞,因此需要关注心电图变化(左心室起搏时心电图特征性的表现为右束支传导阻滞的 QRS 波形)。一旦起搏心电图发生改变,需要进行 X 线和起搏器检查,明确起搏、感知和阻抗状况,明确是否有完全脱位或微脱位并发症的发生(图 39-8)。完全脱位者只能进行手术方可复位导线。微脱位可通过调整起搏输出的方法解决,然而,CRT 治疗要求

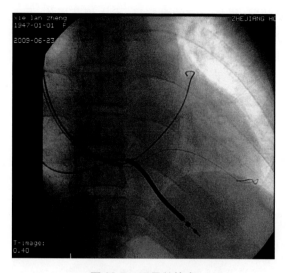

图 39-7 双导丝技术

冠状静脉窦与靶静脉成角异常或靶静脉狭窄及扭曲,尽量将导丝送至靶静脉远端,若 PTCA 导丝支撑力不够,可应用双 PTCA 导丝。一根导丝送入心大静脉起锚定作用,另一根导丝送入靶静脉。

100%心室起搏才能发挥疗效,而且左心室起搏是心外膜起搏,过高的起搏输出耗电量大,对起搏器电池的要求较高。Miracle、Cantak CD 试验中,导线脱位率分别为 5%和 5.8%,华伟报道左心室导线脱位率为 1.7%。原因可能有:①靶静脉与导线不匹配,如靶静脉直径过大与选用的导线不匹配,固定不牢;导线要牢固至少需三个支撑点。如术中出现反复脱位,可选用其他合适静脉;或留置 PTCA 导丝;或在冠状静脉窦内植入支架以固定导线;或直接选择左心室四极导线。②在撤出外鞘管时,导线固定不牢,发生移位。要熟悉各中鞘管的撤出方式,撤出时要专人固定导线,并需在透视下进行。③CRT 手术时,应准备至少两套左心室导线推送系统,以防导线脱位后重新植入需要。

3. **膈肌刺激** 膈肌刺激的主要临床表现为随起搏出现的呃逆或腹肌抽动,其发生率波动在 1.6%~3%。膈肌刺激常见于:①心房起搏,尤其是心房导线位于心房外上侧时。原因是起搏导线位置靠近膈神经,刺激膈神经所致。②左心室起搏时。CRT 要求经冠状静脉窦至静脉分支末端起搏左心室,尤其是侧静脉或侧后静脉末端。一方面,此处位于心底,恰好坐落于膈肌之上;另一方面,左心室起搏阈值相对较高,需要以较高的起搏输出保证 100%的左心室起搏,过高的起搏能量将刺激膈肌引起呃逆或者腹肌抽

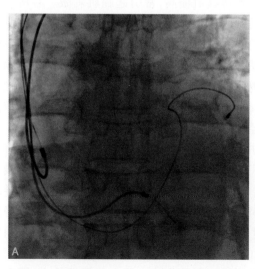
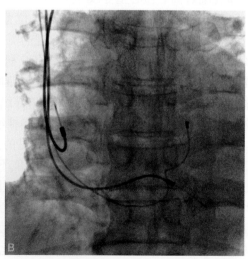

图 39-8 CRT 术后左心室导线脱位

A. CRT 术后即刻左心室导线位于侧后静脉分支远端;B. 左心室导线脱位至冠状静脉窦口,心房和右心室导线位置不变。

动。因此,术中导线固定后应行高电压刺激试验,观察是否有上述现象。如有则需及时调整导线位置。如果术后出现膈肌刺激,应行胸片检查和起搏器程控,了解导线位置是否有异常。如果发生了导线移位,则调整导线位置;如未移位,则通过降低输出电压或程控起搏极性为双极起搏的方法解决。

4. 导线断裂或绝缘层破裂 导线断裂及绝缘层破裂大多与导线的柔韧性及导线承受的切应力大小有关,但术中也有因锐器损伤的报道。导线断裂最常见的发生部位位于锁骨下,主要是锁骨与第一肋骨的间隙很窄,导线可因持续受压和局部摩擦而破裂或断裂,出现感知和起搏功能障碍,大多出现于术后。预防及处理:在行 CRT 手术时应考虑 CRT 除了心房和右心室导线外还需要一条左心室导线,因此对锁骨下和第一肋骨间的间隙要求较高,在穿刺锁骨下静脉时要考虑这点;再者在植入导线过程中,应尽量钝性分离,避免锐器刮碰,在缝扎固定导线时注意缝针损伤导线绝缘层。

5. 心律失常 导线送入过程中,可能出现各种心律失常,其中以室性心律失常较为常见。术者要操作轻柔并密切关注心电信号,一旦出现室性心律失常要回撤导丝,以减轻对心肌的机械性刺激。此外,接受 CRT 治疗的心功能不全患者多数合并存在心律失常,包括房性和室性心律失常。由于 CRT 手术难度大,操作时间较长,患者可出现心功能恶化,从而诱发或加重心律失常事件。

预防及处理技巧:①术前小量应用镇静药物,消除患者紧张;②术前评估患者心功能状态,纠正水电解质紊乱,尤其保证血钾稳定;③术中轻柔操作,减少对心室肌的激惹;④配备好抢救药品及相关仪器,尤其是除颤仪和呼吸机,出现情况,及时处理。

五、与囊袋相关并发症

1. 囊袋出血 囊袋出血应以预防为主。术前停用抗凝和抗血小板药物、术中轻柔操作有效止血,术后局部加压包扎是关键。术前注意事项:①停用抗血小板药物 1 周;②对于应用抗凝治疗的 CRT 患者而言,术前应尽可能停用(如合并房颤的 CRT 患者),如果需要持续抗凝(如机械瓣置换术后)则需将国际标准化比值(INR)控制在 1.5~2.0,围术期用低分子肝素类药物代替,术前 6h 停用肝素。术中应避免反复穿刺造成出血和局部血肿;有效止血,必要时结扎血管;操作轻柔,尽量钝性分离组织,明确解剖层次。术后局部加压包扎,严密观察切口,一旦出现问题及时处理。囊袋有积血时首先分辨是否已机化,如果已机化则不必积极处理,如果囊袋肿胀并有波动感,提示血液尚未机化。此时,如果积血量少可让其自行吸收,如果中量则可采用挤压、抽吸的方法清除囊内积血;量多者应尽早进行清创和止血。

2. 囊袋感染 囊袋感染发生率一般为 1% 左右,是个棘手的并发症,处理较为困难,药物治疗效果通常不佳,因此更应努力预防。无菌观念不严格(过早地将脉冲发生器拆封备用)、手术时间较长、合并糖尿病、囊袋大小位置不适、术后抗生素应用不合理等都会促进此并发症的发生。对 CRT 患者而言,高龄、机体消耗状态、合并其他系统并发症、皮肤松弛无弹性、脉冲发生器体积偏大等因素更加大了感染的发生率。囊袋感染后局部出现红肿热痛等炎症反应征象,甚至局部化脓,皮肤溃烂。处理上需要全身积极抗生素治疗甚至取出脉冲发生器,必要时拔除导线。

六、其他并发症

1. **造影剂肾病** CRT 植入时需要注射造影剂进行心脏静脉造影,存在肾功能损害风险或加重了原有的肾功能不全。术前应评估患者肾功能情况,术中需注意稀释造影剂并控制剂量,术后注意尿量及肾功能指标变化。

2. **心功能恶化,甚至死亡** 患者多为严重心功能不全,CRT 手术时间较长,术中很有可能出现心功能恶化(低血压、急性肺水肿及心源性休克等)。华伟等分析了 117 例 CRT 患者,术中有 3 例发生急性肺水肿。术前应加强心衰药物治疗、保持水电解质平衡、尽量缩短手术时间,术中及时发现问题并积极处理。目前尚未有术中死亡并发症的报道。

总之,CRT 植入术操作复杂,技术难度大,而且心衰患者病情重,器械植入的并发症相对较多,因此要求术前严格掌握适应证并做好充分准备。要求术者必须有丰富的器械植入经验,术中规范操作,严密观察,以尽可能避免并发症的发生。

(沈法荣　何浪)

参 考 文 献

[1] BRADLEY DJ, BRADLEY EA, BAUGHMAN KL, et al. Cardiac resynchronization and death from progressive heart failure:a meta-analysis of randomized controlled trials. JAMA,2003,289(6):730-740.

[2] LEóN AR, ABRAHAM WT, CURTIS AB, et al. Safety of transvenous cardiac resynchronization system implantation in patients with chronic heart failure:combined results of over 2,000 patients from a multicenter study program. J Am Coll Cardiol,2005,46(12):2348-2356.

[3] HELLERSTEIN HK, ORBISON JL. Anatomic variations of the orifice of the human coronary sinus. Circulation,1951,3(4):514-523.

[4] 华伟,王方正,朱丽,等. 117 例双心室再同步起搏器植入术并发症分析. 中华心律失常学杂志,2004,8(4):252-254.

[5] GILARD M, MANSOURATI J, ETIENNE Y, et al. Angiographic anatomy of the coronary sinus and its tributaries. Pacing Clin Electrophysiol,1998,21(11 Pt 2):2280-2284.

[6] 温沁竹,崔炜,孙宝贵. 冠状静脉窦及其属支的 X 线解剖研究. 中华心律失常学杂志,1999,3(3):188.

[7] LEóN AR. New tools for the effective delivery of cardiac resynchronization therapy. J CardiovascElectrophysiol,2005,16(Suppl 1):S42-S47.

[8] TAMIN SS, HUSSIN A, ZA I, et al. Successful placement of left ventricular pacing lead despite coronary sinus perforation into the pericardial space with an obstructive flap. Pacing Clin Electrophysiol, 2007, 30(2):276-279.

[9] DEBRUYNE P, GEELEN P, JANSSENS L, et al. Useful tip to improve electrode positioning in markedly angulated coronary sinus tributaries. J CardiovascElectrophysiol,2003,14(4):415-416.

[10] CHIERCHIA GB, GEELEN P, RIVERO-AYERZA M, et al. Double wire technique to catheterize sharply angulated coronary sinus branches in cardiac resynchronization therapy. Pacing Clin Electrophysiol, 2005, 28(2):168-170.

[11] VERMA S. A new technique to allow placement of left ventricular lead in an inferiorly directed take-off of a coronary sinus tributary. J Interv Card Electrophysiol,2005,13(2):163-165.

[12] ARBELO E, MEDINA A, BOLAñOS J, et al. [Double-wire technique for implanting a left ventricular venous lead in patients with complicated coronary venous anatomy]. Rev Esp Cardiol,2007,60(2):110-116.

［13］ DE COCK CC,JESSURUN ER,ALLAART CA,et al. Repetitive intraoperative dislocation during transvenous left ventricular lead implantation:usefulness of the retained guidewire technique. Pacing Clin Electrophysiol, 2004,27(12):1589-1593.

［14］ 沈法荣,王志军,陈建明,等. 心脏再同步治疗术中一些特殊情况的处理. 中国介入心脏病学杂志, 2006,14(2):77-79.

［15］ KOWALSKI O,PROKOPCZUK J,LENARCZYK R,et al. Coronary sinus stenting for the stabilization of left ventricular lead during resynchronization therapy. Europace,2006,8(5):367-370.

［16］ HUANG HL,YEH KH. Successful treatment of acute coronary sinus thrombosis utilizing a Judkins right catheter in a patient receiving cardiac resynchronization therapy. Europace,2009,11(12):1674.

［17］ MARTENS P,VERBRUGGE FH,MULLENS W. Optimizing CRT-Do we need more leads and delivery methods. J Atr Fibrillation,2015,7(6):1202.

［18］ HAKEMI EU,DOUKKY R,PARZYNSKI CS,et al. Quadripolar versus bipolar leads in cardiac resynchronization therapy:An analysis of the National Cardiovascular Data Registry. Heart Rhythm,2020,17(1):81-89.

［19］ ERATH JW,BENZ AP,HOHNLOSER SH,et al. Clinical outcomes after implantation of quadripolar compared to bipolar left ventricular leads in patients undergoing cardiac resynchronization therapy:a systematic review and meta-analysis. Europace,2019,21(10):1543-1549.

［20］ HAKEMI EU,DOUKKY R,PARZYNSKI CS,et al. Quadripolar versus bipolar leads in cardiac resynchronization therapy:An analysis of the National Cardiovascular Data Registry. Heart Rhythm,2020,17(1):81-89.

［21］ KIRKFELDT RE,JOHANSEN JB,NOHR EA,et al. Complications after cardiac implantable electronic device implantations:an analysis of a complete,nationwide cohort in Denmark. Eur Heart J, 2014, 35 (18): 1186-1194.

第40章

心脏再同步治疗术后随访

慢性充血性心力衰竭(CHF)是各种心血管病终末阶段的综合表现,症状反复发作,患者预后不良,给家庭和社会造成极大负担。尽管 CHF 的药物治疗取得了长足的进步,但患者的死亡率仍然居高不下。引起 CHF 的病因很多,心脏失同步收缩是其重要原因之一。而心脏再同步治疗(CRT)作为药物治疗的补充,经历了 20 年的发展。对完全性左束支传导阻滞(CLBBB)型宽 QRS 心力衰竭患者症状的缓解和预后的改善作用已被大量临床研究证实,并被列为 CLBBB 合并左心室射血分数(LVEF)减低的 CHF 患者的 I 类适应证。传统的 CRT 技术是在冠状静脉窦和右心室各植入 1 根起搏导线,通过顺序起搏左、右心室改善心室收缩的同步性,也称为双心室起搏。在 20 多年的 CRT 临床实践中发现,CLBBB 患者对 CRT 的无应答率较低,而其他类型的宽 QRS 患者对 CRT 的无应答率仍然较高。临床研究显示,有近30% 伴有宽 QRS 的 CHF 患者对 CRT 无应答。影响 CRT 治疗效果的主要因素有患者的选择、药物的优化、左心室导线植入位置、CRT 术后起搏器参数的优化以及术后心律失常的控制等。

患者植入 CRT 后的随访是 CRT 治疗的重要部分,通过定期对 CRT 患者的随访,才能了解 CRT 装置的工作状态,对 CRT 工作的有效性、安全性进行评价。随访时需要注意 CRT 工作是否有膈神经刺激、心电图 QRS 时限缩短的程度及形态变化、是否有临床症状的改善、是否有左心室逆重构、是否需要进一步参数优化以获得最大程度的临床获益。

一、随 访 目 的

2012 年中华医学会心电生理和起搏分会心血管植入型电子器械术后管理工作组在《中华心律失常杂志》上发表了《心血管植入型电子器械术后随访专家共识》,文中明确阐述了心血管植入型电子器械(CIED)术后随访的目的(表 40-1)。

表 40-1　CRT 随访目的

项目	内容
患者方面	提高患者生活质量
	优化 CIED 系统功能,以满足患者临床需要,识别危险患者,并对发生市场纠正活动的 CIED 施行更严密随访
	鉴别非 CIED 相关的健康问题,并给予适当指导

项目	内容
CIED 方面	了解并记录正常 CIED 功能 识别和校正异常 CIED 功能 记录心室起搏百分比,减少不必要的心室起搏;在保证患者安全的前提下,尽可能延长脉冲发生器寿命 识别并评价 CIED 电池寿命状况,识别导线存在障碍的风险,计划择期更换 CIED
疾病方面	记录心律失常发作性质和频率,是否与患者症状相关,并确定 CIED 对这些心律失常的处理是否合适 记录经胸阻抗、患者活动量和其他生理性参数,作为心力衰竭患者监测的一部分评价治疗效果
其他方面	维护患者数据库 及时将 C1ED 及疾病相关信息与患者和相关医务人员沟通,为医生、患者和机构提供专业技术和教育

二、随访时间和随访内容

同样的,共识中给出了 CIED 的随访时间节点,具体随访内容见表 40-2。

表 40-2　每次 CRT-P/CRT-D 随访内容

所有导线的起搏及感知阈值
所有导线的起搏阻抗
每个心腔起搏/感知百分比
回顾所有器械触发的报警
器械检测的心律失常
如果为 CRTD,需要了解电容器充电时间、除颤导线的高压阻抗
若能获得,回顾血流动力学测量值,如经胸阻抗、夜间心率、心率变异性、患者活动量等

1. CIED 植入出院前,明确各导线的起搏和感知功能是否正常、植入型心律转复除颤器(ICD)及 CRT 的参数是否合理。

2. CRT 每 3~6 个月随访一次,了解患者是否有不适主诉,心力衰竭症状是否得到改善,是否进一步需要药物调整,是否需要进一步参数优化。

3. 至少每年随访一次,了解患者症状变化,CRT 工作情况,是否有心律失常出现,是否需要进一步住院治疗。

4. 出现电池耗竭征象时每 1~3 个月复查 1 次,直至更换。

5. 对于随访过程中发现问题,如说心律失常事件或心律失常事件需要药物调整并了解治疗效果的需要酌情调整随访间隔,对这部分患者需要稍微频繁的随访诊治。

三、CRT 临床资料管理

1. **随访数据库的建立共识**　强调临床资料的管理,所有开展器械治疗的医院均应建立规范的 CIED 资料的登记和管理制度。资料登记必须包括:①患者基本信息,包括患者姓名、性别、出生日期等人口统计学资料，以及详细联系地址、联系方式等；②患者临床信息，心血管疾病诊断、心律失常诊断、药物治疗以及其他重要的临床信息等；③患者的植入信息，手术适应证、植入日期、植入器械资料等；④患者的随访信息，随访日期、有无器械故障、有无并发症以及重要参数调整等。为了更有效地管理患者，尤其是发生临时的起搏故障或市场纠正活动时，能及时有效处理相关事件，器械植入的登记资料必须尽可能完整。植入器械资料包括各种 CIED、导线、适配器及其他植入配件产品的型号和序列号。目前国内器械登记和数据库资料的管理涉及了医院、CIED 生产厂商和政府 3 个方面。CIED 生产厂商通过回执单收集患者信息和植入器械信息。医院必须建立有效的器械植入登记数据库。

2. **随访资料管理** 植入/随访医师或医院应该负责随访资料的管理。CIED 植入登记资料和随访门诊资料最好在 1 个数据库中管理。在随访中，随访医师及技术人员要准确记录随访数据并及时更新患者的联系信息。对于具有远程监测功能的植入器械，生产厂商（或生产厂商授权第 3 方）、医院均需有专门的人员管理此类患者的数据库。包括定期回顾患者的网上事件信息，并整理归档。若有事件则需与患者联系并及时处理。即使远程监测正常的患者，每年也至少需要 1 次诊室随访。

3. **器械植入卡** 生产厂商应为每例 CIED 患者提供植入卡。植入卡应包括以下信息：患者姓名、出生日期、器械植入日期、器械植入医院、植入医师以及器械标识（脉冲发生器和导线的型号及序列号）。患者可在 CIED 植入后收到此植入卡。随访时患者需携带此卡，以便于其他医师，尤其是其他医院的医师能及时了解患者器械相关的信息。

4. **市场纠正活动** 当发生市场纠正活动时，CIED 生产厂商需及时报告政府相关部门及医院，并获取患者的植入登记、随访资料和联系方式。对于所有发生市场纠正活动的患者的处理及转归均需要进行记录，包括严密随访观察或器械置换等。

四、随 访 步 骤

1. CRT 随访的第一步是询问患者的心力衰竭症状是否改善，是否有膈神经刺激，如果有除颤功能需要询问是否有电击事件出现。同时需要观察患者的囊袋皮肤是否有愈合延迟、磨损或感染的迹象，植入侧颈部和上肢是否有肿胀等静脉回流受阻的征象。

2. **CRT 心电图阅读** 心电图的阅读是 CRT 的重要环节，通过心电图阅读可以初步了解 QRS 时限、是否有左心室失夺获的可能，患者是否出现心房颤动（房颤），是否出现频发房性和室性心律失常，这样程控 CRT 时就可以有的放矢地重点检查这些问题。

双心室起搏心电图（图 40-1），I 导联呈 Q 波或 q 波，V_1 导联 R 波比较高，QRS 波较窄。左室失夺获心电图有 3 个特点：I 导联 Q 波消失、V_1 导联 R 波变矮、QRS 时限增宽。

文献报道，可以利用体表心电图来判断左心室是否夺获，各种 12 导联心电图诊断左心室失夺获流程的敏感性和特异性见表 40-3。

表 40-3 文献中 12 导心电图判断左心室夺获的流程

作者	诊断流程	准确性
Universal algorithm	第一步：I 导联负向＋V_1 导联正向或 V_6 导联起始为负 第二步：QRS 时限<160ms	92.9%

续表

作者	诊断流程	准确性
Ammann algorithm	第一步:V_1 导联 R/S≥1 第二步:Ⅰ导联 Q/S<1	69.1%
改良 Ammann algorithm	第一步:V_1 导联 R/S≥1 第二步:Ⅰ导联 Q/S<1 第三步:Ⅰ导联有 Q(q)波	78.9%
Ganiére algorithm	阈值测定时 QRS 波宽度变化和Ⅰ导联负向波的振幅来判定是否有左心室失夺获	95%
Yongalgorithm	第一步:双心室起搏转向右心室起搏时Ⅰ导联 R 波振幅增加 第二步:双心室起搏转向左心室起搏时Ⅲ导联 R 波振幅增加	89%

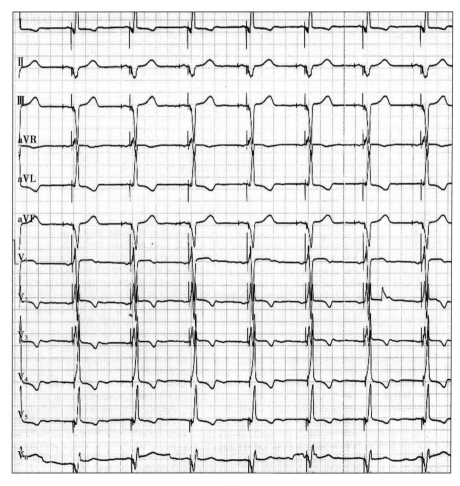

图 40-1 三腔起搏器正常工作的心电图

QRS 时限≤120ms,Ⅰ导联可见 q 波,V_1 导联 R 波振幅较高。

3. CRT 程控

（1）常规参数程控：常规参数包括电池电压、导线起搏阈值、感知振幅、导线阻抗、房室起搏比例等。对于电压设定和感知设定与常规起搏器的区别并不大。对于左心室导线的电压输出可以根据是否有膈神经刺激酌情调整，并不要求必须达到起搏阈值的 2 倍。目前的绝大多数 CRT 装置均可提供导线起搏阈值曲线图、感知振幅曲线图、阻抗曲线图、心房频率直方图、心室频率直方图、房室传导直方图。如果发现起搏阈值曲线不平稳，需要进一步验证是自动阈值测试程序工作不准确还是导线有微脱位或有磨损。如果发现阻抗异常、感知异常或者程控报告上出现极短联律间期事件（图 40-2），怀疑导线磨损或断裂的需要行胸部 X 线片检查，导线磨损的患者多在胸片可见到导丝缠绕紊乱（图 40-3）。

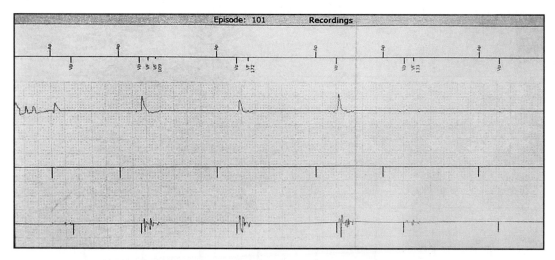

图 40-2　可见短联律间期的 VS 高频事件出现。
提示肌电干扰，如果在除颤导线上发生，极有可能为导线磨损导致，需要行胸片检查。

（2）心房、心室起搏比例：据报道心房起搏比自身窦性心律增加左心房功能不全和快速性房性心律失常的概率，所以尽量使用心房感知-双室起搏（As-Bip）的工作模式。心室起搏比例过低则会导致 CRT 不能充分发挥治疗效果，传统的 CRT 要求双心室起搏比例最好达到 100%。研究显示低于 98% 的双心室起搏影响 CRT 疗效（图 40-4）。心室起搏比例过低原因：AV 间期设置过长、快速性房性心律失常发作过多（图 40-5）、出现心室过感知、频繁出现的心室早搏（图 40-6）。如果 AV 间期设置比较长，可能出现双心室比例<90%，应该根据 CRT 程控时心房感知-心室感知（As-Vs）、心房起搏-心室感知（Ap-Vs）比例来决定是缩短起搏 AV 间期（PAV）还是感知 AV 间期（SAV），同时需要注意设

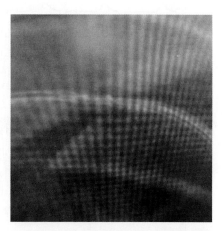

图 40-3　可见 ICD 线圈局部出现金属丝排列紊乱、缠绕的征象，提示导线磨损

置过短的 AV 间期是否会引起心室充盈间期过短，必要时需要在超声下了解是否有 A 波切尾出现。

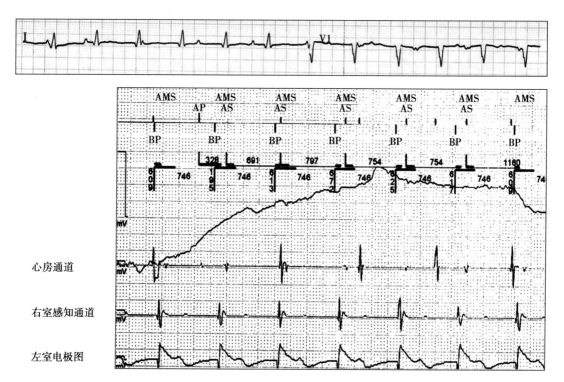

图 40-4　CRT 植入后出现 DDI 工作模式,程控起搏器发现心房交叉感知心室 QRS 信号,模式转换功能(AMS)误转换

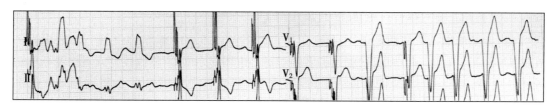

图 40-5　可见因房颤发作的快心室率,双室起搏比例下降

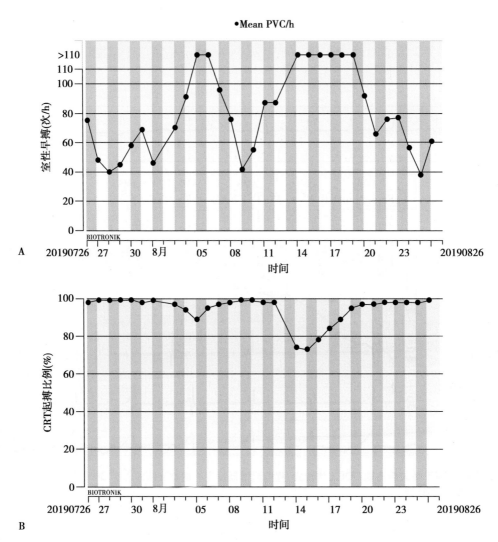

图 40-6 程控显示一例患者双心室起搏比例的曲线趋势图

A. 室性早搏发生情况曲线;B. 对应的双心室起搏比例曲线,当室性早搏过多将明显导致双心室起搏比例低于 90%,影响 CRT 治疗效果。

(3) AV 间期、VV 间期优化:参数优化是 CRT 治疗中重要的环节,如何进行参数优化将在第 41 章详尽介绍。简单地说,如果患者随访时心电图显示 QRS 波比较宽或者患者心功能改善不明显,需要进行 AV 间期或 VV 间期的调整,可以首先试用 CRT 内置的间期优化工具。比如美敦力公司 AdaptiveCRT 程序、雅培公司的 QuickOpt 程序和 SyncAV 程序、波士顿科学公司的 SmartDelay 程序和索林公司的 SonR 程序。

美敦力公司 AdaptiveCRT 设计程序:可以每分钟进行动态优化 CRT 起搏模式,对窦性心律、房室传导功能正常、心房起搏-右室感知(Ap-RVs)≤250ms 或心房感知-右室感知(As-RVs)≤200ms、心率≤100 次/min 的患者,采用左心室起搏与自身 QRS 波融合的适应性左心室起搏模式,AV 间期的设定值为自身 PR 间期的 70% 或自身 PR 间期-40ms(两者较短的一个)自动调整 AV 间期;如果 Ap-RVs>250ms 或 As-RVs>200ms,采用双心室起搏模式,AV 间期值自动设定为自身 P 波宽度+30ms 或自身 PR 间期-50ms(两者较短的一个)。

雅培公司 QuickOpt 程序:测定自身 P 波宽度,给予经验补偿值(30ms)作为 AV 间期的设定值,通过测定左、右心室起搏的电激动传导时间来设定 VV 间期,争取做到右心室起搏和左心室起搏波阵在间隔相遇,在短时间内激动最多的心肌。该方法设置的 AV 延迟(AVD)下的最大主动脉血流速度时间积分(AVTI)与超声优化得到的最大 AVTI 数值符合率在 90%以上。雅培公司 SyncAV 程序:该程序动态优化 AV 间期,定期测量自身 PR 间期,缩短固定的数值 Δt(10~70ms),得到了动态的 AV 间期。Varma 等给予 27 例患者开启 SyncAV 程序进行参数优化,发现个体化决定 SyncAV 的 Δt=40ms 数值下双心室起搏比常规 CRT、固定 Δt=50ms 的 SyncAV 下的双心室起搏的 QRS 时限小,提示 SyncAV 程序是理想的自动参数优化软件。

波士顿科学公司 SmartDelay 程序:测量自身 AsVs 间期,争取自身与左心室起搏的融合。AVD 控制在 55ms 到自身 AsVs 间期×70%之间。SMART-AV trial 亚组分析显示,275 例患者随机分配到 AVD120ms 组和 SmartDelay 优化组,在左心室延迟 ≥105ms 患者中,SmartDelay 优化组左心室收缩末期容积(LVESV)减少 30.6%,而对照组近下降 17.2%,CRT 应答率为79.5%对 48.3%。

意大利索林公司的 SonR 程序:通过传感器检测第一心音相关的心肌震动,反映心肌收缩的加速度,根据心肌收缩对 AV 间期和 VV 间期进行个体化自动参数优化。2016 年 RESPOND-CRT 研究结果表明:SonRtip 导线自动优化组致心力衰竭相关住院率减低 35%,在有房颤病史或肾功能不全的患者中临床获益更明显。

如果 CRT 装置没有自带的参数优化软件,可以用心电图优化的方法来寻找最窄的 QRS 波或者用与自身 QRS 波融合的参数设置来得到比较满意的 QRS 波图形。通常是测定右心室的 AV 间期缩短 40~60ms 作为左心室 AV 间期的设定数值,或者右心室感知 AV 间期数值的 50%~75% 作为左心室 AV 间期的设定,力求让左心室起搏和自身房室结-希氏-浦肯野系统(希浦系统)的激动下传相融合,在单位时间内心室的激动扩步的范围更大。

(4)心律失常发生情况:CRT 患者需要常规开启模式转换功能(automatic mode switching,AMS)。CHF 是房颤发生的重要危险因素之一,AMS 可以比较准确地记录患者发作房颤的情况,对于已经明确有房颤发生的患者,心房感知灵敏度数值设定要相对比较低,这样可以更准确地记录房颤的发生。对于美敦力公司的起搏器需要开启心室感知反应(VSR)功能,用于感知心室事件时触发双心室起搏,但 VSR 触发的双心室起搏发生在右心室感知以后,其起搏效果同左心室提前发生的双心室起搏效果是不同的。无论是快速性房性心律失常或者频繁的室性早搏均会导致双室起搏比例下降,继而影响 CRT 的治疗效果,并引起心功能的恶化。一旦发现高的快速性房性心律失常负荷比较高,或室性早搏比例比较高,需要采取进一步的治疗措施。对于发生室性心动过速(室速)的患者需要明确是否需要药物调整,对于心脏再同步治疗除颤器(CRT-D)中抗心动过速治疗(ATP)治疗不能终止室速的患者需要酌情调整心动过速干预程序。

4. 超声心动图检查和实验室检查

(1)超声心动图检查:是评价 CRT 疗效的客观检查。左心室缩末期容积的缩小和左心室射血分数的提高是评价 CRT 应答的最重要的指标。CRT 患者每半年需要进行超声心动图检查。另外,虽然超声下优化 CRT 参数已经不是临床常规使用方法,但对于 CRT 无应答的患者仍需要应用超声心动图来指导 AV、VV 间期的优化。二尖瓣血流频谱形态、二尖瓣流速积分、主动脉流速积分仍然是评价 AV 间期、VV 间期的重要指标。斑点追踪、组织多普勒等评价心脏收缩同步性的方法也依然有重要的参考价值。

（2）实验室检查：脑钠肽是评价心力衰竭程度的比较准确的指标，可以用于心力衰竭的诊断及危险分层，而肝肾功能、电解质、甲状腺功能的实验室检查则是指导药物治疗的重要参考。

五、问题及解决

1. 左心室膈神经刺激的解决　CRT 植入术中需要用高电压起搏左心室导线来测试是否存在膈神经刺激，但当患者术后活动时体位变化仍可能会新发生膈肌刺激症状。解决的方法：①改变左心室脉冲向量，可以在单极起搏和双极起搏之间转换或者设定成整合双极的起搏模式来避免膈神经刺激；②减低左心室输出电压，大部分左心室导线没有担负心率支持的任务，往往不需要设置为起搏阈值的 2 倍电压，可以在阈值基础上增加 0.5V 作为输出电压设置；③如果为四极导线的话，改变左心室刺激导线。左心室四极导线出现的最大优势就是可以改变左心室刺激导线，有 4 个起搏位点，10 个起搏向量组合。如果 D1 出现膈神经刺激，我们可以选择距离比较远的 P4 来作为刺激导线。

2. 左心室阈值升高或失夺获　对于左室阈值升高的患者需要尝试改变刺激向量，寻找阈值低的起搏位点，以免高输出导致的电池提前耗竭。左心室失夺获将造成 CRT 的治疗作用无法实施，如果通过增加电压、改变刺激向量都无法解决，往往需要导线重新放置。

3. 交叉感知　是感知非本心腔的心脏传导信号，造成起搏器脉冲抑制。心房对心室的交叉感知引起 AMS 的不正确模式转换，引发双心室起搏比例降低或者房室不同步收缩。心室对心房的交叉感知往往是由于心室导线脱位造成的，心室脉冲被抑制，如果是 CRT-D 将引发 P、R 双计数导致误治疗或误放电的发生（图 40-6）。如果没有导线移位，可以通过调整心房或心室的感知灵敏度、增加空白期来纠正，如果胸片证实有导线脱位，则需要导线位置调整或导线重新放置。

4. 合并房颤的处理　CRT 术后无论是阵发房颤还是持续房颤均增加患者死亡率。出现房颤后应该根据患者病情评价后使用抗凝药物，并加用抗心律失常药物，控制房颤负荷。CRT 患者的房颤治疗多需要使用胺碘酮来处理，并需要用 CHA_2DS_2-VASc 评分来评估卒中风险，评分 ≥2 需要使用抗凝药物预防卒中事件。出现房颤的患者需要相对频繁地就诊，根据 CRT 记录的快速房性心律失常情况来调整临床药物，长期使用胺碘酮的患者需要定期复查甲状腺功能和胸部 CT。对于房颤在充分药物优化后仍不能满意控制节律、控制心室率，可以考虑行射频消融。2017 年欧洲心脏病学会（ESC）年会公布了 CASTLE-AF 研究结果，入选了 420 例收缩性心力衰竭植入 ICD 或者 CRT-D 合并房颤的患者，随机分为射频消融（179例）组和常规治疗（184 例）组。结果显示，房颤射频消融组全因死亡或因心力衰竭进展导致再住院的复合终点发生率降低了 38%，全因死亡率降低 74%，心力衰竭进展住院减少 44%，心血管死亡减少 51%。在 2013 年 CRT 指南中提出如果不能达到满意的双心室起搏比例，建议房室结消融（Ⅱa,B）；在 2016 年 ESC 慢性心力衰竭管理指南中，对于优化了药物治疗并充分控制了心室率，仍有持续性心力衰竭症状和/或体征患者，可以考虑房颤消融治疗，以恢复窦性心律改善症状（Ⅱb,B）。对于心室率快、症状明显，强化药物治疗或节律控制策略效果不佳可行房室结消融（Ⅱa,B）。同样 2018 年中国房颤专家共识中，症状性持续房颤患者,使用抗心律失常药物治疗后无效或不能耐受者,导管消融为合理选择(Ⅱa,B)。对于心室率快、症状明显,且药物治疗效果不佳,同时节律控制策略又不适合的患者可行房室结消融(Ⅱa,B)。

5. 合并频发室性早搏的处理　如果药物治疗不能满意控制室性早搏,可以考虑导管消融治疗。2017 年美国心脏协会/美国心脏病学会/美国心律学会(AHA/ACC/HRS)室性心律失常处理与预防心脏猝死指南中指出对于某些部位的室性心律失常有可能损害左心室功能的患者可以进行导管射频消融治疗(Ⅰ,B-NR);怀疑 CRT 无应答与室性早搏相关,可以行射频消融治疗(Ⅱa,C-LD)。

6. 误放电的处理　多数误放电是因为快速性室上性心律失常误识别导致的误放电,需要调整室速和室上性心动过速鉴别流程来避免误放电的发生。对于导线脱位导致的心房误感知(图 40-7)需要更换导线位置,对于 T 波误感知导致的误放电(图 40-8)需要改变导线感知极性或者调整 SenseAbility 参数设置来纠正。

综上所述,个体化的、有重点的参数程控是建立在术前仔细评估、术中导线位置确定、术后规范的治疗之上的。只有认真严谨地完成了 CRT 的随访,才能让 CRT 治疗的 CHF 患者得到最大的临床获益。

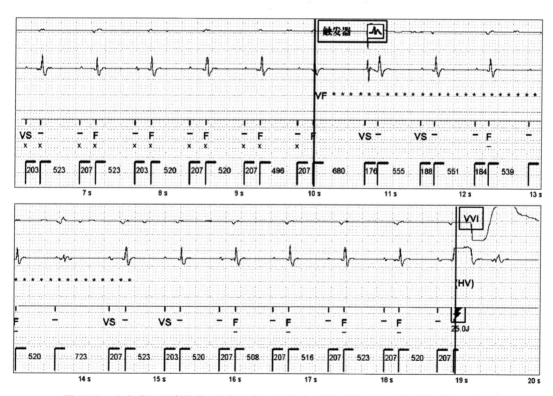

图 40-7　心室感知心房信号,导致误感知、误放电,后胸片证实为导线脱位到瓣环附近

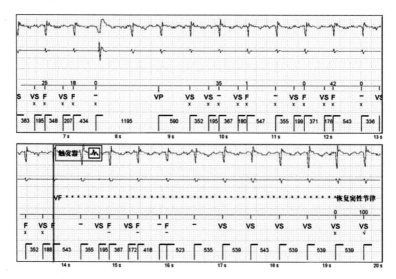

图 40-8　可见因 T 波误感知导致的双计数，随后误放电，通过调整 SenseAbility 参数得以纠正

（吴冬燕　许静）

参 考 文 献

［1］张澍,陈柯萍,黄德嘉,等. 心血管植入型电子器械术后随访的专家共识. 中华心律失常学杂志,2012,16（5）:325-329.

［2］RUWALD MH,MITTAL S,RUWALD AC,et al. Association between frequency of atrial and ventricular ectopic beats and biventricular pacing percentage and outcomes in patients with cardiac resynchronization therapy. J Am Coll Cardiol,2014,64（10）:971-981.

［3］OUSDIGIAN KT,BOREK PP,KOEHLER JL,et al. The epidemic of inadequate biventricular pacing in patients with persistent or permanent atrial fibrillation and its association with mortality. Circ ArrhythmElectrophysiol,2014,7（3）:370-376.

［4］AL-KHATIB SM,STEVENSON WG,ACKERMAN MJ,et al. 2017 AHA/ACC/HRS guideline for management of patients with ventricular arrhythmias and the prevention of sudden cardiac death. Circulation, 2018, 138（13）:e272-e391.

［5］THIBAULT B,RITTER P,BODE K,et al. Dynamic programming of atrioventricular delay improves electrical synchrony in a multicenter cardiac resynchronization therapy study. Heart Rhythm,2019,16（7）:1047-1056.

［6］YONG P,DUBY C. A new and reliable method of individual ventricular capture identification during biventricular pacing threshold testing. Pacing Clin Electrophysiol,2000,23（11 Pt 2）:1735-1737.

［7］JASTRZEBSKI M,KUKLA P,FIJOREK K,et al. Universal algorithm for diagnosis of biventricular capture in patients with cardiac resynchronization therapy. Pacing Clin Electrophysiol,2014,37（8）:986-993.

［8］CAO YY,SU YG,BAI J,et al. The roles of the Q（q）wave in lead I and QRS frontal axis for diagnosing loss of left ventricular capture during cardiac resynchronization therapy. J Cardiovasc Electrophysiol,2015,26（1）:64-69.

［9］TER HORST I,BOGAARD MD,TUINENBURG AE,et al. The concept of triple wavefront fusion during biventricular pacing:Using the EGM to produce the best acute hemodynamic improvement in CRT. Pacing Clin Electrophysiol,2017,40（7）:873-882.

［10］ MARTENS P,DEFERM S,BERTRAND PB,et al. The detrimental effect of RA pacing on LA function and clinical outcome in cardiac resynchronization therapy. JACC Cardiovasc Imaging,2019,pii:S1936-878X(19) 30560-1.

［11］ LECLERCQ C,BURRI H,CURNIS A,et al. Cardiac resynchronization therapy non-responder to responder conversion rate in the more response to cardiac resynchronization therapy with MultiPoint Pacing(MORE-CRT MPP)study:results from Phase I. Eur Heart J,2019,40(35):2979-2987.

［12］ SINGH JP,BERGER RD,DOSHI RN,et al. Rationale and design for ENHANCE CRT:QLV implant strategy for non-left bundle branch block patients. ESC Heart Fail,2018,5(6):1184-1190.

第41章

心脏再同步治疗术后参数优化

　　系列大规模循证医学研究结果证实,心脏再同步治疗(CRT)可有效改善慢性充血性心力衰竭(心衰)患者的症状、运动耐量、生活质量,降低患者的住院率和死亡率。在历经二十余年的不断探索和研究后,CRT 已经成为治疗中重度心衰伴收缩不同步患者的 Ⅰa 类推荐治疗方法。然而,在严格入选的人群中,术后无反应者目前仍在 20%~30%。指南推荐,对 CRT 术后无反应的患者应常规进行参数优化。本章讨论 CRT 术后参数优化方法。

一、CRT 作用机制

　　心衰发生发展的基本机制是心室重塑,显微镜下可以发现心肌细胞凋亡,为纤维组织代替,累及心脏传导系统,电传导在纤维组织的传导速度远慢于正常心肌,故心衰患者可表现出各种传导阻滞,包括房内(间)、室内(间)及房室传导阻滞,其中室内(间)阻滞在心衰患者的心电机械失同步化中最为重要。

　　CRT 是在传统右心房、右心室双心腔起搏的基础上增加左心室心外膜起搏,以恢复房室、室间和室内运动的同步性。设定适当的房室间期可实现房室的同步运动,减少二尖瓣反流,延长左心室充盈时间,恢复心房收缩对左心室充盈的贡献。此外,通过刺激左心室较晚激动部位的心肌,CRT 可使左心室心肌同步收缩,协调地向心运动以提高心脏的排血效率,同时改善左心室舒张。由于心衰患者传导阻滞的程度不同,导致机械活动不同步的程度不同,CRT 术后个体化的程控参数,以改善房室及室间(内)的不同步,从而达到最佳的血流动力学效果。

　　在临床实践中,对于 CRT 术后无反应患者,可采用超声、心电图、CRT 装置的内在程序等进行房室(AV)间期和心室(VV)间期的优化。一组观察性的临床资料显示,由于 AV 及 VV 间期的优化耗费时间较长,因此大多数中心,在 CRT 植入后,并不常规进行参数优化。据此,目前指南推荐,术后评估为无反应者应常规进行 CRT 参数优化。

二、间期优化的理论基础

(一) AV 间期优化

　　优化 AV 间期即是优化左心室的前负荷,即左心室舒张晚期心房收缩完成后,紧跟左心室的收缩,随后二尖瓣关闭,使左心室得到最大充盈。最佳 AV 间期的重要部分是房间传导时间,即自右心房激动至 A 峰(脉冲多普勒记录的二尖瓣血流频谱)开始。故当房间传导阻滞导致房间传导时间延长时,最佳 AV 间期应当相应延长以保证左心房的激动和收缩。研究显示,起搏的房间传导时间与起搏的最佳 AV 间期呈线性相关。

最佳 AV 间期在确保最大程度左心室充盈的同时,要保证双心室起搏。如果 AV 间期过短,使左心室收缩提前,二尖瓣就会在左心房收缩完成之前关闭,脉冲多普勒记录的二尖瓣血流频谱显示 A 峰提前中断;如果 AV 间期过长,左心房提前收缩,可使二尖瓣血流频谱 E 峰和 A 峰重叠,缩短左心室舒张期充盈时间,引起舒张期二尖瓣反流,且可能出现心室感知,不能保证双心室起搏。

Stockburger 等发现通过优化 AV 间期可迅速改善左心室和右心室射血前期时间、心室间机械延迟和其他的心肌功能指标。Hardt 等对 CRT 患者优化 AV 间期,6 周后,跨二尖瓣舒张早期血流速度峰值与二尖瓣瓣环舒张早期速度(E')E/E' 比值和二尖瓣环运动明显改善,射血分数稍有增加,6min 步行试验略有改善,N 末端脑钠肽前体显著减少。然而,Auricchio 等研究发现尽管 AV 间期优化改善了血流动力学,左心室的同步性却更加重要。有研究显示,利用多普勒优化 AV 间期,NYHA 心功能分级及生活质量改善,然而 6min 步行或射血分数无变化。

(二) VV 间期优化

左心室的正常激动顺序为自心内膜至心外膜、心尖至心底部,且几乎同时激动。完全性左束支传导阻滞的心衰患者,窦性或室上性激动经房室结、希氏束首先传至右束支,浦肯野纤维通过右心及心肌间电激动传导,依次激动室间隔、左心系统,最后激动部位常常是在左心室侧壁、侧后壁及乳头肌,电激动延迟传导并激动左心室时,室间隔已收缩完毕,丧失了对左心室射血的支持,使病变的左心室失去了协调的球形收缩,进一步使心脏功能下降。收缩晚期左心室侧壁收缩左心室内压力迅速上升,室间隔受压力影响向右心膨出,即矛盾运动,血液在左心室内分流,进而减少前向射血。VV 间期的优化是通过设置不同的 VV 间期,来调整左、右心室间及心室内的收缩顺序,使传导延迟的左心室提前激动,最终左右室同时收缩。

Sogaard 等最早报道 VV 间期的优化可改善左心室功能。Bordachar 等对 41 例 CRT 患者根据不同的 VV 设置评价一些不同步参数,结果发现不同的 VV 间期设置产生的机械不同步变化和血流动力学变化明显相关。Vanderheyden 等也发现通过优化 VV 间期可延长左心室充盈时间、减少心室间机械不同步和增加每搏量,6 个月随访时只有 10% 的患者无反应。尽管小规模临床研究显示了 VV 间期优化的优势,大样本研究结果却并不令人十分鼓舞。In-Sync Ⅲ 研究发现,与双心室同时起搏相比,双心室顺序起搏可对左心室每搏量、活动能力轻度改善,而对生活质量无明显改善。两个较大的随机临床研究(RHYTHM Ⅱ ICD 和 DECREASE-HF)显示 VV 间期优化并没有改善 NYHA 分级、6min 步行距离、生活质量和每搏量,然而与双心室同时起搏相比,左心室体积有减小的趋势。尽管如此,对 CRT 术后无反应且排除其他相关因素的患者,参数优化仍然是不可或缺的。

三、超声优化方法

一直以来,多种超声方法用于 CRT 参数的优化。其他的参数优化方法,也常常与超声优化的结果进行非劣性比较。但目前尚无统一的标准,超声优化方法对于操作者有较高的要求,且患者均在卧位、静息状态下操作,无法反映活动状态下的血流动力学变化,故而有一定的局限性(图 41-1)。现将超声优化方法介绍如下。

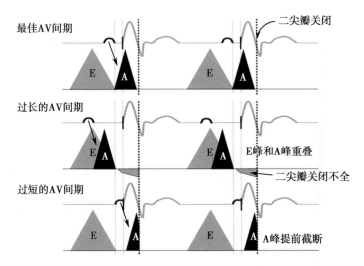

图 41-1　AV 间期与左心室充盈

最佳 AV 间期使 A 峰结束时二尖瓣关闭;过长的 AV 间期使 E 峰和 A 峰重叠;过短的 AV 间期使 A 峰提前截断。

(一) AV 间期优化

1. Ritter 法　在保证双心室完全起搏前提下,分别用长 AV 间期(AVlong)和短 AV 间期(AVshort)起搏,同时在心尖四腔切面上用脉冲多普勒记录经二尖瓣前向血流频谱,分别测量 QRS 波起点至二尖瓣舒张晚期血流速度峰值(A 峰)终点时间 QA_{long} 和 QA_{short}。理想的 AV 间期 $= AV_{short} + [(AV_{long} + QA_{long}) - (AV_{short} + QA_{short})]$。该方法的优点是 5min 内能够完成优化,但在心衰患者中的准确性存在质疑(图 41-2)。

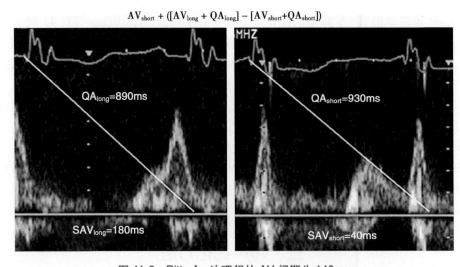

图 41-2　Ritter's 法理想的 AV 间期为 140ms

理想的 AV 间期 $= AV_{short} + [(AV_{long} + QA_{long}) - (AV_{short} + QA_{short})]$;AV 间期 $= 40 + [(180 + 890) - (40 + 930)] = 140ms$。

2. **二尖瓣血流速度时间积分**(velocity time integral, VTI)　用脉冲多普勒在心尖四腔切面记录二尖瓣前向血流频谱,测量其 VTI。最大 VTI 值时的 AV 间期即为优化的 AV 间期(图 41-3)。

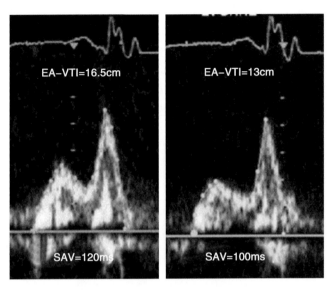

图 41-3　AV 间期与二尖瓣前向血流 VTI
理想的 AV 间期为 120ms。

3. **迭代**(iterative)**调整 AV 间期法**　先设定一个长的 AV 间期(160~200ms),之后每隔 20ms 逐渐缩短 AV 间期,直到脉冲多普勒二尖瓣血流频谱上出现 A 峰截断。然后再每隔 10ms 逐渐增加 AV 间期,直到 A 峰截断现象消失。此时二尖瓣血流频谱完整,E 峰和 A 峰分离,左心室充盈时间最长,二尖瓣反流程度最轻,为最佳的 AV 间期。

4. **主动脉或左心室流出道 VTI**　用脉冲多普勒在心尖五腔切面上记录主动脉瓣或者左心室流出道前向血流频谱,测量其 VTI,最大 VTI 值时的 AV 间期即为最佳的 AV 间期(图 41-4)。

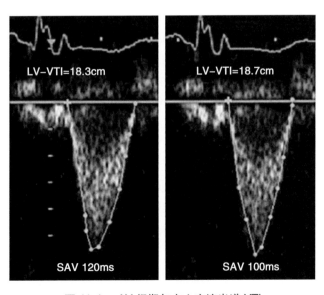

图 41-4　AV 间期与左心室流出道 VTI
理想的 AV 间期为 100ms。

5. 此外,SPECKLE 追踪、应变力分析、速度向量成像(velocity vector imaging,VVI)、三维超声法等,多为非随机、单中心、小样本、短期的研究,对临床的指导意义有待于进一步的验证。

（二）VV 间期优化

超声优化 VV 间期所用的方法有 M 型超声、脉冲多普勒、组织多普勒(tissue doppler imaging,TDI)、组织同步显像(tissue synchronization imaging,TSI)、三维超声、斑点追踪等。

1. M 型超声测量室间隔-左心室后壁延迟(SPWMD)　取胸骨旁长轴或胸骨旁乳头肌水平短轴切面,测量 SPWMD,最小 SPWMD 时的 VV 间期为最佳 VV 间期(图 41-5)。

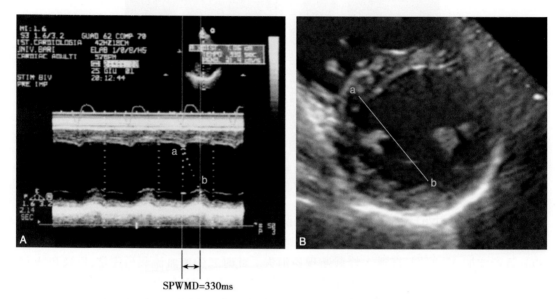

SPWMD=330ms

图 41-5　M 型超声测量室间隔-左心室后壁延迟(SPWMD)测量室间隔最大的向后移位(a)与后壁最大的向前移位(b)对应的 VV 间期为最佳 VV 间期
A.胸骨旁左心室长轴;B.胸骨旁乳头肌水平短轴切面。

2. 主动脉或左心室流出道 VTI　在心尖五腔切面上记录主动脉瓣或左心室流出道前向血流频谱,测量其 VTI。VTI 最大时的 VV 间期为优化的 VV 期。

3. 脉冲多普勒测量室间延迟(interventricular delay,IVD)　在脉冲多普勒记录的左、右心室流出道血流频谱上分别测量左、右心室射血前期延迟,并计算两者之间的差异,即 IVD。优化的 VV 间期对应的 IVD 最小。

4. TDI 评价机械同步性　采集心尖四腔、二腔和三腔切面连续 3 个心动周期,每个切面取心底部、中间段的 4 个节段,测量 QRS 波起点至左心室 12 节段收缩期速度峰值时间,根据不同节段速度达峰时间,计算出左心室室内不同步指数。还可应用 TSI 色彩半定量计算 12 节段 TSI 指数。另外,斑点追踪技术、实时三维超声、VVI 也可用于指导优化 VV 间期。理想的 VV 间期时测量的左心室机械同步性指标好。

四、体表心电图法

虽然超声心动图技术在 CRT 间期的优化中发挥了重要的作用,但其对技术人员的要求高,且耗时多、重复性不佳,目前仍没有统一的优化标准,在临床工作中,很难将其作为常规进行开展。体表心电图反映了心脏的整体电活动,其简便、易行和高效,研究者们一直在探索用心电图进行 CRT 术后参数的优化。

（一）12 导联心电图法

体表心电图优化 CRT 参数的根据是 QRS 波波形变化。

1. Vernooy 等采用的心电图优化方法首先明确患者自身的 AV 间期;然后设置短 AV 间期,即保证心室完全由双心室同时起搏夺获,逐步延长 AV 间期至 QRS 波形态开始发生变化,即为优化的 AV 传导时间;由于运动可使自身的房室传导加速,因此,为了保证 100% 的左心室起搏,AV 间期的设置应短于优化的 AV 传导时间。

2. Jones 等的 AV 间期设置方法采用超声分析二尖瓣的血流频谱,并与 AV 间期进行比较,结果显示,最佳的房室间期约是 P 波结束后 30~40ms。

3. VV 间期优化 Sweeney 等研究显示,V_1 和 V_2 导联 R 波的幅度可以预测左心室逆重构,因此 VV 间期的设置,应使左心室起搏的作用得以充分发挥,即 V_1 和 V_2 导联 QRS 波形为 R、RS 或 Rs 型。

（二）融合波法（fusion-optimized intervals optimizationmethod,FOI）

最新的研究发现,在左束支传导阻滞（LBBB）的患者中,QRS 波缩短与死亡率下降密切相关。Vatasescu 等研究认为,CRT 治疗中,自身激动通过右束支下传,激动更快,右心室的收缩更加协调,如果左束支未完全阻滞,自身下传的激动可部分激动左心室,形成三向融合,即自身下传的电激动、起搏器的双心室起搏三者融合,此时左心室的激动时间更短,QRS 波会更窄。已有研究显示了 FOI 法的效果:在 6 个月的随访中,左心室收缩末期容积明显地减少;在房室传导正常的患者,FOI 法优于其他 QRS 波形法,可同时改善左心室及右心室的功能。现就 FOI 法介绍如下:

1. 首先确定融合带设置参数为心房感知,单独左心室起搏,AV 间期为左心室起搏能够夺获左心室的最长 AV 间期,然后逐次缩短 AV 间期,每次 20ms,直至左心室完全由左心室起搏夺获。最窄的 QRS 波对应的 AV 间期即 FOI 优化的 AV 间期。注意,因为左心室导线为心外膜起搏,左心室病态心肌有潜伏夺获,起搏脉冲发放后并不能立即夺获心肌,因此测量 QRS 波的宽度,起始不是起搏脉冲信号,而是从 QRS 波的起始。

2. 以高于自身心房率 10 次/min 的频率起搏右心房,重复上述步骤。

3. 心房感知,调整不同的 VV 间期（双心室同时起搏 VV0,左心室提前 30ms,LV-30,右心室提前 30ms,RV-30）,比较不同 VV 间期的 QRS 波宽度,最窄 QRS 波对应的 VV 间期即为 FOI 优化的 VV 间期。

FOI 法简单,易于在临床中常规应用。局限性在于,当自身房室传导速度发生变化时,需要重新优化参数;参数优化均在静息状态下进行,未能将活动时的房室传导变化考虑在内;不适用于完全性房室传导阻滞、房室传导时间过长、房颤的患者。

五、利用装置自动程序优化 AV 和 VV 间期

目前有多个装置的自动程序可优化 CRT 的参数,分别根据腔内心电图（intracardiac electrogram,IEGM）或心肌振动感知器优化参数,该方法简单易行,一度成为研究热点。

1. Quickopt 间期优化(雅培公司)

(1) AV 间期优化:该方法基于这样一种认识,测量房间传导时间(即腔内 P 波时限)可反映二尖瓣关闭。对感知的 AV 间期(SAV)的优化具体方法:测量 8 个心房感知事件中总的腔内 P 波时限,将测得的 P 波时限平均,将平均的 P 波时限加不同的 Delta 值(Delta 值的大小取决于测量的事件):如果测得的腔内 P 波时限均值≥100ms,则加上 30ms,如果其<100ms,则加上 60ms。这样以便心室起搏在心房电激动、机械收缩完毕之后发放。起搏 AV 间期(PAV)是在 SAV 的基础上加上 50ms 得到的(图 41-6)。

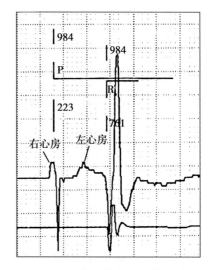

图 41-6　腔内心电图采集的左右心房电活动

右房-左房激动时间即房间传导时间(P 波时限)。

(2) VV 间期优化:QRS 波群的 R 波峰值可表示等容收缩的开始;测量左、右心室腔内电图 R 波峰值的时差可代表室间传导延迟。具体方法:①分别测量心室感知、右室起搏及左心室起搏的 8 个腔内电图事件。当感知自主心室除极波时,测量左右心室间的除极时差;在右室起搏时,测量右室至左心室的传导速度;在左心室起搏时,测量左心室到右室的传导速度。②平均每项测量值。③计算出最优的 VV 间期;左右心室起搏时,不同的传导速度在计算中被用作左、右心室间除极时差的修正值(图 41-7)。该方法适用于窦性节律,有自身房室传导的患者。

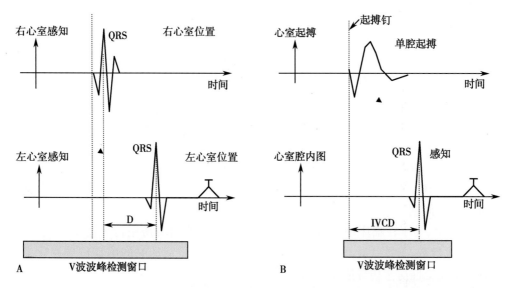

图 41-7　检测自身左右室除极时差示意图(A)及测量除极波传导速度示意图(B)

2. SMARTDelay(波士顿科学公司)　该算法的理论基础是通过室间隔的自身激动(一般来自右束支)和激动延迟部位的起搏激动有最佳融合时心室同步化达到最佳。理想化的融合能够最大化利用自身激动的贡献,增加左心室收缩速率,改善左心室协调性。该方法可用于窦性节律,有自身房室传导,QRS时限≥120ms的患者。

值得注意的是,临床研究FREEDOM及SMART-AV分别采用了Quickopt和SMARTDelay优化CRT参数,并与AV间期出厂值100～120ms进行比较,在左心室逆重构及临床复合终点上,这些装置的内在算法并不优于AV间期的默认设置。

3. AdaptiveCRT(美敦力公司) 由于在静息、运动时,自身的AV传导时间会有所变化,新的装置自动程序AdaptiveCRT能够自动调整AV及VV间期,并根据监测的房室传导和室间传导时间,选择双心室或单独左心室起搏(与自身下传的心室激动融合)。最近的一项研究表明,在房室传导正常及左束支传导阻滞的患者,AdaptiveCRT不劣于超声优化,并且减少了44%的右心室起搏。该方法应用前景佳,仍需要进一步的临床研究证实其临床效果。

4. SonRsensor(创领公司) 在心房导线的头端装有微加速度传感器,该感知器可测量心肌震动,该震动与LV dp/dt紧密相关,从而反映心脏的收缩力。以此为基础,该装置可优化静息及活动时的AV/VV间期。临床研究RESPOND CRT中,以12个月的临床反应为终点,该装置优化的结果不劣于超声。值得注意的是,平均随访548d,心衰住院的风险可下降35%。

利用装置自动程序优化AV/VV间期简便、省时,但目前仍需要大规模、随机、对照的临床研究来验证以上方法的可靠性。

六、总 结

对于CRT术后无反应者,参数优化是改善CRT疗效的重要方面。临床可采用的CRT参数优化方法较多,其最终目的都是改善心脏收缩的同步性,进而改善收缩功能。心电图法、器械内置程序优化法省时简便,未来有可能作为CRT术后的常规优化方法。

(王玉堂 国建萍)

参 考 文 献

[1] BRIGNOLE M,AURICCHIO A,BARON-ESQUIVIAS G,et al. 2013 ESC Guidelines on cardiac pacing and cardiac resynchronization therapy:the Task Force on cardiac pacing and resynchronization therapy of the European Society of Cardiology(ESC). Developed in collaboration with the European Heart Rhythm Association (EHRA). Eur Heart J,2013,34(29):2281-2329.

[2] O'GARA PT,KUSHNER FG,ASCHEIM DD,et al. 2013 ACCF/AHA guideline for the management of ST-elevation myocardial infarction:a report of the American College of Cardiology Foundation/American Heart Association Task Force on Practice Guidelines. Circulation,2013,127(4):e362-e425.

[3] GRAS D,GUPTA MS,BOULOGNE E,et al. Optimization of AV and VV delays in the real-world CRT patient population:an international survey on current clinical practice. Pacing Clin Electrophysiol,2009,32 Suppl 1:S236-S239.

[4] VERNOOY K,VERBEEK XA,CORNELUSSEN RN,et al. Calculation of effective VV interval facilitates optimization of AV delay and VV interval in cardiac resynchronization therapy. Heart Rhythm,2007,4(1):75-82.

[5] JONES RC,SVINARICH T,RUBIN A,et al. Optimal atrioventricular delay in CRT patients can be approximated using surface electrocardiography and device electrograms. J CardiovascElectrophysiol,2010,21(11):1226-1232.

[6] SWEENEY MO. The contradiction of appropriate shocks in primary prevention ICDs:increasing and decreasing

the risk of death. Circulation,2010,122(25):2638-2641.

[7] JASTRZEBSKI M,BARANCHUK A,FIJOREK K,et al. Cardiac resynchronization therapy-induced acute shortening of QRS duration predicts long-term mortality only in patients with left bundle branch block. Europace,2019,21(2):281-289.

[8] VATASESCU R,BERRUEZO A,MONT L,et al. Midterm"superresponse" to cardiac resynchronization therapy by biventricular pacingwith fusion:insights from electro-anatomical mapping. Europace2009;11:1675-1682.

[9] VAN GELDER BM,BRACKE FA,MEIJER A,et al. The hemodynamic effect of intrinsic conduction during left ventricular pacing as compared to biventricular pacing. J Am Coll Cardiol,2005,46(12):2305-2310.

[10] ELLENBOGEN KA,GOLD MR,MEYER TE,et al. Primaryresults from the SmartDelay determined AV optimization:a comparison to other AV delaymethods used in cardiac resynchronization therapy(SMART-AV)trial:a randomized trial comparingempirical,echocardiography-guided,and algorithmicatrioventricular delay programming incardiac resynchronization therapy. Circulation. 2010;122(25):2660-2668.

[11] ABRAHAM WT,GRAS D,YU CM,et al. Rationale and design of a randomized clinical trial to assess the safety and efficacy of frequent optimization of cardiac resynchronization therapy:the Frequent Optimization Study Using the QuickOpt Method(FREEDOM)trial. Am Heart J,2010,159(6):944-948. e1.

[12] BRUGADA J,DELNOY PP,BRACHMANN J,et al. Contractility sensor-guided optimization of cardiac resynchronization therapy:results from the RESPOND-CRT trial. Eur Heart J,2017,38(10):730-738.

[13] DE POOTER J,EL HADDAD M,DE BUYZERE M,et al. Biventricular paced QRS area predicts acute hemodynamic CRT response better than QRS duration or QRS amplitudes. J Cardiovasc Electrophysiol,2017,28(2):192-200.

[14] PABARI PA,WILLSON K,STEGEMANN B,et al. When is an optimization not an optimization? Evaluation of clinical implications of information content(signal-to-noise ratio)in optimization of cardiac resynchronization therapy,and how to measure and maximize it. Heart Fail Rev,2011,16(3):277-290.

第 42 章

心脏再同步治疗新技术

一、左心室四极导线和多位点起搏技术

（一）左心室四极导线

传统的心脏再同步治疗（CRT）左心室导线为单阴极或双阴极导线，可选择的起搏向量有限。因而，当遇到左心室导线在理想的解剖位置上而测试参数不佳、膈神经刺激等情况时，不仅会延长手术时间，影响疗效，甚至部分患者不得不放弃左心室导线的植入。但随着左心室四极导线在临床上得到运用，这个问题迎刃而解。目前临床上常用的四极导线主要有三种型号：雅培公司的 Quartet^{TM}（图 42-1）和美敦力公司的 AtainPerforma（图 42-2）以及波士顿科学公司的 ACUITY^{TM} X4 四极导线（图 42-3）。各个公司四极导线的设计不尽相同，也使临床应用有了更多的选择。研究表明左心室四极导线较双极导线可进一步提高 CRT 治疗反应性和降低心力衰竭患者死亡率，改善患者的预后。此外，左心室四极导线还具备以下几方面优势。

1. **避免膈神经刺激** CRT 术中和术后膈神经刺激较为常见。Behar 等入选了 721 例 CRT 患者，研究发现四极导线组中出现的膈神经刺激都可以通过程控解决，无须重新植入左心室导线，而双极导线组 24 例可以通过程控改善，但仍有 16 例需要重置左心室导线。

2. **减少导线移位或脱位** 导线脱位是 CRT 植入面临的另一个问题。四极导线可以将导线头端固定于靶静脉的远端以获得更好的稳定性，而通过程控选择心底进行起搏，即"植

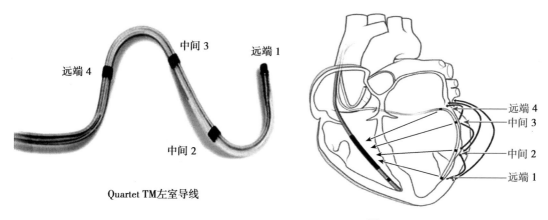

Quartet TM左室导线

图 42-1　雅培公司的四极导线 Quartet^{TM}

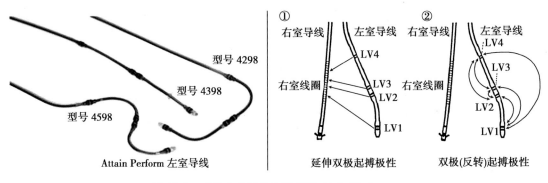

图 42-2　美敦力公司的四极导线 Atain Performa

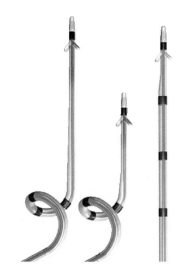

图 42-3　波士顿科学公司的四极导线 ACUITY™ X4

入心尖，起搏心底"，以降低术后左心室导线脱位风险。

3. **降低起搏阈值**　左心室四极导线通过提供左心室多达 10 个以上的可选择起搏向量配置，能有效降低左心室起搏阈值、避免膈肌刺激、降低左心室导线脱位风险，那么通过多位点起搏，夺获更大范围的心室肌，是否会带来更多的临床获益，从而引入多位点起搏（multisitepointpacing，MPP）的概念。

（二）多位点起搏技术

基础研究和临床研究表明通过左心室多部位起搏（multiple site pacing，MSP）可以提高室内同步效果，改善左心室收缩末期容积和射血分数，提高 CRT 反应。但是 MSP 存在较多的局限性例如无专门的 MSP 设备（通常需要借助 Y-adaptor 将两根左心室导线连接到脉冲发生器上）、手术成功率低、感染风险增加、使用寿命短、程控方案有限等。而相对于 MSP，MPP 在左心室四极导线的基础上选择两个起搏位点，使得每个心动周期都有两个左心室起搏点同时或先后起搏，真正做到了左心室的 MPP。MPP 覆盖了更大面积的左心室，从而更大程度上改善左心室同步性，提高 CRT 疗效。

Pappone 等入选 44 例有 CRT 适应证的患者，随机分配为传统 CRT 治疗组和 MPP 组，随访 12 个月结果显示，与传统组相比，MPP 组可以显著降低左心室收缩末期容积（−25% 对 −18%，$P = 0.03$）和改善左心室射血分数（LVEF，+15% 对 +5%，$P < 0.001$）。Lercher 等对 42 例心脏再同步治疗除颤器（CRT-D）患者的研究中发现，6 个月随访中，MPP 组患者 CRT 应答率高达 85%，左心室收缩末期容积也显著减少。MORE-CRT MPP Ⅱ 试验一项正在进行的、前瞻性、随机、多中心研究，计划共纳入约 5 000 例具有标准 CRT 适应证的受试者，植入时只激活双心室起搏，6 个月后，CRT 无应答者随机（1∶1）分配为接受 MPP 或持续双心室起搏，规定的 MPP 参数被编程到随机分配到 MPP 组内受试者，继续随访 12 个月，将对两组进行比较，以确定 CRT 反应率是否存在差异。

现有的大量临床试验证实四极导线可提供更多的起搏向量选择，在出现膈神经刺激、导线脱位、高阈值等并发症时，可通过起搏器程控得以解决，同时多位点起搏可进一步提高心脏同步性和血流动力学，提高 CRT 疗效。

二、左心室融合起搏技术(AdaptivCRT)

　　心脏再同步治疗(CRT)是通过双心室起搏以改善心室间及室内的同步性来减轻收缩功能障碍,现已成为心力衰竭器械治疗的主要方式,然而,尽管严格遵循指南筛选患者,临床中仍有 1/3 的患者面临 CRT 无反应或低反应。Mullens 等通过对低反应患者的研究发现不恰当的 AV 间期是 CRT 低反应率的主要因素之一,其可降低 10% ~ 15% 的心排血量,优化后大约可改善 45% 的患者的 CRT 反应率;尽管经超声优化 AV 间期目前仍是主流,但 SMART-AV、FREEDOM 研究结果提示其并不优于固定的 AV 间期,并没有增加获益。这可能与该优化方式受限于场所时间的限制有关。RESPOND-CRT 研究中将一种以感知心肌收缩力为基准的方法(SonR)来调整 AV/VV 间期的方法与超声优化进行比较,显示自动调整的方法可靠有效,达到非劣效性终点;另一项随机对照研究对比了以 AV/VV 间期自动校正后达到 QRS 波最窄组与常规设置组的临床获益,结果显示前者具有显著优势。

　　AdaptivCRT(美敦力公司)能够将 AV 间期每分钟测量一次,P 波时限和 VV 间期每 16h 测量一次,根据 P 波时限及心脏激动自身传导功能来不断调整 AV、VV 间期,确保心房收缩后起搏双心室。Singh 等比较了 AdaptiveCRT 研究中 AdaptivCRT 组与经超声优化 AV、VV 间期组的临床获益差异,发现前者反应率较后者高约 11.9%。此外,当房室传导功能正常时,AdaptivCRT 可提供单左心室起搏模式,其跟踪患者 AV 间期,并于患者自身 PR 间期的 70% 或提前自身 PR 间期约 40ms 时起搏左心室,从而与自身下传的右心室下传融合,此将更加生理,延长电池寿命;Martin 等的 AdaptiveCRT 研究发现单左心室起搏较传统双心室起搏降低约 44% 的右心室起搏;其亚组分析发现高比例单左心室起搏可以进一步降低死亡率及 21% 的心力衰竭再住院率,且可显著提高 CRT 临床反应率。此外,AdaptivCRT 对减少心房颤动(房颤)发作也有获益。Birnie 等的研究显示相较于传统 CRT,AdaptivCRT 能够减少一半的房颤发作风险,其亚组分析发现该获益与较长的基线 PR 间期及左心室重构改善程度相关。另一项包含了 37 450 例患者的真实世界研究研究进一步发现 AdaptivCRT 提供的双心室起搏和单左心室起搏可降低约 54% 的 2 年内房颤发作风险,并且其不受基线 PR 间期影响,另外,高比例的单左心室起搏可进一步增加该获益。

三、无导线 CRT 技术

　　2007 年 Lee 等首次报道了无导线起搏器在人体应用,可避免导线及囊袋所致的并发症,使人们看到了心脏起搏技术的新革命。无导线在左心室心内膜起搏的运用中,主要是基于超声的 WICS-LV 系统(图 42-4)。该系统将超声信号转换为起搏能量,进行左心室内膜的起搏。整套无导线起搏系统由脉冲发放器、超声发生器及带有超声接收器的无导线心内膜电极。脉冲发生器通常植于左侧腋中线位置的皮下组织,经导线与超声发生器相连,向超声发生器输出能量。超声发生器植于胸部肋间隙的皮下组织,通常位于超声接收器的正上方,接收脉冲发生器输出的能量后以超声波的形式向导线发送能量。该系统无需导线被动固定于左心室心内膜面,它可接收超声发生器发送的超声波,并将超声能量转为起搏脉冲,进而起搏左心室。WICSTM 可以在检测到右心室起搏信号后 3ms 内进行同步左心室起搏,从而达到心脏再同步治疗。同时,右心室导线也可以保留除颤功能。

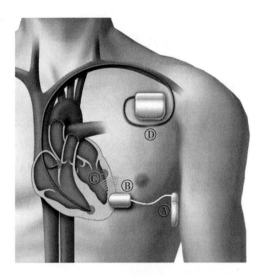

图 42-4　无导线 CRT 技术
A. 脉冲发生器；B. 超声发射器；C. 超声接收器；
D. 普通起搏器。

WISE-CRT 研究对 WICS-LV 系统临床疗效进行评估。WISE-CRT 研究共纳入了 17 例患者，13 例手术成功，6 个月随访数据显示，双心室起搏比例为 92%，约有 2/3 患者心功能改善，LVEF 较前明显升高。但是该研究最终因安全性考虑而提前终止，因为有 3 例患者出现了手术相关的心脏压塞，原因是输送系统设计缺陷和导丝操作不当导致。而后对输送系统进行了重新设计，在充分的安全性评估后，又进行了 SELECT-LV 研究。SELECT-LV 研究是目前样本量最大的评价 WICS-LV 系统安全性和有效性的研究。入选患者为心脏静脉解剖异常（12 例）、传统 CRT 无反应（10 例）或左心室导线高阈值或膈神经刺激（5 例），手术成功率达 97.1%（34/35），随访至术后 6 个月，66% 的患者 LVEF 绝对值提高 5%，

包括死亡率、心力衰竭住院率和心功能等的综合评分较术前提高 84.8%。临床研究证实了 WICS-LV 系统的安全性，且其疗效优于传统的心外膜 CRT。SOLVE-CRT 研究是一项正在进行的，多中心、前瞻性、双盲、随机对照研究，该研究计划纳入 350 例 CRT 无应答或者常规静脉途径无法植入的患者，探讨无导线 CTR-D 安全性和有效性。

相比于有导线的左心室心内膜起搏，无导线可以更好地避免血栓形成和栓塞的风险，降低二尖瓣关闭不良发生率，但仍处临床研究阶段，于其安全性和有效性需要更多临床证据来证实。

四、左心室穿间隔心内膜起搏技术

左心室起搏导线位置不佳是 CRT 无反应的重要原因之一。传统的 CRT 是将左心室导线植入心脏静脉远端的分支，对于静脉的依赖很大程度地限制了起搏位点的选择。此外，通过心脏静脉分支的起搏实际上是心外膜起搏，冲动由心外膜向心内膜扩布。这种非生理性起搏可能影响心肌的收缩力，甚至存在致心律失常作用。由于左心室心内膜起搏具有不受静脉限制，符合心肌激动的生理特征等优势，逐渐受到研究者的重视。最早的左心室心内膜起搏是由 Jais 等在 1998 年报道，当时患者由于起搏导线经心脏静脉植入失败而采用上、下腔静脉混合法穿刺房间隔植入左心室内膜导线。在随后长达 15 个月的随访中患者的心功能由 IV 级改善至 II 级（NYHA 分级），在口服抗凝药情况下没有发生栓塞事件。ALSYNC 研究纳入了 138 例经传统途径植入 CRT 失败或无反应患者，89.4% 的患者成功使用左心室心内膜起搏。随访 6 个月时，59% 的患者心功能（NYHA 分级）改善，55% 的患者左心室舒张末期容积（LVEDV）改善至少 15%。因而左心室心内膜起搏是安全有效的，和传统 CRT 对比具有一定的优势，例如起搏位点不受限制、生理的起搏激动、更好的起搏参数和导线稳定、避免膈神经刺激发生。

目前左心室心内膜导线植入途径有穿间隔途径、经主动脉途径、经心尖部途径等。其中以穿间隔途径更为常用。穿间隔途径分为穿房间隔途径和穿室间隔途径。①穿房间隔途

径:目前可以通过上腔静脉途径(颈内静脉、锁骨下静脉或腋静脉)、股静脉途径以及混合静脉途径等数个途径实现。其中混合途径最为常用,即经股静脉穿刺房间隔送起搏导线至左心室固定后经上腔静脉将导线拉出体外连接脉冲发生器。随着专用工具的开发应用,以上术式将变得更加方便和安全。②穿室间隔途径:经上腔静脉沿导丝送可调弯鞘至右心室,方向指向室间隔,左心室造影确认穿刺室间隔,沿导丝将撕开鞘送入左心室,将导线在左心室内固定。该术式导线不经过二尖瓣,故不会影响二尖瓣功能。穿刺时要注意室性心动过速、心室颤动的发生。

　　由于左心室心内膜起搏具有不受心脏静脉血管径路的限制、生理性起搏、避免膈神经刺激等优点,是 CRT 的重要选择和发展方向。但是左心室心内膜起搏目前仍然存在一些问题,包括操作难度较大、影响瓣膜功能、存在栓塞风险、需要终身服用抗凝药等。左心室心内膜起搏作为一种新兴的技术,仍缺乏大型的随机对照研究,临床上也主要运用于常规 CRT 反应不佳,或者靶血管无法顺利到位的患者。

(许轶洲)

参 考 文 献

[1] BENCARDINO G, DI MONACO A, RUSSO E, et al. Outcome of patients treated by cardiac resynchronization therapy using a quadripolar left ventricular lead. Circ J, 2016, 80(3):613-618.

[2] LEYVA F, ZEGARD A, QIU T, et al. Cardiac resynchronization therapy using quadripolar versus non-quadripolar left ventricular leads programmed to biventricular pacing with single-site left ventricular pacing: impact on survival and heart failure hospitalization. J Am Heart Assoc, 2017, 6(10):pii:e007026.

[3] ZIACCHI M, ZUCCHELLI G, RICCIARDI D, et al. Performance and clinical comparison between left ventricular quadripolar and bipolar leads in cardiac resynchronization therapy: observational research. Indian Heart J, 2018, 70(6):864-871.

[4] BEHAR JM, BOSTOCK J, ZHU LI AP, et al. Cardiac resynchronization therapy delivered via a multipolar left ventricular lead is associated with reduced mortality and elimination of phrenic nerve stimulation: long-term follow-up from a multicenter registry. J Cardiovasc Electrophysiol, 2015, 26(5):540-546.

[5] RHO RW, PATEL VV, GERSTENFELD EP, et al. Elevations in ventricular pacing threshold with the use of the Y adaptor: implications for biventricular pacing. Pacing Clin Electrophysiol, 2003, 26(3):747-751.

[6] NIAZI I, BAKER J 2nd, CORBISIERO R, et al. Safety and efficacy of multipoint pacing in cardiac resynchronizationtherapy: the multipoint pacing trial. JACC Clin Electrophysiol, 2017, 3(13):1510-1518.

[7] BODIN A, BISSON A, ANDRE C, et al. Multisite pacing via a quadripolar lead for cardiac resynchronization therapy. J Interv Card Electrophysiol, 2019, 56(1):117-125.

[8] PAPPONE C, ĆALOVIĆ Ž, VICEDOMINI G, et al. Improving cardiac resynchronization therapy response with multipoint left ventricular pacing: twelve-month follow-up study. Heart Rhythm, 2015, 12(6):1250-8.

[9] LERCHER P, LUNATI M, RORDORF R, et al. Long-term reverse remodeling by cardiac resynchronization therapy with MultiPoint Pacing: afeasibility study of noninvasive hemodynamics-guided device programming. Heart Rhythm, 2018, 15(12):1766-1774.

[10] LECLERCQ C, BURRI H, CURNIS A, et al. Rationale and design of a randomized clinical trial to assess the safety and efficacy of multipoint pacing therapy: MOreREsponse on Cardiac Resynchronization Therapy with MultiPoint Pacing(MORE-CRT MPP-PHASE II). Am Heart J, 2019, 209:1-8.

[11] KHAN FZ, VIRDEE MS, PALMER CR, et al. Targeted left ventricular lead placement to guide cardiac resynchronization therapy: the TARGET study: a randomized, controlled trial. J Am Coll Cardiol, 2012, 59(17):

1509-1518.

[12] MULLENS W,GRIMM RA,VERGA T,et al. Insights from a cardiac resynchronization optimization clinic as part of a heart failure disease management program. J Am Coll Cardiol,2009,53(9):765-773.

[13] ELLENBOGEN KA,GOLD MR,MEYER TE,et al. Primary results from the SmartDelay determined AV optimization:a comparison to other AV delay methods used in cardiac resynchronization therapy(SMART-AV) trial:a randomized trial comparing empirical,echocardiography-guided,and algorithmic atrioventricular delay programming in cardiac resynchronization therapy. Circulation,2010,122(25):2660-2668.

[14] ABRAHAM WT,GRAS D,YU CM,et al. Rationale and design of a randomized clinical trial to assess the safety and efficacy of frequent optimization of cardiac resynchronization therapy:the Frequent Optimization Study Using the QuickOpt Method(FREEDOM)trial. Am Heart J,2010,159(6):944-948.

[15] BRUGADA J,DELNOY PP,BRACHMANN J,et al. Contractility sensor-guided optimization of cardiac resynchronization therapy:results from the RESPOND-CRT trial. Eur Heart J,2017,38(10):730-738.

[16] TRUCCO E,TOLOSANA JM,ARBELO E,et al. Improvement of reverse remodeling using electrocardiogram fusion-optimized intervals in cardiac resynchronization therapy:a randomized study. JACC Clin Electrophysiol,2018,4(2):181-189.

[17] SINGH JP,ABRAHAM WT,CHUNG ES,et al. Clinical response with adaptive CRT algorithm compared with CRT with echocardiography-optimized atrioventricular delay:a retrospective analysis of multicentre trials. Europace,2013,15(11):1622-1628.

[18] MARTIN DO,LEMKE B,BIRNIE D,et al. Investigation of a novel algorithm for synchronized left-ventricular pacing and ambulatory optimization of cardiac resynchronization therapy:results of the adaptive CRT trial. Heart Rhythm,2012,9(11):1807-1814.

[19] BIRNIE D,HUDNALL H,LEMKE B,et al. Continuous optimization of cardiac resynchronization therapy reduces atrial fibrillation in heart failure patients:results of the adaptive cardiac resynchronization therapy trial. Heart Rhythm,2017,14(12):1820-1825.

[20] HSU JC,BIRNIE D,STADLER RW,et al. Adaptive cardiac resynchronization therapy is associated with decreased risk of incident atrial fibrillation compared to standard biventricular pacing:a real-world analysis of 37,450 patients followed by remote monitoring. Heart Rhythm,2019,16(7):983-989.

[21] LEE KL,LAU CP,TSE HF,et al. First human demonstration of cardiac stimulation with transcutaneous ultrasound energy delivery:implications for wireless pacing with implantable devices. J Am Coll Cardiol,2007,50(9):877-883.

[22] DERVAL N,STEENDIJK P,GULA LJ,et al. Optimizing hemodynamics in heart failure patients by systematic screening of left ventricular pacing sites:the lateral left ventricular wall and the coronary sinus are rarely the best sites. J Am Coll Cardiol,2010,55(6):566-575.

[23] SEIFERT M,BUTTER C. Evaluation of wireless stimulation of the endocardium,WiSE,technology for treatment heart failure. Expert Rev Med Devices,2016,13(6):523-531.

[24] AURICCHIO A,DELNOY PP,BUTTER C,et al. Feasibility,safety,and short-term outcome of leadless ultrasound-based endocardial left ventricular resynchronization in heart failure patients:results of the wireless stimulation endocardially for CRT(WiSE-CRT)study. Europace,2014,16(5):681-688.

[25] REDDY VY,MILLER MA,NEUZIL P,et al. Cardiac Resynchronization therapy with wireless left ventricular endocardial pacing:The SELECT-LV Study. J Am Coll Cardiol,2017,69(17):2119-2129.

[26] SINGH JP,ABRAHAM WT,AURICCHIO A,et al. Design and rationale for the Stimulation Of the Left Ventricular Endocardium for Cardiac Resynchronization Therapy in non-responders and previously untreatable patients(SOLVE-CRT)trial. Am Heart J,2019,217:13-22.

[27] VERNOOY K,VAN DEURSEN CJ,STRIK M,et al. Strategies to improve cardiac resynchronization therapy.

Nat Rev Cardiol,2014,11(8):481-493.

［28］MEDINA-RAVELL VA,LANKIPALLI RS,YAN GX,et al. Effect of epicardial or biventricular pacing to prolong QT interval and increase transmural dispersion of repolarization:does resynchronization therapy pose a risk for patients predisposed to long QT or torsade de pointes?. Circulation,2003,107(5):740-746.

［29］JAÏS P,DOUARD H,SHAH DC,et al. Endocardial biventricular pacing. Pacing Clin Electrophysiol,1998,21(11 Pt 1):2128-2131.

［30］MORGAN JM,BIFFI M,GELLéR L,et al. ALternate Site Cardiac ResYNChronization(ALSYNC):a prospective and multicentre study of left ventricular endocardial pacing for cardiac resynchronization therapy. Eur Heart J,2016,37(27):2118-2127.

［31］BETTS TR,GAMBLE JH,KHIANI R,et al. Development of a technique for left ventricular endocardial pacing via puncture of the interventricular septum. Circ Arrhythm Electrophysiol,2014,7(1):17-22.

第43章

心脏再同步联合除颤治疗

近年来心力衰竭的治疗有了长足的进展,其中主要包括药物和器械治疗。在药物治疗方面,20世纪80年代开始用血管紧张素转换酶抑制剂(ACEI)治疗心力衰竭,后来ACEI与血管紧张素受体阻滞剂(ARB)一起,连同β受体阻滞剂以及盐皮质激素受体阻滞剂共同构成了治疗心力衰竭的基础用药,明显改善了心力衰竭患者的生存时间。2010年SHIFT研究证实伊伐布雷定在现有抗心力衰竭药物基础上可以进一步降低包括心血管病死亡在内的主要复合终点事件。血管紧张素受体脑啡肽酶抑制剂(ARNI)可增强利钠肽系统的有益作用,同时抑制RAAS激活引发的不利作用。2014年ARNI的里程碑性研究PARADIGM-HF试验表明,和传统的ACEI类药物依那普利相比,使用ARNI的慢性心力衰竭患者因心力衰竭而住院以及心血管病死亡的发生风险(无论是独立风险还是复合风险)均下降了约20%,并且全因死亡率的下降16%。不仅如此,后续的研究还证实,ARNI可以减少心力衰竭患者室性心律失常负荷,较ACEI降低心脏性猝死风险。鉴于此,现代心力衰竭药物治疗除了前述的ACEI、ARB、β受体阻滞剂以及盐皮质激素受体拮抗剂之外,还包括伊伐布雷定以及ARNI,它们一起构成了目前心力衰竭治疗的最佳药物组合。

对PARADIGM-HF这个充分药物优化治疗试验中患者的死亡方式进行分析发现,心脏性猝死仍然是最主要的死亡方式,在对照组占全因死亡的37.2%,在治疗组占35.2%。其次是心力衰竭恶化死亡和非心血管原因死亡,占全因死亡比在对照组分别为22.0%和13.1%,在治疗组分别为20.7%和16.9%。这说明,即使采用现代最佳药物治疗组合模式,心脏性猝死和心力衰竭恶化死亡仍超过所有死亡的1/3和1/5。显然,对猝死的风险和预防不应因为最佳药物治疗而忽视。

药物治疗不能缓解由于心室内传导延缓产生的收缩不协调,二十多年前心脏再同步治疗(CRT)的问世则很大程度上解决了这一由于传导延迟导致的机械不协调和心功能恶化。早期的CRT临床试验PATH-CHF(pacing therapies in congestive heart failure)、MUSTIC(multisite stimulation in cardiomyopathies)和MIRACLE(multicenter insync randomized clinical evaluation)表明,宽QRS间期的中重度慢性心力衰竭患者植入仅具有左心室同步起搏功能的心脏再同步治疗起搏器(CRT-P)可以逆转左心室重构,改善生活质量,随后CARE-HF(cardiac resynchronization-heart failure)研究进一步表明CRT-P不仅改善生活质量,而且降低死亡率和并发症发生率。COMPANION研究显示具有除颤功能的CRT可以在逆转左心室重构、提高运动耐量和生活质量的基础上,进一步降低死亡率。正是基于这一系列循证医学研究,2008年AHA/ACC/HRS指南将左心室射血分数(LVEF)≤35%,QRS时限≥120ms的窦性心律

（Ⅰ类），以及心房颤动（房颤）或心室起搏依赖（Ⅱa类）者在最佳抗心力衰竭药物治疗下，NYHA 心功能仍为Ⅲ级或稳定Ⅳ级慢性心力衰竭患者推荐为 CRT-P/心脏再同步治疗除颤器（CRT-D）的主要适应证。在此基础上，随着临床证据的不断增加，CRT 在心力衰竭治疗中的适应证也在不断丰富完善。

另一方面，植入型心律转复除颤器（ICD）的临床应用已经有了更多的循证医学证据，其中包括了心脏性猝死的二级预防和一级预防。值得指出的是，临床上很多适合 CRT 的患者也适合植入 ICD。在 CRT 开始用于临床的早期对那些需要同时植入 CRT 和 ICD 的患者分别植入 CRT-P 和 ICD。但这一方法不仅操作复杂、需要二次手术，而且两个装置可能因为相互干扰造成不良反应和后果。CRT-D 的问世解决了这一技术问题。虽然 CRT 植入的适应证与 ICD 植入适应证有很多重叠，但是仍然存在差异。

一、CRT-D 与 ICD 的对比临床研究

ICD 用于猝死预防的价值早已获大量临床研究证实。其预防价值不但体现在降低曾经有猝死或严重室性心律失常发作患者的猝死，而且有助于减少那些心功能障碍高危猝死患者的猝死概率。已有大型随机研究比较了 CRT-D 与单纯 ICD 的临床应用结果，显示适当的病例选择将使得有 ICD 植入指征的患者进一步从 CRT-D 治疗中获益。

MIRACLE ICD 是一个随机、双盲、平行对照的临床研究，在一个大规模具有植入 ICD 指征且存在心室失同步的中重度心力衰竭患者中，植入 CRT-D。共 369 例 LVEF ≤35%、QRS 时限>130ms、存在危及生命室性心律失常高风险，最佳药物治疗下 NYHA 心功能Ⅲ级（$n=$328）或Ⅳ级（$n=41$）患者植入 CRT-D，182 例关闭 CRT 功能（对照组），另外 187 例激活 CRT 功能（CRT 组）。主要研究终点为 6 个月时生活质量、心功能状态和 6min 步行距离的变化。结果 6 个月时，与对照组比较，CRT 组患者生活质量和心功能状态明显改善，但 6min 步行距离没有明显变化（$P=0.36$）。因此 CRT-D 可改善 QRS 时限延长中重度心力衰竭且存在危及生命心律失常患者的生活质量和心功能状态。PATH-CHF Ⅱ 为随机交叉性研究，共 89 例 LVEF<30%、QRS 时限>120ms 且 NYHA 心功能 ≥Ⅱ级患者植入 CRT-D，CRT 关闭或激活 3 个月，随后 3 个月进行交叉（激活或关闭 CRT），主要研究终点为峰耗氧量和 6min 步行距离，共 71 例完成研究。结果与 CRT 关闭期间比较，CRT 激活期间主要研究终点明显改善。根据 QRS 间期分层后发现，QRS 时限>150ms 者，CRT 激活期间获益更大。

上述早期临床试验研究结果说明植入 CRT-P/CRT-D 可明显改善 QRS 时限延长且 LVEF 明显降低中重度心力衰竭患者的临床状况。

MADIT-CRT（multicenter automatic defibrillator implantation trial with cardiac resynchronization therapy）为大规模、多中心、随机对照临床研究，评价轻度心力衰竭、LVEF 明显降低和宽 QRS 时限心力衰竭患者植入 CRT-D 是否降低死亡率和心力衰竭事件发生率。1 820 例缺血或非缺血性心肌病患者，LVEF ≤30%，QRS 时限 ≥130ms，NYHA Ⅰ/Ⅱ级，以 3∶2 随机分入 CRT-D 组（$n=1\,089$）和 ICD 组（$n=731$）。主要研究终点为首次出现的全因死亡或心力衰竭事件。平均随访 2.4 年，主要终点事件发生率在 CRT-D 和 ICD 组分别为 17.2% 和 25.3%，支持 CRT-D 优于 ICD 的危险比为 0.66（$P=0.001$），缺血或非缺血性心肌病患者结果类似。CRT-D 降低首次心力衰竭事件发生的危险性达 41%，特别是在 QRS 时限 ≥150ms 患者中。CRT-D 明显降低左心室容积，改善 LVEF。该研究表明 CRT-D 降低轻微症状、射血分数明显

降低和宽 QRS 时限患者心力衰竭进展的危险性。RAFT 研究(resynchronization-defibrillation for ambulatory heart failure trial)纳入心功能Ⅱ和Ⅲ级(NYHA 分级)的患者 1 798 例,随机分为 ICD 和 CRT-D 组,所有患者的射血分数 LVEF≤30%,QRS 时限≥120ms 或起搏 QRS 时限≥200ms,心力衰竭病因缺血性占 2/3,非缺血性占 1/3。平均随访 40 个月。结果显示 CRT-D 降低全因死亡和心力衰竭住院负荷终点 25%,降低全因死亡也达到 25%。

一项纳入 5 674 例患者的荟萃分析的结果显示,与 ICD 治疗相比,CRT-D 有助于改善心力衰竭症(OR 1.66;95%CI 1.33~2.07),减少住院(OR 0.7;95%CI 0.60~0.81)以及降低全因死亡率(OR 0.8;95%CI 0.67~0.95),但围术期并发症发生率明显增高。另一个荟萃分析结果也显示 CRT-D 较 ICD 治疗改善生活质量更为明显,尤其是在心功能Ⅲ以及Ⅳ级(NYHA 分级)的心力衰竭患者。

综上所述,对于合适的患者在 ICD 基础上加入 CRT 功能不但能改善中重度心力衰竭和猝死高危患者的临床症状,也能使心力衰竭程度较轻患者获益。更值得欣慰的是,ICD 加入 CRT 功能后患者全因死亡可望下降。

二、CRT-D 与 CRT-P 的对比临床研究

ICD 治疗与 CRT 治疗均已经或大量临床试验证实,CRT 治疗基础上加入 ICD 是否能够进一步使患者获益?答案似乎显而易见,因为 ICD 可以减少室性心律失常所致的死亡。然而,CRT-D 是否优于 CRT-P 一直具有争议,主要是因为缺少相关的随机对照试验。

COMPANION(comparison of medical therapy,pacing,and defibrillation in heart failure)研究为大规模、多中心的临床对照研究,共纳入 1 520 例 QRS 时限≥120ms 晚期缺血性或非缺血性心力衰竭(NYHA 心功能Ⅲ或Ⅳ级)患者,他们以 1∶2∶2 方式随机分入最佳药物(利尿剂、ACEI、β 受体阻滞剂和螺内酯)治疗(n=308)、联合 CRT-P(n=617)或 CRT-D(n=595)治疗,主要复合研究终点为全因住院或死亡时间。与单独最佳药物治疗组比较,CRT-P 降低主要复合研究终点的危险比为 0.81(P=0.014),CRT-D 治疗的结果与 CRT-P 的类似(危险比 0.80,P=0.01)。与单独药物治疗组比较,CRT-P 和 CRT-D 分别降低主要复合研究终点事件 34% 和 40%(均为 P<0.01)。CRT-P 和 CRT-D 降低全因死亡率分别为 24%(P=0.059)和 36%(P=0.003),前者差异无统计学意义。进一步分析发现,CRT 并不能减少心脏性猝死,而 CRT-D 可以降低心脏性猝死风险。该研究虽然并没有进行 CRT-P 与 CRT-D 的直接比较,但最终结果以及事后分析的结果显示,CRT-D 在降低全因死亡率以及减少心脏性猝死方面可能优于 CRT-P。前面提及的 CARE-HF 研究是第一个证实 CRT 可以减少总死亡率的研究,但在 29 个月的随访中,CRT 较对照组并没有降低心脏性猝死的风险。然而后来的扩展研究显示,随访时间延长至 37.4 个月时,猝死的风险明显下降,绝对风险降低 5.6%。该研究表明,CRT 对减少心脏性猝死的作用要晚于心力衰竭性死亡,这很可能是因为 CRT 降低心脏性猝死的作用源于左心室逆重构。考虑到大多数的左心室逆重构需要一个相对缓慢的过程,对于心脏性猝死早期风险较高的心力衰竭人群,CRT-D 可能比 CRT-P 更能让患者获益。

早期的一项荟萃分析研究了之前发表的所有与 CRT 相关的试验,发现 CRT 获益主要来源于心力衰竭死亡的减少,与对照组相比,CRT 并没有降低心脏性猝死的发生率(12 个研究,3 592 例患者共发生 175 次事件,RR 1.04;95%CI 0.77~1.41)。另一个荟萃分析包括了

8 307 例患者,共发生 1 636 次事件,结果没有证实 CRT-D 优于 CRT。和优化的药物治疗相比,CRT-D 组死亡数减少 1/3(OR 0.57;95%CI 0.40~0.80),较之于 ICD 或 CRT 没有带来明显的额外获益(OR 0.82,95%CI 0.57~1.18;OR 0.85,95%CI 0.60~1.22),然而,基于外推分析理论的贝叶斯分析结果显示,CRT-D 可能是最好的选择(可能性达到 75%)。

DANISH 研究比较非缺血收缩性心力衰竭患者 ICD 治疗和常规治疗之间的差异。值得注意的是,该研究中大多数入选患者(58%,645 例)接受了 CRT,这部分亚组患者随机分为 CRT-D 组和 CRT-P 组,进行了 CRT-D 和 CRT-P 治疗的直接比较。结果显示 CRT-D 较 CRT-P 组患者并没有获得额外的生存获益。DANISH 研究中 CRT-P 组患者心脏性猝死的发生率总体较低(植入后 2 年<5%),心脏性猝死事件多发生在之前已有持续性室性心动过速记录的人群。2017 年 Barraetal 进行的观察性多中心欧洲队列研究纳入 5 307 例缺血或非缺血心脏病病例,所有患者均植入 CRT-P 或 CRT-D,随访平均 41.4 个月。缺血性心脏病患者 CRT-D 治疗生存率明显较 CRT-P 改善(HR 0.76;95%CI 0.62~0.92;$P=0.005$),而在非缺血性心脏病患者并没有该发现(HR 0.92;95%CI 0.73~1.16;$P=0.49$)。2018 年 Leyva 等的研究回顾性分析了英国两家医学中心长达 17 年接受 CRT-D 的 551 例患者以及接受 CRT-P 的 999 例患者的临床结局,其中缺血性心力衰竭的比例分别为 75% 和 44%,多数患者 NYHA 心功能Ⅲ级,中位数随访时间 4.7 年。与 CRT-P 相比,CRT-D 可以降低死亡风险 28%,但多因素分析结果显示,CRT-D 仅能降低缺血性心脏病的死亡风险,并不能降低非缺血心脏病的死亡风险。上述两项研究虽然不是随机研究,但其结果呼应了 DANISH 的研究结果,进一步提出了非缺血性心脏病接受 CRT 时是否需要选择联合除颤功能脉冲发生器的问题。2018 年开始入选患者的随机对照试验 RESET-CRT 研究(ClinicalTrials. gov number NCT03494933)结果有望为回答这个颇具争议的问题提供更强的证据。

三、CRT-D 与 CRT-P 的选择

1. 基于临床研究证据的选择

(1) 临床心功能:无症状或症状轻微的患者更倾向于植入 CRT-D。NYHA 心功能Ⅰ~Ⅱ级的患者相对更年轻,合并症少,心律失常所致死亡占总死亡的比例更高。SCD HeFT 研究亚组分析发现 ICD 一级预防组 NYHA 心功能Ⅱ级人群总死亡率明显下降(相对风险下降46%),而 NYHA 心功能Ⅲ级人群并未有此发现。COMPANION 研究中心力衰竭各个阶段的患者均可从 CRT-D 治疗中获益,但终末期心力衰竭患者获益较小。终末期心力衰竭在器械选择上更多关注患者生活质量、心力衰竭相关住院及死亡。

(2) 缺血/非缺血心脏病:早期 ICD 研究显示,不论心脏基质如何(缺血/非缺血),ICD 治疗均可获益。然而近几年以 DANISH 研究为代表的越来越多的较高质量的临床试验结果发现,ICD 并不能降低非缺血性心力衰竭的全因死亡率。研究结果的差异可能与不同年代心力衰竭的标准药物治疗方案不同有关。另外如前所述,CRT-D 与 CRT-P 的对比研究显示 CRT-D 在缺血性心脏病中优势更突出。

(3) 年龄:年龄也是选择 CRT-D 时的考虑因素之一。年龄越大,ICD 治疗的获益越小。DANISH 研究中 ICD 组与对照组全因死亡率并无显著差异,但在年龄<68 岁的亚组患者中,全因死亡率 ICD 组明显低于对照组(HR 0.64;95%CI,0.45~0.90;$P=0.01$)。MADIT-Ⅱ研究中,≥70 岁是 ICD 获益减少的预测因素。

2. 真实世界的选择 由于缺乏有力的随机临床研究证据支持,现有的欧美相关指南对植入 ICD 或 CRT-P,尤其是 CRT-P 时,是否应当 CRT-D 的指导意见比较模糊,以至于临床实践中地区之间、医院之间 CRT-D 的使用比例差异巨大。不同的欧洲心脏病学会(ESC)成员国之间,进行 CRT 的患者选择 CRT-D 的比例跨度为 11%~90%。

2019 年发表的欧洲 CRT Survey Ⅱ 研究分析了真实世界中选择 CRT-D 和 CRT-P 时的影响因素。研究者在 15 个月时间内收集了 42 个 ESC 成员国家共 11 088 例 CRT 患者的信息。这部分患者 70% 接受了 CRT-D,30% 接受了 CRT-P。结果显示下列因素更倾向于选择 CRT-P:高龄(>75 岁),女性,非缺血性心力衰竭,NYHA 心功能 Ⅲ/Ⅳ 级,LVEF>25%,房颤,二、三度房室传导阻滞,在大学附属医院植入。国家经济发展水平因素与选择何种脉冲发生器关系不大。

Lucas 等研究回顾性分析了 2010 年 4 月至 2014 年 6 月美国国家心血管病注册数据库中 ICD 注册数据,共纳入 1 428 家医院 ICD 植入信息。植入时 71 662 例患者同时具有 CRT 适应证,其中 88.6% 的比例植入 CRT-D(62.8% 为 CRT 的 Ⅰ 类适应证)。研究者对影响 CRT-D 植入的因素进行分层回归分析,分为患者因素、医生因素以及医院因素。患者因素方面,年龄越大或 NYHA 心功能分级越高,植入 CRT-D 可能性越大,而黑色人种、无个人商业保险、房颤/房扑、非左束支传导阻滞、缺血性心脏病、糖尿病以及血液透析中,均对植入 CRT-D 的可能性具有负面影响。医生因素方面,较高的器械植入量以及接受过电生理训练的植入医生更有可能选择 CRT-D。另外,不具有冠状动脉旁路移植术能力的医院选择 CRT-D 的可能性也更低。

2017 年发表的一项日本的注册研究显示,2011—2015 年 CRT-D 植入 620 例,CRT-P 植入 97 例,CRT-D 在 CRT 中的占比为 86%。该研究由日本心律学会主导,进一步分析显示,CRT-P 组较 CRT-D 组患者年龄更大,女性比例更高,LVEF 更低以及非持续性室性心动过速病史比例更低。多因素分析结果发现,两组之间联合终点事件(全因死亡或心力衰竭住院)并无区别,而且心脏性猝死发生率也无明显差异。该结果也许反映了临床实践中植入医生严格为低心脏性猝死可能的人群选择 CRT-P。CRT-P 组有 4 例心脏性猝死,相关资料提示以下特征不适合 CRT-P:非药物所致的长 QT 间期,β 受体阻滞剂用量不足,窄 QRS(提示 CRT 获益可能性小)。

3. CRT-D 能否获益的评分系统 Weberetal 汇集了 2 个 CRT-D 用于心脏性猝死一级预防的前瞻性研究数据,入选了 720 例患者,通过 FineandGray 模型建立了 CRT-D 能否获益的评分系统(表 43-1)。该评分系统有利于确定 CRT-D 获益可能较低的人群(ICD 治疗可能性低,ICD 治疗前即已死亡的可能性大)。

表 43-1 CRT-D 植入后 ICD 正确治疗以及 ICD 正确治疗前死亡的预测评分表

预测因子	计分	预测因子	计分
ICD 正确治疗		男性	2
NYHA 分级 Ⅲ/Ⅳ 级	5	体重指数 ≥30kg/m²	2
植入时年龄	-0.1×年龄	收缩压 ≤100mmHg	2
缺血性心脏病	2	肾功能不全*	2
使用利尿剂	5	恶性肿瘤史	3
ICD 正确治疗前死亡		外周动脉疾病	3
植入时年龄	0.1×年龄	总计	

注:ICD 首次正确治疗前死亡:低危< 7 分,中危 7~10 分,高危>10 分;ICD 正确治疗:低危< 0 分,中危 0~6 分,高危> 6 分;* eGFR< 60ml/(min · 1.73m²)。

四、目前 CRT-D 适应证的相关建议

目前发表的指南中 CRT-P 与 ICD 植入适应证非常相近。计划植入 ICD 的心力衰竭患者,根据心电图 QRS 时限选择是否需要 CRT-D。大多数满足 CRT-P 适应证的患者也都具有 ICD 的适应证,是否选择 CRT-D 治疗不同的医院、不同的地区临床差异很大,相关的指南给出的建议也相对模糊。

2013 年美国心脏病学会基金会(ACCF)/美国心脏协会(AHA)心力衰竭管理指南指出,目前证据显示 NYHA 心功能 Ⅰ 或 Ⅱ 级的心力衰竭患者 CRT-D 治疗后可以获益,但并没有证据显示这部分患者可以单纯从 CRT-P(不联合 ICD)中获益。因此,如非出于临床特殊情况考虑或者患者自身意愿,临床心功能尚可(NYHA 心功能 Ⅰ 或 Ⅱ 级)的患者首选 CRT-D;而对于临床心功能较差(NYHA 心功能 Ⅲ 或 Ⅳ 级)的患者,如果预期生存时间不足一年或者 ICD 获益可能不明显,则可以选择单纯 CRT-P。

2013 年 ESC 心脏起搏与心脏再同步化治疗指南认为,虽然没有足够的证据证实,但 CRT-D 较 CRT-P 可能能够进一步降低心力衰竭心脏性猝死一级预防患者的死亡率;从并发症以及医疗花费的角度,CRT-P 优于 CRT-D。该指南中 CRT-D 适应证见表 43-2。

2016 年 ESC 急性和慢性心力衰竭诊断及治疗指南认为,对于心力衰竭计划植入 ICD 行心脏性猝死一级预防的患者,如为窦性心律同时伴有 QRS 波增宽≥130ms,应予评估是否应当选择 CRT-D,QRS 时限在 130~149ms 时,应考虑选择 CRT-D,而 QRS 时限≥150ms 时,建议选择 CRT-D。对于心力衰竭计划植入 CRT 缓解症状的患者,临床医生应综合考虑选择 CRT-P 抑或 CRT-D(表 43-3)。

表 43-2　2013 年 ESC 心脏起搏与心脏再同步治疗指南 CRT-D 适应证

建议	推荐级别	证据水平
计划植入 ICD 时,如同时满足 CRT-P 适应证,建议植入 CRT-D	Ⅰ	A
计划 CRT-P 治疗时,需要根据表 3 列出的临床情况决定是否选择 CRT-D	Ⅱa	B

表 43-3　心力衰竭心脏性猝死一级预防选择 CRT-P 或 CRT-D 临床指导意见

优选 CRT-P	优选 CRT-D
顽固性心力衰竭	预计生存期大于 1 年
严重肾功能不全或透析	稳定的心力衰竭,NYHA 心功能 Ⅱ 级
其他重要的合并症	缺血性心脏病
衰弱	无明显合并症
恶病质	

五、CRT-D 希浦系统起搏时的特殊考虑

希氏束起搏与左束支区域起搏统称为希氏-浦肯野纤维系统(希浦系统)起搏(HPSP),

HPSP 技术日益兴起,理论上可以带来更好的心脏再同步化。希氏束起搏纠正左束支传导阻滞无疑是最符合生理的起搏方式,但希氏束起搏实施的技术难度以及远期高阈值限制了其临床应用。2017 年温州医学院黄伟剑教授报道了左束支起搏在心力衰竭伴左束支传导阻滞患者中的应用。左束支区域起搏的 QRS 波较窄,可以获得满意的左心室电同步性。鉴于左束支区域起搏技术难度相对较低,远期参数良好,其在临床上的应用越来越广泛。小规模研究证实,在心力衰竭伴左束支传导阻滞的患者,HPSP 的临床效果不亚于传统的双室起搏 CRT。HPSP 并不适合心力衰竭伴非左束支传导阻滞的宽 QRS 患者,不能替代双室起搏 CRT。HPSP 在 CRT 适应证患者中的考虑:①冠状静脉窦(CS)导线植入失败;②传统双室起搏 CRT 无反应;③轻度左心室功能障碍,并预计心室起搏比例高。上述患者以 HPSP 导线代替 CS 导线起搏,也称作 HPSP-CRT。

为了克服 HPSP 不能用于心力衰竭伴非左束支传导阻滞的宽 QRS 患者,近期有学者尝试 HPSP 联合 CS 导线左心室起搏再同步(His-optimized CRT,也称 HOT-CRT;或 left bundle branch-optimized CRT,也称 LOT-CRT),期望能够更彻底地改善心脏电活动。HOT-CRT-P 或者 LOT-CRT-P 患者,HPSP 导线接入脉冲发生器右室通道即可,如为希氏束导线,需要将希氏束导线感知设置为最不灵敏。HOT-CRT-D 患者,希氏束导线接入脉冲发生器左心室通道,CS 导线接入右室通道起搏感知端口,除颤起搏导线的起搏感知端进行包埋绝缘处理。LOT-CRT-D 患者,左束支起搏导线或 CS 导线任一导线均可接入右心室通道起搏感知端口,可以选择其中感知参数更好的导线接入。

HPSP 在 CRT 或 CRT-D 中的应用尚处于临床探索阶段,虽前景可期,但仍需要更多的临床试验证据支持。

六、小　结

目前并没有足够的来自随机对照试验的证据证实 CRT-D 优于单纯的 CRT-P,然而考虑到 CRT-D 较 CRT-P 在恶性室性心律失常方面的优势,心力衰竭的患者有可能在总死亡率以及心脏性猝死预防方面从 CRT-D 治疗中获得额外的益处。现有的指南针对 CRT-D 和 CRT-P 治疗的选择并没有给出清晰的严格的建议,因此需要我们临床医师根据患者的临床情况、可能的器械相关并发症以及医疗费用综合考虑,为患者推荐一个个体化的治疗方案。

(陈太波　方全)

参 考 文 献

[1] BERTINI M, DELGADO V, NUCIFORA G, et al. Left ventricular rotational mechanics in patients with coronary artery disease: differences in subendocardial and subepicardial layers. Heart, 2010, 96(21): 1737-1743.

[2] BARSHESHET A, GOLDENBERG I, MOSS AJ, et al. Response to preventive cardiac resynchronization therapy in patients with ischaemic and nonischaemic cardiomyopathy in MADIT-CRT. Eur Heart J, 2011, 32(13): 1622-1630.

[3] LEYVA F, FOLEY PW, CHALIL S, et al. Female gender is associated with a better outcome after cardiac resynchronization therapy. Pacing Clin Electrophysiol, 2011, 34(1): 82-88.

[4] FOLEY PW, PATEL K, IRWIN N, et al. Cardiac resynchronization therapy in patients with heart failure and a normal QRS duration: the RESPOND study. Heart, 2011, 97(13): 1041-1047.

[5] ZAREBA W, KLEIN H, CYGANKIEWICZ I, et al. Effectiveness of cardiac resynchronization therapy by QRS

Morphology in the multicenter automatic defibrillator implantation trial-cardiac resynchronization therapy (MA-DIT-CRT) . Circulation,2011,123 (10) :1061-1072.

[6] FUMAGALLI S,VALSECCHI S,BORIANI G,et al. Comparison of the usefulness of cardiac resynchronization therapy in three age-groups (<65,65-74 and ≥75 Years) (from the InSync/InSync ICD Italian Registry) . Am J Cardiol,2011,107 (10) :1510-1516.

[7] ABRAHAM WT,FISHER WG,SMITH AL,et al. Cardiac resynchronization in chronic heart failure. N Engl J Med,2002,346 (24) :1845-1853.

[8] YOUNG JB,ABRAHAM WT,SMITH AL,et al. Combined cardiac resynchronization and implantable cardio-version defibrillation in advanced chronic heart failure:the MIRACLE ICD Trial. JAMA,2003,289 (20) :2685-2694.

[9] COLETTA AP,LOUIS AA,CLARK AL,et al. Clinical trials update from the European Society of Cardiology:CARMEN,EARTH,OPTIMAAL,ACE,TEN-HMS,MAGIC,SOLVD-X and PATH-CHF Ⅱ. Eur J Heart Fail,2002,4 (5) :661-666.

[10] BRISTOW MR,SAXON LA,BOEHMER J,et al. Cardiac-resynchronization therapy with or without an im-plantable defibrillator in advanced chronic heart failure. N Engl J Med,2004,350 (21) :2140-2150.

[11] CLELAND JG,DAUBERT JC,ERDMANN E,et al. The effect of cardiac resynchronization on morbidity and mortality in heart failure. N Engl J Med,2005,352 (15) :1539-1549.

[12] MOSS AJ,HALL WJ,CANNOM DS,et al. Cardiac-resynchronization therapy for the prevention of heart-fail-ure events. N Engl J Med,2009,361 (14) :1329-1338.

[13] ST JOHN SUTTON M,GHIO S,PLAPPERT T,et al. Cardiac resynchronization induces major structural and functional reverse remodeling in patients with New York Heart Association class Ⅰ / Ⅱ heart failure. Circula-tion,2009,120 (19) :1858-1865.

[14] GASPARINI M,AURICCHIO A,METRA M,et al. Long-term survival in patients undergoing cardiac resyn-chronization therapy:the importance of performing atrio-ventricular junction ablation in patients with perma-nent atrial fibrillation. Eur Heart J,2008,29 (13) :1644-1652.

[15] YPENBURG C,VAN BOMMEL RJ,BORLEFFS CJ,et al. Long-term prognosis after cardiac resynchroniza-tion therapy is related to the extent of left ventricular reverse remodeling at midterm follow-up. J Am Coll Cardiol,2009,53 (6) :483-490.

[16] WOKHLU A,REA RF,ASIRVATHAM SJ,et al. Upgrade and de novo cardiac resynchronization therapy:im-pact of paced or intrinsic QRS morphology on outcomes and survival. Heart Rhythm, 2009, 6 (10) :1439-1447.

[17] BOVEDA S,MARIJON E,JACOB S,et al. Incidence and prognostic significance of sustained ventricular tachycardias in heart failure patients implanted with biventricular pacemakers without a back-up defibrillator:results from the prospective,multicentre,Mona Lisa cohort study. Eur Heart J,2009,30 (10) :1237-1244.

[18] BORLEFFS CJ,YPENBURG C,VAN BOMMEL RJ,et al. Clinical importance of new-onset atrial fibrillation after cardiac resynchronization therapy. Heart Rhythm,2009,6 (3) :305-310.

[19] WILLIAMS LK,ELLERY S,PATEL K,et al. Short-term hemodynamic effects of cardiac resynchronization therapy in patients with heart failure,a narrow QRS duration,and no dyssynchrony. Circulation,2009,120 (17) :1687-1694.

[20] WILTON SB,LEUNG AA,GHALI WA,et al. Outcomes of cardiac resynchronization therapy in patients with versus those without atrial fibrillation:a systematic review and meta-analysis. Heart Rhythm,2011,8 (7) :1088-1094.

[21] MOOYAART EA,MARSAN NA,VAN BOMMEL RJ,et al. Comparison of long-term survival of men versus women with heart failure treated with cardiac resynchronization therapy. Am J Cardiol,2011,108 (1) :63-68.

[22] YANCY CW,JESSUP M,BOZKURT B,et al. 2013 ACCF/AHA guideline for the management of heart failure:a report of the American College of Cardiology Foundation/AmericanHeart Association Task Force on Practice Guidelines. Circulation,2013,128:e240-e327

[23] PONIKOWSKI P,VOORS AA,ANKER SD,et al. 2016 ESC Guidelines for the Diagnosis and Treatment of Acute and Chronic Heart Failure. Rev Esp Cardiol(Engl Ed),2016,69(12):1167.

[24] RUSSO V,NIGRO G. ICD role in preventing sudden cardiac death in Emery-Dreifuss muscular dystrophy with preserved myocardial function:2013 ESC guidelines on cardiac pacing and cardiac resynchronization therapy. Europace,2015,17(2):337.

[25] MARZEC LN,PETERSON PN,BAO H,et al. Use of Cardiac Resynchronization Therapy Among Eligible Patients Receiving an Implantable Cardioverter Defibrillator:Insights From the National Cardiovascular Data Registry Implantable Cardioverter Defibrillator Registry. JAMA Cardiol,2017,2(5):561-565.

[26] LEYVA F,ZEGARD A,UMAR F,et al. Long-term clinical outcomes of cardiac resynchronization therapy with or without defibrillation:impact of the aetiology of cardiomyopathy. Europace, 2018, 20 (11):1804-1812.

[27] KØBER L,THUNE JJ,NIELSEN JC,et al. Defibrillator implantation in patients with nonischemic systolic heart failure. N Engl J Med,2016,375(13):1221-1230.

[28] WEBER D,KOLLER M,THEUNS D,et al. Predicting defibrillator benefit in patients with cardiac resynchronization therapy:a competing risk study. Heart Rhythm,2019,16(7):1057-1064.

[29] NORMAND C,LINDE C,BOGALE N,et al. Cardiac resynchronization therapy pacemaker or cardiac resynchronization therapy defibrillator:what determines the choice? Findings from the ESC CRT Survey Ⅱ. Europace,2019,21(6):918-927.

[30] BARRA S,PROVIDêNCIA R,TANG A,et al. Importance of implantable cardioverter-defibrillator back-up in cardiac resynchronization therapy recipients:a systematic review and Meta-analysis. J Am Heart Assoc,2015,4(11):pii:e002539.

[31] YOKOSHIKI H,SHIMIZU A,MITSUHASHI T,et al. Survival and heart failure hospitalization in patients with cardiac resynchronization therapy with or without a defibrillator for primary prevention in Japan-Analysis of the Japan Cardiac Device Treatment Registry Database. Circ J,2017,81(12):1798-1806.

[32] HUANG W,SU L,WU S,et al. A novel pacing strategy with low and stable output:pacing the left bundle branch immediately beyond the conduction block. Can J Cardiol,2017,33(12):1736. e1-e3.

[33] VIJAYARAMAN P,HERWEG B,ELLENBOGEN KA,et al. His-optimized cardiac resynchronization therapy to maximize electrical resynchronization:a feasibility study. Circ Arrhythm Electrophysiol, 2019, 12 (2):e006934.

[34] BILCHICK KC,WANG Y,CURTIS JP,et al. Modeling defibrillation benefit for survival among cardiac resynchronization therapy defibrillator recipients. Am Heart J,2020,222:93-104.

第44章
心脏不应期电刺激治疗
心力衰竭

心力衰竭(心衰)治疗的总体目标是纠正异常的病理生理过程,改善症状,预防疾病的恶化,提高患者生存质量,延长患者的生命。近年来,除传统治疗心衰的药物(如利尿剂、醛固酮受体阻滞剂、血管紧张素转换酶抑制剂、血管紧张素受体阻滞剂和β受体阻滞剂)外,又出现了伊伐布雷定与沙卡布曲缬沙坦两类治疗心衰的新药物。虽然心衰的药物治疗取得了显著成效,但心衰发病率和死亡率仍居高不下。据估测,未来15年内心衰发病率将增长50%,5年死亡率可高达50%。其中相当一部分患者对药物治疗反应不佳。于是,人们在不断寻求非药物治疗心衰的新方法。

多项随机对照研究表明,对于接受最佳抗心衰药物治疗3个月以上但左心室射血分数(LVEF)仍低于35%的心衰患者,植入型心律转复除颤器(ICD)是提高生存率的有效手段。对于合并有宽QRS波和心室收缩不同步的心衰患者(约占总心衰人群的30%),心脏再同步治疗(CRT)可以有效改善生活质量,降低死亡率。然而,尚有相当多不符合的CRT植入指征的患者没有机会进行该治疗。目前,心肌收缩力调节器(cardiac contractility modulation,CCM)作为一种特殊的起搏器,可以用于治疗无心室收缩不同步的心衰患者。该起搏器发放心脏收缩力调节信号,通过对心肌进行绝对不应期电刺激,从而加强心肌收缩力,改善心功能不全。自2001年首台CCM植入人体以来,CCM治疗已在欧盟、印度、澳大利亚和巴西获得批准,可用于QRS波持续时间正常或稍长的心衰患者。2019年3月,经美国食品药品监督管理局(FDA)批准正式上市美国。

一、绝对不应期电刺激正性肌力作用的研究概况

(一) CCM信号对心肌细胞的正性肌力作用

1999年,一些研究人员发现在心肌细胞处于绝对不应期时给予电刺激,即在感知到心肌激动后30ms内释放一个正负双相的方波进行电刺激,可以使正常或衰竭心肌细胞的这一次收缩力得以加强,且由于落入心肌的绝对不应期而不会诱发动作电位。研究人员将这种方法命名为心肌收缩力调节(impulse dynamics™,CCM),这个刺激称为心肌收缩力调节信号(CCM信号),也叫非兴奋性电信号(nonexcitatory electric signal,NES,图44-1)。

Sabbah及Burkhoff等分别用心衰犬的心肌细胞、兔正常乳头肌细胞和人心衰的心肌细胞进行离体实验,发现CCM信号刺激可以使心肌收缩力明显提高,而停止刺激后收缩力水平回到基线状态。同时,Burkhoff等还发现随着信号电流的增强和时限的延长心肌收缩力可

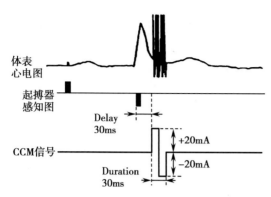

图 44-1 CCM 信号波形及发放示意图

第一条显示体表心电图记录的正常 P-QRS-T 波;第二条为起搏器感知图;第三条显示了起搏器在感知 QRS 波起始后 30ms 释放一个正负双相的方波,振幅±20mA,时限为 30ms。

以进一步提高。当使心肌细胞预先暴露于正性肌力药物时(0.5μmol/L 肾上腺素或 1μmol/L 地高辛),CCM 信号亦可以与之产生协同作用,进一步增加心肌的收缩力。这些离体研究证实了 CCM 信号确实存在正性肌力作用。

(二)动物实验中 CCM 的作用

随后进行的多个急性动物实验表明,对完整心脏进行 CCM 信号刺激亦可使整体心脏收缩功能得以改善。Burkhoff 等在开胸后的健康犬心外膜上安置 CCM 信号电极并加以刺激,结果发现 CCM 信号不但使心脏局部的收缩力明显提高,而且使得全心功能都得以改善。Sabbah 等利用慢性心衰犬模型(左心室射血分数,LVEF≤30%)进行研究,将 CCM 信号导线安置在心大静脉内。结果显示 CCM 信号对 LVEF、左心室压力变化峰值(LV Peak dp/dt)和左心室面积缩短分数(LV-FAS)均有明显的改善作用,且 CCM 信号不影响窦性心律,也无促心律失常的作用。心脏超声显示收缩力改善以(左心室前壁 CCM 导线所占位置及附近)和间隔处的心肌节段最为显著,而后壁心肌的收缩力则未见明显改变。

Callans 等就 CCM 信号对心脏局部作用与整体功能改善之间的关系进行了一系列研究。他们在健康犬心脏左前降支附近的心外膜处安置 CCM 信号导线,然后由刺激处出发,沿着心肌收缩的方向,在心脏表面固定多个压力应变仪(strain gauge)——一种机械力换能器—以测量局部心肌节段的压力改变。结果发现,距刺激点越近的心肌节段收缩力改善越显著。Mohri 等在健康犬心脏前壁和后壁的中层心肌内放置了 28 个超声晶体(ultrasound crystal),每两个超声晶体之间作为一个记录点,选取与心肌收缩方向一致的记录点改变率代表心肌节段缩短率。两个 CCM 信号电极分别安置在前壁和后壁。实验结果发现,距 CCM 信号刺激点较近的心肌节段缩短率增加可达 80%,而较远处则无改变;且距 CCM 刺激信号较近处的心室节段舒张末期内径和舒张末期容积减小,而远处则表现为增大,但总体而言心脏容积显著变小,全心功能明显改善。而总外周阻力(TPR)没有变化。研究认为:至少在急性实验条件下,CCM 信号对全心功能的改善源于其对局部收缩力的增强,而非通过非特异性的全身途径如兴奋交感神经来起作用。在 Callans 等的另一实验中,采用夹闭猪心左回旋支动脉造成供血处的心肌缺血冬眠,而后将两个 CCM 信号电极分别安置在左心室侧壁(左回旋支动脉供血)和前壁(左前降支动脉供血)的心外膜,测定侧壁、前壁以及两点联合刺激下,局部和全心功能的改善程度。结果发现,在所有三种刺激方案中,侧壁心肌节段收缩力改善最为显著(侧壁 42%,前壁 9%);而单独侧壁或前壁刺激对 LV dp/dt 的改善作用无差别,均为7%;而两点联合刺激则可使 LV dp/dt 改善达 15%。实验得出结论:CCM 信号刺激对收缩功能的影响与部位相关,且多点联合刺激对心功能的改善更为显著。而后他们在健康犬心脏上就多点 CCM 信号刺激(前壁中部+前壁基底部;前壁中部+侧壁)做了进一步研究。实验结果发现,单独 CCM 信号刺激前壁中部可以使 LV dp/dt 提高,当加入第二个刺激时 LV dp/dt 进一步提高,此时再撤去第一个 CCM 信号,LV dp/dt 恢复到单个 CCM 信号刺激的水平,而且即使两个刺激点距离很近(前壁中部+前壁基底部联合时两电极相距仅 1cm),其正性肌力作用也要优于单个 CCM 信号刺激。另外,Marrouche 等利用消融了左束支的在体猪心,研究 CCM 信号对完全性左束支传导阻滞致心功能不全的作用。结果发现,CCM 信号或双心室起搏均可改善因左束支传导阻滞而下降的心功能,但前者作用优于后者,而 CCM 信号+双心室起搏与单用 CCM 信号之间无差异。研究提示 CCM 信号不一定必须安置在左室游离壁。

Sabbah 等将 CCM 安装到 3 只健康犬心脏中,每天给予 6h CCM 信号刺激,共持续一周。结果发现 FAS 改善率在即刻和一周后分别为 28%±6% 和 23%±6%,两者差异无统计学意义,且无任何副作用。初步证实了长时间应用 CCM 信号对健康犬的安全性。Morita 等应用慢性心衰犬模型(LVEF≤35%),持续进行 6h 的 CCM 信号刺激,分别测量刺激前、刺激后 1h、2h、3h、4h、5h 和 6h 的血流动力学指标。他们发现,随刺激时间延长,LVEF、LV-FAS 和室壁增厚率明显增加,同时心率和左心室压力有小幅下降,应该是心功能改善后的反射性下降。实验还观察到用前壁 CCM 信号刺激时,急性期前壁增厚率明显增加,而 3h 后壁的增厚率也明显增加。这提示长时间进行 CCM 信号改善全心功能的机制不能完全用局部收缩力加强后的"牵拉"作用来解释。

从动物研究中可见 CCM 信号刺激对于衰竭心肌的收缩力改善作用是明显的。但只有明确该信号发挥作用的机制才好进一步评价其临床应用的价值。

(三) CCM 作用机制的相关研究

Burkhoff 等的研究发现,CCM 信号改善心肌细胞收缩力的,同时伴有动作电位时限的延长,提示 CCM 信号可能通过延长动作电位的平台期使钙离子内流量($[Ca^{2+}]i$)提高,从而改善心肌细胞的收缩力。

基础研究已经证明,衰竭心肌细胞的胞内钙离子稳态失衡。正常心肌收缩的兴奋收缩耦联是由电压钙通道摄取钙离子入胞触发肌质网(SR)释放钙离子而引发。Sabbah 等利用细胞内 Ca^{2+} 指示剂(fluo-3/AM)发现,CCM 信号使心衰心肌细胞收缩力改善的同时,伴有细胞内 Ca^{2+} 跨膜转运的增加(+19%)。Burkhoff 等还利用钙敏感光蛋白注射入离体雪鼬心脏的心尖部,发现 CCM 信号使心脏收缩力提高的同时心肌细胞内的钙浓度明显增加。而且当心肌细胞暴露于 1μmol/L 的 Ryanodine 时,CCM 信号改善收缩力的作用减低了 50%~70%,这提示肌质网是 CCM 信号作用的主要靶细胞器。他们认为 CCM 信号致 Ca^{2+} 跨膜转运增加至少是其正性肌力作用的部分机制。Mohri 等为了进一步研究 CCM 信号是否对心肌细胞的 Ca^{2+} 亲和力产生影响,他们利用离体的雪鼬心脏,在心尖部注入钙敏感光蛋白,CCM 信号电极安置在心尖部心外膜。分别用含 Ca^{2+} 浓度($[Ca^{2+}]o$)为 1mmol/L、2mmol/L、4mmol/L 和 8mmol/L 的液体灌注心脏,然后给予 CCM 信号刺激,测量左心室压力和细胞内钙浓度($[Ca^{2+}]i$)的改变。结果显示,在任何 $[Ca^{2+}]o$ 下 CCM 信号使左心室压力增加的同时均伴有 $[Ca^{2+}]i$ 的增加。但随着 $[Ca^{2+}]o$ 的提高左心室压力的增加幅度下降(1mmol/L 时,增加 20.1%±10.3%;8mmol/L 时,增加 7.2%±5.4%),而 $[Ca^{2+}]i$ 增加幅度无差别。可见 CCM 信号不影响心肌细胞对 Ca^{2+} 的亲和力,且在胞外钙离子浓度($[Ca^{2+}]o$)已经很高的情况下,CCM 信号的正性肌力作用减低。以往实验证明无论何种基础病导致心衰,均存在心肌细胞内钙浓度下降,因此增加心肌细胞内钙浓度是 CCM 信号作用的细胞学基础。

收缩结束后钙离子的外流主要依赖于 Na^+-Ca^{2+} 交换蛋白-1(NCX-1)排出钙离子。而研究发现衰竭心肌细胞 NCX-1 蛋白的表达和磷酸化水平都有代偿性增加。Gupta 等 2009 年利用离体心衰犬心肌组织块进行的蛋白基因表达研究结果发现,经过长时间 CCM 信号治疗后,心肌细胞 NCX-1 的蛋白表达和磷酸化水平恢复至正常状态。同时 Imai 等的研究显示,CCM 信号治疗可以使得肌质网的 Ca^{2+} ATP 酶(SERCA)和磷酸化的 phospholamban 表达趋于正常化,从而使钙离子胞内外循环更加有效。心肌细胞中有多种钙结合蛋白(CBP),如 calsequestrin(CSQ)、calmodulin、S100A1、histidine-rich Ca^{2+}-binding protein(HRC)、sorcin、presenilin 1(PS1)和 presenilin 等,这些都是组成 ryanodine 释放通道(RYR)和 Ca^{2+} ATP 酶的重要结构蛋白,同时在调控蛋白功能上亦具有重要的作用。Gupta 等发现 CCM 信号治疗后衰竭心肌细胞部分钙结合蛋白(S100A1、PS2 和 sorcin)恢复正常的表达水平。因此 CCM 信号刺激可以促进衰竭心肌细胞中 SR 的 Ca^{2+} 循环正常化,从而改善整体衰竭心脏的收缩功能。

Butter 等的研究结果提出,CCM 信号刺激导致心脏收缩力改善,同时恢复心脏整体张力可能是导致基因表达水平恢复的原因,但是并不能排除 CCM 信号刺激对于心肌蛋白表达水平的直接作用,目前关于 CCM 信号对蛋白表达的作用机制尚不完全清楚。

二、CCM 的临床应用研究

(一) CCM 作用于心衰患者的短期研究

2001 年第一台 CCM 植入人体。Pappone 等的临床研究纳入了 15 例心衰患者(LVEF<35%,NYHA 心功能 2.1±1 级),其中扩张型心肌病与缺血性心肌病比例相当。所有患者植入双腔起搏器作为基础心律,另将 CCM 信号电极经由心外静脉分别安置在前壁(8 例)、侧壁(4 例)和后壁(3 例)。实验结果显示,CCM 信号可以显著改善左心室收缩压、压力变化峰值和主动脉搏出压。所有患者的心功能均在 CCM 信号刺激开始就有明显改善,几分钟后达到稳态。心脏超声显示,安置在前壁的 CCM 信号电极使前壁和间隔处心肌收缩期增厚率明显改善,LVEF 平均增加 16%。CCM 信号不影响 QRS 时限和 AV 间期。在另一个实验中共收入 24 例心衰患者(LVEF 28%±6%;NYHA 心功能 2.7±0.6 级),分别采用左心室游离壁(由双心室起搏的左心室电极发放 CCM 信号)和右心室间隔(双心室起搏的右心室电极发放 CCM 信号)作为 CCM 信号刺激位置进行对比,分析中使用超声 CK(color kinesis)分析法以明确 CCM 信号对局部及整体收缩力改善之间的关系。结果显示,两个 CCM 信号刺激位置都可以显著改善心脏局部及整体的收缩功能,且在双心室起搏改善心功能的基础上 CCM 信号可以进一步改善心脏整体功能。另外,以不出现胸壁刺激为标准,当刺激位置在右心室间隔时患者可以耐受较大的强度,均值为 14mA;而左室游离壁仅为 10mA。心脏超声 CK 分析法示,从刺激点出发大约有 30% 的连续左心室心肌节段收缩力得到改善。研究证实在人体急性实验中,CCM 信号也是通过增强局部心肌收缩力的途径使全心功能得以改善。

(二) CCM 作用于心衰患者的长期研究

通过对近 3 000 例心衰患者 CCM 设备植入前后临床数据的分析,目前已有 10 多项临床注册试验表明,CCM 在射血分数减低心衰(HFrEF)患者中优于单纯最佳药物治疗(OMT)。

发表于 2004 年 FIX-HF-3 是第一个研究 CCM 长期临床效果的临床试验。研究共纳入欧洲多中心的 22 例植入 CCM 的心衰患者,经过 8 周的随访,患者的生活质量、LVEF、NYHA 分级和 6min 步行距离均较术前得到改善。

FIX-HF-4 是继 FIX-HF-3 后,样本量更大的随机、双盲、前瞻性临床试验。该研究纳入标准为 NYHA 心功能 Ⅱ~Ⅲ 级心衰,LVEF 低于 35%,均不符合 CRT 植入指征,将单纯进行

OMT 治疗的患者与 OMT 合并 CCM 联合治疗的患者进行比较。通过随机分组,将 80 例纳入第 1 组(CCM 先开启 3 个月,然后关闭 3 个月),84 例纳入第 2 组(CCM 先停止 3 个月,然后开启 3 个月)。两组在基线特征方面均匹配,第 1 组和第 2 组的年龄分别为 58.9 年±9.8 年和 59.9 年±10 年。超过 80% 是男性。每个组中大约有一半患有 ICD。每个小组中均有少量但临床特征相似的受试者退出。

该研究的主要终点为峰值耗氧量(pVO₂)的变化,次要终点为术后 NYHA 分级,明尼苏达心力衰竭生活质量表(MLWHFQ)和 6min 步行距离。两组 pVO₂ 在术后 3 个月的提高无明显差异,表明前 3 个月的治疗效果中有安慰剂作用。然而,在第 6 个月时,只有第 2 组的受试者(CCM 先关后开)能够维持峰值 VO₂ 的改善,而第 1 组的受试者(CCM 先开后关)则呈下降趋势。植入 CCM 患者与对照组在术后 3 个月(MLWHFQ 评分)差异无统计学意义,但在第 2 组(CCM 先关后开)患者 VO₂ 仍较术前有所改善。这表明植入 CCM 的两组术后均有安慰剂效应,但该效应不能持续 6 个月。与 MUSTIC 试验相比(CRT 相关研究),CCM 和 CRT 的获益幅度相似。FIX-HF-4 通过双盲法研究表示,尽管两组均接受 OMT,但症状明显的心衰患者通过 CCM 仍可改善运动耐量和生活质量评分。

FIX-HF-5 研究是迄今为止进行的最大的 CCM 临床试验,主要为获得美国 FDA 批准所需 CCM 的效果和安全性。在美国 50 余个州总共入选病例 774 例,其中有 428 例患者,随机分为 OMT 组(213 例)和 CCM 组(215 例)。整个研究持续 2 年。主要比较 OMT 与 OMT 合并植入第三代 CCM 的效果。主要终点为通气性无氧阈(VAT),次要终点为 pVO₂,MLWHFQ。入选标准包括 LVEF<35%,QRS 时限<130ms,NYHA 心功能Ⅲ~Ⅳ级,使用稳定剂量的 OMT 至少 3 个月。所有患者均植入了 ICD,且不合并房颤。研究共纳入 428 例患者,随机分为 OMT 组(213 例)和 CCM 组(215 例)。患者大多患有缺血性心肌病,超过 90% 的患者采用标准的充血性心衰药物治疗,包括 β 受体阻滞剂、血管紧张素转换酶抑制剂、血管紧张素受体阻滞剂和利尿剂。安全性分析显示,CCM 组(48.4%)和 OMT 组(52.1%)的复合不良事件发生率相似。其中,共发生 30 个与 CCM 相关的严重不良事件,包括导线断裂、移位、感染和腐蚀。在 1 年的时间里,严重不良事件包括心律不齐,心衰加重,局部感染和一般性心肺事件。未观察到两组死亡或个别不良事件的差异。经过一年的随访,OMT 组和 CCM 组的主要疗效终点 VAT 并无差异[均降低 0.14ml/(kg·min)]。然而,在 CCM 组中,pVO₂,MLWHFQ 和 NHYA 的次要终点在 1 年时显著改善。通过对 150 例 LVEF>25% 的患者进行亚组分析,CCM 组较 OMT 组的 VAT、pVO₂、NYHA 分级、LVEF 和 6min 步行距离均得以改善,且亚组分析中每个参数的改善均大于整个队列中的改善。该结果表明 CCM 可能对于已经接受 OMT 仍有症状,射血分数中等降低的患者效果更明显。

总的来说,上述临床试验证明 CCM 具有良好的疗效和安全性,与 CRT 的效果相似。但是,CRT 的疗效仅限于左束支传导阻滞或 QRS 波延长的患者。因此,CCM 可以应用于治疗无心室收缩不同步的心衰患者,以改善心衰患者的症状和运动能力,填补了非药物治疗手段中的一个关键空白。

迄今为止,尚无以死亡率为主要终点的有关 CCM 的前瞻性随机试验。对于死亡率为主要终点主要为以下观察性研究。

Schau 等完成了第一个将死亡率作为主要终点的 CCM 观察性研究。在 2003 年至 2010 年期间,共对 54 例植入 CCM 的患者进行回顾性评估。该队列中,患者均患有中度至重度心衰,伴有 NYHA 分级Ⅲ或Ⅳ级症状,平均 LVEF 为 23%±6%。通过 3 年的随访,共有 24 例患者死亡（18.4%/年）。全因死亡率与心衰模型所预测（西雅图心衰模型）的预后水平相似。

2004—2012 年，Kuschyk 等在德国纳入 81 例植入 CCM 的患者，共随访 3 年。研究发现，CCM 术后患者的 NYHA 分级、MLWHFQ 评分、LVEF、LVEDD、LVESD 及 NT-proBNP 得到长期改善。相比心衰评分（MAGGIC 评分）预测的死亡率，CCM 可显著降低死亡率。

在 FIX-HF-5 的亚组分析中，CCM 在 EF>25% 的心衰中似乎有更大的获益。2016 年发表的一项研究纳入 41 例植入 CCM 的心衰患者，患者 EF 均小于 40%。共随访 6 年，对照组与 CCM 组在年龄、性别、术前 LVEF、药物、随访时间及病因进行 1：1 匹配。该研究的主要终点是全因死亡率，次要终点包括心衰再住院，心血管相关死亡与复合终点。相比对照组，CCM 组的全因死亡率较低。同时，按 EF 对患者进行分层时，EF 低于 25% 的患者 CCM 组与对照组死亡率未见差异，而在中度心衰的 CCM 组（EF 在 25%~40%）中观察，CCM 组死亡率明显减低，心血管病相关死亡及复合终点中均得到了类似的改善。对于心衰再住院，在整个队列或对于射血分数较低的人群，CCM 与对照组之间没有差异。但在中等心衰的 CCM 组中显著降低。

总之，这些发现表明 CCM 对于心血管和全因死亡率具有长期益处，并且与先前的子分析一致，表明 CCM 在中度心衰患者可以取得更好的效果。

三、心肌收缩力调节器的植入方法

CCM 系统包括心肌收缩力调节器，心房导线和 CCM 刺激导线（2 根）。CCM 刺激导线主动固定于右室间隔侧。在手术操作中，较普通起搏器植入不同之处主要是，需要经股动脉穿刺送入一根 Millar 导管进行 LV dp/dtmax 的测定，以确定良好的 CCM 刺激位点。以往研究中，良好的刺激位点至少需要 CCM 刺激前后左室 dp/dtmax 增加 5%，同时最大电压起搏时没有膈神经刺激，否则对导线位置和刺激参数——刺激幅度、时限、延迟时间进行调整。以往研究显示，植入一套心肌收缩力调节器平均耗时 80min。手术失败原因主要是患者不能达到提高 LV dp/dtmax 至少 5% 的标准以及不能耐受的膈肌刺激，植入成功率为 92%（图 44-2）。

从心肌收缩力调节器 OptimizerTMⅢ型起搏器开始，CCM 已由当初一次性电池改进为可

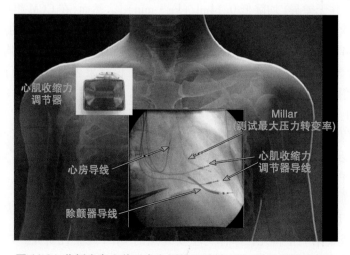

图 44-2　此例患者之前已在左侧植入单腔 ICD，后于右侧植入心肌收缩力调节器

体外充电(图 44-3)。患者会得到一个体外充电器,大约每周进行 2h 的充电即可,预计整套系统可应用 10 年。这就极大地解决了因耗电量巨大(刺激脉冲最大可达 10V,脉宽 20ms)带来的频繁更换问题。

目前第五代心肌收缩力调节器(Optimizer™SMART)改进了感知方式(图 44-4),取消了心房导线的植入,将植入器械改进为两根(图 44-5):应用两根标准双极起搏导线放置于右心

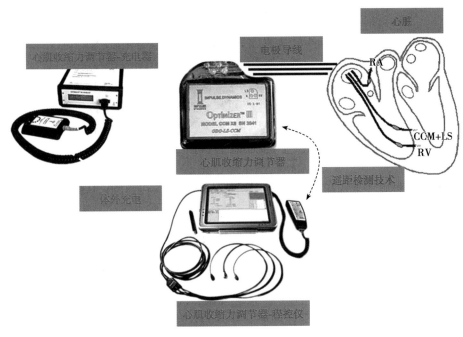

图 44-3　整套心肌收缩力调节器(包括脉冲发生器、程控仪和体外充电器)

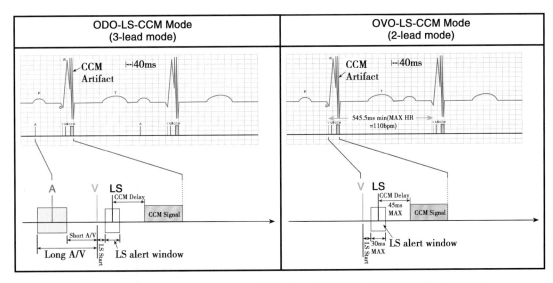

图 44-4　Optimizer SMART 三根导线模式与两根导线模式 CCM 信号发放示意图
LS:local-sense 局部感知;ODO-LS-CCM Mode:ODO-LS-CCM 模式;OVO-LS-CCMMode:OVO-LS-CCM 模式;CCM artifact:CCM 伪差;LS alert window:LS 警戒期窗口;Long A/V:长 AV 间期;Short A/V:短 AV 间期;CCM Delay:CCM 延迟;CCM signal:CCM 信号。

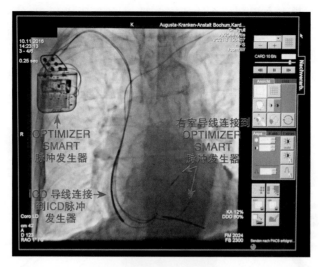

图 44-5　植入 OPTIMIZER SMART 的患者两根导线 X 线透视图
其中,心房导线连接处已用无菌硅胶塞(对 X 线透明,因此在此图像中不可见)封闭。该图还显示了除颤导线(与左胸的 ICD 相连)。

室间隔部位(一根位于高位间隔部,另一根位于低位间隔部,两根电极间距>2cm)。新一代心肌收缩力调节器的优势在于,通过减少了心房导线的植入,减少导线断裂,上腔静脉阻塞等术后并发症,同时,通过新算法,使得房颤患者不再是植入 CCM 的禁忌,扩大了 CCM 的适用范围。

四、结　语

在心脏的绝对不应期给予一个电刺激可以加强心肌细胞的收缩力,改善心脏局部及全心功能,这种方法称为 CCM 刺激。由于是在心肌细胞不应期发放刺激,在理论上和实际中都未见到 CCM 信号有促心律失常的副作用,这比正性肌力药物有明显的安全性优势,而且 CCM 信号可与正性肌力药物产生协同作用。CCM 信号与双心室起搏治疗心衰不同,前者可以直接增加心肌收缩力。

目前关于 CCM 信号的研究还只是刚刚开始,许多问题有待解释。

1. **机制方面**　已经明确 CCM 信号通过增加心肌细胞钙内流增加收缩力,然而心肌收缩周期中钙循环有多个步骤,心衰时也可有多种异常,CCM 信号究竟对哪一步骤产生影响? 以往实验显示通过电压钳技术增加细胞钙内流加强收缩力,但同时会产生舒张功能障碍,而 CCM 信号却不影响单个心肌或整个心脏的舒张功能。那么 CCM 信号与电压钳技术产生的 Ca^{2+} 内流增加有何不同? CCM 对于心脏的代谢有无影响?

2. **应用方面**　不同的 CCM 信号刺激位置对心功能影响不同,是否可以找到最佳刺激位置? CCM 信号的大小和时程会影响其正性肌力效果(多数实验的 CCM 信号是感知到局部电活动后 30~60ms 发放的一个±10mA/7V 左右,20~40ms 双向方波),然而过大也会有胸壁刺激,是否存在适于人体的最佳 CCM 信号刺激幅度及时程? 联合应用多点刺激效果优于单点,是否存在位置间的最佳组合,还是与心脏基础病相关? 已有实验发现 CCM 信号可以改善缺血冬眠心肌的收缩功能,而且改善程度大于正常的心肌节段,那么 CCM 信号在急性心肌梗死心衰及后期心室重构中的作用如何? 目前公布的临床研究均无空白对照,是否存在安慰剂效应? 临床研究中出现的心脏性猝死虽发生在 CCM 信号停止期间,但这能否完全排除与 CCM 信号刺激的关系? 所以 CCM 信号刺激长期应用的副作用仍有待进一步的研究。根据 FIX-HF-5 亚组分析,CCM 对于中度心衰效果更明显,那 CCM 对于射血分数保留的心衰是否有更好的作用? 目前第五代 CCM 可以应用于房颤患者,房颤合并心衰的患者植入 CCM 是否较未合并房颤的患者获益更大?

　　由于理论上心肌收缩力调节器可以治疗所有心衰患者,因此对于 CRT 指征之外的患者 CCM 刺激将是有益的补充。对于射血分数保留的心衰患者的有效性,还需要大规模临床试验进一步证明。总之,目前有关 CCM 的研究尚有很多空白待填补,但它正在成为一种可行性颇高的治疗心功能不全的非药物方法。

(杨绳文　华伟)

参 考 文 献

[1] MOZAFFARIAN D,BENJAMIN EJ,GO AS,et al. Heart disease and stroke statistics—2015 update:a report from the American Heart Association. Circulation,2015,131(4):e29-322.

[2] HEIDENREICH PA,ALBERT NM,ALLEN LA,et al. Forecasting the impact of heart failure in the United States:a policy statement from the American Heart Association. Circ Heart Fail,2013,6(3):606-619.

[3] ROGER VL,WESTON SA,REDFIELD MM,et al. Trends in heart failure incidence and survival in a community-based population. JAMA,2004,292(3):344-350.

[4] BARDY GH,LEE KL,MARK DB,et al. Amiodarone or an implantable cardioverter-defibrillator for congestive heart failure. N Engl J Med,2005,352(3):225-237.

[5] BUXTON AE,LEE KL,FISHER JD,et al. A randomized study of the prevention of sudden death in patients with coronary artery disease. Multicenter Unsustained Tachycardia Trial Investigators. N Engl J Med,1999,341(25):1882-1890.

[6] CLELAND JG,DAUBERT JC,ERDMANN E,et al. The effect of cardiac resynchronization on morbidity and mortality in heart failure. N Engl J Med,2005,352(15):1539-1549.

[7] SABBAH HN,HADDAD W,MIKA Y,et al. Cardiac contractility modulation with the impulse dynamics signal:studies in dogs with chronic heart failure. Heart Fail Rev,2001,6(1):45-53.

[8] PAPPONE C,ROSANIO S,BURKHOFF D,et al. Cardiac contractility modulation by electric currents applied during the refractory period in patients with heart failure secondary to ischemic or idiopathic dilated cardiomyopathy. Am J Cardiol,2002,90(12):1307-1313.

[9] CALLANS DJ,FUCHS S,MIKA Y,et al. Global improvement in left ventricular performance observed with cardiac contractility modulation is the result of changes in regional contractility. Heart Fail Rev,2001,6(1):35-44.

[10] MOHRI S,HE KL,DICKSTEIN M,et al. Cardiac contractility modulation by electric currents applied during the refractory period. Am J Physiol Heart Circ Physiol,2002,282(5):H1642-H1647.

[11] MARROUCHE NF,PAVIA SV,ZHUANG S,et al. Nonexcitatory stimulus delivery improves left ventricular function in hearts with left bundle branch block. J Cardiovasc Electrophysiol,2002,13(7):691-695.

[12] GUPTA RC,MISHRA S,WANG M,et al. Cardiac contractility modulation electrical signals normalize activity,expression,and phosphorylation of the Na^+-Ca^{2+} exchanger in heart failure. J Card Fail,2009,15(1):48-56.

［13］ GIALLAURIA F, VIGORITO C, PIEPOLI MF, et al. Effects of cardiac contractility modulation by non-excitatory electrical stimulation on exercise capacity and quality of life: an individual patient's data meta-analysis of randomized controlled trials. Int J Cardiol, 2014, 175(2):352-357.

［14］ IMAI M, RASTOGI S, GUPTA RC, et al. Therapy with cardiac contractility modulation electrical signals improves left ventricular function and remodeling in dogs with chronic heart failure. J Am Coll Cardiol, 2007, 49 (21):2120-2128.

［15］ GUPTA RC, MISHRA S, RASTOGI S, et al. Ca(2+)-binding proteins in dogs with heart failure: effects of cardiac contractility modulation electrical signals. Clin Transl Sci, 2009, 2(3):211-215.

［16］ BUTTER C, RASTOGI S, MINDEN HH, et al. Cardiac contractility modulation electrical signals improve myocardial gene expression in patients with heart failure. J Am Coll Cardiol, 2008, 51(18):1784-1789.

［17］ PAPPONE C, VICEDOMINI G, SALVATI A, et al. Electrical modulation of cardiac contractility: clinical aspects in congestive heart failure. Heart Fail Rev, 2001, 6(1):55-60.

［18］ STIX G, BORGGREFE M, WOLPERT C, et al. Chronic electrical stimulation during the absolute refractory period of the myocardium improves severe heart failure. Eur Heart J, 2004, 25(8):650-655.

［19］ BORGGREFE MM, LAWO T, BUTTER C, et al. Randomized, double blind study of non-excitatory, cardiac contractility modulation electrical impulses for symptomatic heart failure. Eur Heart J, 2008, 29 (8): 1019-1028.

［20］ KUSCHYK J, ROEGER S, SCHNEIDER R, et al. Efficacy and survival in patients with cardiac contractility modulation: long-term single center experience in 81 patients. Int J Cardiol, 2015, 183:76-81.

［21］ LIU M, FANG F, LUO XX, et al. Improvement of long-term survival by cardiac contractility modulation in heart failure patients: A case-control study. Int J Cardiol, 2016, 206:122-126.

［22］ KLOPPE A, LAWO T, MIJIC D, et al. Long-term survival with Cardiac Contractility Modulation in patients with NYHA Ⅱ or Ⅲ symptoms and normal QRS duration. Int J Cardiol, 2016, 209:291-295.

［23］ ANKER SD, BORGGREFE M, NEUSER H, et al. Cardiac contractility modulation improves long-term survival and hospitalizations in heart failure with reduced ejection fraction. Eur J Heart Fail, 2019, 21 (9): 1103-1113.

［24］ KUSCHYK J, NäGELE H, HEINZ-KUCK K, et al. Cardiac contractility modulation treatment in patients with symptomatic heart failure despite optimal medical therapy and cardiac resynchronization therapy(CRT). Int J Cardiol, 2019, 277:173-177.

［25］ MüLLER D, REMPPIS A, SCHAUERTE P, et al. Clinical effects of long-term cardiac contractility modulation (CCM)in subjects with heart failure caused by left ventricular systolic dysfunction. Clin Res Cardiol, 2017, 106(11):893-904.

附录

起搏器、植入型心律转复除颤器、心脏再同步治疗主要参数及更换指标

美敦力公司							
	系列	模式	型号	更换指征	体积	重量	特殊功能
起搏器	Sensia	DDDR	SEDRL1	磁频 65 次/min	13.1cc	31.3g	长寿命,全自动化,Search AV+
	Adapta	DDDR	ADDRL1	磁频 65 次/min	13.1cc	31.3g	MVP,Search AV+,窦性优先,频率骤降,心脏指南针
	Advisa	DDDR	A3DR01	磁频 65 次/min,电池电压<2.83V	12.7cc	21g	MVP,MRI 兼容,心衰预警,频率骤降,心脏指南针,心房干预功能
	Micra	VVIR	MC1VR01	磁频 65 次/min,电池电压<2.56V	1cc	1.75g	无导线
	ENSURE	VVIR	EN1SR01	磁频 65 次/min	11.9cc	21g	心室自动阈值管理,MRI 兼容,心脏指南针
	Adapta	VVIR	ADSR01	磁频 65 次/min,	9.7cc	21.5g	全自动化
ICD	Evera S	VVIR	DVBC3D1 DVBC3D4	电池电压<2.73V	33cc	77g	流线型,长寿命,SmartShock 无线遥测,ATP During Charge
	Evera XT	DDDR	DDBB2D1 DDBB2D4	电池电压<2.73V	33cc	77g	流线型,长寿命,MVP,SmartShock 心衰预警,无线遥测
	Visia AF	VVIR	DVAC3D1 DVAC3D4	电池电压<2.73V	33cc	77g	流线型,长寿命,AF 监测 SmartShock ATP During Charge
CRT-D	Brava	DDDR	DTBC2QQ	电池电压<2.73V	35cc	81g	流线型,长寿命,左心室四极 SmartShock,ATP During Charge
	Viva	DDDR	DTBA2D1 DTBA2D4	电池电压<2.73V	35cc	81g	流线型,长寿命 SmartShock,AdaptiveCRT
	Viva XT	DDDR	DTBA2QQ	电池电压<2.73V	35cc	81g	流线型,长寿命,左心室四极 SmartShock,AdaptiveCRT,心衰预警
	Claire MRIQU ADCRT-D	DDDR	DTMA2QQ	电池电压<2.73V	35cc	81g	流线型,长寿命,左心室四极 16 个起搏向量,SmartShock,MRI 兼容,AdaptiveCRT

雅培（圣犹达）公司

	系列	模式	型号	更换指征	体积	重量	特殊功能
起搏器	Zephyr	DDDR	5826	电池电压 2.6V/磁频 85 次/min	11CC	23.5g	RV-AutoCapture RA-ACapConfirm AMS AFSuppression 负向 AV VIP 高级滞后，VSS
	Endurity	DDDR	2160	电池电压 2.6V/磁频 85 次/min	10CC	20g	RA/RV-AutoCapture AMS AFSuppression 负向 AV VIP 高级滞后，14min pre-EGM，声音报警，VSS，
	Accent	DDDR	2112	电池电压 2.6V/磁频 85 次/min	10.5cc	19g	RA/RV-AutoCapture AMS AFSuppression 负向 AV VIP 高级滞后，14min pre-EGM，声音报警，VSS
	Accent	DDDR	2124	电池电压 2.6V/磁频 85 次/min	13.1cc	23g	RA/RV-AutoCapture AMS AFSuppression 负向 AV VIP 高级滞后，MRI 兼容，14min pre-EGM，声音报警，Merlin. net（感应式），VSS
	Accent	DDDR	2224	电池电压 2.6V/磁频 85 次/min	13.1cc	24g	RA/RV-AutoCapture AMS AFSuppression 负向 AV VIP 高级滞后，MRI 兼容，14min pre-EGM，声音报警，Merlin. net，术中遥测，VSS
	Assurity	DDDR	2272	电池电压 2.6V/磁频 85 次/min	10.4cc	19.0g	RA/RV-AutoCapture AMS AFSuppression 负向 AV VIP 高级滞后，MRI 兼容，CorVue，14min pre-EGM，声音报警，Merlin. net，术中遥测，VSS

雅培(圣犹达)公司							
	系列	模式	型号	更换指征	体积	重量	特殊功能
ICD	Fortify	VVIR/ DDDR	1231-40/40Q、 2231-40/40Q	电池电压<2.59V	35cc	75g	Merlin.net,CorVue,40J 大能量放电,震动报警,RV-AutoCapture,LFA 低频滤波器,DeFT Response
ICD	Ellipse	VVIR	1377-36C/ 1377-36QC	电池电压<2.59V	31cc	66g/67g	流线型外形,聚对二甲苯覆膜,冷壳技术,远场形态学,心腔突发性,SecureSense 右室导线噪音鉴别,ST 段监测,Merlin.net,震动报警,RV-AutoCapture 阈值管理,DeFT Response
ICD	Ellipse	DDDR	2377-36C/ 2377-36QC	电池电压<2.59V	31cc	66g/68g	流线型外形,聚对二甲苯覆膜,冷壳技术,远场形态学,SecureSense 右室导线噪音鉴别,ST 段监测,心腔突发性,Merlin.net,震动报警,RA/RV-AutoCapture,DeFT Response
CRT	Anthem	DDDR	3212	电池电压 2.6V	13.7cc	25g	左心室双极,RA/RV/LV-AutoCapture,Merlin.net,术中遥测,14min pre-EGM,声音报警
CRT	Allure-Quadra	DDDR	3140	电池电压 2.6V	15cc	26g	左心室四极,14 个起搏向量,RV-LV 传导时间,RA/RV/LV-AutoCapture,14min pre-EGM Merlin.net,SyncAV,CorVue,声音报警,术中遥测
CRT	Quadra Allure MP	DDDR	3160/3262	电池电压 2.6V	15cc	26g/27g	MPP,其他特殊功能同 3140
CRT-D	Unify	DDDR	3231-40/40Q	电池电压<2.59V	36cc/ 36cc	78g/77g	Merlin.net,40J 释放能量,CorVue,术中遥测,左心室双极,RA/RV/LV-AutoCapture,QuickOpt,DeFT Response,声音报警

雅培(圣犹达)公司							
	系列	模式	型号	更换指征	体积	重量	特殊功能
CRT-D	Unify Quadra	DDDR	3249-40/40Q	电池电压<2.59V	40cc/ 38cc	83g/81g	Merlin. net,40J 释放能量,CorVue,左心室 10 个起搏向量,RA/RV/LV-AutoCapture,RV-LV 传导时间,QuickOpt,DeFT Response,声音报警
	QuadraAssura MP	DDDR	3371-40/40Q	电池电压<2.59V	38cc/ 40cc	83g/81g	Merlin. net,40J 释放能量,CorVue,左心室 10 个起搏向量,RV-LV 传导时间,SyncAV,MPP,RA/RV/LV-AutoCapture,DeFT Response,声音报警

百多力公司							
	系列	模式	型号	更换指征	体积	重量	特殊功能
起搏器	Evia	SSIR DDDR	Evia SR Evia DR	磁铁频率≤80ppm 电池电压≤2.5V	10cc 11cc	25g 26g	Vp Suppression IRS Plus CLS
	Estella	SSIR DDDR	Estella SR Estella DR	磁铁频率≤80ppm 电池电压≤2.5V	10cc 11cc	25g 26g	Vp Suppression IRS Plus ProMRI
	Eluna 8	SSIR DDDR	Eluna 8 SR Eluna 8 DR	磁铁频率≤80ppm 电池电压≤2.5V	11cc 12cc	24g 25g	Vp Suppression IRS Plus CLS ProMRI SafeSync
	Edora 8	SSIR DDDR	Edora 8 SR Edora 8 DR	磁铁频率≤80ppm 电池电压≤2.5V	10cc 11cc	20.8g 23.2g	MRI Autodetect Vp Suppression IRS Plus CLS ProMRI SafeSync
ICD	Iforia 7	SSIR DDDR	Iforia7 VR-TDx Iforia7 VR-T Iforia7 DR-T	电池电压≤2.5V	33cc 33cc 33cc	81g 80g 81g	DX 技术 ProMRI SafeSync HomeMonitoring

百多力公司							
	系列	模式	型号	更换指征	体积	重量	特殊功能
	Ilivia 7	SSIR	Ilivia 7 VR-T Dx	电池电压≤2.5V	33cc	82g	DX 技术
			Ilivia 7 VR-T		33cc	82g	ProMRI
		DDDR	Ilivia 7 DR-T		33cc	82g	SafeSync
							MorphMatch
CRT	Edora 8	CRTP	Edora 8 HF-T	磁铁频率≤80ppm	14cc	26.9g	CLS
			Edora 8 HF-T QP	电池电压≤2.5V	15cc	31.2g	左心室四极起搏 LV VectorOpt ProMRI
							MRIAutoDetect SafeSync
							心衰监视器
							HomeMonitoring
	Iforia 7	CRTD	Iforia 7 HF-T	电池电压≤2.5V	34cc	83g	ProMRI
							心衰监视器
							HomeMonitoring
	Ilivia 7	CRTD	Ilivia 7 HF-T	电池电压≤2.5V	34cc	83g	CLS
			Ilivia 7 HF-T QP		36cc	86g	左心室四极起搏 LV VectorOpt ProMRI
							MRIAutoDetect SafeSync
							心衰监视器
							MPP（QP）

波士顿科学公司							
	系列	模式	型号	更换指征	体积	重量	特殊功能
起搏器	ACCOLADE/ALTRUA 2	VVIR	S701	0.07Ah	13.2cc	23.6g	Pace safe
	ACCOLADE/ALTRUA 2	DDDR	S702	0.09Ah	13.7cc	24.8g	Pace safe
	ACCOLADE/ALTRUA 2	DDDR	S722	0.09Ah	15.8cc	29.1g	Pace safe 1.6Ah 电池
	ACCOLADE MRI	DDDR	L131	0.09Ah	15.8cc	29.1g	Pace safe MV 传感器 1.6Ah 电池 全身 MRI 兼容
	ACCOLADE MRI	DDDR	L231	0.09Ah	15.8cc	29.1g	Pace safe MV 传感器 1.6Ah 电池 RYTHMIQ RRT 全身 MRI 兼容
	ACCOLADE MRI	DDDR	L331	0.09Ah	15.8cc	29.1g	Pace safe MV 传感器 1.6Ah 电池 RYTHMIQ/RRT/APSCAN HF PESPECTIV 全身 MRI 兼容

波士顿科学公司							
	系列	模式	型号	更换指征	体积	重量	特殊功能
ICD	INOGEN	VVIR	D141	第二次连续充电时间>15s	31.5cc	71g	Rhythm ID 1.9Ah 锂锰电池 DF-1 接口
	INOGEN	VVIR	D140	第二次连续充电时间>15s	29.5cc	69g	Rhythm ID 1.9Ah 锂锰电池 DF-4 接口
	INOGEN	DDDR	D143	第二次连续充电时间>15s	31.5cc	71g	Rhythm ID 1.9Ah 锂锰电池 DF-1 接口
	INOGEN	DDDR	D142	第二次连续充电时间>15s	31cc	71g	Rhythm ID 1.9Ah 锂锰电池 DF-4 接口
	DYNAGEN	VVIR	D151	第二次连续充电时间>15s	31.5cc	71g	Rhythm ID Rhythm match 1.9Ah 锂锰电池 DF-1 接口 AP SCAN
	DYNAGEN	DDDR	D153	第二次连续充电时间>15s	31.5cc	71g	Rhythm ID Rhythm match 1.9Ah 锂锰电池 DF-1 接口 AP SCAN
	EMBLEM	S-ICD	A209	程控仪显示	59.5cc	130g	全皮下 ICD Insight 算法 Smart Pass Smart Charge 80J 除颤能量
CRT-D	INOGEN CRTD	DDDR	G141	第二次连续充电时间>15s	32cc	73g	左心室四极 HF PERSPECTIV Smart Delay DF-1 IS-1 接口
	INOGEN CRTD	DDDR	G148	第二次连续充电时间>15s	32.5cc	74g	左心室四极 HF PERSPECTIV Smart Delay DF-4 IS-4 接口
	DYNAGEN CRTD	DDDR	G158	第二次连续充电时间>15s	32.5cc	74g	左心室四极 HF PERSPECTIV Smart Delay DF-4 IS-4 接口 AP SCAN

华曼公司

	系列	模式	型号	更换指征	体积	重量	特殊功能
起搏器	E 系列	VVIR	Etrinsa 6 SR	磁频 ≤80 次/min	11cc	24g	兼容核磁,超长使用寿命,无线遥测,心衰监测,自动化参数调整
起搏器	E 系列	DDDR	Etrinsa 6 DR	磁频 ≤80 次/min	12cc	25g	兼容核磁,超长使用寿命,无线遥测,心衰监测,生理性起搏,自动化参数调整

先健公司

	系列	模式	型号	更换指征	体积	重量	特殊功能
起搏器	HeartTone	DDDR	LD100DR	磁频<65 次/min	12.1cc	27.1g	全自动,窦性优先
		DDD	LD200D	磁频<65 次/min	12.1cc	27.1g	全自动
		VVIR	LD300SR	磁频<65 次/min	9.7cc	21.5g	VCM,电极检测/极性转换,自动植入识别,长期阻抗趋势

乐普医电

	系列	模式	型号	更换指征	体积	重量	特殊功能
起搏器	Qinming8631	DDDR	Qinming 8631 DR	磁铁频率 < 80 次/min 基础频率下降 11%	11cm^3	26g	动态 AV PMT 保护 寿命长
	Qinming8631	DDD	Qinming 8631 D	磁铁频率 < 80 次/min 基础频率下降 11%	11cm^3	26g	动态 AV PMT 保护 寿命长
	Qinming2312	VVI	Qinming 2312 M	磁铁频率 < 80 次/min 基础频率下降 11%	8.8cm^3	20.8g	体积小 重量轻 寿命长

创领心律

起搏器	心系列	DDDR	5202	磁频<80 次/min 电池电压<2.5V	8cc	20g	房性心律失常预防，MV+G 双传感器 SafeR，频率平滑，FMS
	心系列	VVIR	5102	磁频<80 次/min 电池电压<2.5V	7.5cc	19g	体动传感器，心室自动化阈值管理，AIDA，Smart-Check
	Reply 200	DDDR	Reply 200 DR	磁频<80 次/min 电池电压<2.5V	8cc	20g	睡眠呼吸暂停监测，全自动化，SafeR，MV+G 双传感器，长期阻抗趋势
	Reply 200	VVIR	Reply 200 SR	磁频<80 次/min 电池电压<2.5V	7.5cc	19g	睡眠呼吸暂停监测，休息频率，频率平滑，AIDA，SmartCheck

美敦力标注：

Search AV+：自动调节 AV 间期

MVP：心室起搏管理

MRI：抗核磁

SmartShock：智能电击

ATP during Charge：充电中的 ATP 治疗

雅培（圣犹达）标注：

AutoCapture：自动阈值夺获功能

ACapConfirm：心房自动阈值管理

AMS：自动模式转换

AFSuppression：动态心房超速起搏功能

CorVue：肺水肿监测

SecureSense：右室导线噪音鉴别

DeFT Response：高 DFT 反应

SyncAV：目前无官方中文解释

QuickOpt：一键间期优化

MPP：左室多位点起搏

VIP：自身节律优先

VSS：心室安全备用

Merlin. net：远程监测

百多力标注：

Vp Suppression：心室起搏抑制

IRS Plus：自主节律支持

CLS：闭环刺激传感器

ProMRI：兼容核磁技术

SafeSync：无线程控技术

MRI Autodetect：自动核磁检测技术

HomeMonitoring：家庭监测功能

MorphMatch：波形鉴别

LV VectorOpt：左室向量优化

MPP：多位点起搏

波士顿科学标注：

Pace safe：起搏输出自动调整

MV：分钟通气量

RRT：呼吸频率趋势

APSCAN：睡眠呼吸暂停监测

HF PESPECTIV：全心衰诊断